【感染症の現状とその予防】	
1）現代における感染症(日和見感染, 院内感染, 国際感染症)について説明できる.	4章
2）新興感染症および再興感染症について代表的な例を挙げて説明できる.	4章
3）一, 二, 三類感染症および代表的な四類感染症を列挙し, 分類の根拠を説明できる.	4章
4）母子感染する疾患を列挙し, その予防対策について説明できる.	5章
【生活習慣病とその予防】	
1）生活習慣病の種類とその動向について説明できる.	2章
2）生活習慣病のリスク要因を列挙できる.	2章
3）食生活と喫煙などの生活習慣と疾病の関わりについて説明できる.	2, 7章

C12 環 境

(1) 化学物質の生体への影響

【化学物質の代謝・代謝的活性化】	
1）代表的な有害化学物質の吸収, 分布, 代謝, 排泄の基本的なプロセスについて説明できる.	7, 14章
2）第一相反応が関わる代謝, 代謝的活性化について概説できる.	7, 14章
3）第二相反応が関わる代謝, 代謝的活性化について概説できる.	7, 14章
【化学物質による発がん】	
1）発がん性物質などの代謝的活性化の機構を列挙し, その反応機構を説明できる.	7, 14章
2）変異原性試験(Ames試験など)の原理を説明し, 実施できる. (知識・技能)	7章
3）発がんのイニシエーションとプロモーションについて概説できる.	7章
【化学物質の毒性】	
1）化学物質の毒性を評価するための主な試験法を列挙し, 概説できる.	3章
3）重金属, 農薬, PCB, ダイオキシンなどの代表的な有害化学物質の急性毒性, 慢性毒性の特徴について説明できる.	3, 9章
5）毒性試験の結果を評価するのに必要な量-反応関係, 閾値, 無毒性量(NOAEL)などについて概説できる.	3章
6）化学物質の安全摂取量(1日許容摂取量など)について説明できる.	3, 11章
7）有害化学物質による人体影響を防ぐための法的規制(化審法など)を説明できる.	3, 9章
8）環境ホルモン(内分泌撹乱化学物質)が人の健康に及ぼす影響を説明し, その予防策を提案する. (態度)	9章
【電離放射線の生体への影響】	
3）電離放射線および放射性核種の標的臓器・組織を挙げ, その感受性の差異を説明できる.	9章

(2) 生活環境と健康

【地球環境と生態系】	
4）地球規模の環境問題の成因, 人に与える影響について説明できる.	4章
5）食物連鎖を介した化学物質の生物濃縮について具体例を挙げて説明できる.	4章, 9章
6）化学物質の環境内動態と人の健康への影響について例を挙げて説明できる.	9章
7）環境中に存在する主な放射性核種(天然, 人工)を挙げ, 人の健康への影響について説明できる.	9章
【水環境】	
3）水の塩素処理の原理と問題点について説明できる.	4章

(日本薬学会の許可を得て掲載)

薬学教育モデル・コアカリキュラム(平成25年度改訂版)対応表は小社ホームページをご覧ください.
http://www.nankodo.co.jp/download/S9784524402724.pdf

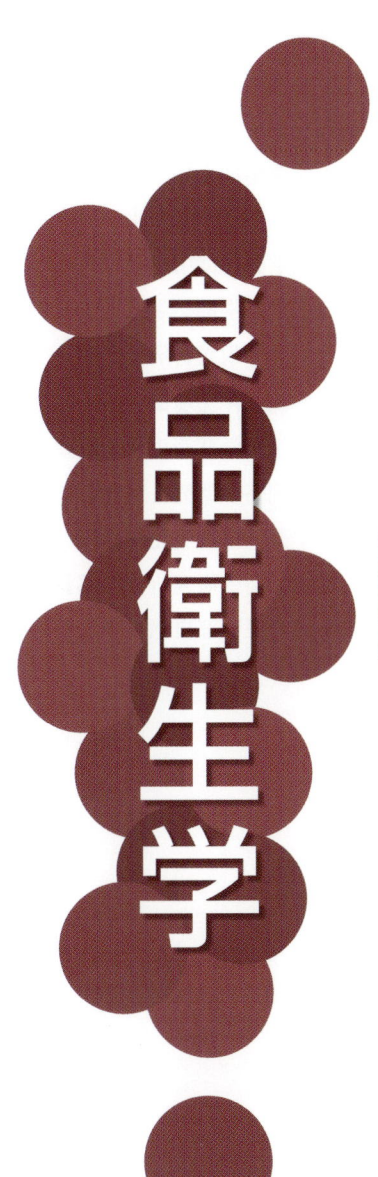

食品衛生学

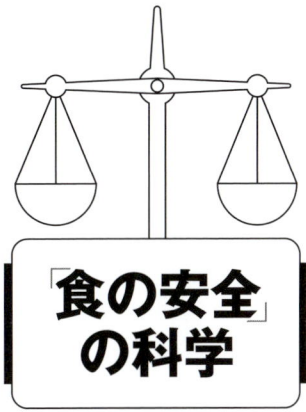

「食の安全」の科学

改訂第2版

編集

大阪大谷大学教授
那須正夫

北海道医療大学教授
和田啓爾

南江堂

■執筆者一覧　（執筆順）

那須正夫	なす　まさお	大阪大谷大学大学院薬学研究科教授／薬学研究科長
上野明道	うえの　あけみち	前奥羽大学薬学部衛生化学教授
閔　庚善	みん　きょんそん	前大阪大谷大学薬学部衛生・毒性学教授
久下周佐	くげ　しゅうすけ	東北医科薬科大学微生物学教室教授
天野富美夫	あまの　ふみお	大阪薬科大学薬学部生体防御学教授
酒巻利行	さかまき　としゆき	新潟薬科大学薬学部公衆衛生学研究室教授
和田啓爾	わだ　けいじ	北海道医療大学薬学部衛生化学教授
吉村昭毅	よしむら　てるき	北海道医療大学薬学部薬学教育支援室教授
増田修一	ますだ　しゅういち	静岡県立大学食品栄養科学部食品衛生学准教授
渡辺和人	わたなべ　かずひと	北陸大学薬学部生体環境薬学講座教授
西川淳一	にしかわ　じゅんいち	武庫川女子大学薬学部衛生化学教授
黄　基旭	ふぁん　ぎうく	東北大学大学院薬学研究科生体防御薬学分野講師
山﨑裕康	やまざき　ひろやす	神戸学院大学薬学部衛生化学教授
穐山　浩	あきやま　ひろし	国立医薬品食品衛生研究所食品部長
吉岡忠夫	よしおか　ただお	北海道科学大学薬学部自然科学分野教授

改訂第2版の序

　生活様式や社会構造が大きく変化し，流通システムが整備されることにより，食卓の中心を加工食品が占め，食の安心と安全への社会的関心はこれまで以上に高まっている．

　食べ物がお互いに顔の見える範囲で生産，製造されていた時代では，品質は個人のモラルと経験によって保障されることが多かったのに対し，食品工業が発展し，また規模が拡大するとともに科学と法によって保障されるようになり，食品衛生に関する新たな社会システムが構築されようとしている．食品製造現場の厳密な衛生管理が必須となり，添加剤の役割もこれまで以上に大きくなっている．一方，無添加志向の強まりとともに微生物汚染などに対するさらなる配慮が求められている．

　貿易の自由化は時代の要請であり，食の世界でも例外ではない．日本のカロリーベースの食料自給率は約40％である．食卓にのぼるメニューを食材レベルでみると，日本産の材料だけで調理することがいかに難しいかを実感できる．またさまざまな規格・基準の国際調和が積極的に進められているが，食の安全に関する基本的な考え方は国ごとに異なる場合もあり，検疫，また検査の果たす役割はこれまで以上に大きくなっている．

　このようなわが国における食品衛生に関わる社会的背景の大きな変化をふまえ，本書の改訂にあたっては新たな執筆者も加わり，初版の内容の見直しを図った．すなわち，第1版では主として食品衛生学に関わる分野について科学的観点から参考書として役立つことを意図して編集したが，改訂第2版では第1版で取り扱った分野はもちろん，食品衛生を広く健康増進につながる食品とその安全性にまで範囲を拡張して再構成した．とくに急速に高齢社会となったわが国においては生活習慣病罹患率が高まり，これに関連した食生活や食品（健康食品やサプリメントなど）と疾病や安全性との関係の重要性にも配慮しその内容を充実させた．

　本書では，薬学，農学，栄養学および医学などの幅広い分野で「食と安全の科学」が活用できることを意図し，また食品衛生学が科学と法制度によって成り立っていることに留意し，各章において随所に独立したコラムを設けて現実の社会問題としてとらえることもできるよう配慮した．さらに，2012年3月から6年制薬学教育に対応した薬剤師国家試験が実施されることに伴い，本書では見返しに出題基準に準ずる薬学教育モデルコアカリキュラムを掲載し，各章の学習項目と到達目標が対応できるようにした．

　本書が，食品衛生学ならびに関連する学問分野の発展に寄与し，わが国の食の安全の確保の一助になることを願ってやまない．

平成23年3月

那須正夫
和田啓爾

序

　現在のわが国の食は，輸入と加工によって支えられているが，安全性をめぐる多くの課題をかかえている．食糧は，農業，畜水産業によって生産，加工業によって加工，流通業によって流通販売され消費者にわたる．農業においては，農地の環境汚染，農薬や肥料の使用，畜水産業においても環境汚染，飼料や動物用医薬品の使用が食の安全をおびやかしている．生鮮食品は保存中の変質や微生物の増殖，加工食品においては，有害物質や微生物の混入，食品添加物の使用，容器の使用が汚染源になっている．輸入においても，新興，再興感染症の原因菌，有害性カビ毒，遺伝子組換え食品を対象にした検査，検疫体制が必要となる．また，健康を増進するための栄養バランス，食による生活習慣病，食事性アレルギーにも注意する必要がある．このように様々な問題を抱えているわが国の食の安全を確保するためには，多くの分野の科学的追求が必要であり，また科学に基づいた法律によって適正な規制がなされる必要がある．食の安全は科学と法律が一体となって解決し，実施に向けて努力しなければならない．この科学と法律が食品衛生学であり，その実施が食品衛生である．

　本書は，食品衛生学における多くの分野の科学と法規制を網羅し，食品衛生学に関わる学問分野，薬学，農学，栄養学，および医学の分野の参考書として役立つことを意図して編集したものである．各章において，食品衛生学が科学と法によって成り立っていることに留意して記述し，随所に独立した読物としてのコラムを設け，現実問題として捉えることができるよう配慮した．本書は，大学の教育カリキュラムのなかで関連する学問分野の教科書，副読本としても用いることができるよう配慮した．薬学の教育カリキュラムのなかで，食品衛生学は，保健衛生，環境衛生とも通じるところがあり，薬剤師国家試験でも必ず出題される分野であることにも留意し編集した．

　本書が，関連する学問分野における食品衛生学の発展に寄与し，わが国の食の安全の確保の一助となることを願ってやまない．

　本書を出版するにあたり，ご尽力いただいた南江堂の多田哲夫氏，澤田　文氏に深く感謝いたします．

平成 16 年 3 月

菊川清見
那須正夫

目次

第1章　食品衛生の現状と課題 ─── 那須正夫 ─ 1

- A. 食品衛生に関わる科学 …………………1
- B. 食品衛生に関わる法律 …………………2
  1. 食品安全基本法と食品安全委員会 ……2
  2. 食品衛生法 …………………………………4
  3. 食品衛生監視員 ……………………………4
- C. 食品に起因する健康障害 ………………6
  - コラム 感染症法 …………………………6
- D. 食品添加物 …………………………………9
  - コラム 食品表示 …………………………9
- E. HACCP …………………………………10
- コラム 微生物モニタリング ……………11
- F. 国際化社会における食品衛生 ………12
  1. 食品の国際規格 …………………………12
  2. 輸入食品の監視 …………………………15
  - コラム ナチュラルミネラルウォーターのコーデックス規格 ……15
- G. 新規食品 ……………………………………19
- H. 健康を志向する食品 ……………………19
- I. 食品衛生における疫学 …………………20
  - コラム 環境中の細菌を追跡する ……21

第2章　食品成分と食生活・生活習慣病 ─── 23

- A. 栄養素および非栄養素食品成分の機能 …………………… 上野明道 23
  1. 糖質 ……………………………………………23
  2. タンパク質，アミノ酸 ……………………26
  3. 脂質 ……………………………………………28
     a. 分類・命名法 ……………………………28
  4. ビタミン ………………………………………35
     a. 脂溶性ビタミン …………………………35
     b. 水溶性ビタミン …………………………38
  5. ミネラル ………………………………………40
     a. カルシウム(Ca) …………………………40
     b. リン(P) …………………………………42
     c. マグネシウム(Mg) ……………………43
     d. 鉄(Fe) ……………………………………43
     e. 銅(Cu) ……………………………………43
     f. 亜鉛(Zn) …………………………………43
     g. セレン(Se) ………………………………44
     h. マンガン(Mn) …………………………44
     i. クロム(Cr) ………………………………44
     j. ヨウ素(I) …………………………………44
     k. モリブデン(Mo) ………………………44
     l. カリウム(K) ……………………………44
     m. ナトリウム(Na) ………………………45
  6. 食物繊維 ………………………………………45
  7. 摂取エネルギー(食品中のエネルギー)と消費エネルギー ……………46
  8. 基礎代謝 ………………………………………47
  9. 呼吸商 …………………………………………48
- B. 食生活：日本人の食事摂取基準(2010年版)と生活習慣病の予防 …… 上野明道 48
  1. 日本人の食事摂取基準(2010年版)の概念とその利用 ……………………………48
  2. 高齢化社会と生活習慣病 ………………51
  3. 肥満 ……………………………………………52
  4. 高血圧 …………………………………………53
  5. 脂質異常症 …………………………………55
  6. 糖尿病 …………………………………………56
  7. 虚血性心疾患・急性冠症候群 …………58
  8. 脳血管疾患(脳卒中) ………………………58
  9. がん ……………………………………………59
     a. 口腔・咽頭・喉頭がん，食道がん ……60
     b. 胃がん ……………………………………60
     c. 大腸がん …………………………………60
     d. 肝臓がん …………………………………61
     e. 膵臓がん …………………………………62
     f. 肺がん ……………………………………62
     g. 乳がん ……………………………………62
  10. 骨粗しょう症 ………………………………62
- C. 新しい食品の形態 ……………… 関　庚善 64
  1. 特別用途食品 ………………………………64
  2. 保健機能食品 ………………………………65
     a. 特定保健用食品 ………………………66
     b. 栄養機能食品 …………………………71
  3. いわゆる健康食品 ………………………73
     a. いわゆる健康食品の原材料 ………73
     b. いわゆる健康食品の表示・広告 …74
     c. いわゆる健康食品の品質と有効性 ………………………………………74
     d. いわゆる健康食品と医薬品との相互作用 ……………………………………75
  - コラム ダイエット食品 ……………………76

第3章　食品の安全性確保 ───────── 久下周佐 ── 77

A. 安全性の確保 ……………………………77
  1. 食品汚染 ………………………………77
  2. 安全性確保のシステム ………………78
    a. 食肉の安全性確保 …………………80
    b. 農作物の安全性確保 ………………81
    c. 製造流通過程の安全性確保 ………81
    d. 輸入食品の安全性確保 ……………83
  3. 新たな評価基準の必要性 ……………84
    a. 遺伝子組換え食品対策 ……………84
    b. 抗生物質耐性菌対策 ………………84
    コラム 旅行者下痢症 …………………85
    c. 狂牛病など伝染性海綿状脳症感染動物対策 …………………………85
B. 化学物質の安全性評価 …………………86
  1. リスクとベネフィット ………………86
  2. リスクアセスメント …………………86
    a. 有害性確認 …………………………86
    b. 曝露評価 ……………………………86
    c. 用量作用評価 ………………………86
    d. リスク判定 …………………………87
  3. 毒性と毒性試験 ………………………87
    a. 一般毒性試験 ………………………87
    b. 特殊毒性試験 ………………………87
    c. 吸収，分布，代謝，排泄に関する試験 …………………………………88
  4. 用量-反応関係 …………………………88
  5. 許容限度 ………………………………89
    a. 1日許容摂取量 ……………………89
    b. 食品添加物および農薬などのADI策定と安全性確保 …………………90
    c. マーケットバスケット方式による食品添加物，残留農薬の実態調査 …………………………………………91
    d. ダイオキシン類の対策 ……………92
  6. 動物実験 ………………………………92
    a. 実験動物種(遺伝的要因) …………92
    b. 環境要因 ……………………………93
    c. 動物福祉 ……………………………94
    d. GLP（Good Laboratory Practice）規制と毒性試験ガイドライン ……94
C. 安全性を確保するための食品表示 ……94
  1. 日付表示 ………………………………97
  2. 加工食品の原材料表示 ………………97
  3. 食品の規格と品質の表示 ……………98

第4章　食品の微生物などによる汚染と健康障害 ───────── 天野富美夫 ── 99

A. 経口感染症 ………………………………99
  1. 法による規制 ………………………100
  2. 経口感染症の原因となる主な病原微生物とその症状 …………………………102
    a. 細菌性経口感染症 ………………102
    b. ウイルス性経口感染症 …………106
    コラム HAVの罹患率と抗HAV抗体陽性率 …………………………108
    c. 原虫性経口感染症 ………………108
    d. 寄生虫感染症 ……………………109
    コラム 本州にも侵入したエキノコックス …………………………………110
B. 食中毒 …………………………………111
  1. 食中毒の発生状況 …………………111
  2. 食中毒の原因微生物各論 …………114
    a. 細菌性食中毒 ……………………114
    コラム ボツリヌス毒素のバイオテロでの使用の危険性と医療への応用 …………………………………125
    コラム 乳児ボツリヌス症 ……………126
    b. ウイルス性食中毒 ………………127
  3. 微生物による食中毒の予防 ………128
    a. 総論 ………………………………128
    b. HACCP ……………………………129
    コラム 鶏卵のサルモネラ防御対策 …133
    コラム 食品の加熱における時間と表面温度が細菌の殺菌に及ぼす効果 …………………………………134
    c. 食中毒原因微生物の統御の原則 …………………………………………136
    d. 新しい微生物制御に向けた対策 …………………………………………140
    コラム 母子感染 ………………………145

第5章　食品に存在するアレルギー性物質と疾患 ───────── 酒巻利行 ── 147

A. アレルギーのメカニズム ……………147
  1. アレルギーとは ……………………147
  2. アレルギー反応の型 ………………148
  3. 肥満細胞と化学伝達物質 …………150
    a. 肥満細胞の脱顆粒機構 …………150
    b. 化学伝達物質 ……………………151
B. 食事性アレルギー ……………………152
  1. 食事性アレルギーと原因食品 ……152
  2. 加工食品への表示 …………………154
  3. 食事性アレルギーの主な原因食品 …155

a. 卵 …… 155	a. 消化器症状 …… 157
b. 牛乳 …… 155	b. 皮膚症状 …… 158
c. 小麦 …… 156	c. 呼吸器症状 …… 158
d. 大豆 …… 156	d. その他の症状 …… 158
e. 落花生 …… 156	5. 食事性アレルギーの診断 …… 158
f. ソバ …… 156	6. 食事性アレルギーの治療 …… 159
4. 食事性アレルギーの症状 …… 157	C. アレルギー様食中毒 …… 159

第6章　食品に存在する天然の有害物質による健康障害 ── 和田啓爾，吉村昭毅 ── 161

- A. 自然毒食中毒発生状況 …… 161
- B. 動物性自然毒食中毒 …… 161
  - 1. 魚類による中毒 …… 162
    - a. フグ毒 …… 162
    - b. シガテラ毒 …… 164
    - c. 高含量脂質 …… 164
    - d. 過剰ビタミンA …… 165
    - e. パリトキシン …… 165
  - 2. 貝類による中毒 …… 165
    - a. 麻痺性貝毒 …… 166
    - b. 下痢性貝毒 …… 166
    - c. 神経性貝毒 …… 166
    - d. 記憶喪失性貝毒 …… 166
    - e. アサリ毒 …… 167
    - f. テトラミン …… 167
    - g. バイ(小型巻貝)の毒 …… 167
    - h. クロロフィル分解物 …… 167
- C. 植物性自然毒食中毒 …… 167
  - 1. 食用植物等の有害成分 …… 168
    - a. 青酸配糖体 …… 168
    - b. アルカロイド …… 170
    - c. グルコシノレート(チオ配糖体) …… 171
    - d. 綿実油 …… 171
    - e. ギンナン(銀杏) …… 171
    - f. グラヤノトキシン …… 172
    - g. ジギタリス …… 172
    - h. ドクゼリ …… 172
  - 2. キノコの有害成分 …… 172
    - a. 中毒症状による分類 …… 172
    - b. キノコの有毒成分 …… 173
    - コラム 幻覚性キノコ …… 175
- D. マイコトキシン …… 176
  - 1. マイコトキシンの産生条件 …… 176
  - 2. マイコトキシンの性質 …… 176
  - 3. マイコトキシンの汚染防止と規制 …… 176
  - 4. マイコトキシン各論 …… 177
    - a. アフラトキシン …… 177
    - b. ステリグマトシスチン …… 177
    - c. オクラトキシン …… 177
    - d. 黄変米毒素 …… 179
    - e. *Penicillium* 属のカビが産生するその他のマイコトキシン …… 179
    - f. *Fusarium* 属のマイコトキシン …… 180
    - g. 麦角アルカロイド …… 180
  - 5. 真菌中毒症の予防 …… 180

第7章　食品に存在する変異原・発がん物質と抗変異原・抗発がん物質 ── 増田修一 ── 183

- A. 食物と発がん性の関係 …… 183
  - 1. がんの発生 …… 183
  - 2. がんの原因物質 …… 184
  - 3. がんの疫学調査 …… 185
- B. 食品中の変異原・発がん物質 …… 186
  - 1. 多環芳香族炭化水素 …… 188
  - 2. ヘテロサイクリックアミン …… 188
  - 3. ニトロソアミン …… 189
  - 4. アクリルアミド …… 191
  - 5. アフラトキシン …… 195
  - 6. その他の変異原・発がん物質 …… 197
    - a. ジカルボニル化合物 …… 197
    - b. 亜硝酸処理により変異原性を示す化合物および食品 …… 197
- C. 変異原物質，発がん物質の分離検出 …… 199
  - 1. 変異原物質の分離と精製 …… 199
  - 2. 変異原性試験 …… 200
    - a. Ames試験 …… 200
    - b. 小核試験 …… 201
    - c. コメットアッセイ …… 203
  - 3. 発がん性試験 …… 204
  - 4. 変異原・発がん物質の同定 …… 204
- D. 食品成分中の抗変異原・抗発がん物質 …… 204
  - 1. 抗変異原作用 …… 204

a. 直接変異原の不活性化 ……………205
　　　b. 間接変異原の不活性化 ……………207
　　　c. ニトロソ化反応およびメイラード反応の抑制 ……………207
　　　d. 植物中の酸素による変異原性の抑制 ……………209
　　2. 植物成分によるがん予防 …………210

第8章　食品の変質による有害物質の生成　　　　　　　　　　　　　　渡辺和人 — 213

A. 腐敗 ……………………………………213
　1. 腐敗に影響する因子 ………………213
　　　a. 温度 ……………………………214
　　　b. pH ………………………………214
　　　c. 水分活性 ………………………214
　2. 腐敗の識別法 ………………………215
　　　a. 感覚試験 ………………………215
　　　b. 微生物学的試験 ………………215
　　　c. 化学的試験 ……………………215
　　コラム アレルギー様食中毒 …………217
　3. 腐敗の防止法 ………………………217
B. 食品中の酵素，化学的活性物質による変質 ……………………………………217
　1. 微生物の酵素による変質 …………217
　　　a. 脱炭酸反応 ……………………218
　　　b. 脱アミノ化および脱炭酸反応 …218
　2. 褐変現象 ……………………………219
　　　a. 酵素的褐変現象 ………………219
　　　b. 非酵素的褐変現象 ……………220
　　コラム 食品のメイラード反応は発がん物質をつくる ……………220
C. 酸素による変質 ………………………222
　1. 油脂の変敗 …………………………222
　2. 油脂の変質試験 ……………………223
　　　a. 酸価 ……………………………223
　　　b. 過酸化物価 ……………………224
　　　c. カルボニル価 …………………224
　　　d. チオバルビツール酸試験 ……225
　　　e. ヨウ素価 ………………………225
D. 食品の加工，調理時に生成する有害性有機化合物 …………………………225
　1. フェオホルビドおよびピロフェオホルビド ……………225
　2. メタノール …………………………225
　3. ヘテロサイクリックアミン ………226

第9章　食品を汚染する人為的有害物質と健康障害　　　　　　　　　　　　西川淳一 — 227

A. 有機ハロゲン化合物 …………………227
　1. ポリ塩化ビフェニル(PCB) ………227
　　　a. カネミ油症事件 ………………227
　　　b. PCBの物性 ……………………228
　　　c. 食品に含まれるPCB …………228
　2. ダイオキシン類 ……………………229
　　　a. ダイオキシン類の物性 ………229
　　　b. ダイオキシン類の毒性 ………230
　　　c. 食品に含まれるダイオキシン類 ……………231
　　　d. ダイオキシン類の作用メカニズム ……………233
　3. 残留性有機汚染物質に対する国際的な取り組み ……………233
B. 金属 ……………………………………235
　1. ヒ素 …………………………………235
　　　a. ヒ素による食中毒事例 ………235
　　　b. ヒ素の毒性 ……………………235
　2. カドミウム …………………………236
　　　a. イタイイタイ病 ………………236
　　　b. カドミウムの毒性 ……………237
　3. 水銀 …………………………………237
　　　a. 水俣病 …………………………237
　　　b. 水銀の毒性 ……………………238
　4. 鉛 ……………………………………238
　5. 重金属に対する生体防御因子 ……240
C. 内分泌撹乱化学物質 …………………241
　1. 内分泌撹乱化学物質とは …………241
　2. 内分泌撹乱化学物質の作用機構 …242
　3. 内分泌撹乱性が疑われている化学物質 ……………242
　　　a. ビスフェノールA ……………242
　　　b. フタル酸エステル類 …………243
　　　c. ノニルフェノール ……………243
　　　d. 有機スズ化合物 ………………244
D. 放射性物質 ……………………………245
　1. 放射性物質による汚染 ……………245
　2. 放射性物質の生体への影響 ………246
　3. 食品への放射線照射 ………………247

第10章　残留農薬・飼料添加物の安全性 ――― 黄　基旭 ― 249

- A. 農薬の使用とその規制 ……………249
  1. 農薬取締法と食品衛生法 …………250
  2. 農薬残留基準の設定 ………………252
  3. 輸入農作物の検査体制 ……………253

  コラム 有機農作物 ……………………253
- B. 農薬の種類とその安全性 …………254
  1. 有機リン系殺虫剤 …………………254
  2. 有機塩素系殺虫剤 …………………254

  コラム 不許可農薬の混入事件 ………256
  3. カルバメート系殺虫剤 ……………257
  4. ピレスロイド系殺虫剤 ……………257
  5. 殺菌剤 ………………………………258
  6. 除草剤 ………………………………258
  7. 収穫後農薬(ポストハーベスト農薬)
  ………………………………………261
- C. 飼料添加物および動物用医薬品 ……262

  コラム 飼料添加物エトキシキン ……263

第11章　食品添加物の有用性と安全性 ――― 山﨑裕康 ― 265

- A. 食品添加物総論 ……………………265
  1. 食品添加物とは ……………………265
  2. 食品添加物の指定と基準 …………266
  3. 食品添加物の安全性 ………………266
  4. 食品輸入に関わる食品添加物の指定
  ………………………………………267
  5. 加工食品への食品添加物表示 ……267

  コラム 香料事件 ………………………268
- B. 食品添加物各論 ……………………268
  1. 保存料 ………………………………268
  2. 防カビ剤 ……………………………271
  3. 酸化防止剤 …………………………271
  4. 殺菌料 ………………………………272
  5. 漂白剤 ………………………………274
  6. 着色料 ………………………………274
  7. 発色剤 ………………………………275
  8. 甘味料 ………………………………278
  9. 調味料 ………………………………279
  10. 酸味料 ……………………………280
  11. 栄養強化剤 ………………………280
  12. 防虫剤 ……………………………281
  13. 香料 ………………………………282
  14. その他の食品添加物 ……………282
- C. 食品添加物の摂取量 ………………282

第12章　器具・容器包装および洗剤 ――― 関　庚善 ― 285

- A. 器具・容器包装の定義と食品衛生 …285
  1. 一般用途の器具および容器包装の規格
     基準 …………………………………286
  2. 器具・容器包装の材質と規格 ……287
     a. ガラス製，陶磁器製，またはホウ
        ロウ引きの器具または容器包装
        ……………………………………287
     b. 合成樹脂の器具または容器包装
        ……………………………………288
     c. ゴム製の器具または容器包装 …290
     d. 金属缶 …………………………291
  3. 器具または容器包装の用途別規格 …291
  4. 器具および容器包装の製造基準 …292
  5. 乳および乳製品の容器包装 ………292
  6. 容器包装の識別表示 ………………293
- B. 洗剤 …………………………………293
  1. 洗剤の分類と成分 …………………293
  2. 食品衛生法における洗剤 …………295
  3. 洗剤と水環境 ………………………295

  コラム 食品の容器包装とゴミの減量・
  リサイクル ……………………………296

第13章　遺伝子組換え食品 ――― 穐山　浩 ― 297

- A. 遺伝子組換え食品の概要 …………297
  1. 遺伝子組換え食品の定義 …………297
  2. 遺伝子導入方法 ……………………298
     a. アグロバクテリウム法 ………298
     b. エレクトロポレーション法 …298
     c. パーティクルガン法 …………298
  3. わが国における遺伝子組換え食品の安
     全性評価 ……………………………298

  コラム 遺伝子組換えの遺伝子とは？
  ……………………………………………298
- B. 遺伝子組換え食品の種類 …………300
  1. 除草剤耐性農作物 …………………300
  2. 害虫抵抗性農作物 …………………301
  3. 日持ちのよい農作物(トマト) ……301
  4. ウイルス病に強い作物 ……………302
  5. 高栄養価農作物 ……………………302
  6. 掛け合わせ品種(スタック品種) …302
- C. 表示 …………………………………302
  1. 従来のものと組成，栄養価等が同等の
     もの …………………………………302

x 目次

2. 従来のものと組成，栄養価等が著しく異なるもの ……………………303
D. 遺伝子組換え食品検知法 ……………304
　1. 系統と品種 ……………………………304
　2. 組換えタンパク質を検知する方法 …305
　3. 組換えDNAを検知する方法 ………305
　　a. 定性PCR法 ………………………305
　　b. PCR用標準物質 …………………305
　　c. 定量PCR法 ………………………307
　　d. スタック品種トウモロコシ混入試料に対する定量検知法の対応 …308
E. 将来の展望 ……………………………309
　コラム 日・米・欧での考え方の違い ……………………………………310

第14章　食品に存在する有害物質の体内動態と代謝機構 ─── 吉岡忠夫 ─ 311

A. 異物の体内動態 ………………………311
　コラム 異物の膜輸送とトランスポーター ………………………………312
　1. 吸収 …………………………………312
　　a. 細胞膜輸送機構 …………………313
　　b. 油-水分配係数 ……………………314
　　c. pH-分配仮説 ………………………315
　2. 分布 …………………………………316
　　a. タンパク結合 ……………………316
　　b. 組織-血液間分配係数 ……………316
　　c. 組織関門 …………………………317
　3. 代謝 …………………………………317
　4. 排泄 …………………………………318
　　a. 尿中排泄 …………………………319
　　b. 胆汁排泄 …………………………319
　　c. その他の排泄経路 ………………319
B. 異物の代謝機構 ………………………319
　コラム 最近話題になった食品中の発がん物質と代謝活性化 ……………320
　コラム 遺伝子多型 ……………………321
　1. 第Ⅰ相反応（官能基導入反応） ……321
　　a. 酸化 ………………………………321
　　b. 還元 ………………………………328
　　c. 加水分解 …………………………329
　2. 第Ⅱ相反応（抱合反応） ……………329
　　a. グルクロン酸抱合 ………………329
　　b. グルコース抱合 …………………330
　　c. 硫酸抱合 …………………………330
　　d. グルタチオン抱合とメルカプツール酸 …………………………………330
　　e. アセチル抱合 ……………………331
　　f. アミノ酸抱合 ……………………331
　　g. メチル抱合 ………………………331
　　h. チオシアネート化 ………………331
　3. 腸内細菌による異物代謝 …………331
　4. 異物代謝に対する食品成分の影響 …332

参考図書と関連ホームページ ─────────────────── 333

索　引 ──────────────────────────────── 339

1 食品衛生の現状と課題

　人類は長い経験を通じて安心して食べられるもの，美味しいもの，体によいものを選抜してきた．また乾燥や塩漬けなどにより腐敗を防ぎ，ときには微生物の力を借りて加工し，長期間の保存に耐える食品を経験的に生み出してきた．そしてそれぞれの国・地域ごとに独自の食品が伝えられ，私たちの生活に定着している．

　ところがこの数十年のあいだに食生活をとりまく環境は，大きく変貌している．社会構造と生活習慣の変化とともに，加工食品の占める割合が増え，流通機構の整備により，地域や時間を問わず多種多様な食品を入手できるようになった．海外からの魚介類や畜産物の輸入も急増している．またこれまであまりなじみのなかった原料，添加物が数多く開発される一方で，健康に対する意識の変化から減塩，あるいは保存料無添加の食品も増えている．特定保健用食品や特別用途食品，いわゆる健康食品などの健康を志向する新たな食品群も急速に市場を拡大している．

　食品の安全性に対する社会的関心はこれまで以上に高まり，厳密な品質保証が要求されている．社会の変化とともに製法などの伝統をそのままには受け継ぐことができなくなり，またこれまでにはない新たな食品が登場することにより，かつて個人，あるいは地域レベルのものであった食品の安全は，社会システムによって保証される必要が生じた．つまり「法」によって確保されなければならない．そしてそれを支える科学，とりわけ食品衛生学に課せられた使命は大きい．食品に関わる基盤的な知見と技術により，経験と伝統が科学的に裏づけられ，食品の安全性が科学的に確保されている．先進国において「食」の安全と安心は，「経験・伝統」と「法」によって確保され，食品衛生学によって裏づけられている．

A. 食品衛生に関わる科学

　食品衛生をWHO（World Health Organization：世界保健機関）の環境衛生専門家委員会では，「食物の安全性，栄養，さらには健全性を，その生育，生産，製造から最終消費にいたるまでのあらゆる段階において保証するに必要なすべての方策」としている（表1-1）．つまり農場や牧場などの生産現場から食卓にいたるまでのあらゆる段階において，良質で安心して食べることのできる食品を提供するための科学が食品衛生学である．

　食品の安全性の保証にあたっては，肥料，農薬，抗菌薬から食品添加物，さらには器具・容器の安全性について詳細に検討する必要がある．化学と生物学を核とし，薬学や農学が深く関係する学際分野である．また食品の変質や腐敗，品質の低下を科学的に解明し，より安全な食

表 1-1　WHO による食品衛生の定義　　（1955 年）

"Food hygiene" means all measures necessary for ensuring the safety, wholesomeness, and soundness of food at all stages from its growth, production, or manufacture until its final consumption.

品を提供するためにはそれぞれの分野の基礎的な研究や微生物学，食中毒学，毒性学が必須となる．さらに近年，食品がヒトの健康の維持・増進はもとより，疾病の予防にも大きく役立つことが広くわかってきた．これまでは医薬品として扱われていたビタミンなども行政的には食品として扱われるようになり，薬学のさらなる関与が期待されている．

一方，PCB（ポリ塩化ビフェニル）や水銀による食品汚染が大きな社会的問題になり，今なおダイオキシンによる魚介類の汚染，有機塩素系溶剤による地下水汚染などが顕在化するなど，環境汚染が間接的に食品の品質に大きな影響を与えている．ヒトと環境との関わりをミクロからマクロまでの幅広い視点で攻究する環境薬学において，食品衛生は最大のテーマの一つであり，その成果は学問的に評価されるにとどまらず，産業や行政にも貢献するものである．

食品衛生学は，基礎から応用にいたる幅広い分野が有機的に関連する学際的分野であり，良質の食品を食卓に届け，ヒトの生存を保証し，健康を維持・増進するための基本となるものである．

B. 食品衛生に関わる法律

日本において食品衛生行政の基礎である「飲食物その他の物品取締に関する法律」が制定されたのは，1900（明治 33）年である．当時は，内務省（警察官）が取り締まりの実務にあたっていた．敗戦後の 1947（昭和 22）年には，今日の「**食品衛生法**」が制定された．

厚生労働省が食品衛生法により食品の安全性を保証するのに対し，農林水産省は，1950（昭和 25）年「**農林物質の規格化及び品質表示に関する法律**」（Japanese Agricultural Standard：**JAS 法**）を制定した．

食品衛生法では，「この法律で食品とは，すべての飲食物をいう」，「食品衛生とは，食品，添加物，器具及び容器包装を対象とする飲食に関する衛生をいう」としているが，器具については「農業及び水産業における食品の採取の用に供される機械，器具その他の物は，これを含まない」とし，営業においても「農業及び水産業における食品の採取業は，これを含まない」としている．農産物，水産物は，農林水産省が中心となって法律を整備しているからである．したがって農場や牧場などの生産現場は農林水産省が，加工や製造などは厚生労働省が対応することになる．

1. 食品安全基本法と食品安全委員会

食品の安全を確保するための法律が厚生労働省と農林水産省に管轄が分かれているため，**牛海綿状脳症**（**BSE**：Bovine Spongiform Encephalopathy）問題や食品の偽装表示においては，縦割り行政と両省の連携の悪さが指摘され，農場から食卓までを一元的に捉えることの必要性

表 1-2 国,地方自治体,食品関連事業者の責務と消費者の役割(食品安全基本法より)

国の責務
　基本理念にのっとり,食品の安全性の確保に関する施策を総合的に策定・実施する.
地方公共団体の責務
　基本理念にのっとり,国との適切な役割分担を踏まえ,施策を策定・実施する.
食品関連業者の責務
　基本理念にのっとり,
・食品の安全性の確保について一義的な責任を有することを認識し,必要な措置を適切に講ずる.
・正確かつ適切な情報の提供に努める.
・国等が実施する施策に協力する.
消費者の役割
　食品の安全性確保に関し知識と理解を深めるとともに,施策について意見を表明するように努めることによって,食品の安全性の確保に積極的な役割を果たす.

食品関連業者には,食品加工業者,販売者,外食業者,食品を輸入する業者,容器包装生産者のほか,農業生産者や肥料・飼料・動物用の医薬品などを製造・販売する業者など,食品に関わるすべての者が含まれる.

が社会的に強く認識された.また消費者の不安を取り除き,誤解が生じないようにするためには,行政機関や関連団体などが常に社会に対して的確に情報提供しなければいけないことを示した.と同時に,消費者の意見がフィードバックされ,立場の壁を越えて考え,理解することにより,食の安全・安心が確保されることが深く認識された.そしてそのような社会的背景のもと,2003(平成15)年,**食品安全基本法**が制定された.この法は,食品の安全性の確保に関する基本理念を定めたものであり,関係者の責務および役割を明らかにしている(表 1-2).

　国は,食品の安全性に関する施策を総合的に策定し実施する責務を有し,消費者も,食品の安全性の確保に関する知識と理解を深め,施策について意見を表明し,積極的な役割を果たすものとしている.また地方公共団体や食品関連事業者の責務が明記されている.

　WHOの食品衛生の概念では,生産から食卓までのすべての段階を網羅するのに対し,日本では食料の生産,供給,確保は農林水産省の所管であり,食品衛生法は食品,添加物,器具および容器包装を対象としている.食品安全基本法では,生産から販売までの一連の各段階において,食品の安全性確保のために必要な措置が適切に講じられなければならないことを明記している.そして,食品の安全を確保するためにリスク分析の考え方を導入し,「リスク評価」,「リスク管理」,「リスクコミュニケーション」を行う旨が,おのおのの条文を設けて明記されている.

　内閣府におかれる**食品安全委員会**では,専門家が食品の健康への影響や食品の安全性を脅かすリスクを科学的に調査・評価し(リスク評価),この結果,何らかの措置が必要と判断されると,厚生労働省や農林水産省などのリスク管理機関が新たな基準の設定や監視を行う(リスク管理).関連する情報は消費者に公開し,また消費者は意見を述べることにより,リスクについて社会全体で理解することに努める(リスクコミュニケーション).

　「評価」と「規制」が別の組織で行われるため透明性は高くなり,消費者はその過程を知り,意見を述べることによりリスクとベネフィットを客観的に理解できることが期待されている.なお,食品安全基本法は食の安全に関する基本を示したものであり,具体的な運用に関しては,食品関連法案や政令などに盛り込まれている.

表 1-3　食品衛生法の構成

第一章	総則
第二章	食品及び添加物
第三章	器具及び容器包装
第四章	表示及び広告
第五章	食品添加物公定書
第六章	監視指導指針及び計画
第七章	検査
第八章	登録検査機関
第九章	営業
第十章	雑則
第十一章	罰則

2. 食品衛生法

　食品衛生法では，その目的，ことばの定義から罰則にいたるまでの基本的な事項が述べられている（表1-3）．その実施のためには，政府が定めた政令である食品衛生法施行令（昭和28年），厚生労働省が定めた省令である食品衛生法施行規則（昭和23年）がある．それぞれの内容は，総務省行政管理局の法令データ提供システム（http://law.e-gov.go.jp/cgi-bin/idxsearch.cgi）で検索できる．食品衛生法の第1条で「この法律は，食品の安全性の確保のために公衆衛生の見地から必要な規制その他の措置を講ずることにより，飲食に起因する衛生上の危害の発生を防止し，もって国民の健康の保護を図ることを目的とする」としている．これは日本国憲法第25条「すべて国民は，健康で文化的な最低限度の生活を営む権利を有する．国は，すべての生活部面について，社会福祉，社会保障及び公衆衛生の向上及び増進に努めなければならない」の規定を受けたものであり，この法律が公衆衛生分野のうちの「飲食」の安全および衛生を担うことを示している．この法律では，販売する食品や添加物は，採取から製造，加工，使用，調理，貯蔵，運搬，陳列および授受にいたるすべての過程で，清潔で衛生的に行われなければならない，としているが，この規定は販売目的だけに限られるのではなく，「不特定又は多数の者に対する販売以外の授与を含む」とされている．

　腐敗・変敗した食品や，有害な微生物や物質が含まれる食品は，われわれの健康を損ない，ときには非常に危険な状態に陥れることから，「腐敗し，若しくは変敗したもの又は未熟であるもの」，「有毒な，若しくは有害な物質が含まれ，若しくは付着し，又はこれらの疑いがあるもの」，「病原微生物により汚染され，又はその疑いがあり，人の健康を損なうおそれがあるもの」，「不潔，異物の混入又は添加その他の事由により，人の健康を損なうおそれがあるもの」は許されず，規定に違反したものに対しては，許可の取り消しや営業禁止・停止などの行政処分や懲役・罰金などが課せられる．

3. 食品衛生監視員

　食品衛生法では，食品による危害の発生を未然に防止する目的で，国，都道府県および政令指定都市に**食品衛生監視員**を配置するように定めている（表1-4）．

　都道府県や市の食品衛生監視員は，全国で約8,000名が任命されており，主な業務は，飲食

表 1-4　食品衛生法における食品衛生監視員

第二十八条　厚生労働大臣，内閣総理大臣又は都道府県知事等は，必要があると認めるときは，営業者その他の関係者から必要な報告を求め，当該職員に営業の場所，事務所，倉庫その他の場所に臨検し，販売の用に供し，若しくは営業上使用する食品，添加物，器具若しくは容器包装，営業の施設，帳簿書類その他の物件を検査させ，又は試験の用に供するのに必要な限度において，販売の用に供し，若しくは営業上使用する食品，添加物，器具若しくは容器包装を無償で収去させることができる．
第三十条　第二十八条第一項に規定する当該職員の職権及び食品衛生に関する指導の職務を行わせるために，厚生労働大臣，内閣総理大臣又は都道府県知事等は，その職員のうちから食品衛生監視員を命ずるものとする．
　○2　都道府県知事等は，都道府県等食品衛生監視指導計画の定めるところにより，その命じた食品衛生監視員に監視指導を行わせなければならない．
　○3　内閣総理大臣は，指針に従い，その命じた食品衛生監視員に食品，添加物，器具及び容器包装の表示又は広告に係る監視指導を行わせるものとする．
　○4　厚生労働大臣は，輸入食品監視指導計画の定めるところにより，その命じた食品衛生監視員に食品，添加物，器具及び容器包装の輸入に係る監視指導を行わせるものとする．
　○5　前各項に定めるもののほか，食品衛生監視員の資格その他食品衛生監視員に関し必要な事項は，政令で定める．

表 1-5　食品衛生法施行令における食品衛生監視員の資格

第九条　食品衛生監視員は，次の各号の一に該当する者でなければならない．
　一　厚生労働大臣の登録を受けた食品衛生監視員の養成施設において，所定の課程を修了した者
　二　医師，歯科医師，薬剤師又は獣医師
　三　学校教育法(昭和二十二年法律第二十六号)に基づく大学若しくは高等専門学校，旧大学令(大正七年勅令第三百八十八号)に基づく大学又は旧専門学校令(明治三十六年勅令第六十一号)に基づく専門学校において医学，歯学，薬学，獣医学，畜産学，水産学又は農芸化学の課程を修めて卒業した者
　四　栄養士で二年以上食品衛生行政に関する事務に従事した経験を有するもの

店や食品製造施設，販売店，市場における食品衛生に関する監視・指導などである．食品営業関係施設への立ち入り調査，試験検査のための試料の採取などは，食品衛生監視員に権限がゆだねられている．そのため定期的に製造施設や販売店，飲食店などを訪れ，食品衛生上の検査を実施するとともに食品などを収去（通常は有償で買いとる）して検査後，問題があれば改善指導している．また国内はもとより世界中から食品が集まる卸売市場では，そこで流通する食品を監視するほか，市場内の食品の衛生管理について指導している．

　食品衛生監視員は，違反があった場合や食中毒発生時には調査し，必要に応じて営業の禁止・停止，施設の整備改善命令などの行政処分を行うことができる．営業許可も，食品衛生監視員の業務の一つである．食品衛生法では，飲食店営業などの定められた業種については施設基準を設け，許可を受けなければ営業してはならないと規定している．食品衛生監視員は飲食業者などの営業許可申請に基づき，営業予定施設の設備などが基準に合致しているかを現地で検査し，不備がある場合には改善指導している．

　また後述する厚生労働省検疫所の食品衛生監視員は，輸入食品監視，検査，輸入業者の指導などを行っている．

　食品衛生監視員になるための資格として，食品衛生法施行令では，食品衛生監視員は表1-5に示す各号の一に該当する者でなければならないとしている．

C. 食品に起因する健康障害

病原微生物に汚染された食品（第4章）や自然毒を含む食品（第6章），腐敗・変質した食品（第8章），また誤って使用された食品添加物（第11章）や農薬（第10章）などは，私たちに健康障害を引き起こすことがある（表1-6）．

先進国では，水道の普及や衛生環境の整備により経口感染症は大きく減少し，わが国でも赤痢は水道の普及率が80％を超えた1970（昭和45）年には，人口10万人に対する罹患率は約1になった．しかし多くの発展途上国ではいまだ赤痢やコレラ，A型肝炎に苦しむ人は多い．赤痢の主な流行地は東南アジア，南アジアであり，世界的には毎年1億人以上が赤痢に罹患し，数十万人が死亡していると推定されている．その多くは5歳未満の幼児である．コレラは世界的には，流行期にあるといわれている．わが国では1995（平成7）年，インドネシアのバリ島で日本人旅行者の感染が続発し，その年の患者数は306人にのぼったが，それ以降は2桁台の横ばい状態であり，ほとんどは海外旅行中に感染した輸入感染症としての集団発生である．一方，わが国は食材をより安価に調達するため，アジア諸国からの農産物や加工食品の輸入は増加傾向にあり，後述する検疫の重要性はこれまで以上に高まっている．

国内における食中毒の報告件数は，1960（昭和35）年頃までは年間約2,000件であったものが，その後約700件にまで減少したが，1996（平成8）年頃より再び増加し，近年は減少傾向にある（図1-1）．患者数もやや減少している．わが国の食品衛生のレベルは世界でも高い水準にあるが，一部の製造・販売・流通業者においてはモラルの低下による食中毒事例もあり，社会的関心も高まっている．

原因物質別に食中毒の発生状況をみると，細菌の占める割合は減少したのに対し，ウイルスの占める割合は増加している．細菌では，カンピロバクターの増加が目立ち，ウイルスはそのほとんどがノロウイルスである（表1-7）．

食品に起因する健康障害には，食中毒のほか，食事性アレルギーがある（第5章）．

統計の数値は，診断した医師が食品衛生法に基づいて保健所に届けた食中毒事例をもとにしている．食中毒の多くは1，2日で症状が治まるが，社会的関心が高まると，それまでは表面にでることのなかった小規模な食中毒であっても，保健所に届けられ，統計の基礎データとなることも考えられる．また家庭内の食中毒は保健所に届けられることもなく，小規模な食中毒はそれが食中毒として認識されていない場合もあり，実際の食中毒件数は統計上の数値を大き

感染症法

日本ではこれまで行政上，経口感染症（経口伝染病）と食中毒を区別していた．その理由の一つは，前者は少量の原因菌で発症し，ヒトからヒトへの二次感染があるのに対し，後者は発症には多量の細菌が必要とされていたからである．しかし微生物学の進歩とともに，両者の境は明確ではないことがわかり，EUや米国では，食品や水を介する感染症は一括して取り扱っていた．わが国でも1999（平成11）年感染症法が施行されたのにともない，これまでの伝染病予防法などの法律は廃止された．また，赤痢菌やコレラ菌，チフス菌は食中毒統計にも記載されることになった．

表 1-6　健康障害因子

原　因	健康障害因子の例
病原微生物	
細菌	赤痢菌，コレラ菌，腸炎ビブリオ，カンピロバクター，サルモネラ，ボツリヌス菌
ウイルス	ノロウイルス
寄生虫・原虫	アニサキス，クリプトスポリジウム
自然毒	
動物由来	フグ毒，貝毒，シガテラ
植物由来	青酸配糖体（青梅，ギンナン），アルカロイド（トリカブト，チョウセンアサガオ，ハシリドコロ）
菌類由来	マイコトキシン（麦角アルカロイド，黄変米毒素，アフラトキシン）シロシン，シロシビン（両者は麻薬に指定）
食品添加物	未許可品，不適切な使用
化学物質の残留	農薬
有害化学物質	PCB，ダイオキシン，ヒ素，鉛
変質	腐敗アミン（ヒスタミンなど），脂質過酸化物，クロロフィル分解物質
有害物質の生成	多環芳香族炭化水素，ニトロソアミン

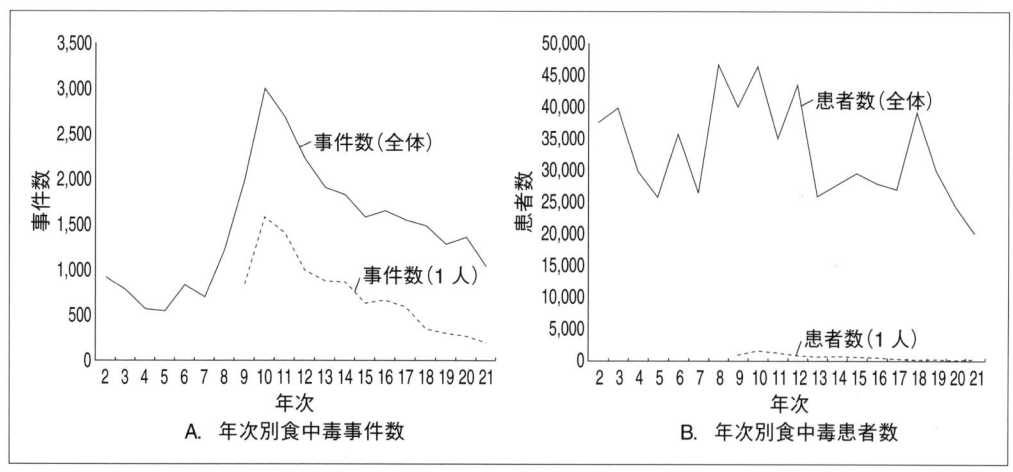

図 1-1　食中毒発生状況の推移
(厚生労働省薬事・食品衛生審議会 食品衛生分科会食中毒部会 平成 22 年 3 月 22 日 資料)

く上回るものと考えられる．米国疾病対策センターCenters for Disease Control and Prevention(CDC)が，米国では毎年 7,600 万人が食中毒になり，325,000 人が入院し，5,000 人が食品が原因で死亡していると推定している．統計は報告やアンケート調査をもとにすることが多いため，その結果は必ずしも母集団を的確に反映しているとはいえない場合もある．今後は疫学的調査をもとに現状を推定し，その結果をもとにした対策も要求されている．

表 1-7 年次別病因物質別食中毒発生状況

年次 物質別	昭和 50 年 事件数	昭和 50 年 発生率(%)	60 年 事件数	60 年 発生率(%)	平成 7 年 事件数	平成 7 年 発生率(%)	12 年 事件数	12 年 発生率(%)	17 年 事件数	17 年 発生率(%)	18 年 事件数	18 年 発生率(%)	19 年 事件数	19 年 発生率(%)	20 年 事件数	20 年 発生率(%)	21 年 事件数	21 年 発生率(%)
総 数	1,783	100	1,177	100	699	100	2,247	100	1,545	100	1,491	100	1,289	100	1,369	100	1,048	100
細菌（総数）	1,059	59.4	877	74.5	561	80.3	1,783	79.4	1,065	68.9	774	51.9	732	56.8	778	56.8	536	51.1
サルモネラ属菌	73	4.1	82	7.0	179	25.6	518	23.1	144	9.3	124	8.3	126	9.8	99	7.2	67	6.4
ブドウ球菌	275	15.4	163	13.8	60	8.6	87	3.9	63	4.1	61	4.1	70	5.4	58	4.2	41	3.9
ボツリヌス菌	1	0.1	1	0.1	3	0.4	0	0.0	0	0.0	1	0.1	1	0.1	0	0.0	0	0.0
腸炎ビブリオ	667	37.4	519	44.1	245	35.1	422	18.8	113	7.3	71	4.8	42	3.3	17	1.2	14	1.3
病原大腸菌	22	1.2	34	2.9	20	2.9	219	9.7	49	3.2	43	2.9	36	2.8	29	2.1	36	3.4
腸管出血性大腸菌							16	0.7	24	1.6	24	1.6	25	1.9	17	1.2	26	2.5
その他の病原大腸菌							203	9.0	25	1.6	19	1.3	11	0.9	12	0.9	10	1.0
ウエルシュ菌			9	0.8	20	2.9	32	1.4	27	1.7	35	2.3	27	2.1	34	2.5	20	1.9
セレウス菌			17	1.4	11	1.6	10	0.4	16	1.0	18	1.2	8	0.6	21	1.5	13	1.2
エルシニア・エンテロコリチカ			0	0.0	0	0.0	1	0.0	0	0.0	0	0.0	0	0.0	0	0.0	0	0.0
カンピロバクター・ジェジュニ/コリ			50	4.2	20	2.9	469	20.9	645	41.7	416	27.9	416	32.3	509	37.2	345	32.9
ナグビブリオ			1	0.1	0	0.0	5	0.2	0	0.0	0	0.0	1	0.1	1	0.1	0	0.0
コレラ菌							1	0.0	0	0.0	0	0.0	0	0.0	3	0.2	0	0.0
赤痢菌							1	0.0	0	0.0	1	0.1	0	0.0	3	0.2	0	0.0
チフス菌							0	0.0	0	0.0	0	0.0	0	0.0	0	0.0	0	0.0
パラチフスA菌							0	0.0	0	0.0	0	0.0	0	0.0	0	0.0	0	0.0
その他の細菌	21	1.2	1	0.1	3	0.4	18	0.8	8	0.5	4	0.3	5	0.4	4	0.3	0	0.0
ノロウイルス							245	10.9	274	17.7	499	33.5	344	26.7	303	22.1	288	27.5
その他のウイルス							2	0.1	1	0.1	5	0.3	4	0.3	1	0.1	2	0.2
化学物質	7	0.4	3	0.3	3	0.4	7	0.3	14	0.9	15	1.0	10	0.8	27	2.0	13	1.2
自然毒（総数）	130	7.3	102	8.7	63	9.0	113	5.0	106	6.9	138	9.3	113	8.8	152	11.1	92	8.8
植物性自然毒	79	4.4	70	5.9	28	4.0	76	3.4	58	3.8	103	6.9	74	5.7	91	6.6	53	5.1
動物性自然毒	51	2.9	32	2.7	35	5.0	37	1.6	48	3.1	35	2.3	39	3.0	61	4.5	39	3.7
その他							5	0.2	8	0.5	7	0.5	8	0.6	17	1.2	17	1.6
不明	587	32.9	195	16.6	72	10.3	92	4.1	77	5.0	53	3.6	78	6.1	91	6.6	100	9.5

D. 食品添加物

　食品は私たちが生きていくうえで必須の「食糧」であるとともに，その香りや色あいは生活に彩りを与えるものでもある．身の回りを見渡しただけでも，美味しそうな食べ物は独特の風味と色を持っていることがわかる．ウコンやベニバナ，抹茶，ヨモギ，バニラ，桂皮など，特徴的な色や香りを持つ花，草根木皮などが昔から着色料や食品香料として用いられてきた．また保存や歯触り，舌触りをよくすることを目的として，さまざまな無機物や有機物が使われてきた．このように伝統的に利用されてきた添加物も，食品加工業が大きな産業となり，流通システムも国境を越えるほどに巨大化するに従い，次々に新たなものに置き換えられつつある．

　そこで食品衛生法では，添加物は厚生労働大臣が薬事・食品衛生審議会の意見を聴いて人の健康を損なうおそれのないことを確認したもの以外は，販売，製造，輸入，使用してはいけないとしている．ただし，天然香料や一般に食品として用いられているものは，この規定の対象とはならない．その結果，厚生労働大臣が「人の健康を損なうおそれのないことを確認したもの」として食品衛生法施行規則の別表にその品目があげられている（表1-8）．

　また1995（平成7）年には，化学合成品以外も対象となり，従来から使われていた天然添加物などについては，既存添加物名簿として告示され，ここに記載されている添加物は従来どおりに添加物として使用できると定められた．

食品表示

　食生活に占める加工食品の割合は，急速に増加している．また生鮮食品においても，市場には類似，あるいは紛らわしい名称のものが数多く並び，一般的な名称や原産地を表示することの重要性が高まっている．そこですべての生鮮食品について一般的な名称と原産地の表示，加工食品については一般的な名称，原材料名，賞味期限などが表示されている．また遺伝子組換え食品においては，食品中に組み換えられたDNA，あるいはこれによって生じたタンパク質が存在するものに対しては，遺伝子組換え農産物を使用している旨の表示を義務づけている．

　消費者は食品表示をもとに食品の原産地や原材料，特徴などを知ることができる．しかし原材料名などが詳しく表示されていても，そこから具体的なイメージを得ることの難しいことも多い．植物タンパクやタンパク加水分解物，増粘多糖類とは，どのようなものなのだろうか．またなぜ炭酸Caや酒精，酸味料などを添加するのだろうか．消費者向けのホームページには，情報が氾濫している．表示とともに消費者に対する製造者のさらなる情報提供が期待されている．

食品表示の具体例

```
例：名称　スナックめん
　　原材料名：味付けめん（小麦粉，でん粉，食塩，植物タンパク，糖類，植物油脂，
　　大豆植物繊維，卵粉，チキンエキス，乳糖），焼豚，醬油，動物油脂（鶏脂，豚脂），
　　メンマ，ポークエキス，植物油脂，食塩，チキンエキス，糖類，清酒，乳糖，大
　　豆植物繊維，香辛料，ゼラチン（豚由来），ねぎ，タンパク加水分解物，野菜エキス，
　　酵母エキス，オイスターソース，調味料（アミノ酸など），カラメル色素，かんすい，
　　炭酸Ca，酒精，増粘多糖類，野菜色素，乳化剤，香料，酸味料，焼成Ca，酸化
　　防止剤（ビタミンE），カロチノイド色素，ビタミンB1，ビタミンB2，（原材料
　　の一部に魚介類を含む）
```

表 1-8　日本で使用が認められている食品添加物の種類（平成 22 年 5 月現在）

- 指定添加物：403 品目
  食品衛生法に基づき，厚生労働大臣が指定したもの
- 既存添加物：418 品目
  すでに広く使用されており，長い食経験があるもの
- 天然香料：約 600 品目
  動植物から得られる天然の物質で，ごくわずかな量で食品に香りをつけるもの
- 一般飲食物添加物：約 100 品目
  一般に飲食されているもので，添加物として使用されるもの

E. HACCP

　食品の安全を確保するための具体的手段として，**HACCP**（Hazard Analysis and Critical Control Point）と呼ばれる衛生管理システムが普及しつつある（第 3, 4 章）．その特長は，食品の製造工程を連続的に監視することによって食品の安全性を保証しようとするものであり，従来の抜き取り検査法とは基本的な考え方が大きく異なる．

　HACCP は 1950 年代後半から NASA（National Aeronautics and Space Administration：米国航空宇宙局）の宇宙計画向け食品の製造のために開発されたものである．従来から行われている最終製品の抜き取り検査では，宇宙食の絶対的安全性を確保できなかったからである．1971 年，HACCP の原型が公表され，その後，米国内で一般食品への採用が始まり，1980 年代には国際的な普及が推進された．その背景には，米国が多くの食材を途上国から輸入するのに伴い，衛生状態，また食品衛生に対する考え方の異なりから輸入食品の安全性の確保が重要な課題となっていたことがある．

　1993 年には後述するコーデックス委員会で国際的ハーモナイゼーションのために HACCP 適用のガイドラインが示され，各国が法規制に取り入れるようになった．日本も 1995（平成 7）年，食品衛生法の改正時に，HACCP の承認制度が導入された．

　HACCP の目的はその工程にあるすべての食品の安全性を確保しようというものであるが，決して宇宙食など高度な食品製造のためのみのシステムではない．食品の製造工程などにおいて想定される危害をあらかじめ理解し，その具体的防止策をまとめた一連のシステムである．また HACCP は固定化したシステムではなく，科学・技術の進展とともに進化するものである．これは伝統食品の経験則に裏づけられた微生物制御法との大きな違いである．

　日本においてはいまだ HACCP の認証を行政からの「お墨付き」のようにとらえ，その後の管理が十分には行われていないこともある．また，届けた方法とは異なる方法で管理を行っていても，製造現場が高度化し，システムが複雑になると第三者による査察が難しくなるという問題点もある．HACCP は食品に関わる業者が自らの食品の安全を確保するために使われる予防システムである．

　HACCP では，以下 7 原則が満たされていなければならない．

　①危害分析：食品がどのような危害を招く可能性があるのか．原材料に対する汚染が予想されるもの，またそれらが工程で増える可能性や原因を考え，防止する方法を考察する

　②危害の発生を防止するうえできわめて重要な点（CCP：Critical Control Point）を決定する

③ CCP における管理基準または許容限界(Critical Level)を決定する
④ ③で決定した管理基準を，指標を決めて連続的に測定することにより危害が防止されていることを確認する
⑤基準から外れる事態になった場合にとるべき措置を決定する
⑥ CCP の定期的な見直し
⑦記録の管理と見直しによる改善措置

　危害分析とは工程ごとに発生のおそれのある危害をあげ，その危害の発生要因や理由を考え，危害を抑えるための措置を明らかにすることである．実際には危害リストを作成することにより整理する．危害には，食中毒細菌などによる生物学的危害，カビ毒や貝毒などの自然毒または添加物などによる化学的危害，異物混入などの物理的危害があげられる．
　生物学的危害の分析にあたっては，そこに関与する可能性のある微生物とその工程での挙動などについて理解する必要があり，基礎的知見の集積が切望されている．

微生物モニタリング

　厚生労働省通達や食品衛生検査指針に収載されている食中毒細菌の検査法のほとんどは培養法であり，結果を得るまでに数日を要する．そのため後追い的検査になり，迅速に対応できないことからこれまでの HACCP ではモニタリングの中心は温度など，比較的測定の容易なものを基本としていた．

　HACCP 実施の大きな目的の一つである微生物による危害を未然に防ぐためには，各工程における微生物量のリアルタイム測定が理想であるものの，現実的ではなかった．しかし微生物検出技術は近年，急速に進歩しているので，近い将来には微生物のリアルタイム・モニタリングにより，より安全な食品が供給できるものと考えられる．

　米国では迅速検査法が普及しつつあり，食中毒細菌の検査でも，迅速法がサルモネラや大腸菌 O157 で高い割合を占めつつある．工場内での検査比率が高くなり，迅速簡易法による現場での検査が増えつつある．

　その背景には，AOAC(Association of Official Analytical Chemists)認証制度があげられる．AOAC は分析法のプロトコール検証を行う非営利機関であり，検出キットなどの性能を客観的に評価し，利用者に対して選択のための判断基準を提供している．

　日本では，迅速性よりもいわゆる公定法と呼ばれる培養法が中心であるが，HACCP では検査結果を工程にフィードバックするため，自主検査の重要性が認識されつつあり，より現場に近いところで利用可能な簡便で性能の高い迅速な検査が望まれている．

　また食品衛生法では，事業者の責務として自主検査の実施に努めるよう明記されている．

F. 国際化社会における食品衛生

1. 食品の国際規格

　食の国際化は急速に進み，多量の農畜水産品，半加工食品，加工食品が国境を越えて流通している．日本では牛肉やオレンジなどの農産物の輸入自由化が契機となり，より安価な食材を海外に依存するようになった．しかしその安全性の確保はいまだ十分とはいえない．

　日本の食料自給率は，約40％（カロリーベース）であり，先進国の中でも低い（図1-2）．またこの50年間に，食生活に占める米の割合が減り，畜産物と油脂類が増加している（図1-3）．かつて日本より食料自給率の低かった英国，スイスもその後，自給率は高くなったのに対し，日本はいまだあまり上昇の兆しは見えない（図1-4）．2009（平成21）年の食料品の輸入額は約5兆円であり，日本の輸入総額の約10％を占める（表1-9）．毎日の食卓にのぼる身近な食品が，世界各地から輸入されている．

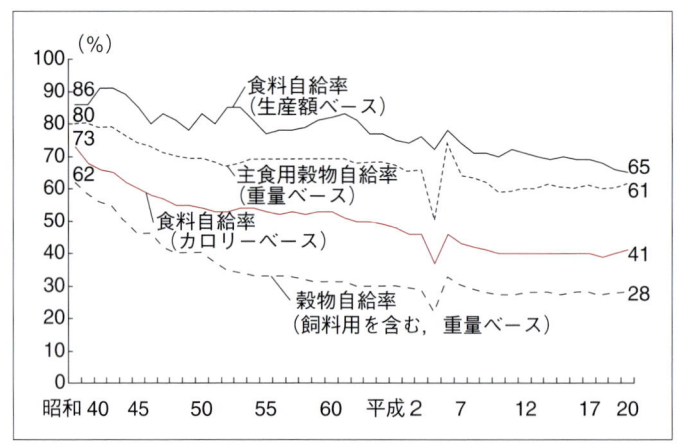

図1-2　食料自給率の推移
（農林水産省：食料需給表）

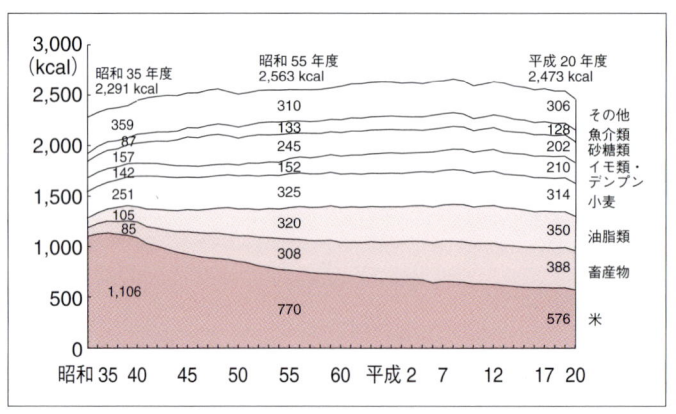

図1-3　供給熱量の構成の推移
（農林水産省：平成20年度食料自給率をめぐる事情）

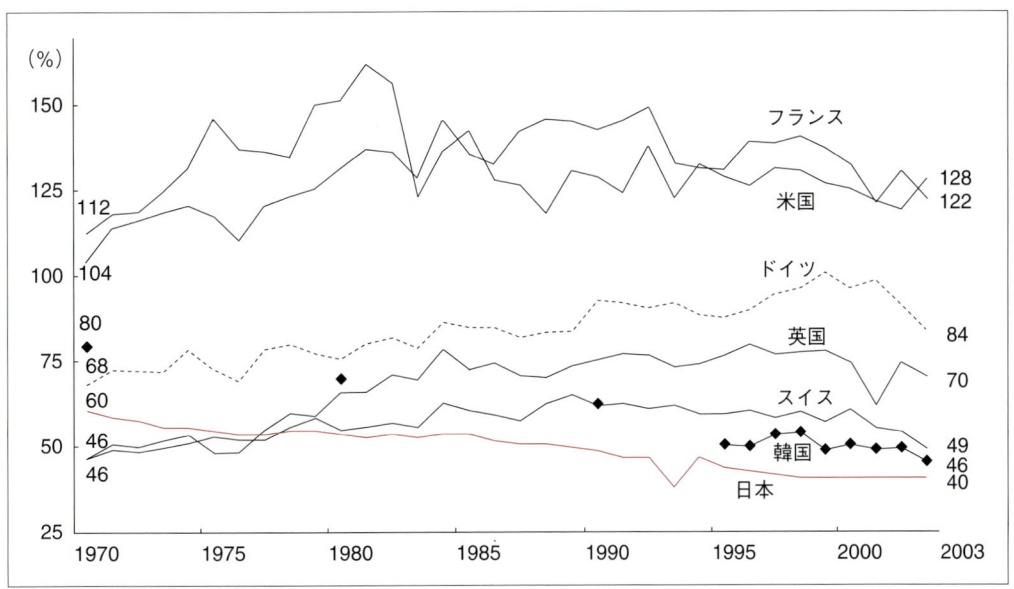

図 1-4　食料自給率の国際比較
日本以外のその他の国については FAO などをもとに農林水産省で試算．ただし，韓国については，韓国農村経済研究院「食品需給表」による（1970，1980，1990 および 1995〜2003 年）

　しかし食品は歴史と地域の文化により培われてきたものであるため，その規格基準は国によって異なり，また「食の安全」に関する考え方も決して一様ではない．したがって国際化した社会においては，国際規格の設定が必要となり，1963 年，WHO と **FAO**（Food and Agriculture Organization：国連食糧農業機関）が合同で，**コーデックス委員会**（Codex Alimentarius Commission：CAC と略称される）を設置した．ここでは食品の国際規格やガイドラインを策定し，一般的にはコーデックス規格と呼ばれている．"Codex Alimentarius" はラテン語からきた言葉で，食品規格という意味を持つ．

　コーデックス委員会では，食品表示，食品添加物・重金属の基準値，農薬の残留基準値などのほか，水産製品，加工果実・野菜，乳・乳製品など，食品全般にわたる規格について検討が行われている．なお，遺伝子組換え食品の安全性審査に関する国際基準案をまとめる「コーデックス委員会・バイオテクノロジー応用食品特別部会（BT 部会）」では，日本が議長国に選ばれた．加盟国は，ヨーロッパ 48 ヵ国，アフリカ 48 ヵ国，ラテンアメリカとカリブ海諸国 33 ヵ国，アジア 23 ヵ国，中近東 17 ヵ国，南西太平洋諸国 11 ヵ国，北米 2 ヵ国，合計 182 ヵ国と 1 国際機関（EU：European Union）である（2010 年 2 月現在）．WTO（World Trade Organization：世界貿易機構）では，国内基準を定める場合にはコーデックス規格を基礎とすることにしているので，同委員会で基準が決められた食品については国内基準も国際基準にあわせることも必要となる．

表 1-9 主要商品別輸入（平成 22 年分）　　　　　　　　　　　（単位：百万円，%）

品　名	単位	世界 数量	伸率	価額	構成比	伸率	増減寄与度
総額				60,635,724	100.0	17.7	17.7
1 食料品				5,192,735	8.6	3.9	0.4
魚介類	トン	2,250,225	3.7	1,256,886	2.1	4.1	0.1
（えび）	トン	210,294	3.8	181,062	0.3	5.3	0.0
肉類	トン	2,358,776	9.7	966,254	1.6	8.1	0.1
穀物類	トン	26,628,656	2.4	722,029	1.2	-1.7	-0.0
野菜	トン	2,654,254	12.6	367,165	0.6	9.7	0.1
果実	トン	2,656,203	-1.7	347,879	0.6	-0.8	-0.0
2 原料品				4,711,084	7.8	38.8	2.6
木材				326,907	0.5	15.7	0.1
非鉄金属鉱	千トン	13,975	16.5	1,435,748	2.4	36.5	0.7
鉄鉱石	千トン	134,335	27.4	1,340,896	2.2	65.3	1.0
大豆	トン	3,455,633	1.9	160,581	0.3	-1.7	-0.0
3 鉱物性燃料				17,352,222	28.6	22.2	6.1
原油及び粗油	千kL	214,618	0.8	9,401,650	15.5	24.3	3.6
石油製品				1,591,343	2.6	39.0	0.9
（揮発油）	千kL	27,950	12.0	1,243,780	2.1	41.2	0.7
液化天然ガス	千トン	70,008	8.5	3,447,977	5.7	22.0	1.2
液化石油ガス	千トン	12,144	-0.9	778,646	1.3	31.6	0.4
石炭	千トン	184,553	14.1	2,095,576	3.5	1.9	0.1
（一般炭）	千トン	101,669	10.8	942,558	1.6	1.2	0.0
4 化学製品				5,375,940	8.9	17.3	1.5
有機化合物				1,349,062	2.2	9.7	0.2
医薬品	kg	86,949,541	3.1	1,520,172	2.5	14.4	0.4
5 原料別製品				5,373,962	8.9	23.7	2.0
鉄鋼	トン	6,925,727	57.6	761,473	1.3	53.2	0.5
非鉄金属	トン	3,257,580	40.2	1,606,199	2.6	58.6	1.2
金属製品				760,642	1.3	4.9	0.1
織物用糸・繊維製品				623,281	1.0	-0.2	-0.0
非金属鉱物製品				539,763	0.9	10.3	0.1
木製品等（除家具）				576,982	1.0	11.0	0.1
6 一般機械				4,822,676	8.0	14.2	1.2
原動機				651,932	1.1	-3.0	-0.0
電算機類（含周辺機器）	千台	119,724	11.0	1,547,736	2.6	18.4	0.5
電算機類の部分品				569,694	0.9	17.8	0.2
7 電気機器				8,095,640	13.4	24.4	3.1
半導体等電子部品				2,135,286	3.5	21.4	0.7
（IC）	百万個	16,649	31.5	1,772,592	2.9	17.4	0.5
音響映像機器（含部品）				1,626,016	2.7	44.2	1.0
（映像記録・再生機器）	千台	29,168	23.3	342,667	0.6	27.3	0.1
重電機器				435,226	0.7	14.5	0.1
通信機				1,252,175	2.1	24.4	0.5
電気計測機器				415,626	0.7	20.2	0.1
8 輸送用機器				1,679,392	2.8	11.9	0.3
自動車	台	245,854	55.0	595,743	1.0	30.9	0.3
自動車の部分品				485,988	0.8	31.5	0.2
航空機類				367,054	0.6	-18.0	-0.2
9 その他				8,032,073	13.2	3.7	0.6
科学光学機器				1,280,804	2.1	14.8	0.3
衣類・同付属品				2,327,264	3.8	-1.3	-0.1
家具				487,411	0.8	5.5	0.0
バッグ類				404,175	0.7	0.6	0.0

注）「伸率」は対前年伸率（%）を示す．「増減寄与度」は前年に対する増減寄与度．　　　　　（財務省：貿易統計）

2. 輸入食品の監視

わが国で販売，提供される食品は，食品衛生法に定められた規格基準を満たさなければならない．そこで食品衛生法では，食品などを輸入しようとする場合，輸入業者は厚生労働大臣に輸入する食品ごとに届け出ることが義務づけられている．届出は全国31ヵ所の空港や港にある厚生労働省の検疫所に提出することになっており，そこでは計383人（2010年現在）の食品衛生監視員が輸入食品の監視や検査，輸入業者の指導などに携わっている．

輸入にあたっての食品衛生法に基づく輸入手続きの流れは以下のとおりであり，審査は食品等輸入届出書の記載内容をもとに食品衛生監視員が行う（表1-10，図1-5）．

書類審査で検査が必要とされたものは，命令検査や行政検査が行われる．命令検査は過去に違反のあるものや違反するおそれがあるものが対象となり，その品目は政令で定められている．検査は，輸入者が検査機関に依頼しなければならず，検査結果が出るまで貨物は留置となる．

書類審査で問題がないと判断されたものは，通関へと進む．なお，必要に応じてモニタリング検査のための食品を検疫所が採取することもある．モニタリング検査は，輸入食品についての情報を継続的に収集するのが目的であり，貨物は検査結果の判明を待たずに通関手続きを進めることができる．ただし，検査の結果，違反がみつかった場合には，都道府県などを通じて連絡し，回収，廃棄などの措置がとられる．

ナチュラルミネラルウォーターのコーデックス規格

コーデックス規格では，ナチュラルミネラルウォーターは地下の地下水支持層から採取した原水を殺菌やろ過滅菌などの処理をすることなく，源泉の湧出地点のすぐ近くでボトル詰めすることになっている．また採水地周辺の環境保全を徹底し，原水の汚染を防がなければならないとしている．

ナチュラルミネラルウォーターを長年にわたって利用してきたヨーロッパ諸国では採取した原水を殺菌，ろ過などの処理をいっさい加えることなくそのまま容器詰めすることが常識となっているのに対し，わが国や米国では原水を殺菌またはろ過滅菌することが前提となっている．

わが国では農林水産省が1990年にミネラルウォーターに関するガイドラインを策定し，ろ過，沈殿および加熱殺菌を認めている．国産ミネラルウォーターの多くは，このガイドラインのもと「ナチュラルミネラルウォーター」と表示している．

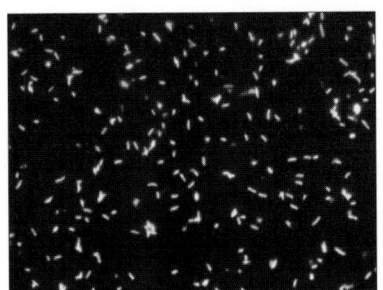

ろ過，滅菌処理していないナチュラルミネラルウォーター中に含まれる細菌の蛍光顕微鏡写真

表1-10　食品衛生法に基づく輸入手続の留意点

① 日本の食品衛生法に規定される製造基準に適合しているか
② 添加物の使用基準は適切か
③ 有毒有害物質が含まれていないか
④ 過去衛生上の問題があった製造者・所であるか

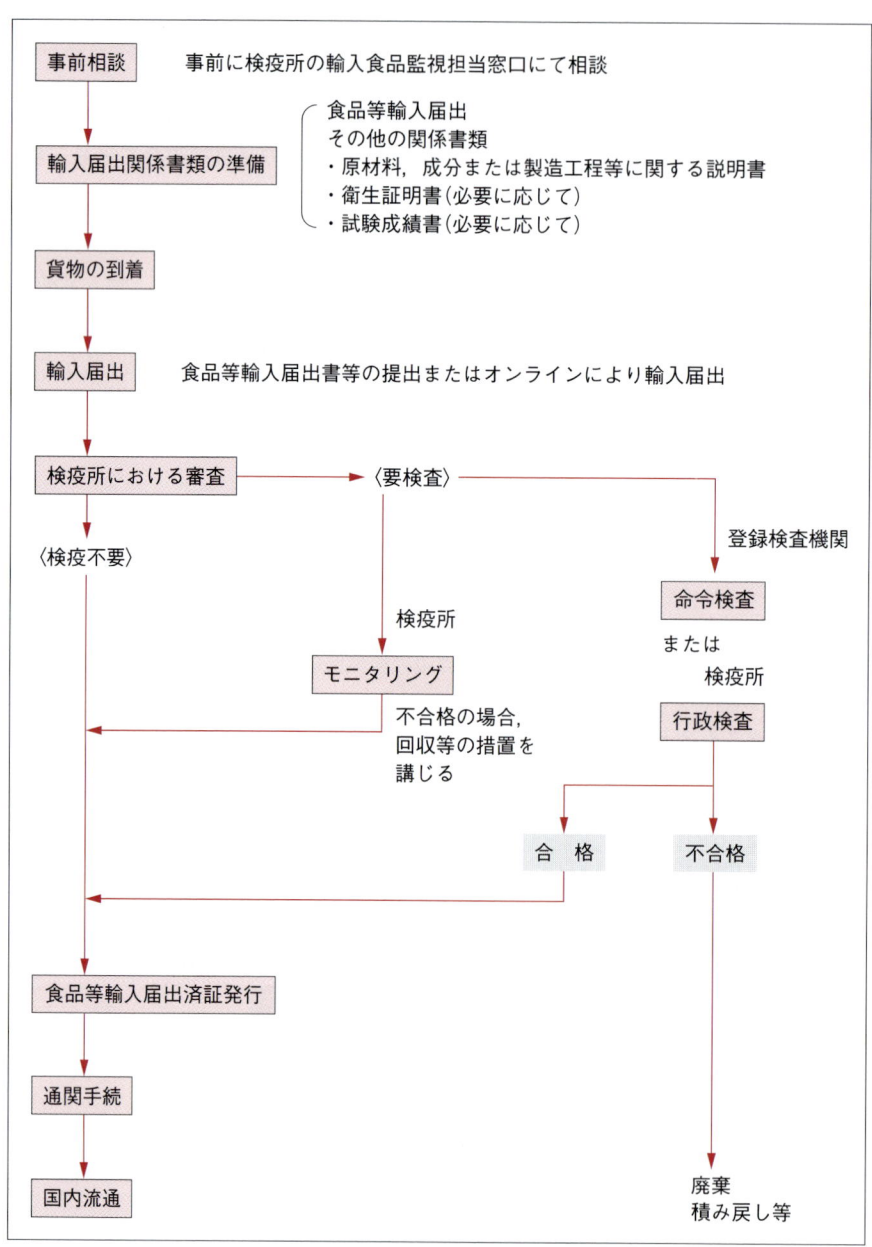

図1-5　食品等の輸入届出の手続きの流れ
(厚生労働省　輸入食品監視業務ホームページより転載)

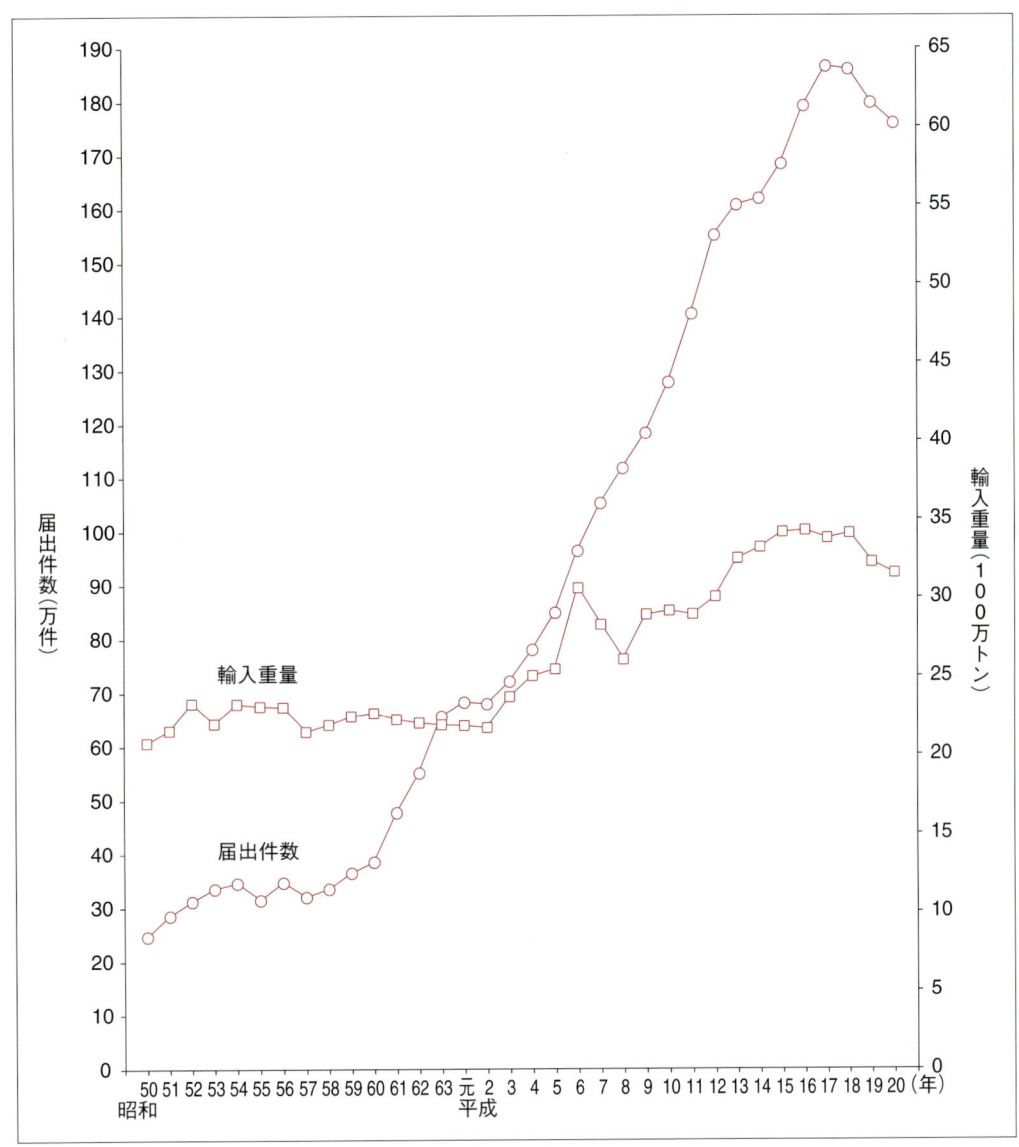

図 1-6　輸入・届出数量の推移
昭和 50 年〜平成 18 年は年次，平成 19 年から年度．

　輸入食品の届出件数は，この 30 年で 5 倍以上になっている(図 1-6)．厚生労働省の資料では，平成 20 年度に輸入された食品など(食品，添加物，容器包装，乳幼児用おもちゃ)の届出件数および重量は，それぞれ 1,759,123 件，31,551,097 トンであった．輸入重量からみた内訳は，農産食品・農産加工食品が最も多く，畜産食品・畜産加工食品，水産食品・水産加工食品と続く(図 1-7)．地域別では，北米が過半数を占め，アジアが続く(図 1-8)．このうち検査を行ったのは届出件数の 11％に当たる 193,917 件であり，そのうち 1,150 件が食品衛生法不適格として，積み戻しあるいは廃棄などの措置がとられた．大きなトラブルが発生すると検査数は急増し，残留農薬やメラミンなどが社会的問題となった．
　航空機で輸入される食品は，重量では全体の約 0.5％であるが，件数では 20％近くを占めて

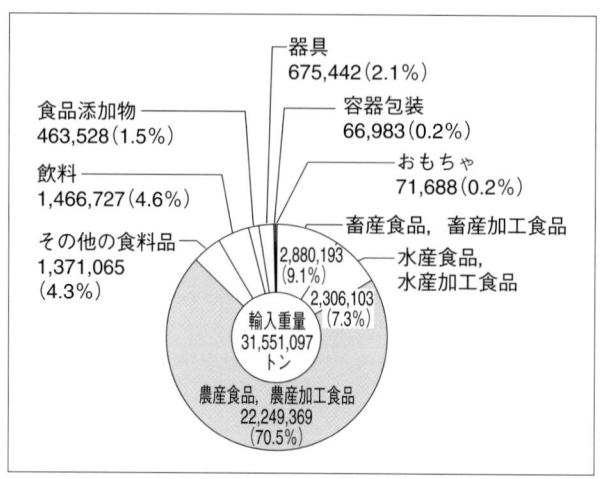

図 1-7　品目分類別輸入重量の構成（平成 20 年度）
（厚生労働省の資料より）

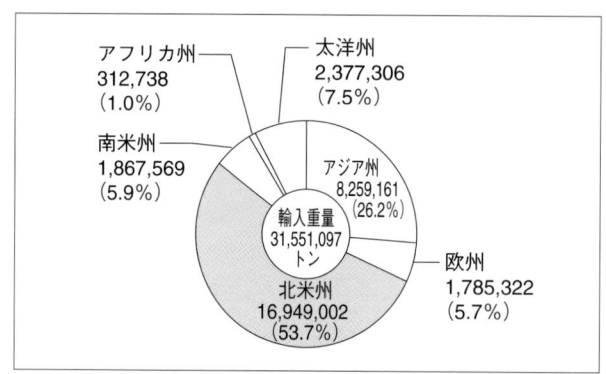

図 1-8　地域別輸入重量の構成（平成 20 年度）
（厚生労働省の資料より）

いる．航空貨物で多種多様な食品が輸入されていることがわかる．その取り扱いは，特定の空港に集中している．航空貨物は検査により通関が遅れると経済的損失も大きい．

現状では検査に必要な人員不足や検査法の制約から，検査結果を得るまでには数日以上を要する．輸入食品の安全確保にあたっては，輸出国においてHACCPを実施するとともに，輸入時の水際検査が重要である．そのため2003（平成15）年の食品衛生法改正では，検査件数と項目の増加に対応するため，命令検査を実施する検査機関について，厚生労働大臣による指定制度から，指定検査機関と同等の公正・中立性や検査能力などの要件を備えることを条件に，民間法人なども登録検査機関として登録できるようになった．

また日本国内での検査を簡略化するためには，輸出国におけるHACCPの実施などを通じて食品の品質管理を徹底するとともに，輸出時の厳格な検査が望まれている．しかし現地での検査の公正性は輸出国の事情により一定ではなく，検査制度の保証には二国間協定のほか，第三者機関による保証が必要になっている．

表1-11　食品衛生法における新規な食品の規制

第七条　厚生労働大臣は，一般に飲食に供されることがなかった物であって人の健康を損なうおそれがない旨の確証がないもの又はこれを含む物が新たに食品として販売され，又は販売されることとなった場合において，食品衛生上の危害の発生を防止するため必要があると認めるときは，薬事・食品衛生審議会の意見を聴いて，それらの物を食品として販売することを禁止することができる． ○2　厚生労働大臣は，一般に食品として飲食に供されている物であって当該物の通常の方法と著しく異なる方法により飲食に供されているものについて，人の健康を損なうおそれがない旨の確証がなく，食品衛生上の危害の発生を防止するため必要があると認めるときは，薬事・食品衛生審議会の意見を聴いて，その物を食品として販売することを禁止することができる． ○3　厚生労働大臣は，食品によるものと疑われる人の健康に係る重大な被害が生じた場合において，当該被害の態様からみて当該食品に当該被害を生ずるおそれのある一般に飲食に供されることがなかった物が含まれていることが疑われる場合において，食品衛生上の危害の発生を防止するため必要があると認めるときは，薬事・食品衛生審議会の意見を聴いて，その食品を販売することを禁止することができる．

G. 新規食品

　食べ物の歴史は経験の積み重ねであり，今なお新たな食品は登場している．その中には自然のものもあれば，科学の進歩に伴って新たに開発されたものもある．しかしこのような新規食品は，経験による安全性の裏づけが弱いこともある．そこで食品衛生法では，一般に飲食に供されることがなかったもので人の健康を損うおそれがない旨の確証がないものについて販売することを禁止するなどとしている．食品の安全性を確保するため，食品衛生学を含む幅広い学問分野の専門家からなる審議会がその安全性について審議し，具体的なデータをもとにその安全性を科学的に保証することになっている．

　また濃縮化など，従来の一般的な摂取方法とは著しく異なったり，これまで一般的に食べられていなかったものを含む食品についても，前述の措置を講ずることができる（表1-11）．

　遺伝子組換え食品については，安全性審査が食品衛生法上の義務であり，安全性未審査の遺伝子組換え食品は，輸入，販売などが禁止されている．厚生労働省の安全性審査の手続きを経た遺伝子組換え食品としては，ジャガイモ，大豆，ナタネ，トウモロコシなどが，添加物としてはα-アミラーゼ，キモシン，プルラナーゼ，リパーゼなどがある．遺伝子組換え食品については，第13章で詳しく述べられている．

H. 健康を志向する食品

　食と健康との関係が積極的に研究されるとともに，食品がさまざまな優れた機能を有することが科学的に次々と明らかになってきた．その結果，食品に対する考え方も変わりつつあり，これまでのような単なるカロリー源，栄養素，また嗜好品としてだけではなく，健康の維持・増進に活用しようという動きが広がりつつある（詳細は第2章）．特定保健用食品や栄養機能食品は，カプセルや錠剤なども認められ，消費者からは医薬品に近い食品として認識されている場合もある．その機能や有効性，安全性については検証されているが，その安全性の保証にはこれまで以上の品質管理が要求されるべきである．

　特定保健用食品や栄養機能食品は国が認めたものであるのに対し，いわゆる「健康食品」は

法的な規制は受けていない．しかしその市場規模は大きく，社会にも深く浸透している．また医薬品に近い剤形で流通し，一部は薬局でも販売されている．また日本薬局方に収載されている生薬の中にも食品として流通可能なものがあるほか，世界の各地であるいは地域的に，健康に対してさまざまな効果を持つとして用いられてきた植物（いわゆるハーブなど）などが，健康食品として流通している．

健康に対して優れた機能を持つ食品に対する社会的ニーズは高く，医薬品と食品の中間に位置づけられるものである．食品衛生学にとっての重要なテーマであるとともに，薬学がさらに積極的に取り組み，このような食品を安全かつ安心して健康の維持・増進に用いることのできる社会的・科学的基盤の整備が課題となっている．

I. 食品衛生における疫学

食中毒など，食品に起因する健康障害の発生要因を明らかにするためには，疫学的調査が必要になる．また食品の品質に問題が生じたとき，その生育，生産，製造，流通，さらには食卓にいたるまでの全過程について，疫学的手法を用いて調査することがある．

疫学 epidemiology は，19世紀頃英国において「伝染病（疫病）の発生 epidemic」を研究する学問として始まった．その後，対象とする分野は感染症から脳卒中，がん，心臓病，糖尿病などに広がった．近年は健康障害とその要因を明らかにするための研究分野と位置づけられ，その手法は公衆衛生学や衛生薬学はもとより，環境科学などにも応用され，交通事故，労働災害，アルコール中毒のほか，大気や水，土壌，食品などの汚染などもその研究対象となっている．

疫学では，感染症の発生要因を感染源（病原体），感染経路，宿主の感受性の三つに大きく分けている．感染症のアウトブレイクは，この3要素の相互関係により成り立ち，そのうちの一つを断ち切ることによりその拡大を防ぐことができる（図1-9）．

食中毒では，感染経路や感染源を明らかにすることにより，その発生を防止できるので，食中毒発生時にはまず患者を追跡し，その症状を詳細に記録するとともに患者のみが摂取していた食品を探し出し，そこから原因菌や原因物質を推定する．そして患者から採取した試料と推

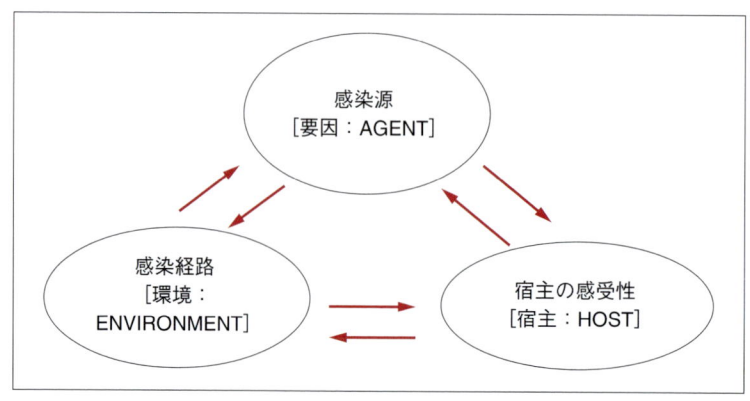

図1-9　感染症流行の3要素

定原因食品に含まれる原因菌や原因物質の同等性を検討し，さらに感染・汚染経路を調べる．細菌の同等性の確認には，血清型や毒素型のほか，DNA分析も用いられる．

　感染症が抗生物質の登場によりある程度までは克服でき，がんや生活習慣病などの疾病全般が疫学の対象になると，「宿主」と「環境」との関係に重きが置かれるようになり，3要素のうち，「感染源」は「宿主」あるいは「環境」のどちらかに属するものととらえられるようになってきた．

　調査結果はコンピュータで管理・解析し，因果関係を推計学的に考察する．パソコンとネットワークの普及により手軽にデータベースが構築でき，統計解析も容易になってきたが，個人情報を含むデータ管理には細心の注意を払う必要がある．ネットワークで個人情報の含まれるファイルを転送する場合には暗号化する，ネットワークに接続したマシンを利用するときはファイアー・ウォールなどのネットワーク・セキュリティ・システムを確認しておく，廃棄時にはハードディスクの完全なフォーマットを実施するなど，システム管理者との事前打ち合わせが重要である．

環境中の細菌を追跡する

　1996（平成8）年，大阪府堺市の小学校を中心に発生した大腸菌O157による食中毒は，患者数は5,700人を超え，3名が死亡した．その原因としてすべての事例に共通して使われていた食材，カイワレダイコンが疑われた．しかし水耕栽培の水から原因菌はみつかっていない．

　給食などで提供される食材は，一定期間保管しておくことが義務づけられているが，生産現場や流通段階の試料を管理することは難しい．しかも環境中の細菌は通常の培養法では培養できないことが多く，原因となった細菌の環境内での動態を理解することは容易ではない．

　たとえば食品や医薬品の製造に用いるイオン交換水中の細菌を新しく開発された培地や培養しない方法で調べると，従来法ではまったく細菌は検出されない水であっても，新しい培地では100mL当たり10個以上の細菌が検出され，目ではみえないような小さなコロニーを蛍光で観察するマイクロコロニー法や，生菌を蛍光で検出する蛍光活性染色法で調べると，同じ試料に100個以上の細菌が存在していることがわかった．

　化学物質がppb以下の単位でも正確に測定できるようになり，疫学調査にも大きな威力を発揮したように，細菌もこれまでよりもさらに高精度に測定できるようになり，食中毒などの原因究明に役立つものと考えられる．

2 食品成分と食生活・生活習慣病

　食品の持つ機能としては，一次(栄養素としての機能)，二次(うま味などの感覚機能)および三次(生体調節機能)の3種類がある．五大栄養素のうち，糖質(炭水化物：炭素の水和物 $C_m(H_2O)_n$)・脂質・タンパク質は，生体の構成成分やエネルギーの供給源として重要である．生体はエネルギーの供給がなければ，生命現象(生存・活動・成長など)を維持することはできない．本章Aでは，まず食品中の栄養素・非栄養素成分の機能について栄養化学的側面から概説する．さらに，近年の食生活やライフスタイルの変化は，平均寿命を大幅に延伸し長寿社会をもたらしているが，一方では，肥満，高血圧，脂質異常症，糖尿病などの生活習慣病を増加させつつある．本章Bでは，日本人の食生活パターンの現状と問題点を把握し，食事摂取基準の概念を活かしながら，生活習慣病の予防について触れる．

　食品には，上記のように栄養成分とエネルギーを補給する栄養機能や，味・香りなどを満足させる感覚機能だけでなく，生体防御，疾病の防止，疾病の回復，体調リズムの調整，老化抑制などの生体調節機能があると考えられている．この概念に基づき，国民の栄養改善の見地から，食品に特別な用途に適する旨の表示を認めた特別用途食品や，健康機能や栄養素機能の表示できる保健機能食品制度が設立された．

　本章Cでは，新しい食品の形態として，健康増進法や食品衛生法に基づく特別用途食品や保健機能食品について解説するとともに，「いわゆる健康食品」の表示に基づく有効性や安全性についても考える．

A. 栄養素および非栄養素食品成分の機能

1. 糖質

　単糖類，二糖類，少糖類(オリゴ糖)，多糖類に区分される糖質は，日本人が摂取する食品中で最も多い栄養成分で，脂質とともに生体にとって重要なエネルギー源である．とくに脳・神経系，赤血球など通常はグルコースのみをエネルギー源とする組織にグルコースを供給する重要な働きをしている．一般に単糖類や二糖類は甘味を呈し，味覚を介して食品の受容性を高めるなどの感覚機能もある．吸収されたグルコースは，血糖値の変化を通じてインスリン分泌を促すなど，代謝調節シグナルとしても機能している．

　栄養学的に重要な**単糖類**は，五単糖のリボース，キシロース，アラビノース，六単糖のグル

コース(ブドウ糖)，フルクトース(果糖)，ガラクトース，マンノースなどである．リボースは核酸やATPなどの構成成分で，キシロースやアラビノースは糖タンパク質を構成しているが，いずれもエネルギー源として利用されることはほとんどない．グルコースは天然に最も多く存在する単糖で，デンプン，スクロース(ショ糖)，ラクトース(乳糖)の構成成分であり，糖質代謝の中心的役割を果たしている．天然の単糖類では最も甘味度が高いフルクトースは，スクロースの構成成分で果実類やハチミツなどに多く含まれる．ガラクトースは二糖類のラクトースや多糖類の寒天などを構成しているが，遊離の形ではほとんど存在しない．マンノースは植物マンナンに含まれ，多くの糖タンパク質の構成成分である．

　二糖類にはサトウキビや甜菜に多く含まれるスクロース，乳汁中に含まれるラクトース，それにデンプンの消化の過程で生成されるマルトース(麦芽糖)などがある．

　日本人は，50〜70％のエネルギーをデンプンを中心とする炭水化物から摂取している．穀類やイモ類に多く含まれるデンプンは，グルコースがα-1,4グルコシド結合のみで重合した直鎖状のアミロース(通常20〜25％)と，α-1,4結合以外にα-1,6結合した枝分かれ構造を持つアミロペクチンからなる多糖類である．もち米デンプンは，ほとんどアミロペクチンによって構成され，粘り気を発現している．動物の肝臓や筋肉に含まれる多糖類であるグリコーゲンも，グルコースの重合体で構造的にはアミロペクチンに類似しているが，鎖長は一般的にアミロペクチンよりも短く，枝分かれの程度は高い．

　デンプンは摂取後，唾液や膵液中のα-アミラーゼによって，内部のα-1,4結合がランダムに切断されマルトース，マルトトリオース，イソマルトースおよびグルコース4〜8分子結合した限界デキストリンにまで水解される．管腔内消化により小腸上部で生じた少糖類は，スクロース，ラクトースなどの二糖類と同様に，小腸吸収細胞の微絨毛膜に局在する4種類の二糖類水解酵素複合体〔マルターゼ(グルコアミラーゼ)，スクラーゼ・イソマルターゼ複合体，ラクターゼ，トレハラーゼ〕によって膜消化を受けると同時に，単糖として直ちに吸収される．直接単糖類まで分解しないのは，急激な浸透圧上昇を防ぐ意味もある．グルコースとガラクトースは，Na^+との共輸送担体(SGLT1)を介した二次能動輸送により，またフルクトースは，Na^+に依存しない促進拡散輸送担体(GLUT5)によって細胞内に取り込まれる(図2-1)．細胞内濃度が高まった単糖類は，細胞の側面・基底膜側から，別の促進拡散輸送担体(GLUT2)によって細胞外へ放出され，血流に入り門脈を経て肝臓へ運ばれる．

　吸収後の糖質代謝の方向性は，主にインスリンによって決められる．血糖値の上昇を感知して分泌されるインスリンは，肝臓での解糖とグリコーゲン合成を促進し，筋肉や脂肪組織へのグルコースの取り込みをGLUT4を介して促進させることにより血糖値を低下させる．インスリンは，脂肪やタンパク質の代謝にも関与し，一般に体内にエネルギーを蓄積させるように働く．食後のインスリン分泌時には，肝臓と筋肉ではグリコーゲンが蓄積され，余剰なエネルギーはトリアシルグリセロールに変換されて，リポタンパク質(VLDL)として肝臓から脂肪組織に運ばれて蓄積される．グルコースの最大消費臓器である脳は，摂取した糖質の25％をエネルギー源として利用し，空腹時には糖質の70％は脳で利用される．脳での糖利用を維持するために，空腹時でも血糖値は70〜110 mg/dLに保たれる．この血糖値調節を担う主要臓器は肝臓である．血糖値が低下すると，膵臓から分泌されるグルカゴンの作用によって，肝臓はグリコーゲンを分解しグルコースを血中に放出させる．肝臓は同時に筋肉などから放出された乳酸，アミノ酸(糖原性アミノ酸)および脂肪組織から放出されたグリセロールを利用して，グルコー

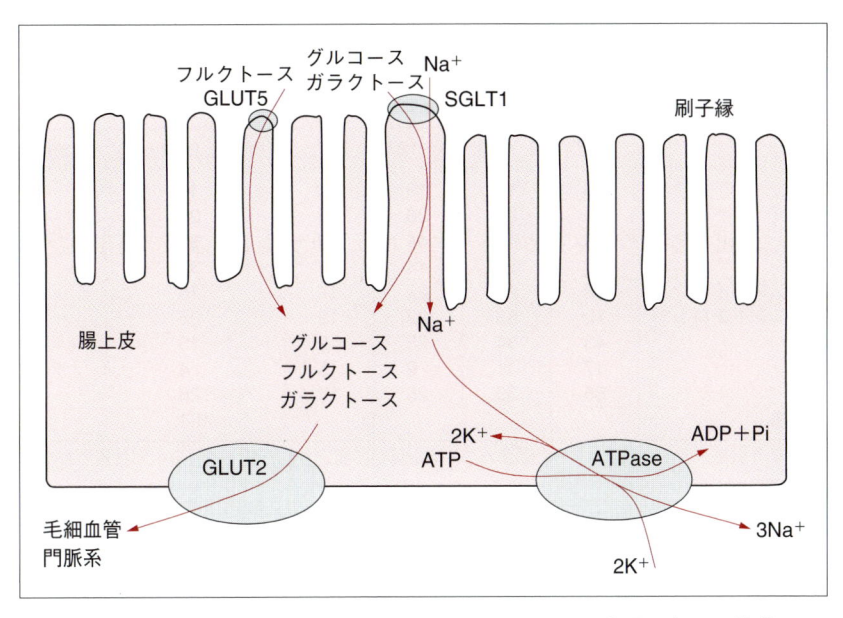

図 2-1 グルコース，ガラクトース，フルクトースの小腸上皮での輸送

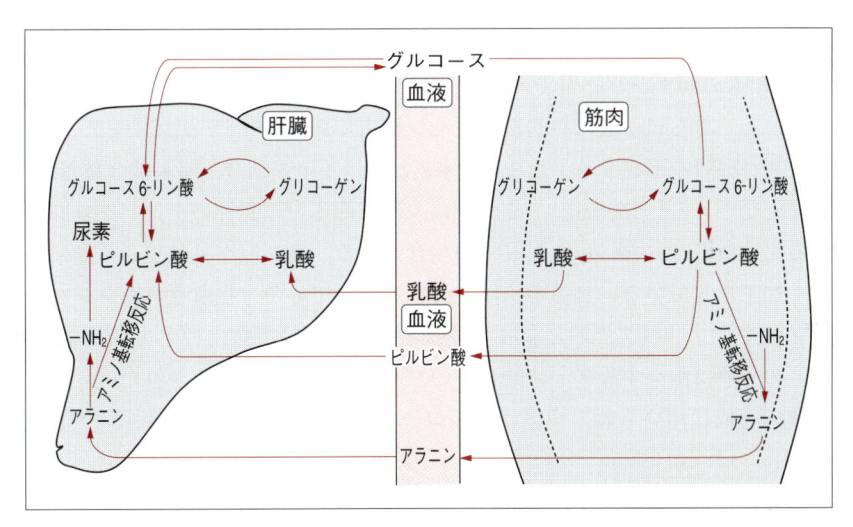

図 2-2 コリ回路とグルコース-アラニン回路

スを再生させる．この**糖新生**の血糖値への寄与も大きい．このうち乳酸がグルコースに変換されて利用される体内循環系のことを，とくにコリ回路(Cori cycle，後述，図 2-2)という．

　食事摂取後の血糖値上昇は，食品中の糖質の量だけでなく質によっても大きく影響を受ける．一般に粒状のものや食物繊維を含んだもの，デンプン中のアミロース含量の高いものは血糖値上昇も低く，インスリンの分泌量も低い．血糖値上昇という糖質の生理的機能に着目し，糖質の質的評価を行う**グリセミック・インデックス(GI)**という指標が設定されている．これは，各食物中に含まれる 50g の炭水化物(難消化性糖類を除く)を摂取させた後の血糖値上昇を評価するもので，同量のグルコース，白パンや米飯を基準とする．実際は血糖値上昇曲線下の面積(AUC)の比として，GI が算出される．

表 2-1　FAO/WHO/UNU アミノ酸評点パターン(1985)と成人の必須アミノ酸の推定平均必要量(2007)

アミノ酸	タンパク質当たりの必須アミノ酸 (mg/g タンパク質)				推定平均必要量(成人)[*1]	
	乳児	2〜5歳	10〜12歳	成人	(mg/kg 体重/日)	(mg/g タンパク質)
ヒスチジン	26	19	19	16	10	15
イソロイシン	46	28	28	13	20	30
ロイシン	93	66	44	19	39	59
リシン	66	58	44	16	30	45
メチオニン+システイン	42	25	22	17	15	22
フェニルアラニン+チロシン	72	63	22	19	25	38
トレオニン	43	34	28	9	15	23
トリプトファン	17	11	9	5	4	6
バリン	55	35	25	13	26	39
総必須アミノ酸					184	277

[*1]　参考文献16より引用．表中の数値は，^{13}C標識アミノ酸を用いて測定された種々の報告の中央値である．

2. タンパク質，アミノ酸

　アミノ酸とアミノ酸との間でアミノ基とカルボキシル基とが脱水縮合したものがペプチドである．20種類のアミノ酸がペプチド結合で30個以上，一般的には80個以上(分子量10,000以上)つながったものがタンパク質である．タンパク質はペプチド結合によってアミノ酸鎖を形成(一次構造)し，さらに一般に右巻きのラセン構造であるα−ヘリックスやターン，β−シート構造など(二次構造)を形成する．さらに，水素結合，イオン結合，疎水結合などが形成され，二次構造が安定化される(三次構造)．その上に，同種あるいは異種のタンパク質同士が会合して，さらなる高次構造(四次構造)を形成する場合がある．タンパク質は生命活動に必須の構成要素であり，加工をしていない食品中には，必ず含まれている．摂取されたタンパク質は消化され，アミノ酸やオリゴペプチドとなって吸収・分解を受けて体内のアミノ酸プールに入る．体タンパク質の分解に由来するアミノ酸もこのプールに入る．プールされたアミノ酸は一部は体タンパク質の合成に用いられ，一部はグルコース(糖原性アミノ酸)や脂肪(ケト原性アミノ酸)の合成に用いられる．

　タンパク質に含まれる炭素，水素，窒素，酸素の割合はお互いによく似ており，窒素の含有量はほぼ16％である．通常の食事で摂取するのは，生体が直接必要とするアミノ酸ではなくて高分子のタンパク質である．タンパク質を構成するアミノ酸のうち9種類(**必須アミノ酸**)はヒト体内で合成できないので，食事からとる必要がある．必須アミノ酸には，バリン，ロイシン，イソロイシン(以上3種が分枝鎖アミノ酸 BCAA)，リシン，トレオニン，メチオニン，ヒスチジン(ヒト体内で一部は合成される)，フェニルアラニン，トリプトファンが含まれる．食品タンパク質の質は，必須アミノ酸の量で決まる．通常は，単品の食品の質が示される．しかし，実際の食事ではいろいろな食品をとるので，補正が必要となる．必須アミノ酸の必要量は，FAO/WHO/UNU(国連大学)および厚生労働省の発表したものが使われる(表2-1)．こうした表では，必須アミノ酸であるメチオニンに非必須アミノ酸であるシステインが加えられている．これは，システインはメチオニンから生合成されるが，食事からシステインを摂取したほうが効率的だからである．同様のことが，フェニルアラニンとチロシンについてもあてはまる．理想的なアミノ酸評点パターンを基準にして最も不足するアミノ酸(第一制限アミノ酸)の

表 2-2 主要食品のタンパク質のアミノ酸価と生物価

食品	アミノ酸スコア	生物価
全乳	100	90
全卵	100	87
牛肉	100	97
豚肉	100	79
魚	100	75
精白米	65(リシン)	67
小麦粉	44(リシン)	52
ジャガイモ	54(含硫アミノ酸)	71
ほうれん草	50(含硫アミノ酸)	64

(文部科学省:五訂増補 日本食品標準成分表 2005 より抜粋)(カッコ内は第一制限アミノ酸)

割合を基準アミノ酸パターンに対する％で表したものがアミノ酸価(アミノ酸スコア)である(表2-2).また,タンパク質の栄養価は,実際にヒトが摂取したときの利用効率である生物価で表すことができる(表2-2).生物価とは体内に吸収された窒素のうち,体内に保留されたもの(尿に排泄されなかったもの)を百分率で表したものであり,これにより各種タンパク質の栄養価判定が可能になった.

$$生物価(BV) = \frac{体内保留窒素量 \times 100}{吸収窒素量}$$

平成20年度国民健康・栄養調査によると,日本人の1日当たりのタンパク質摂取量は,青・壮年期の男性では約77g,女性では約63gである.一方,「日本人の食事摂取基準(2010年版)」では,タンパク質の推奨量(約97.5％のヒトが不足しない摂取量)は,同年齢の男性で60g,女性で50gである.青・壮年期の日本人のタンパク質摂取量は平均値でみると,かなり多い.

摂取されたタンパク質は胃に達すると,胃壁より分泌される粘液(ムチン様糖タンパク質が主成分),胃酸,ペプシンの作用を受けて低分子のペプチドに分解される.ペプシンは前駆体である不活性のペプシノーゲンとして分泌され,塩酸あるいはペプシンの作用により活性型のペプシンに変換されタンパク質の加水分解を触媒する.粥状になった胃内容物は胃の蠕動により十二指腸に送られる.十二指腸では十二指腸液,胆汁および膵液が分泌される.膵液はα-アミラーゼ,リパーゼおよびタンパク質分解酵素の前駆体であるトリプシノーゲン,キモトリプシノーゲン,プロカルボキシペプチダーゼなど各種の消化酵素を含んでいる.トリプシノーゲンは小腸刷子縁の微絨毛(小腸粘膜上皮細胞)に存在するエンテロキナーゼあるいは膵液由来のトリプシンによってトリプシンに変換される.キモトリプシノーゲンおよびプロカルボキシペプチダーゼはトリプシンによりそれぞれキモトリプシンとカルボキシペプチダーゼに変えられる.これら酵素の作用を受けて一部はアミノ酸に,大部分はオリゴペプチドにまで分解される.オリゴペプチドは微絨毛に取り込まれた後,そこに局在するジペプチダーゼ,トリペプチダーゼ,アミノペプチダーゼなどによりアミノ酸にまで分解され同時に吸収される.この消化方式は膜消化と呼ばれ,管腔内消化とは区別される.小腸刷子縁膜にはアミノ酸輸送体があり,これを介してアミノ酸は能動輸送される.分解されたタンパク質はアミノ酸あるいはペプチドの形で小腸上皮細胞を経由して毛細血管に入るが,毛細血管へ移行する時点で多くのペプチド

はアミノ酸にまで分解され，門脈を経て肝臓に運ばれる．またグルタミン酸など小腸で完全に代謝され血中に移行しないアミノ酸もある．わずかではあるが，γ-グロブリンなどある種のタンパク質は飲作用によりそのまま吸収され，免疫機能など特殊な機能を果たすものもある．小腸で消化吸収され門脈を経由して肝臓に到達したアミノ酸は，一部は肝臓で利用されて肝臓構成タンパク質や血漿タンパク質（アルブミンなど）の合成材料となる．残りのアミノ酸は全身に運ばれて各部位でタンパク質の合成に利用されると同時に，余剰のアミノ酸は代謝されてエネルギーを供給し，さらに糖や脂肪の合成に利用される．糖や脂肪と異なりアミノ酸は貯蔵できないので余剰アミノ酸の多くは肝臓で分解され，その中の窒素は尿素として尿中に排泄される（**尿素回路**）．また，アミノ酸を構成する炭素はグルコース，脂肪酸などに変換される．分枝鎖アミノ酸（BCAA/Leu, Val, Ile）の多くは肝臓では代謝されず，主として筋肉で分解される．分枝鎖アミノ酸は優先的に筋肉に取り込まれ，絶食状態では放出されてとくに脳へエネルギーを供給する．筋肉タンパク質が分解するとアラニンが多く産生する．このアラニンは肝臓に運ばれてピルビン酸を経てグルコースに変えられ，その多くは再び筋肉で消費される．これは**グルコース-アラニン回路**と呼ばれている（図2-2）．

　骨格筋や赤血球でグルコースが酸化されて生ずる**乳酸**は，肝臓や腎臓に運ばれ，そこでグルコースに再生され，これが再び血液循環によって各組織に運ばれ，酸化に用いられる．したがって，この**コリ回路**は**乳酸回路**とも呼ばれる（図2-2）．脂肪組織におけるトリアシルグリセロール生成に必要なグリセロール3-リン酸は血糖に由来する．脂肪組織のアシルグリセロールは絶えず加水分解を受けており，生成した遊離グリセロールは脂肪組織では利用できない（グリセロキナーゼの活性が低い）ので，組織から血中に拡散している．グリセロールは肝臓と腎臓で糖新生機構によってグルコースに戻される．飢餓時にグルコース-アラニン回路で筋肉から肝臓に運ばれるアミノ酸はほとんどアラニンである（図2-2）．この回路は，グルコースを肝臓から筋肉に運び，ピルビン酸を作り，さらにアミノ基転移によりアラニンを生成し，次にこのアラニンを肝臓に運び，糖新生によりグルコースに戻す．こうしてアミノ窒素を筋肉から肝臓へ，そして自由エネルギーを肝臓から筋肉に移すことになる．肝臓でピルビン酸からグルコースを合成するのに必要なエネルギーは，脂肪酸の酸化によって得られる．グルコースはまたグリコーゲン分解によって肝臓のグリコーゲンからも生成される．標識アミノ酸を用いた研究によってアミノ酸は糖質および脂質に変換されることが明らかにされた．この性質により，アミノ酸は**糖原性**，**ケト原性**および**糖原性・ケト原性**の3種に分類される．通常，アミノ酸分解の最初の反応は**アミノ基転移反応**である．アミノ酸から分離された窒素の多くは**尿素**として排泄され，炭素骨格はα-ケトグルタル酸などの両性代謝中間体に分解される．たとえば，アスパラギンとアスパラギン酸はアスパラギナーゼとトランスアミナーゼの単独の作用あるいは両者の作用によってクエン酸回路の基質となるオキザロ酢酸を生じ，エネルギー源となると同時に解糖系の逆反応によるグルコースの合成に用いられる．

3. 脂質

a. 分類・命名法

　脂質とは，水に不溶で有機溶媒（エーテル，クロロホルム，ヘキサンなど）に可溶である物質の総称で，大きく**単純脂質**（脂肪酸と各種アルコールとのエステル）と**複合脂質**（脂肪酸とアル

コールのほかにリン，窒素などが結合したもの)に分けられる．ワックス，ステロール，トリアシルグリセロール(トリグリセリド，油脂，中性脂肪)，脂肪酸，リン脂質，糖脂質などが含まれる．食品中の代表的な脂質はトリアシルグリセロールで，三大栄養素の中で最も熱量が高く(約 9 kcal/g)，エネルギー源として重要である．その他，脂溶性ビタミンの運搬体や必須脂肪酸の供給源として，またうま味の関与成分として食欲増進効果もある．

① ワックス(ろう)：脂肪酸と一価高級(長鎖)アルコールからなる固形のエステルで中性脂肪の一種である．
② ステロール：3位に－OH 基を持つ炭素数が 27〜29 のステロイドの総称で，アルコールの一種である．遊離型，エステル型，配糖体などの形で，動植物界に幅広く分布している．代表例として，動物ステロール(コレステロール)，植物ステロール(シトステロール，カンペステロール)などがある．
③ トリアシルグリセロール(トリグリセリド)：三価アルコールであるグリセロールに三つの脂肪酸がエステル結合した中性脂肪である．
④ 脂肪酸：遊離の状態で天然に存在することはまれであり，通常エステル化した形で存在する．脂肪酸は，カルボキシル基(－COOH)が末端にある一塩基酸で，動植物では2炭素単位で合成されることから，一部の例外を除き，食品や生体内では2から22個の偶数の炭素数を持つ．炭素数により，短鎖(炭素数2〜6)，中鎖(8〜12)および長鎖(14以上)に分類される．
⑤ リン脂質：細胞膜を構成する主要な脂質で，構成成分にリン酸を含んでいる．グリセロールを含むグリセロリン脂質と含まないスフィンゴリン脂質とがあり，前者には，ホスファチジルコリンやホスファチジルエタノールアミンなどがある．

1) 飽和脂肪酸

炭化水素鎖中に二重結合(不飽和結合)を持たないもの．ラードや牛脂，植物由来のパーム油，ヤシ油などに多く含まれる．最も普遍的にみられる飽和脂肪酸は，パルミチン酸(16:0)で，ほかにラウリン酸(C12:0)，ミリスチン酸(C14:0)やステアリン酸(C18:0)などがある．

2) 不飽和脂肪酸

脂肪酸分子内に非共役二重結合を持つ脂肪酸を不飽和脂肪酸という．二重結合を一つ持つ**一価不飽和脂肪酸**と二つ以上持つ**多価不飽和脂肪酸**とがある．天然に存在する不飽和脂肪酸の二重結合は，一部の例外を除きシス(cis)立体配位である．

$$\text{シス型の脂肪酸：} H_3C(CH_2)n =\!=\!= (CH_2)nCOOH$$

命名法はカルボキシル炭素側から数えるのが一般的(IUPAC法)であるが，脂肪酸のメチル基末端(ω末端)から数えて最初にある二重結合の位置を示す方法もよく使われる．オレイン酸(18:1)の場合，9-cis-18:1，あるいは 18:1n-9 と表示する．リノール酸(18:2)は，9,12-cis, cis-18:2，あるいは 18:2n-6 となる．飽和脂肪酸に導入される最初の二重結合は，ほとんど常にω-9位である．リノール酸やω-リノレン酸は必要なデサチュラーゼがないため合成できない．鎖伸長反応はカルボキシル末端側で起こるし，不飽和化反応は高等動物では既存の二重結合とカルボキシル末端との間で起こるので，ω末端から数える方法だと，親分子がどの脂肪酸か容易に判別できる．

脂肪酸 ─┬─ 飽和脂肪酸 … アセチル CoA より生体内で合成される．$CH_3(CH_2)nCOOH$
　　　　│　　　　　　　　パルミチン酸(16:0)，ステアリン酸(18:0)など．
　　　　│
　　　　└─ 不飽和脂肪酸 ─┬─ 一価不飽和脂肪(n-9系)
　　　　　　　　　　　　　│　　… ヒト体内で合成可能：オレイン酸(18:1)
　　　　　　　　　　　　　│
　　　　　　　　　　　　　└─ 多価不飽和脂肪酸
　　　　　　　　　　　　　　　　… n-6系脂肪酸
　　　　　　　　　　　　　　　　　　リノール酸→γ-リノレン酸→アラキドン酸
　　　　　　　　　　　　　　　　… n-3系脂肪酸
　　　　　　　　　　　　　　　　　　ω-リノレン酸→エイコサペンタエン酸(EPA)→
　　　　　　　　　　　　　　　　　　ドコサヘキサエン酸(DHA)

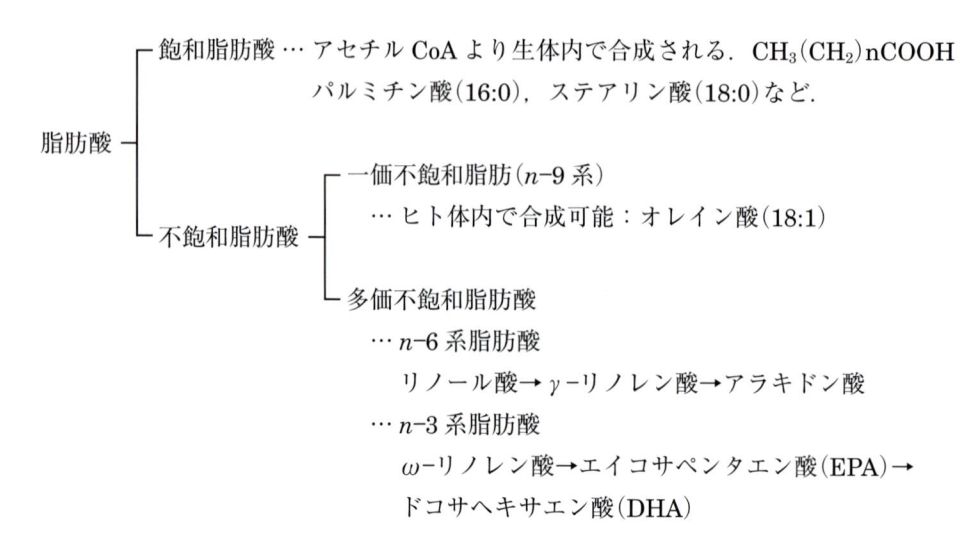

一価不飽和脂肪酸には，パルミトオレイン酸とオレイン酸などがあるが，動植物にはオレイン酸が圧倒的に多い．多価不飽和脂肪酸は，n-6系脂肪酸(メチル基末端から数えて6番目の炭素から不飽和結合が始まる脂肪酸で，二つ以上の不飽和結合を持つ)とn-3系脂肪酸(同様にメチル基末端から3番目)に分類される．ほ乳動物ではn-6系脂肪酸とn-3系脂肪酸は代謝上相互に変換できない．n-6系脂肪酸であるリノール酸は，コーン，大豆，ひまわり，紅花など，ほとんどの植物油中に豊富に含まれている．リノール酸は生体内で生合成できない**必須脂肪酸**で，欠乏症が知られている．生体内でリノール酸は長鎖化，不飽和化を受けアラキドン酸にまで変換される．

　リノール酸(C18:2) → γ-リノレン酸(C18:3) → ジホモγ-リノレン酸(C20:3) → アラキドン酸(C20:4)

　n-3系脂肪酸のα-リノレン酸(18:3)は，海藻，シソ油，亜麻仁油，魚介類などに多い．体内では以下のように変換される．

　α-リノレン酸(C18:3) → エイコサペンタエン酸(EPA：C20:5) → ドコサヘキサエン酸(DHA：C22:6)

EPAやDHAは海産魚油に多く含まれ，抗血液凝固や中性脂肪濃度低下作用があり，血栓，脂質異常症，動脈硬化の予防に有効である．現在，日本人のn-6系脂肪酸とn-3系脂肪酸の摂取目安は約4：1に設定されている．

長鎖脂肪酸を含むトリグリセリドおよびその胃での加水分解物であるジグリセリドは，膵リパーゼの作用により2-モノグリセリドと遊離脂肪酸となる(図2-3)．これらは胆汁酸塩や他の脂質成分とともに胆汁酸混合ミセルを形成し溶解する．このミセルが小腸上皮の微絨毛膜に近づくと，脂質成分は単分子としてミセルから離れ細胞内に取り込まれる．取り込まれた遊離脂肪酸は2-モノグリセリドに再結合し，トリグリセリドとなって，キロミクロンと呼ばれるリポタンパク質粒子の内部に取り込まれる．その後，キロミクロンは細胞外に放出され，リン

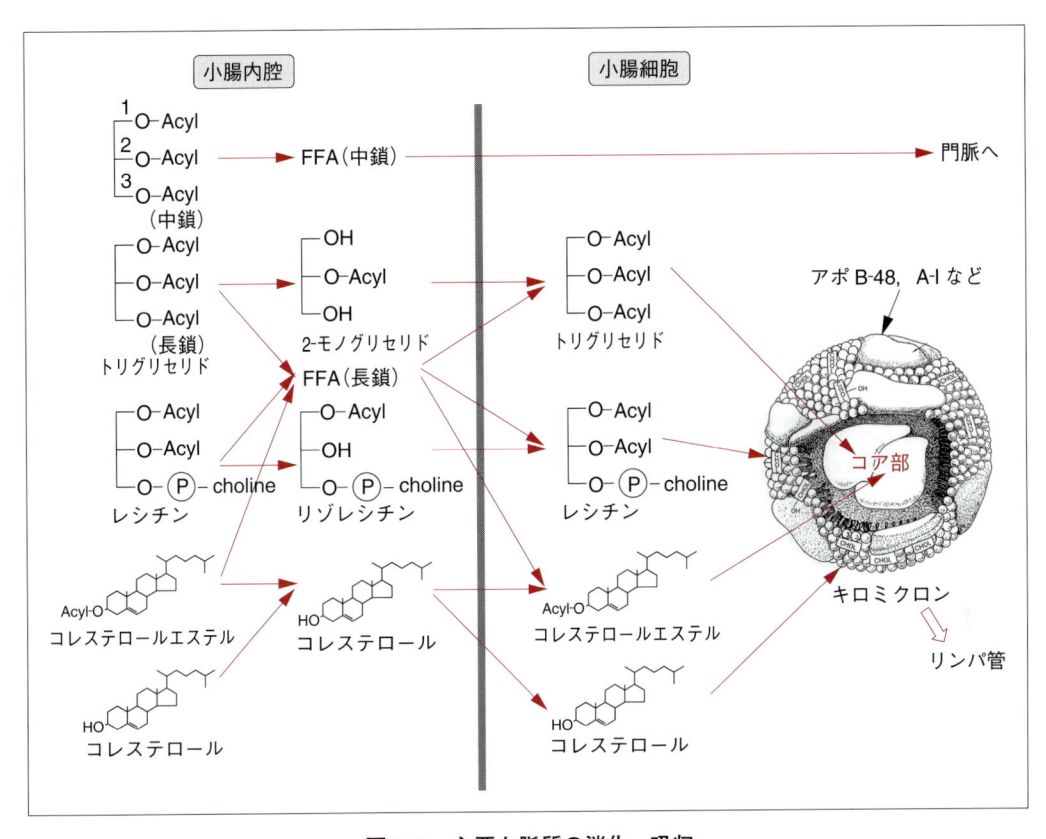

図2-3 主要な脂質の消化・吸収

パ管を経て，鎖骨下静脈へと移行する．炭素数8，10の中鎖脂肪酸は，加水分解を受けた後，胆汁酸混合ミセルに溶解する必要はなく，速やかに小腸上皮細胞へ取り込まれる．中鎖脂肪酸は再エステル化を受けずにアルブミン複合体として門脈を経て直接肝臓に運ばれ，カルニチン非依存的にミトコンドリア内に移行し速やかな酸化を受けエネルギー源として利用される．また，同時にケトン体を生じ，末梢の骨格筋などでエネルギーとして利用される．中鎖脂肪酸は脂質の吸収不良を伴うような疾患や手術後のエネルギー源として利用されている．また，中鎖脂肪酸を含む油脂は，体脂肪がつきにくい油脂であることが標榜されている．

リン脂質の相当部分は，膵液ホスホリパーゼA_2により2位の脂肪酸エステルが加水分解され，リゾリン脂質と遊離脂肪酸となり，胆汁酸ミセルとして乳化し，単分子として取り込まれる（図2-3）．リン脂質は，キロミクロンの表層部分を形成し，リンパ管へ放出される．コレステロールの一部は脂肪酸とのエステルであるコレステロールエステルとして摂取される．コレステロールエステルは，膵液中のコレステロールエステラーゼの作用により加水分解される．コレステロールは胆汁酸ミセルに溶解後，他の脂質分解物同様，単分子として放出され，上皮細胞内に取り込まれる．取り込まれたコレステロールの90％近くがエステル化され，キロミクロンの内部に，遊離コレステロールは表層に取り込まれ，リンパ管へ放出される．コレステロールの吸収率は50％前後であり，90％以上が吸収されるトリグリセリドやリン脂質よりもかなり低い．

動物におけるステロールは，コレステロールで，卵黄，肉などの動物性食品に多く含まれて

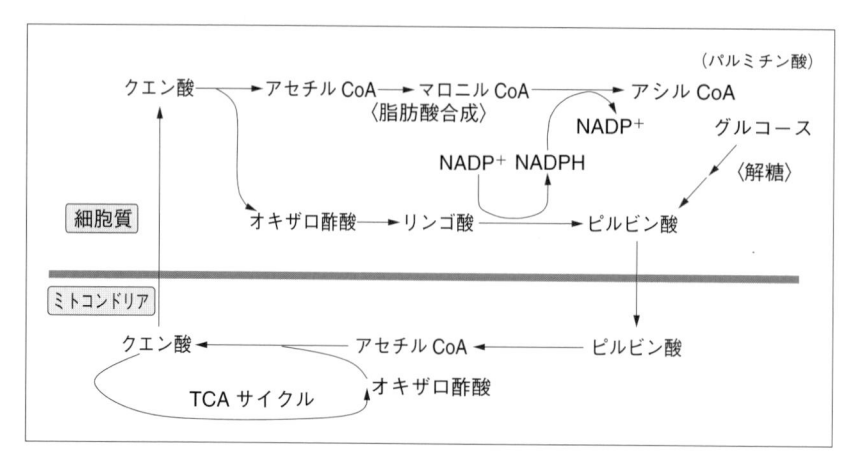

図2-4 糖質の脂肪酸への転換

いる．コレステロールはリン脂質とともに細胞膜の構成成分として重要であり，生体膜の流動性と機能維持の調節因子として働いている．その他，各種ステロイドホルモンの前駆体として，また胆汁酸やビタミンD_3の原料として重要である．植物のステロールは，シトステロールが大部分で，ほかにはスチグマステロール，カンペステロールなどがある．シイタケや酵母に含まれるエルゴステロールはビタミンD_2の前駆体（プロビタミン）となる．

3) 脂肪酸合成

脂肪酸は解糖系で生じるピルビン酸から合成される．細胞質での解糖系で生成したピルビン酸はミトコンドリアに取り込まれた後，ピルビン酸脱水素酵素（PDH）の作用によりアセチルCoAに分解される（図2-4）．アセチルCoAはミトコンドリア膜を通過できないので，オキザロ酢酸と縮合してクエン酸に変換された後，ミトコンドリアから脂肪酸合成の場である細胞質に運び出される．クエン酸は再び，クエン酸開裂酵素の作用によりアセチルCoAとオキザロ酢酸に戻される．アセチルCoAは，ATPとビオチンの存在下で，脂肪酸合成の律速酵素であるアセチルCoAカルボキシラーゼの作用により，CO_2を固定してマロニルCoAとなる．この酵素は終末産物であるパルミチン酸により阻害され，クエン酸により活性化される．以後の反応は七つの酵素活性が一体となった脂肪酸合成酵素複合体により触媒され，パルミチン酸が合成される（図2-4）．

4) 脂肪酸の酸化

脂肪酸のβ-酸化は，脂肪酸アシルCoAをミトコンドリア内でアセチルCoAにまで分解する反応である．脂肪酸はまずATP2分子を使い，細胞質でCoAと結合し活性化される．次に，アシルCoAはミトコンドリア膜を通過できないので，ミトコンドリア外膜にあるカルニチンパルミトイル転移酵素Ⅰによりアシルカルニチンとなり，外膜を通過する．ミトコンドリア内に取り込まれた後，カルニチンパルミトイル転移酵素ⅡによりカルニチンとCoAが交換され，再びアシルCoAとなる．アシルCoAは，1回転ごとにカルボキシル末端から1分子のアセチルCoAが生じるβ-酸化によって，最終的にアセチルCoAにまで酸化分解される．たとえば，パルミチン酸（C16:0）では，β-酸化を7回繰り返して8モルのアセチルCoAが生成される．アセチルCoAはTCAサイクルで最終的にCO_2とH_2Oにまで酸化され，131モルのATPを産生する（脂肪酸の活性化に要した2分子のATPを除くと129モル）．不飽和脂肪酸のβ-酸

化は，最初に二重結合がある二つ前の炭素まで飽和脂肪酸と同じ経路でβ-酸化を受けるが，二重結合の異性化(トランス化)とその後の水和，酸化反応を受けて最終的にはすべてアセチルCoAにまで酸化される．

5) ケトン体

摂食時は，解糖系からのピルビン酸の供給が十分なため，ピルビン酸カルボキシラーゼにより十分なオキザロ酢酸が供給される．ミトコンドリアで生成したアセチルCoAは，オキザロ酢酸と縮合してクエン酸を生成する．クエン酸はTCAサイクルで代謝されるか，細胞質へ出て脂肪酸合成に使われる．一方，飢餓時や糖尿病を罹患している場合には，エネルギー源がグルコースから脂肪酸に切り替わるために，脂肪組織からの遊離脂肪酸の放出，すなわち血清遊離脂肪酸レベルの上昇が起こる．これにより肝臓での遊離脂肪酸の取り込みが増大する．その結果，ミトコンドリアでの脂肪酸のβ-酸化が亢進し，多量のアセチルCoAの処理が必要となる．その際，TCAサイクルにおけるオキザロ酢酸の供給は，多量のアセチルCoAを処理できるほど十分ではなく，アセチルCoAの蓄積が起こる．そうなるとアセト酢酸が多量に生成されることになり，アセト酢酸からβ-ヒドロキシ酪酸も作られる．一部はさらに非酵素的にアセトンとなる．これら三者はケトン体と呼ばれ，飢餓により活発に合成され，脳，赤血球，神経組織を除く，末梢組織においてグルコースに優先して利用される．糖尿病でもケトン体形成は高レベルで維持される．ケトン体は脂肪酸ばかりでなく，ケト原性アミノ酸からも合成される．ケトン体の合成は肝臓で行われるが，肝臓では利用できない．ケトン体を分解できる酵素を持つ肝外組織へ血液を介して運ばれ，最終的にアセチルCoAを経て，TCAサイクルで代謝される．

6) グリセロ脂質(トリアシルグリセロール，グリセロリン脂質)の合成

トリアシルグリセロール合成には，モノアシルグリセロール経路とグリセロリン酸経路とがある．前者は，食事から摂取した脂肪が小腸管腔内で膵液リパーゼの作用により2-モノアシルグリセロールと遊離脂肪酸となり，取り込まれた細胞内でトリアシルグリセロールに再合成される経路のことである．小腸上皮細胞内で合成される75％はモノアシルグリセロール経路で合成される．一方，肝臓や脂肪組織で合成されるトリアシルグリセロールは後者の経路で，解糖系で生じたグリセロール3-リン酸と脂肪酸のエステル化により合成される．絶食などでトリアシルグリセロールが加水分解された後，グリセロールは肝臓に運ばれてリン酸化されるが，これは主に糖新生に使われるので，トリアシルグリセロール再合成には利用されない．トリアシルグリセロールは脂肪組織では解糖系で生ずるグリセロール3-リン酸ならびに新たに合成された脂肪酸，キロミクロン由来の脂肪酸のエステル化によって合成される．リン脂質の合成も，トリアシルグリセロールの合成と1,2-ジアシルグリセロールのところまで一緒で，これにCDP-コリンが転移されるとホスファチジルコリン(レシチン)が，CDP-エタノールアミンが転移されるとホスファチジルエタノールアミン(セファリン)が合成される．

7) リポタンパク質

脂質は疎水性なので，末梢組織へ輸送するためには，両親媒性のリン脂質やアポタンパク質，遊離コレステロールで表面を覆われたリポタンパク質という形になる必要がある(図2-3)．リポタンパク質は，密度によってキロミクロン，超低密度リポタンパク質(VLDL)，低密度リポタンパク質(LDL)，中間密度リポタンパク質(IDL)，高密度リポタンパク質(HDL)に分けられる．構成成分と生理的役割は，それぞれ異なる(表2-3)．

表 2-3 ヒト血漿中のリポタンパク質の組成

分画	起源	直径 (nm)	比重 (g/mL)	組成 (%) タンパク質	組成 (%) 脂質	主要脂質成分	アポリポタンパク質
キロミクロン	腸	90–1000	<0.95	1–2	98–99	TG	A-I, A-II, A-IV*1, B-48, C-I, C-II, C-III, E
VLDL	肝臓（腸）	30–90	0.95–1.006	7–10	90–93	TG	B-100, C-I, C-II, C-III
IDL	VLDL	25–30	1.006–1.019	11	89	TG コレステロール	B-100, E
LDL	VLDL	20–25	1.019–1.063	21	79	コレステロール	B-100
HDL	肝臓, 腸					リン脂質, コレステロール	A-I, A-II, A-IV, C-I, C-II, C-III, D*2, E
HDL_1	VLDL	20–25	1.019–1.063	32	68		
HDL_2	キロミクロン	10–20	1.063–1.125	33	67		
HDL_3		5–10	1.125–1.210	57	43		
プレβ-HDL*3		<5	>1.210				A-I

TG：トリアシルグリセロール，HDL：高密度リポタンパク質，IDL：中間密度リポタンパク質，LDL：低密度リポタンパク質，VLDL：超低密度リポタンパク質．（参考文献1より改変）
*1 キロミクロンと一緒に分泌されるが，HDL に転移する．
*2 HDL_2 と HDL_3 亜分画に関連している．
*3 超高密度リポタンパク質(VHDL)として知られる小分画の一部．

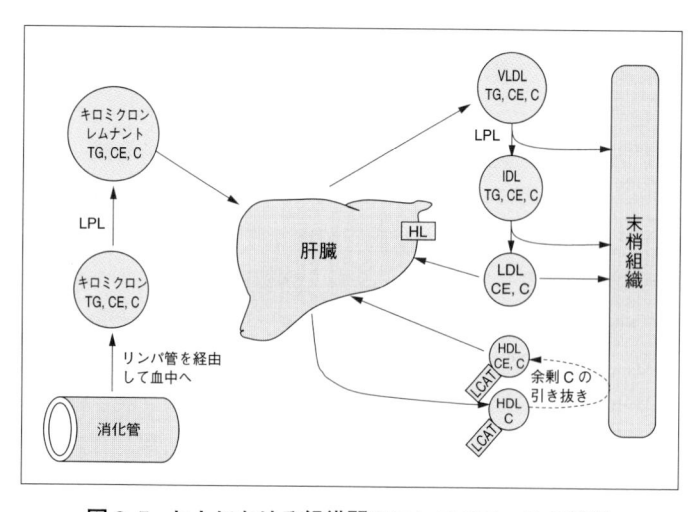

図 2-5 ヒトにおける組織間のコレステロールの輸送
C：コレステロール，TG：トリグリセリド，CE：コレステロールエステル，LPL：リポタンパク質リパーゼ，HL：肝性リパーゼ，LCAT：レシチンコレステロールアシルトランスフェラーゼ

　キロミクロンのトリアシルグリセロールはリポタンパク質リパーゼ(LPL)の作用により遊離脂肪酸(FFA)を生じる．このFFAは脂肪組織や筋肉などに取り込まれエネルギー源になるか，再エステル化されて貯蔵されるかのいずれかである．キロミクロンはキロミクロンレムナントに変換された後，肝臓に取り込まれる．VLDLは肝臓で合成されたトリアシルグリセロールやコレステロールを末梢組織へ運搬する．VLDL中のトリアシルグリセロールはキロミクロンと同様にLPLによって加水分解され，IDLを経てトリアシルグリセロールが少なくコレステロールに富むLDLに代謝される．生じたFFAは末梢組織に取り込まれエネルギー源となる．

LDLはアポリポタンパク質BやEを認識するLDL受容体を介して末梢組織へコレステロールを供給する．HDLは，末梢組織のコレステロールをHDLへ取り込み，レシチンコレステロールアシルトランスフェラーゼ（LCAT）の作用でコレステロールエステルとした後，肝臓へ運搬する（図2-5）．LCATによるエステル化が進むと遊離コレステロールの濃度が下がり，ますます組織からのコレステロールの抽出が進む．リポタンパク質の成分であるアポタンパク質は，各組織受容体による認識，リポタンパク質の代謝に関与する酵素の活性化と抑制，リポタンパク質自体の構造維持に関与している．

4. ビタミン

ビタミンとは生命活動の維持に必須の比較的微量な成分で，ヒトの体内で合成できないか，合成できても不足する可能性がある，糖質，タンパク質，脂質以外の有機化合物である．ビタミンK，ビオチンなどは腸内の微生物が適切な部位で生合成するため，腸内環境が正常であれば欠乏は免れる．ビタミンの役割は，エネルギー源としてではなく代謝における触媒作用（水溶性ビタミン）とホルモン様作用（脂溶性ビタミン）であり，摂取量が不足すると，それぞれに特有の欠乏症を発現する．ビタミンは13種で，大きく脂溶性（ビタミンA，D，E，K）と水溶性（B群ビタミン8種とビタミンC）に分けられる（表2-4）．

a. 脂溶性ビタミン
1) ビタミンA

レチノールとして動物中に存在し，β-カロテンなどプロビタミンAの形で植物中に存在する．β-カロテン1分子から小腸上皮細胞内でビタミンA2分子に転換されるが，カロテノイドの小腸での吸収率は1/6，転換効率は1/2とビタミンAの1/12の活性しかないと見積もられている．食品中の含有量は，レチノール当量（μgRE）で表される．β-カロテンは生体内では必要に応じて部分的にビタミンAに変換されるため，β-カロテン摂取でビタミンAの過剰症は発生しない．

$1\mu gRE = 12\mu g\,\beta$-カロテン$= 24\mu g\,\alpha$-カロテン$= 24\mu g\,\beta$-クリプトキサンチン

ビタミンAが欠乏すると夜盲症となる．網膜の桿体細胞にあるオプシンと11-シスレチナールが結合したものがロドプシンという赤色色素（視紅）で，ロドプシンの11-シスレチナールは微量の光で全トランスレチナールに異性化する．この立体構造の変化が脳に伝達され，わずかの光を認識できる．ウシをビタミンA欠乏にすると筋肉細胞の一部が脂肪細胞に分化する．この性質を利用して霜降り肉が作られる．すなわち，ビタミンAは網膜の機能や遺伝子発現の制御や細胞分化（とくに体の輪郭を形成している細胞－上皮細胞の正常な分化）に関わっている．

2) ビタミンD（カルシフェロール）

植物由来のビタミンDをエルゴカルシフェロール，ビタミンD_2と呼び，動物由来のものをコレカルシフェロール，ビタミンD_3と呼ぶ．D_2とD_3は活性上は等価である．皮膚では紫外線照射により，7-デヒドロコレステロールからビタミンD_3が合成される．欠乏すると小児ではくる病，成人では骨軟化症を生じる．魚肝油や海産魚に最も多く，シイタケにも存在する．シイタケのエルゴステロールに紫外線が当たるとエルゴカルシフェロールが生成するので，天

表 2-4 ビタミン

水溶性ビタミン			
名称	活性型	生理作用・特徴	欠乏症
ビタミン B_1 チアミン	チアミンピロリン酸(TPP)(チアミン二リン酸)	①α-ケト酸(ピルビン酸など)の酸化的脱炭酸反応などの糖質の代謝に関与 ②神経機能の維持 主な供給源：玄米など	末梢神経障害(脚気) 中枢神経障害(ウェルニッケ・コルサコフ症候群)
ビタミン B_2 リボフラビン	FMN, FAD	酸化還元酵素の補酵素：FMN(L-アミノ酸酸化酵素, チトクローム C 還元酵素) FAD(キサンチンおよびグルコース酸化酵素, コハク酸およびアシル CoA 脱水素酵素)	口角炎, 舌炎, 皮膚炎, 口唇炎
ナイアシン(ニコチン酸, ニコチン酸アミド)	NAD, NADP	①酸化還元酵素(400 種以上)の補酵素：アルコール脱水素酵素, グルコース 6-リン酸脱水素酵素など ②酵素やタンパク質の修飾：ADP リボシル化(ジフテリアやコレラ毒素), ポリ ADP リボシル化(クロマチンの機能調節) ＊トリプトファンより合成可能(1 mg/60 mg)	ペラグラ(皮膚, 消化器症状, 神経系症状)
ビタミン B_6(ピリドキシン, ピリドキサール, ピリドキサミン)	ピリドキサールリン酸(PLP, PAL-P)	①アミノ酸代謝酵素の補酵素＝アミノ基転移(GPT, GOT), 脱炭酸(グルタミン酸デカルボキシラーゼ), 脱水(セリンデヒドラターゼ) ②δ-アミノレブリン酸シンターゼの補酵素(ヘモグロビン合成に関与する酵素)	皮膚炎, 口唇炎, 貧血, 免疫能低下, 痙攣(乳児, GABA)
パントテン酸	コエンザイム A (CoA)	①アシル基(アセチル基など)の転移反応に関与(ピルビン酸や脂肪酸の酸化, 脂肪酸やステロイドの合成, アミノ酸代謝に関与) ②アシルキャリヤータンパク質に含有される(脂肪酸合成)・解毒(アセチル化, アセチル CoA)	皮膚炎, 末梢神経・消化器障害, 代謝異常
ビオチン	酵素結合型(アポ酵素の lys の ε-アミノ基と共有結合)	炭酸固定反応に関与アセチル, CoA カルボキシラーゼ(脂肪酸合成), ピルビン酸カルボキシラーゼ(糖新生), 卵白に含まれるアビジンと特異的に結合	皮膚炎, 舌炎, 筋痛, 異常感覚
ビタミン B_{12} コバラミン	メチルコバラミン, 5'-デオキシアデノシルコバラミン	メチルコバラミンはメチル基転移反応の補酵素として核酸塩基, Met の生合成などに関与, アデノシル-B_{12}：メチルマロニル CoA →スクシニル CoA(メチルマロン酸血症) ・吸収：intrinsic factor(内因子)	悪性貧血, 神経障害(知覚, 反射異常)
葉酸	テトラヒドロ葉酸(THF)	C1 単位[ホルミル基(-CHO), メテニル基(-CH＝), メチレン基(-CH_2-), メチル基(-CH_3), ホルムイミノ基(-CH＝NH), ヒドロキシメチル基(-CH_2OH)] 1 炭素転移反応の補酵素として核酸塩基の生合成に関与	悪性貧血(巨赤芽球性貧血) 神経管閉鎖障害
ビタミン C アスコルビン酸		①コラーゲン合成(プロリンやリシンの水酸化に関与) ②抗酸化作用 ③胆汁酸合成 ヒト, サル, モルモット以外の動物は生合成可能	壊血病, 動脈硬化, 血中コレステロール値上昇

(表 2-4 のつづき)

脂溶性ビタミン			
名称	活性型	生理作用・特徴	欠乏症
ビタミン A (プロビタミン A：カロテノイド)	レチノール レチナール レチノイン酸	成長と生殖(核内受容体に結合) 視覚サイクルに関与(ロドプシン) 上皮細胞の機能維持	夜盲症，角膜乾燥症，成長阻害 [過剰症]催奇形性，頭蓋内圧上昇，肝障害
ビタミン D エルゴカルシフェロール(D_2) コレカルシフェロール(D_3)	$1\alpha, 25$-ジヒドロキシ D_3(D_2)	肝(25-OH)と腎(1-OH)の水酸化酵素で活性型となる ①小腸での Ca, P の吸収促進 ②骨からの Ca 動員(破骨細胞の誘導) ③腎尿細管で Ca, P の再吸収促進・血中 Ca^{2+} レベル維持・過剰症(高 Ca 血症, 異常石灰化)	くる病，骨軟化病，低 Ca 血症(8.5mg/dL 以下) 神経興奮性亢進，全身痙攣
ビタミン E	トコフェロール($\alpha, \beta, \gamma, \delta$-)	・生体内抗酸化作用(脂質過酸化物の生成抑制と分解促進, ラジカル捕捉), 生体膜安定作用(生体膜リン脂質中の不飽和脂肪酸の酸化防止) ・外因性の酸化障害の予防, Se 欠乏との関連	不妊症，末梢循環障害，貧血，セロイド色素沈着など 過剰症は知られていない
ビタミン K	フィロキノン(K_1)，メナキノン(K_2)	血液凝固因子〔Ⅱ(プロトロンビン)，Ⅶ，Ⅸ，Ⅹ〕中の Glu 残基の γ-カルボキシレーション(Gla), Gla による Ca 親和性の増加, 骨の成熟(オステオカルシン)抗 K 剤 ジクマロール, ワルファリン(血栓症に使用)過剰症(溶血性貧血, 肝腫大)	血液凝固不全，出血性貧血 乳児・新生児で頭蓋内出血や粘膜出血

日干しの乾燥シイタケは生のものよりもビタミン D 量が多い．吸収あるいは合成されたビタミン D_3 は，肝臓で 25 位が水酸化を受け，ついで腎臓で 1α 位が水酸化を受け，活性型である $1\alpha,25$-ジヒドロキシビタミン D_3(カルシトリオール)が合成される．活性型ビタミン D_3 は，小腸でのカルシウムとリンの吸収，腎尿細管でのカルシウムとリンの再吸収を促進する．また，骨吸収(骨からのカルシウム塩の動員)により血清カルシウムレベルを一定(10 mg/dL, 2.5 mM)に保とうとする．乳幼児や高齢者など，とくに日光に当たる機会が少ない人や肝・腎機能不全，食事制限者，脂肪吸収に影響する疾患を持っている人が欠乏症のリスク集団になりやすい．

3) ビタミン E(トコフェロール)

トコス(tocos)は子供を生む，フェレイン(pherein)は力を与えるの意で，ラットをビタミン E 欠乏にすると不妊になることから由来している．α-, β-, γ-, δ-, の 4 種の異性体が知られているが，α-トコフェロールが最も生物活性が高い．植物油や小麦胚芽に多く存在する．生体内では，脂肪組織，肝臓，筋肉，精巣などに貯蔵される．ビタミン E の主作用は，生体膜などの多価不飽和脂肪酸(PUFA)の酸化防止である．食品中の多価不飽和脂肪酸量が増えると，ビタミン E の必要量が増える．他の抗酸化物質(ビタミン C，β-カロテン，セレニウムなど)と相乗作用を示す．

4) ビタミン K

植物中に存在するビタミン K_1(フィロキノン)や，ヒトの腸内細菌で産生されるビタミン K_2(メナキノン)がある．K は，ドイツ語の Koagulation(凝固)に由来し，血液凝固に関わっている．緑葉植物などにも存在するが，納豆や空腸・回腸の腸内フローラ由来のものが日本人の主

要供給源だといわれている．食事中の脂肪によって吸収が影響されるが，吸収後はキロミクロンによってリンパ中を移送される．ビタミンK拮抗物質(たとえば，ワルファリン)の抗凝固作用は，大量のビタミンE摂取により増強される．プロトロンビン(凝固因子Ⅱ)および他の凝固因子(Ⅶ, Ⅸ, Ⅹ, タンパク質CおよびZ)のグルタミン酸残基のγ-カルボキシレーション反応の補酵素として働く．γ-カルボキシグルタミン酸は二つのマイナス荷電を利用してカルシウムイオンをトラップすることができる．同様にγ-カルボキシグルタミン酸は骨芽細胞や血中に存在するオステオカルシンというタンパク質中にも存在し骨形成に関与する．

b. 水溶性ビタミン

1) ビタミンB_1(チアミン)

B群ビタミンはすべて補酵素として作用する．B_1の活性型はチアミン二リン酸(TPP)で，解糖系で生じたピルビン酸をアセチルCoAに転換するピルビン酸脱水素酵素複合体による酸化的脱炭酸反応に，いずれもB群活性型であるFAD, NAD, CoAとともに補酵素として作用する．また，TCAサイクルでα-ケトグルタル酸をサクシニルCoAにするα-ケトグルタル酸脱水素酵素複合体でも同様に作用する．したがって，チアミンが不足するとエネルギー産生がうまくいかない．さらに，ペントースリン酸経路のトランスケトラーゼ反応にも補酵素として機能する．最良の供給源は乾燥ビール酵母であるが，豚肉や全粒シリアルなどもよい供給源である．代謝回転が速く，適正量が貯蔵されにくい．そのために，継続的な供給が必要である．チアミン欠乏症には，脚気(主に東洋)やウェルニッケ・コルサコフ症候群(主に西洋)などの神経疾患が知られている．

2) ビタミンB_2(リボフラビン)

B_2の活性型はフラビンモノヌクレオチド(FMN)，フラビンアデニンジヌクレオチド(FAD)である．すべての動植物に含まれるが，いずれも極微量であり，酵母と肝に多い．通常の供給源である牛乳由来のビタミンB_2は，90％以上が遊離型であるが，他の食品由来のB_2はタンパク質結合型である．植物由来のものより動物由来のもののほうが吸収がよい．リボフラビンは小腸上部で能動的・飽和輸送で吸収され，小腸粘膜細胞でFMNに変換された後，門脈系で血漿アルブミンと結合して肝臓に移送されFADに変換される．FMN, FADは酸化還元酵素(オキシダーゼ，デヒドロゲナーゼ，レダクターゼ，ヒドロキシラーゼなど)の補酵素として電子の授受に関与している．フラビン酵素(約50種)としてFADを補酵素とするものが多い．欠乏症としては，舌炎，口角炎，瘙痒症，皮膚の鱗屑，脂漏性皮膚炎などがある．

3) ナイアシン

タバコのニコチンと区別するために，ニコチン酸 → ナイアシン(nicotinic acid → Ni＋aci＋n)となった．現在では，ニコチン酸とニコチン酸アミドの総称名として使われている．前者は植物に多いが，後者は動物に多い．トウモロコシ，小麦では，ニコチン酸は他の成分と結合しているため生物学的利用度が低い．活性型はニコチンアミドアデニンジヌクレオチド(NAD)，ニコチンアミドアデニンジヌクレオチドリン酸(NADP)である．ナイアシンの一部(必要量の2/3)はトリプトファンから合成される．トリプトファン60 mgからナイアシン1 mgが生成する．

  トリプトファン60 mg＝ナイアシン1 mg＝ナイアシン当量
  ナイアシン当量(mg)＝ニコチン酸(mg)＋ニコチン酸アミド(mg)＋トリプトファン(mg)/60

リボフラビン同様，400種以上の酸化還元反応に関与する．NADは主にβ-酸化や解糖系に関与し，NADPはペントースリン酸経路でNADPHとなって脂肪酸やステロイドの還元的生合成に利用される．ペラグラは，ナイアシンとトリプトファンとの複合的な欠乏症である．

4) ビタミンB_6（ピリドキシン，ピリドキサール，ピリドキサミン）

ピリドキシンとピリドキサミンは植物に，ピリドキサールは動物に，食品中ではタンパク質に結合した形で存在している．最良の供給源は鶏肉，牛肉，木の実などで，腸内細菌で産生されるのは極微量で必要量を食物から摂取しなければならない．活性型はピリドキサール5'-リン酸（PLP）で，主にアミノ酸代謝に関与する100種以上の酵素の補酵素として働く．GOT（AST），GPT（ALT）などのアミノ基転移反応，トリプトファンからセロトニン，ヒスチジンからヒスタミンなどの非酸化的脱炭酸反応，非酸化的脱アミノ反応，ポルフィリンの生合成，筋グリコーゲンホスホリラーゼ反応に関与している．欠乏症として，低色素貧血症，成長遅延，幼児での痙攣性てんかん発作，脂漏性皮膚炎などがある．

5) 葉酸

葉酸は，プテリジン，p-アミノ安息香酸そしてL-グルタミン酸が結合した構造を持つB群ビタミンの一つで，還元型のテトラヒドロ葉酸（THF）をもとにして，6種の誘導体で構成されている．葉酸は，ホルミル基（-CHO），メチル基（-CH_3），ヒドロキシメチル基（-CH_2OH），メテニル基（-CH=），メチレン基（-CH_2-）など1炭素単位をアミノ酸や核酸分子に供与，あるいはそれらから受容する役割を持っている．広く食品中に存在し，最もよい供給源に肝臓，濃緑黄色野菜，豆，卵黄などがある．食品中ではポリグルタミン酸塩の形で存在することが多く，血中に移行する前に小腸壁でモノグルタミン酸塩に変換される．葉酸は腸内細菌で合成されるが，その合成部位は結腸で，吸収部位である小腸上部ではないため，栄養学的な寄与はない．主な貯蔵器官は肝臓である．食品中の葉酸は不安定で，室温で保存された野菜中の葉酸は3日間で70%分解される．調理時の水分中にも95%が流出し，熱にも不安定である．欠乏症としては，巨赤芽球性貧血，二分脊椎に代表される神経管閉鎖障害などがある．

6) ビタミンB_{12}

ビタミンB_{12}は主に，メチルコバラミン，ヒドロキソコバラミン，アデノシルコバラミン，シアノコバラミンで，分子内にコバルト（Co）を含有することが特徴である．動物性食品，魚，卵，乳製品に存在し，通常，植物性食品には含まれないので，菜食主義者では不足することがある．ビタミンB_{12}は摂取後，胃に存在する内因子（IF）と結合して2，3時間して小腸に送られ，血漿中移送タンパク質により標的細胞に送られる．したがって，胃の全摘出手術を受けた患者では吸収がうまくいかない．アデノシルコバラミンが補酵素として関与する代表的な酵素は，メチルマロニルCoAムターゼであり，一方メチルコバラミンが補酵素として関与するのはメチオニンシンターゼで，この酵素はホモシステインからメチオニンを生成する．欠乏症として，巨赤芽球性貧血などがある．脊髄の特殊な髄鞘脱落を伴う不可逆的な神経系の障害を示し，葉酸の欠乏症と似ているが，脊髄の変性を伴う点が大きな違いである．

7) ビオチン

ビタミンHとも称せられるビオチンは分子内にイオウを含み，大腸の微生物により産生される．多くの食品に含まれるが微量であり，酵母，肝臓，卵黄などがよい供給源となる．主に肝臓と腎臓に貯蔵される．ビオチンはカルボキシル基の運搬体として，次のような炭酸固定反応の補酵素として機能する．脂肪酸合成の律速酵素であるアセチルCoAカルボキシラーゼ，

解糖系で生じたピルビン酸からオキザロ酢酸を生成するピルビン酸カルボキシラーゼなどの補酵素として働く．生卵の白身に含まれるアビジンという糖タンパク質は，ビオチンと結合して吸収阻害を引き起こす．

8）パントテン酸

語源はギリシャ語であるが，英語で表現すると from everywhere という意味を持つ．D-パントテン酸として存在し，多数の食品に幅広く含まれるが，酵母，内臓に多く，アセチル化の補酵素である CoA（パントテン酸とシステインの化合物）や脂肪酸合成酵素複合体を構成するアシルキャリヤータンパク質（ACP）として機能する．

9）ビタミン C（アスコルビン酸）

不足すると壊血病（scurvy）を引き起こすので，抗（a-）壊血病の酸という意味で，ascorbic acid と名づけられた．アスコルビン酸は還元型であり，可逆的にデヒドロアスコルビン酸に酸化され平衡状態で共存する．水素の受け渡しを介して他の物質の酸化を防ぐことが作用の中心である．コラーゲン生合成におけるプロリルヒドロキシラーゼやリシルヒドロキシラーゼによる水酸化反応に関与する．また，コレステロール 7 α-ヒドロキシラーゼは胆汁酸合成の初発律速酵素であるが，本酵素によるコレステロール 7 位の水酸化反応に関与する．ほかにもカルニチン合成の際の水酸化反応やアドレナリン，ノルアドレナリンの生合成にも関与する．ビタミン E 酸化物の還元作用も重要な機能の一つである．

5．ミネラル

生体を構成する元素のうち，酸素，炭素，水素，窒素（これらで 96％を占める）以外のもので，栄養上必要な元素をミネラルと称する（表 2-5）．日本人の食事摂取基準（2010 年版）では，多量ミネラルとして，ナトリウム，カリウム，カルシウム，マグネシウム，リンが，**微量ミネラル**として，鉄，亜鉛，銅，マンガン，ヨウ素，セレン，クロム，モリブデンの基準値が策定された．ミネラル（無機質）は次のような生理機能を有する．

1）生体組織の構成成分

①骨・歯など硬組織の構成成分：カルシウム，リン，マグネシウムなど．
②体内有機化合物の構成成分：リン脂質のリン，ヘモグロビンの鉄，含硫アミノ酸のイオウなど．

2）生体機能の調節

① pH や浸透圧の調節：カリウム，ナトリウム，カルシウム，マグネシウム，リンなど．
②神経，筋肉，心筋の興奮性の調節：カリウム，ナトリウム，カルシウム，リンなど．
③酵素の補欠分子や賦活剤として：マグネシウム，鉄，銅，亜鉛，セレン，マンガンなど．
④生理活性物質の構成成分：鉄，ヨウ素，亜鉛，モリブデンなど．

a．カルシウム（Ca）

Ca は体重の 1～2％を占め，その 99％がヒドロキシアパタイト[$Ca_{10}(PO_4)_6(OH)_2$]として骨や歯に存在する．Ca は上部消化管で活性型ビタミン D に依存して吸収される．下部消化管では濃度に依存した受動輸送により吸収されるので，Ca の摂取量を増やせば，吸収量も増える．尿中 Ca 排泄量は，主として副甲状腺ホルモン（PTH）に依存し，年齢とともに排泄量は減少す

表 2-5 無機質（ミネラル）

		化学的性状		ヒトでの欠乏症			成分として含まれる生体内物質	ヒト成体での存在量(g)
				食事性	輸液性	症状		
多量元素	カルシウム	金属	軽金属	○		骨軟化症, 骨粗しょう症, くる病(子供)	ヒドロキシアパタイト	1,160
	リン	非金属		○		骨軟化症, くる病(子供)	ヒドロキシアパタイト	670
	カリウム	金属	軽金属	○		筋無力症, 不整脈(中毒症として心停止)	—	150
	イオウ	非金属					アミノ酸, グルタチオン	112
	塩素	非金属				嘔吐(無塩食を受けている幼児)	胃酸	85
	ナトリウム	金属	軽金属	○		筋肉痛, 熱痙攣	—	63
	マグネシウム	金属	軽金属	○	○	吸収不全, 心臓疾患	Mg 結合 ATP	25
微量元素 Ⅰ	鉄	金属	重金属	○		鉄欠乏性貧血	ヘモグロビン, フェリチン, シトクロム, カタラーゼなど)	4.5
	亜鉛	金属	重金属	○	○	生殖機能低下, 成長停止, 創傷治癒障害, 味覚嗅覚低下	酵素(チミジンキナーゼ, カルボキシペプチダーゼ, RNA ポリメラーゼなど)	2
	銅	金属	重金属	○	○	貧血, メンケス症候群(過剰症はウィルソン病)	酵素(シトクロム c オキシダーゼ, 細胞質ゾルの SOD)	0.08
	マンガン	金属	重金属	○	○	骨病変	酵素(ピルビン酸カルボキシラーゼ, ミトコンドリア SOD)	0.015
	ヨウ素	非金属		○		甲状腺腫, クレチン病(子供)	甲状腺ホルモン (T_3, T_4)	0.015
	セレン	非金属		○	○	心臓疾患, 克山病	酵素(グルタチオンペルオキシダーゼ)	0.013
	モリブデン	金属	重金属		○	昏睡にいたる易刺激性, 頻脈, 呼吸数の増加, 夜盲	酵素(キサンチンオキシダーゼ, アルデヒドオキシダーゼ, 亜硫酸オキシダーゼ)	0.009
	コバルト	金属	重金属	○		悪性貧血	ビタミン B_{12}	0.002
	クロム	金属	重金属		○	耐糖能低下	GTF	0.002
Ⅱ	バナジウム	金属	重金属				[参考], 酵素(嫌気的細胞中のニトロゲナーゼ)	0.018
	ニッケル	金属	重金属				酵素(ウレアーゼ)	0.01
Ⅲ	フッ素	非金属				う蝕, 骨多孔症(?)	フルオロアパタイト	2.6
	ケイ素	類金属						2.3
	ルビジウム	金属	軽金属					0.36
	鉛	金属	重金属					0.12
	アルミニウム	金属	軽金属					0.06
	カドミウム	金属	重金属					0.05
	ヒ素	類金属						0.018
	スズ	金属	重金属					0.006
	リチウム	金属	軽金属					0.002

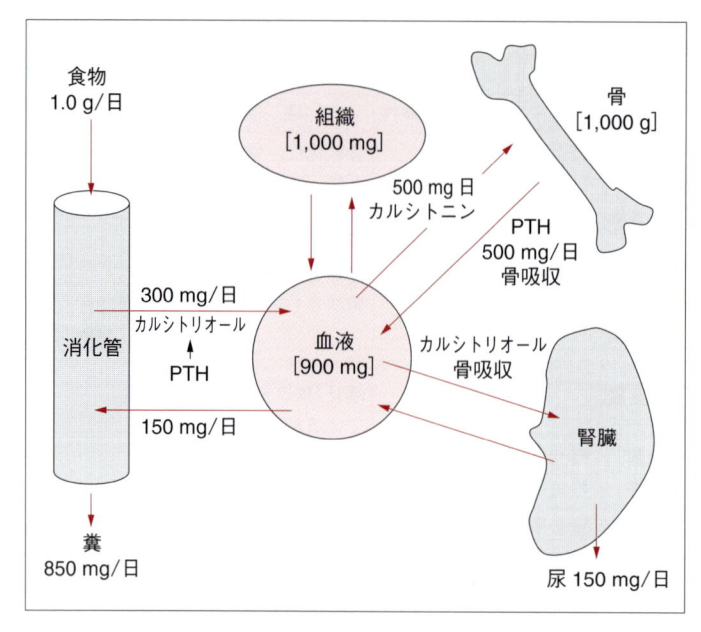

図 2-6 ヒト体内でのカルシウムの移動と調整

表 2-6 カルシウムが関与する生体内反応

1. 細胞内のセカンドメッセンジャー
2. 細胞分裂・増殖・分化
3. 血液凝固
4. 筋収縮
5. 白血球の貪食，リンパ球の幼弱化，血小板の変形
6. 神経伝達
7. 生体膜での物質輸送・分泌
8. 酵素の補因子

る．血中の Ca 濃度は図 2-6 に示すように，骨からの Ca の溶出（骨吸収）と骨への取り込み（骨形成）および小腸からの吸収量を調節することにより，10 mg/dL となるように厳密に調節されている．血中の Ca 濃度が下がると，PTH が分泌され，骨吸収が起こり正常レベルを維持させると同時に，腎臓からの排泄を低下させる．PTH はさらにビタミン D の活性化を促進し，腸管からの Ca の吸収を増大させる．血中 Ca 濃度が高くなると甲状腺からカルシトニンが分泌され，PTH の濃度を低下させ，骨形成を促進させる．このように，骨は骨吸収と骨形成を繰り返し，活発に代謝している臓器である（図 2-6）．成長期は吸収が形成を上回っているが，閉経後や老年期には吸収が形成を上回って骨量が減少し，骨粗しょう症を引き起こす．硬組織以外の 1% は筋肉や血漿中に電解質として存在し，以下（表 2-6）のような多様な機能を示す．

b．リン（P）

Ca と結合して骨格などの硬組織を形成するだけでなく，生体膜を構成するリン脂質やリンタンパク質の成分として，また ATP やクレアチンリン酸など高エネルギーリン酸結合として，さらにシグナル伝達におけるリン酸化反応など，生命維持に必須の成分である．ほかにも代謝

中間体や核酸，補酵素の成分として，またリン酸塩として，浸透圧や酸・塩基平衡の維持に関与している．日常摂取するPの量は，不足することはなく，むしろ食品添加物として各種リン酸塩が加工食品に広く用いられていることから，過剰摂取が懸念されている．Pの摂取量が2g/日を超えると，Ca出納の不平衡や副甲状腺機能が亢進することが知られている．

c. マグネシウム（Mg）

Mgは，生体内のエネルギー代謝において重要な役割を担っている．成人組織中のMgは，CaやPと同様，骨に非常に高濃度で存在する．また，筋肉ではCaより濃度が高い．Mgが欠乏すると貯蔵庫である骨からMgが遊離され利用される．血中Mg濃度の正常値は，1.6〜1.7 mEq/mLである．電解質として神経や筋肉の興奮性の維持に関与しているほか，約300種以上の酵素（キナーゼ，ムターゼ，ホスファターゼ類）の補因子として作用する．ATPを基質とするリン酸基転移，水解反応にも関与している．Mgの欠乏は，神経・精神疾患，不整脈，心疾患を引き起こす．Mgは一般に植物性食品からの摂取が多い．医薬品などで多量に摂取した場合，最初に下痢症状が認められる．

d. 鉄（Fe）

成人の体内には，2.3〜3.8 gのFeが存在する．その70％がヘモグロビンとして赤血球に存在し，20〜30％が貯蔵鉄のフェリチンやヘモシデリンとして肝臓，骨髄などに存在し，残りは筋肉中のミオグロビンやシトクロムなどの金属酵素として機能している．食品中のFeは非ヘム鉄が大部分であるが，ヘム鉄のほうが非ヘム鉄よりも吸収がよい．また食品中のFeは一般に三価鉄で小腸からの吸収率は低い．吸収は食品中に存在するビタミンCの還元作用により二価鉄となって促進され，リン酸塩，フィチン酸やタンニンなどにより阻害される．Fe摂取量が少ない場合や，出血などがある場合，貯蔵鉄が枯渇し鉄欠乏性貧血を起こす．

e. 銅（Cu）

Cuは200 mg以下しか生体内に存在しない微量元素であり，酸化還元反応を触媒する銅酵素の活性中心を構成している．肝臓，脳，脾臓，腎臓に多い．血漿中の銅のほとんどは$\alpha 2$-グロブリン画分に含まれるフェロオキシダーゼに結合している．Cuイオンが存在すると抗酸化物質が逆に酸化促進作用を示すことがあり，その場合には生体に有害な作用や毒性を示す．銅はFe^{2+}をFe^{3+}に酸化するフェロオキシダーゼの賦活因子であるので，銅が欠乏すると結果としてヘムの合成が低下して貧血になる．また，先天性代謝異常により無機銅が代謝されずに蓄積し，大脳のレンズ核の変性とともに肝硬変・角膜輪などを生ずる疾患をウィルソン病という．

f. 亜鉛（Zn）

ヒトには2〜2.5 gのZnが存在し，その55％は筋肉に，30％は骨に存在する．Znは，すべての細胞に存在し，200種以上の酵素の構成成分として，安定化や活性化に関与している．Znが欠乏すると，成長阻害，食思不振，味覚障害，免疫能低下，皮疹，創傷治癒障害などを起こす．日本人では穀類からの摂取が多い．吸収は主として上部消化管で行われ，膵液を介して糞便中に排泄される．食物中のフィチン酸，食物繊維，Cu，Cd，FeなどはZnの吸収を阻

害する.

g. セレン(Se)

Se は，グルタチオンペルオキシダーゼの活性中心を構成しており，重要な抗酸化因子の一つである．腎皮質，膵臓，脳下垂体，肝臓に多い．土中の Se 濃度が低い地域で発生した心臓疾患は，その地名から克山病（こくざんびょう）と呼ばれるセレン欠乏症である．食事中のセレノアミノ酸は主要な経口 Se 化合物である．Se 過剰症では，脱毛，爪や皮膚，歯の変化，嘔吐，脱力感などの症状が現れる．Se の吸収は生理的な調節を受けておらず，そのレベルは主に排泄量の調節によって行われている．日本人のセレン摂取は魚介類，畜産物，穀物類からで，量的には十分と考えられる．

h. マンガン(Mn)

Mn は，ピルビン酸カルボキシラーゼ(糖新生)，スーパーオキシドジスムターゼ(SOD)(抗酸化)，アルギナーゼ(尿素サイクル)，カタラーゼ(抗酸化)の構成成分で必須元素である．細胞内ではミトコンドリアに多い．植物性食品が供給源である．摂取した Mn は胃酸で Mn イオンとなり，上部消化管から吸収され，そのほとんどが胆汁や膵液として再び消化管に排泄される．血清中 Mn 濃度は，Fe，Zn，Cu に比べてきわめて低い．

i. クロム(Cr)

栄養素としては三価の Cr が，実験動物において正常な糖代謝を維持するのに必要であることが知られている．ヒトでも三価 Cr 欠乏状態では，インスリン不応性の広範な糖・脂質代謝異常が認められる．一方，六価の Cr は毒性が強く，栄養素としての作用は認められない．

j. ヨウ素(I)

甲状腺ホルモンの構成成分として必須で，不足すると甲状腺腫が起きる．ヨウ素不足地域では食塩にヨウ素を添加することにより，ヨウ素不足による甲状腺腫を予防している．日本人のヨウ素摂取量は海藻の摂取量に依存している．

k. モリブデン(Mo)

Mo は，キサンチンオキシダーゼ，アルデヒドオキシダーゼ，亜硫酸オキシダーゼなどの構成成分として機能している．肝臓と腎臓における濃度が比較的高い．ヒトにおける亜硫酸オキシダーゼの遺伝的欠損症では，神経障害，精神遅滞をきたし2～3歳で死亡する．一般的には食事による Mo 欠乏はまれである．

l. カリウム(K)

K の生体内総量は，120～160 g(3～4 mol)である．2%が細胞外にあり，98%が細胞内に分布している．細胞内の浸透圧の維持，酸・塩基平衡の調節，筋肉の収縮，糖代謝(ピルビン酸キナーゼの補因子)などの重要な役割を担っている．K は腎臓において Na の排泄を促し，Na 貯留での高血圧発症を抑制すると考えられている．K はとくに新鮮な野菜，果物，肉類に豊富に含まれており，主として小腸から吸収され腎臓から排泄される．腎臓が K の恒常性を維持

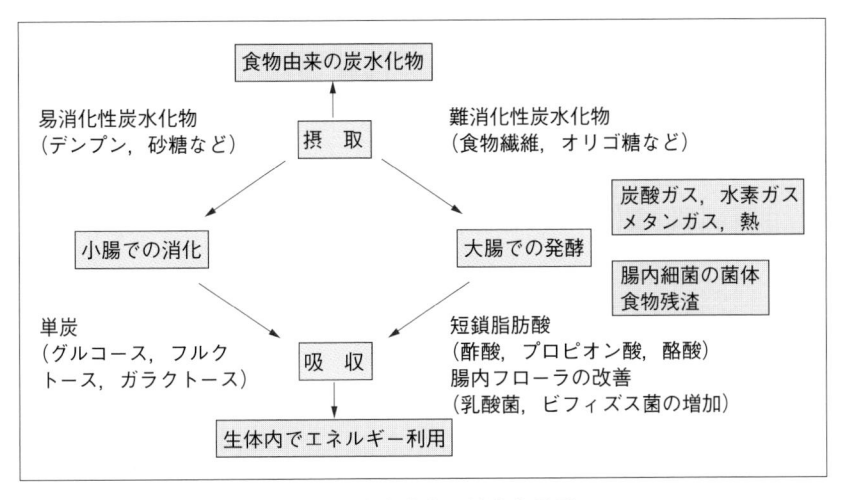

図 2-7 炭水化物の消化と発酵

している．通常の食事では，過剰症も欠乏症も起こらない．Na 摂取が多いときには，Na とともに K も尿中に排泄されるため，細胞内から K の動員が起き，K 濃度が低下する．Na 摂取が多い場合には，K の十分な摂取が必要である．

m. ナトリウム（Na）

Na は成人の体内に約 60 g 存在し，その半分が細胞外液中に，残りは骨や細胞内液に存在している．食物から摂取した Na は，そのほとんどが小腸上部で吸収され，その大部分が塩素とともに尿中に排泄される．Na 排泄はレニン・アンジオテンシン，アルドステロン，抗利尿ホルモン（バソプレッシン）などにより腎臓の尿細管で再吸収が調節されている．Na は体液の浸透圧の維持，酸・塩基平衡の保持，神経の興奮，細胞膜での能動輸送などに関与している．Na の移動は水の移動を伴い，Na と水は不可分の関係にある．

6. 食物繊維

食物繊維とは，ヒトの消化酵素で消化されない食品中の難消化性成分の総体とされ，主成分は炭水化物である．ただし，世界標準での定義，測定方法は統一されていない．①食物繊維は生活習慣病の予防因子の一つである，②食物繊維ならびにオリゴ糖などの難消化性炭水化物は，大腸において発酵を受け，その代謝物が利用される，③プレバイオティクスとして，腸内細菌の生育に影響を及ぼす，などが明らかになってきた（図 2-7）．食物繊維には，大きく分けて不溶性食物繊維と水溶性食物繊維とがあり，それぞれ健康に及ぼす効果や生理機能が異なる（表 2-7）．一般に，不溶性食物繊維は糞便量を増やすなど便秘解消の効果が大きい．水溶性食物繊維は，小腸において他の栄養素の消化・吸収を抑制したり阻止したりするので，血中コレステロールの低下や血糖値の改善などに効果がある．水溶性食物繊維は，腸内細菌により発酵を受けやすいので，その産物が短鎖脂肪酸として大腸粘膜のエネルギー源や生体のエネルギー源として利用されている．平成 17 年および 18 年国民健康・栄養調査によると，成人の食物繊維摂取量中央値は男女それぞれ 12.3～16.3 g/日と 11.8～16.1 g/日であり，日本人の食事摂取

表 2-7　食物繊維の種類

不溶性食物繊維	セルロース	植物の主要構造多糖・細胞壁成分グルコース β1→4 結合
	ヘミセルロース	細胞壁成分，セルロース・ペクチン質以外のもの
	リグニン	ヒドロキシフェニルプロパン基本単位，木質素
	キチン	N-アセチルグルコサミンのポリマー・甲殻類
水溶性食物繊維	ペクチン	α-D-ガラクツロン酸が α1→4 結合，酸性多糖
	アルギン酸	褐藻類細胞壁粘質多糖，アイスクリームの糊料
	コンニャクマンナン	β1→4 結合のマンノースとグルコース (3:2) グルコマンナン
	グァーガム	まめ科のグァー由来の植物ガム，増粘剤，糊料

基準(2010 年版)での目標量は，すべての年齢階級の成人に対し，男性 19 g/日以上，女性 17 g/日以上と定められた．

7. 摂取エネルギー(食品中のエネルギー)と消費エネルギー

　食品(糖質，脂質，タンパク質)の持つエネルギー量は，これらを熱量計(ボンブ熱量計など)で燃焼させることで測定することができる．これはその成分の燃焼熱であり，総エネルギーである．しかし，これら食品成分を摂取した場合，消化吸収率は 100%ではなく，一部は糞便中に排泄される．またタンパク質の一部は尿中に窒素化合物として排泄される．尿中に排泄される最終代謝産物である窒素にはなおエネルギーが残っているので，未利用のエネルギーを差し引く必要がある．したがって，実質的な食品の利用エネルギーは，[総エネルギー]-[糞便中に排泄されるエネルギー]-[尿中へ排泄されるエネルギー]となる．この利用エネルギーをエネルギー換算係数といい，アトウォーターは糖質は 4.0 kcal/g，脂質は 9.0 kcal/g，タンパク質は 4.0 kcal/g と求めた．これはアトウォーター係数と呼ばれる．
　食事で摂取した糖質は，解糖系と TCA サイクルで代謝され ATP を産生する．解糖系ではグルコースは嫌気的に代謝され，1 モルのグルコースからピルビン酸にいたる過程で 8 モルの ATP を生成する．急激な運動では，筋肉に十分な酸素が届かないために解糖系のみが作動し，ピルビン酸から乳酸のみが合成される．この場合 2 モルの ATP のみが生成することになる．一方，TCA サイクルは酸素要求性の好気的代謝である．この過程では，1 モルのグルコースから 38 モルの ATP が生成される．余剰に摂取された糖質の一部はグリコーゲンとして筋肉や肝臓に，大部分は脂肪酸からトリアシルグリセロールへ変換され脂肪組織などに蓄えられる．グリコーゲンの貯蔵量はトリアシルグリセロールに比して極端に少ない．
　食物の脂質にはトリアシルグリセロールが圧倒的に多い．血糖が低下するとエネルギー源としてトリアシルグリセロールの利用が増加する．脂肪組織ではトリアシルグリセロールが加水分解され，血中に遊離した脂肪酸が筋肉や各臓器に移行し，β-酸化を受ける．β-酸化により生成するアセチル CoA は TCA サイクルに入り ATP を産生する．パルミチン酸(C16:0) 1 モルは，β-酸化により 1 モルのアセチル CoA が切り離されるたびに，5 モルの ATP が生成する．アセチル CoA は全部で 7 モル切り離されるが，その間に，35 モルの ATP が生成する．生成したアセチル CoA がすべて TCA サイクルに入ると，アセチル CoA 1 モルで 12 モルの ATP を生成する．パルミチン酸から生成されるアセチル CoA は 8 モルなので，12×8＝96 モルの ATP が生じる．しかし，脂肪酸が β-酸化される前にアシル CoA に活性化される際，ATP2

表 2-8 基礎代謝量

年齢(歳)	男性			女性		
	基礎代謝基準値 (kcal/kg体重/日)	基礎体重 (kg)	基礎代謝量 (kcal/日)	基礎代謝基準値 (kcal/kg体重/日)	基礎体重 (kg)	基礎代謝量 (kcal/日)
1～2	61.0	11.7	710	59.7	11.0	660
3～5	54.8	16.2	890	52.2	16.2	850
6～7	44.3	22.0	980	41.9	22.0	920
8～9	40.8	27.5	1,120	38.3	27.2	1,040
10～11	37.4	35.5	1,330	34.8	34.5	1,200
12～14	31.0	48.0	1,490	29.6	46.0	1,360
15～17	27.0	58.4	1,580	25.3	50.6	1,280
18～29	24.0	63.0	1,510	22.1	50.6	1,120
30～49	22.3	68.5	1,530	21.7	53.0	1,150
50～69	21.5	65.0	1,400	20.7	53.6	1,110
70以上	21.5	59.7	1,280	20.7	49.0	1,010

(日本人の食事摂取基準 2010 年版)

モルを消費することから, 35＋96－2＝129 モルの ATP が作られる.

タンパク質は生体内で常に合成と分解を受けており, 厳密に調整されて動的平衡が保持されている. この動的平衡は, 窒素平衡, 窒素出納ともいわれる. タンパク質を余剰に摂取した場合, アミノ酸は脱アミノ化され, 炭素骨格はピルビン酸, アセチル CoA や TCA サイクルの中間体などに変換される. これらの物質は TCA サイクルで ATP の産生に利用されるか, あるいは脂肪酸合成に用いられ脂肪として蓄積される.

ヒトでは体が活動している限り, エネルギーが消費される. 成人の消費エネルギーは, 基礎代謝, 食事誘発性熱産生 (特異動的作用) および活動エネルギーである. 成長期には, さらに成長のためのエネルギーが必要である.

8. 基礎代謝

生体が単に生命を維持しているだけの状態でも, 呼吸, 循環, 体温維持などにエネルギーを消費している. このようにヒトが生きていくために最低限必要なエネルギー消費を**基礎代謝** basal metabolism という. また, このときのエネルギー消費量を**基礎代謝量**と呼ぶ. 基礎代謝量の測定は, 早朝空腹時に 20℃の室内で覚醒時に安静横臥している状態で, 被験者の発生する熱量を測定することによって行う. 基礎代謝量は男子 15～17 歳, 女子 12～14 歳で最大となる (表 2-8). 基礎代謝量は, 同性同年齢ならば熱の放散との関係で体表面積に比例するが, 平均的体位の場合には体重との間に相関関係がある. 一般的に単位体重当たりの値で表したものを**基礎代謝基準値**という. 基礎代謝基準値も年齢, 性別によって異なる. 生後 0～2 年で最高を示し, 以後加齢とともに減少する. 筋肉は脂肪組織に比べて代謝が活発で熱の放散量が大きいので, 女子と比べて筋量の多い男子のほうが, 基礎代謝量が 5～10% 高い. 低栄養時には, 体タンパク質が分解し減少するため, 基礎代謝量は低下し, 気温が低いと体温維持のため増大する. また, 睡眠時には筋肉の緊張がとけ, 呼吸・循環系を除いて代謝量は低下し, 基礎代謝量の約 10% 減となる (**睡眠代謝**).

食事をすると体が温かくなるが, これは温かいものを食べたことに加えて, エネルギー消費

が亢進し体熱産生が起こるからである．この現象を，食物の**特異動的作用** specific dynamic action（SDA）あるいは**食事誘発性熱産生** diet-induced thermogenesis（DIT）という．このエネルギー消費は，栄養素の消化吸収時に消化管や肝臓でエネルギーが使用されるために起こると考えられる．代謝の増加率は各栄養素によって異なり，糖質6～9％増，脂質4～14％増，タンパク質約30％増といわれ，日本人の場合，総摂取エネルギーの約10％が消費されていると見積もられている．この熱量は体温の保持に使われる．高タンパク質食によるダイエットは，この効果を狙ったものであるが，タンパク質食も多量摂取すれば，脂肪蓄積に向かう．

9. 呼吸商

エネルギー消費量の測定のうち間接法では，消費された酸素量，発生する二酸化炭素量および尿中の窒素量から，糖質，脂質，タンパク質の消費量を算出する．各栄養素からエネルギーが生成する過程は一種の酸化であり，酸素を消費して二酸化炭素を発生する．酸素は吸気から得ており，二酸化炭素も同様に呼気として体外へ排出される．糖質，脂質，タンパク質では燃焼に必要な酸素量と発生する二酸化炭素量の割合が異なっている．発生した二酸化炭素量と消費された酸素量の比（CO_2/O_2）を**呼吸商** respiratory quotient（**RQ**）と呼ぶ．RQは栄養素の種類によって異なり，糖質では1.0である．たとえば，グルコースの酸化では，$C_6H_{12}O_6 + 6O_2 = 6CO_2 + 6H_2O$ となり，RQ＝1.0となる．同様に脂質では0.71，タンパク質では0.80である．呼吸商を実測することによって，どの栄養素が燃焼されているかを知ることができる．タンパク質が分解するとその窒素は尿中に排泄されるので，尿中に排泄されたN量を測定し，これに**窒素係数 6.25** を乗じてタンパク質の分解量が求められる．タンパク質の分解量から，それに必要な酸素量，発生する二酸化炭素量が求められ，全消費酸素量と発生二酸化炭素量から差し引いて**非タンパク質呼吸商** nonprotein RQ（**NPRQ**）が計算される．摂食直後は糖質の酸化が優先されることから，呼吸商は大きくなり1に近づくが，時間経過とともに呼吸商は次第に0.7に近づき，脂肪の消費が増加することがわかる．有酸素運動（エアロビクス）をある程度持続して行うと体脂肪が減少するといわれているのは，このためである．

B. 食生活：日本人の食事摂取基準（2010年版）と生活習慣病の予防

1. 日本人の食事摂取基準（2010年版）の概念とその利用

日本人の食事摂取基準は，健康な個人または集団を対象として，国民の健康の維持・増進，生活習慣病の予防を目的とし，エネルギーおよび各栄養素の摂取量の基準を示すものである．日本人の食事摂取基準2005年版から栄養所要量という名称が削除された．この変革は，二つの新しい考え方の導入を意味している．第一に，栄養欠乏症のみでなく，生活習慣病や過剰摂取による健康障害の予防を目的とするという考え方から，基準値は一つではなく，五つ（エネルギーも含めると六つ）策定されたこと（図2-8，表2-9）．第二の変革は，確率概念の導入である．

食事摂取基準を適用する対象は，主として健康な個人ならびに健康人を中心として構成され

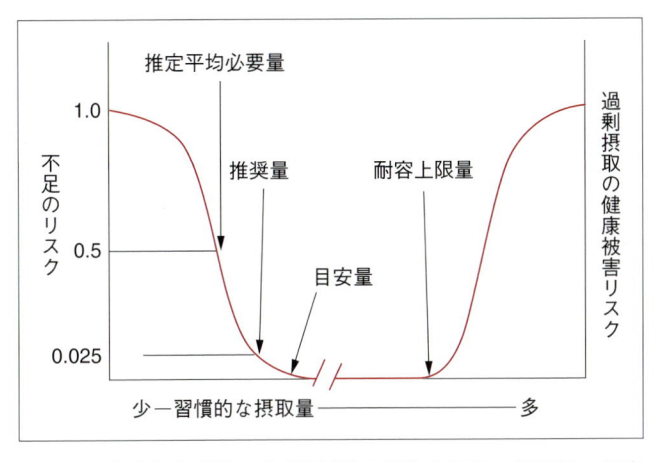

図 2-8 食事摂取基準の各指標（推定平均必要量，推奨量，目安量，耐容上限量）を理解するための模式図

（日本人の食事摂取基準 2010 年版）

表 2-9 栄養素の設定指標（日本人の食事摂取基準 2010 年版）

推定平均必要量（EAR）	ある母集団における平均必要量の推定値．ある母集団に属する 50％の人が必要量を満たすと推定される 1 日の摂取量
推奨量（RDA）	ある母集団のほとんど（97〜98％）の人において 1 日の必要量を満たすと推定される 1 日の摂取量 ＊理論的には「推定平均必要量＋標準偏差の 2 倍（2SD）」として算出
目安量（AI）	推定平均必要量および推奨量を算定するのに十分な科学的根拠が得られない場合に，特定の集団の人々がある一定の栄養状態を維持するのに十分な量
耐容上限量（UL）	ある母集団に属するほとんどすべての人々が，健康障害をもたらす危険がないとみなされる習慣的な摂取量の上限を与える量
目標量（DG）	生活習慣病の一次予防を目的として，現在の日本人が当面の目標とすべき摂取量

ている集団である．ただし，何らかの軽度な疾患（たとえば，高血圧，脂質異常症，高血糖）を有していても，自由な日常生活を営み，当該疾患に特有の食事指導，食事療法，食事制限が適用もしくは推奨されていない者は対象に含む．通常の生活を営めない者や食事療法を必要とする者は対象としない．また，専門的に激しいスポーツをやっている者，特殊な栄養を必要とすると考えられる者は対象としない．

摂取源として対象となるのは，食事あるいは健康増進の目的で経口摂取されるものに含まれるエネルギーと栄養素であり，保健機能食品，サプリメントなども含まれる．また，食事摂取基準は，1ヵ月間程度の習慣的な摂取量の基準を与えるもので，短期間（たとえば 1 日間）に摂取されるエネルギー・栄養素の量や，特定の食事や献立に含まれるべき基準を示したものではない．

「推定エネルギー必要量」は，エネルギーの不足のリスクおよび過剰のリスクの両者が最も小さくなる摂取量である（図 2-9）．エネルギーが栄養素と異なるのは，望ましい摂取量が範囲として与えられるのではなく，ある 1 点（一つの値）で与えられることである．成人では，性・年齢階級別に，身体活動レベルが三つ設けられ（表 2-10），それぞれについて推定エネル

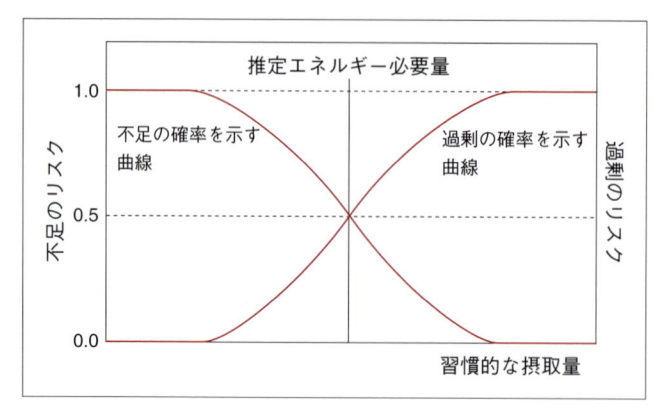

図 2-9　推定エネルギー必要量を理解するための模式図
縦軸は個人の場合は不足または過剰が生じる確率を，集団の場合は不足または過剰の者の割合を示す．(日本人の食事摂取基準 2010 年版)

表 2-10　身体活動レベル別にみた活動内容と活動時間の代表例(15〜69 歳)[*1]

		低い(Ⅰ)	ふつう(Ⅱ)	高い(Ⅲ)
身体活動レベル[*2]		1.50 (1.40〜1.60)	1.75 (1.60〜1.90)	2 (1.90〜2.20)
日常生活の内容[*3]		生活の大部分が座位で，静的な活動が中心の場合	座位中心の仕事だが，職場内での移動や立位での作業・接客など，あるいは通勤・買物・家事，軽いスポーツなどのいずれかを含む場合	移動や立位の多い仕事への従事者．あるいは，スポーツなど余暇における活発な運動習慣を持っている場合
個々の活動の分類(時間/日)	睡眠(0.9)[*4]	7〜8	7〜8	7
	座位または立位の静的な活動(1.5：1.0〜1.9)[*4]	12〜13	11〜12	10
	ゆっくりした歩行や家事など低強度の活動(2.5：2.0〜2.9)[*4]	3〜4	4	4〜5
	長時間持続可能な運動・労働など中強度の活動(普通歩行を含む)(4.5：3.0〜5.9)[*4]	0〜1	1	1〜2
	頻繁に休みが必要な運動・労働など高強度の活動(7.0：6.0 以上)[*4]	0	0	0〜1

[*1] 表中の値は，東京近郊在住の成人を対象とした，3 日間の活動記録の結果から得られた各活動時間の標準値．二重標識水法および基礎代謝量の実測値から得られた身体活動レベルにより 3 群に分け，各群の標準値を求めた．
[*2] 代表値．(　)内はおよその範囲．
[*3] 活動記録の内容に加え，Black et al. を参考に，身体活動レベル(PAL)に及ぼす職業の影響が大きいことを考慮して作成．
[*4] (　)内はメッツ値(代表値：下限〜上限)．

必要量が算定されている．身体活動レベルⅡ(ふつう)は，現在国民の大部分が該当すると推定される．1 日当たりの推定エネルギー必要量は，次式で示される．

　1 日当たりの推定エネルギー必要量＝1 日の基礎代謝量×身体活動レベルの係数(1.50，1.75 または 2.00)

生活活動だけに消費される熱量を基礎代謝量で除した値をエネルギー代謝率 relative metabolic rate(RMR)という．一定の生活活動が基礎代謝に対してどれだけの代謝を起こすかを知るためのもので，作業の強度を示すものである．

$$RMR = \frac{生活活動時の消費エネルギー量 - 安静時の消費エネルギー量}{基礎代謝量}$$

安静時とは椅子に腰掛けているときで，その消費エネルギー量は基礎代謝量の20％増である．

$$生活活動代謝量 = 基礎代謝量 \times (RMR + 1.2)$$

栄養素について，健康の維持・増進と欠乏症の予防のために「推定平均必要量」と「推奨量」の二つが設定され，これらを設定することができない栄養素については「目安量」が設定された．また，生活習慣病の一次予防を目的として，設定の必要がある栄養素については「目標量」が定められた．さらに，過剰摂取による健康障害を防ぐことを目的として「耐容上限量」が設定された．(2005年版の「上限量」から改められた．表2-9，図2-8)

わが国では，健康増進法に基づき，毎年11月に国民健康・栄養調査が行われる．これは，国民の身体の状況，栄養摂取量および生活習慣の状況を明らかにし，国民の健康増進の総合的な推進をはかるための基礎資料を得ることを目的としている．日本人の食事摂取基準によると，脂肪エネルギー比率は18～29歳で20％以上30％未満，30～69歳で20％以上25％未満であるが，平成20年の調査結果によると30％以上の者の割合は，成人の男性で17.4％，女性で25.0％である．同様に食塩摂取量(カッコ内は2010年版での目標量)は，成人で平均10.9gであり，男性11.9 g(9.0 g未満)，女性10.1 g(7.5 g未満)である．年次推移でみると，食塩摂取量は男女とも減少している．また，カルシウムの摂取量は調査開始以来，学校給食期を除いて一度も推奨量(12歳以上では622～986 mg)を上回っていない．

2. 高齢化社会と生活習慣病

2008年年央の世界人口は66億9,000万人．予測によると，2040年に88億4,000万人に達する．人口に占める65歳以上の高齢者は，2008年は5億600万人で世界人口の7％．前年から1,040万人増加し，毎月87万人ずつ増えてきた．今後10年は毎年平均2,300万人ずつ増える見込みである．40年には13億人を超えて世界人口の14％になる．1990年に高齢者が200万人以上いた国は26ヵ国だった．それが2008年には38ヵ国に増え，2040年には72ヵ国に増える見込みである．国別に2008年の高齢化率を見ると，日本が21.6％で最も高い．2009年の日本の女性の平均寿命は86.44歳，男性は79.59歳．女性は24年連続世界一，男性は前年より一つランクを落として4位だった．2009年米国勢調査局が発表した「高齢化する世界：2008」によると，20世紀は「人口爆発の世紀」といわれたが，21世紀は「高齢化の世紀」になることが確実になった．急激な高齢化によって，社会や経済の混乱や沈滞を招く国も増え，人類にとって深刻な問題に発展しつつある．

20世紀になって先進諸国を中心に，医学の進歩，社会経済の発展，栄養や公衆衛生の向上などによって人類の寿命は25年も長くなり，人類の歴史で5000年かかった伸びをわずかの

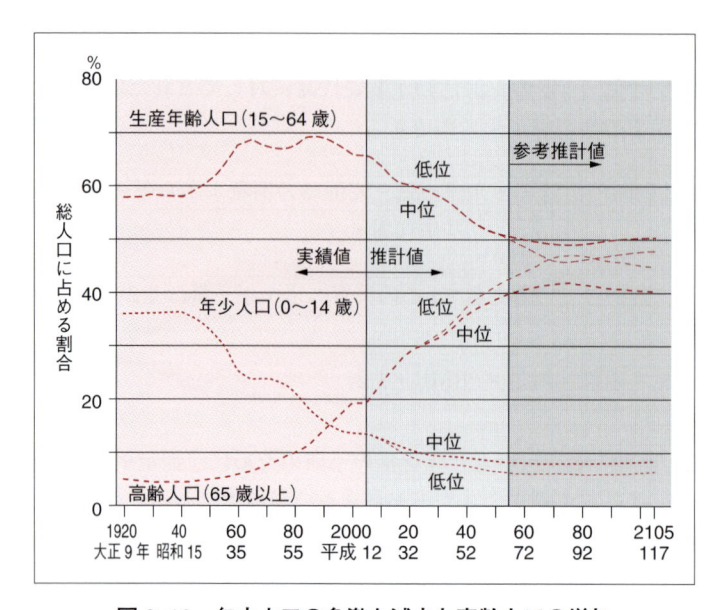

図 2-10 年少人口の急激な減少と高齢人口の増加
注　推計値は出生中位・低位(死亡中位)の仮定による．
(資料　総務省統計局「国勢調査報告」，国立社会保障・人口問題研究所「日本の将来推計人口(平成18年12月推計)」

間に達成した．総人口に占める65歳以上の人口比を「高齢化率」といい，高齢化の速度は65歳以上の人口の割合が7%から2倍になる年数(倍加年数)で表される．高齢化率が7%を超えると「高齢化社会」，14%を超えると「高齢社会」と呼ばれる．世界全体の高齢化率は，2008年の7%から40年には2倍の14%に上昇する．つまり，倍加年数は32年である．日本は70年に7%に達し，1996年に14%になるまでわずか26年間しかかからなかった(図2-10)．2008年から40年の間に80歳以上の超高齢者(85歳以上という定義もある)の人口は，西ヨーロッパが4.9%から9.3%に，東ヨーロッパが3.05%から7.8%になる見込みである．人口の1割近くが80歳以上という大変な未来が待ち構えている．すでに，日本の100歳以上の長寿者は，2009年9月の時点ではじめて4万人を突破して前年から4,123人も増え4万399人になった．

　こうした少子高齢社会では，生活習慣病の増加，介護者の減少，税収の減少と医療費・年金の負担増，労働人口の減少などの経済的な影響がより顕在化する．わが国の死因順位は，がん，脳血管疾患，心疾患が依然として上位を占めているが，骨粗しょう症や加齢的疾患も高齢化とともに重要な疾患となっている．また，肥満，高血圧，脂質異常症，糖尿病は症状として自覚しないことが多いが，脳血管疾患，心疾患の危険因子となっている．これらの生活習慣病は，生活習慣のなかでもとくに食習慣に負うところが大きい．

3. 肥満

　肥満は，体内の脂肪の割合が正常人より多い状態をいい，一般的には，肥満はBMI(body mass index)という指標で定義される．

表2-11 日本におけるメタボリックシンドロームの診断基準

項目		基準値		
必須条件	内臓脂肪型肥満	ウエスト周囲径 男性 85 cm 以上 女性 90 cm 以上		男女とも内臓脂肪面積 100 cm² に相当
3項目のうち 2項目以上	脂質代謝異常	高中性脂肪血症 (150 mg/dL 以上)	かつ または	低 HDL コレステロール血症 (40 mg/dL 未満)
	高血圧	収縮期血圧 (130 mmHg 以上)	かつ または	拡張期血圧 (85 mmHg 以上)
	高血糖	空腹時血糖 110 mg/dL 以上		

$$\mathrm{BMI} = \frac{体重(\mathrm{kg})}{身長(\mathrm{m}) \times 身長(\mathrm{m})}$$

　正常値は 18.5 以上 25 未満で，25 以上を肥満としているが，注意が必要なのは，隠れ肥満といわれる内臓脂肪の蓄積である．内臓脂肪型肥満（腹囲が男性 85 cm，女性 90 cm 以上，最近女性の腹囲を 80 cm 以上とする説が有力視されている）は，糖尿病や動脈硬化症の発症要因となるので，疑われる人は食事内容を再検討し，エネルギーの過剰摂取を避けることと運動を取り入れるなど日常生活の改善をはかる必要がある．また，肥満（BMI 25 以上）のうち，肥満に起因あるいは関連する健康障害を合併しているか，臨床的にその合併が予想される場合で医学的に減量を要する病態を肥満症と呼ぶ．

　腹囲が男性 85 cm，女性 90 cm 以上で，かつ血糖値 110 mg/dL 以上，血圧収縮期圧 130 mmHg 以上，（かつ，または，拡張期圧 85 mmHg 以上），中性脂肪 150 mg/dL 以上（かつ，または HDL-コレステロール 40 mg/dL 未満）の三つのうち，二つを満たせばメタボリックシンドロームであると診断する（表2-11）．ただし，腹囲については，2009 年 10 月に国際糖尿病連合が診断基準から除外すると発表し，わが国でも再検討が行われている．メタボリックシンドロームの診断基準は心筋梗塞を予防するために作られている．根底には内臓脂肪が解消すれば，高血圧，糖尿病，脂質異常症などの主な代謝異常が消失し，心筋梗塞が予防できるという考えがある．肥満を解消するためには，運動により脂肪組織に異常に蓄積した脂肪を動員し，生じた脂肪酸を水と二酸化炭素にまで分解する必要がある．そのためには，十分な酸素の供給と主として赤筋を動かす運動（有酸素運動）が大切である．サプリメントとしても売られているが，肉類にも含まれるカルニチンは脂肪酸をミトコンドリアに輸送し脂肪酸の β-酸化を促進する．また，中鎖脂肪酸・長鎖脂肪酸トリアシルグリセロール（MLCT）や茶カテキンなどが抗肥満効果を持つ保健機能食品として注目されている．

4. 高血圧

　高血圧とは持続的に高い血圧が続く病気で，日本高血圧学会の診断基準では，140/90 mmHg 以上を高血圧としている．わが国では，成人人口の約 1/3 は高血圧であると推定されており，その 90％は原因のよくわかっていない本態性高血圧で，残り 10％は腎臓障害などの二次性高血圧である．生活習慣の改善によって高血圧を予防できる可能性が示されている．生活習慣の

リスク層 (血圧以外の要因) \ 血圧分類	正常高値 130〜139/85〜89 mmHg	Ⅰ度高血圧 140〜159/90〜99 mmHg	Ⅱ度高血圧 160〜179/100〜109 mmHg	Ⅲ度高血圧 ≧180/≧110 mmHg
リスク第1層 (危険因子がない)	付加リスクなし	低リスク	中等リスク	高リスク
リスク第2層 (糖尿病以外の1〜2個の危険因子, メタボリックシンドローム*がある)	中等リスク	中等リスク	高リスク	高リスク
リスク第3層 (糖尿病, CKD, 臓器障害/心血管病 3個以上の危険因子のいずれかがある)	高リスク	高リスク	高リスク	高リスク

図 2-11 血圧に基づいた脳血管リスク断層化

*リスク第2層のメタボリックシンドロームは予防的な観点から以下のように定義する．正常高値以上の血圧レベルと腹部肥満(男性 85 cm 以上，女性 90 cm 以上)に加え，血糖値異常(空腹時血糖 110〜125 mg/dL，かつ/または糖尿病にいたらない耐糖能異常)，あるいは脂質代謝異常のどちらかを有するもの．
両者を有する場合はリスク第3層とする．他の因子がなく腹部肥満と脂質代謝異常があれば血圧レベル以外の危険因子は2個であり，メタボリックシンドロームとあわせて危険因子3個とは数えない．

(日本高血圧学会：高血圧治療ガイドライン 2009)

中でも食生活の占める割合は大きい．米国高血圧合同委員会第 7 次報告 (JNC-7) では，過剰摂取が高血圧と関連するものとしてアルコール，Na が，摂取不足が関連するものとして K，Ca などがあげられている．本態性高血圧は，血圧調節に関わる遺伝子の変異を背景として，これに食塩をはじめとする食事摂取，運動不足，肥満などの生活習慣やストレスなどの環境因子が加わることで発症すると考えられている．しかしながら，自覚症状に乏しいために，脳卒中，虚血性心疾患，腎機能障害などの合併症を突然引き起こすことがあり，サイレントキラーともいわれている．JNC-7 では，高血圧を予防ないしコントロールするためには，減量，DASH 食 (The Dietary Approaches to Stop Hypertension)，減塩，運動，節酒が勧められている．

日本高血圧学会高血圧治療ガイドライン (JSH2009) では，血圧分類として I 度，II 度，III 度高血圧のほかに正常高値 (130〜139/85〜89 mmHg) が追加された (図 2-11)．また，危険因子をリスク層の第1層から第3層に分類し，第2層にはメタボリックシンドロームが加わり，第3層には慢性腎臓病 (CKD) が追加された．JSH2009 では，心血管イベント抑制における 24 時間にわたる厳格な血圧コントロールの重要性から，診察室血圧および家庭血圧両者それぞれの降圧目標を設定し，診察室血圧に関して，新たに心筋梗塞後患者 130/80 mmHg 未満，脳血管障害患者 140/90 mmHg 未満が加わった．さらに，家庭血圧の降圧目標値がより具体的に設定され，高齢者 135/85 mmHg 未満，若年・中年者 125/80 mmHg 未満，糖尿病患者・腎障害患者・心筋梗塞後患者 125/75 mmHg 未満となった．

Na の調節機能には，中枢機能，ホルモン系 (レニン・アンジオテンシン・アルドステロン系，バソプレッシン，心房性ナトリウム利尿ペプチドなど)，交感神経系，腎臓内機構 (プロスタグランジン，エンドセリン，キニンなど) があり，複雑で巧妙に調節されている．Na^+ 1 mEq の移動は，Cl^- 1 mEq の移動と水 7 mL の移動を伴い，貯留された Na 量に応じて水分が保持される．過剰の Na 量が腎臓の排出能の範囲内であれば，Na レベルは正常に維持される．ほ

とんどのヒトは，過剰な Na を適正に排出できるので，多量の Na 摂取は血圧に著しい影響を及ぼさない．しかし，それほど速やかに Na を排出できず，腎臓病患者のように食塩感受性を持つヒトもいる．高血圧患者の半数以上は，Na に反応して血圧が著しく上昇しており，これは Na と水分の保持を補うために血圧が上昇していると考えられる．

　JNC-7，WHO/国際高血圧学会(WHO/ISH)ガイドラインでは，食塩摂取量として 6 g/日未満を推奨している．このレベルは，介入研究によって明らかな降圧効果が認められていることと，欧米諸国では摂取量を 35〜40% 減らせばよいだけなので，現実的で実行可能な目標量である．一方，K の摂取不足が高血圧を引き起こし，K の高摂取が血圧を低下させることが知られている．K は，食塩感受性のヒトに対しより効果的に作用する．K は，Na 排出増加，交感神経抑制，血管拡張作用を介して降圧効果を示す．近年，カゼインドデカペプチドなど，血圧調節で重要な役割を担うアンジオテンシン変換酵素の阻害作用を持つペプチドが，特定保健用食品として許可を受けている．

5. 脂質異常症

　リポタンパク質として循環している血液中の脂質は，トリアシルグリセロール，コレステロール，コレステロールエステル，リン脂質などを含んでいる．血中のこれら脂質の単独もしくは複数の増加が高脂血症と呼ばれてきた．家族性高脂血症の分類には，WHO の表現型によるものと遺伝形式によるものとがあるが，一般的に用いられている WHO の分類を表 2-12 に示した．

　動脈硬化性疾患のリスクとなる低 HDL コレステロール血症がメタボリックシンドロームの診断基準の一つとされたことから，2007 年の「動脈硬化性疾患予防ガイドライン」(日本動脈硬化学会)から，従来の「高脂血症」を「脂質異常症」に変更した．それに伴い，総コレステロール値を診断基準から除外し，脂質異常症の診断基準では，LDL コレステロール値 140 mg/dL 以上，HDL コレステロール値 40 mg/dL 未満，トリグリセリド値 150 mg/dL 以上が採用された．この中で，食事療法に加え運動療法の併用の重要性が説かれている．A. 3. 脂質 7) の項で説明したように，血清脂質の増加は，リポタンパク質が増加した病態である(表 2-3，表 2-12)．したがって，脂質異常症の理解にはリポタンパク質代謝を知ることが重要である(図 2-5)．

　血中の LDL 濃度が増加した高コレステロール血症(高 LDL 血症)では，動脈壁にコレステロールが蓄積して，虚血性心疾患の原因となる粥状動脈硬化症を引き起こす．これは，肝臓とステロイドホルモン産生組織の細胞以外では，コレステロールを分解する能力がないからである．HDL は，末梢組織から余剰に蓄積したコレステロールをアポリポタンパク質(A-I)の作用で引き抜き，肝臓に逆転送して分解させる(図 2-5)．HDL の抗動脈硬化作用は，このようにして機能する．アポ A-I は，さらにレシチンコレステロールアシルトランスフェラーゼ(LCAT)の活性化因子として，またリポタンパク質代謝に関与する受容体への結合タンパク質としても作用する．LCAT によりコレステロールがエステル化を受けるため，その場でのコレステロール濃度が低下し，ますます細胞からコレステロールを引き抜くことになる．脂質異常症は，これらリポタンパク質代謝の障害で発症する．日本人の食事摂取基準(2010 年版)でも，コレステロールを多く摂取した場合，虚血性心疾患やがん罹患の増加が危惧されるとしており，30 歳以上の男性の目標量(上限)を 750 mg/日，女性(妊婦・授乳婦を含む)についてはエネ

表 2-12　家族性高脂血症の WHO の分類

脂質異常症の病型	血清			
	外観	コレステロール	トリアシルグリセロール	増加しているリポタンパク質
正常	清澄	正常	正常	…
Ⅰ型	乳状	正常～↑	↑↑↑	キロミクロン
Ⅱa型	清澄	↑↑↑	正常～↑	LDL
Ⅱb型	混濁	↑↑	↑↑	VLDL
Ⅲ型	混濁	↑↑	↑↑	β-VLDL
Ⅳ型	混濁	↑	↑↑	VLDL
Ⅴ型	混濁	↑	↑↑	キロミクロン，VLDL

ギー摂取量の違いを考慮して 600 mg/日，18～29 歳についても同様に目標量(上限)を設定している．水溶性食物繊維，大豆タンパク質，植物ステロールなどは，食事から摂取したコレステロールの吸収を抑制する．ミリスチン酸，ステアリン酸などの飽和脂肪酸は，血清コレステロール値を増加させ，リノール酸，エイコサペンタエン酸(EPA)，ドコサヘキサエン酸(DHA)などの不飽和脂肪酸は，血清コレステロール値を低下させる作用がある．脂肪の過剰摂取は，総エネルギー摂取の過剰につながりやすいので，注意が必要である．

6. 糖尿病

　糖尿病は，膵 β 細胞が破壊された 1 型，インスリン分泌低下とインスリン感受性低下(抵抗性増加)を伴う 2 型，その他(遺伝子異常や他の疾患・病態に伴うもの)，そして妊娠糖尿病に分類される．また，正常域血糖値と糖尿病域血糖値を表 2-13 のように定義し，正常型，糖尿病型，境界型に分類される．糖尿病は，循環器疾患ではないが，「生活習慣病」の代表的疾患として，その増加が著しく，社会的にも関心を集めている．平成 19 年国民健康・栄養調査結果によると，糖尿病が強く疑われる人は約 890 万人，糖尿病の可能性が否定できない人は約 1,320 万人，合わせて約 2,210 万人と推定された(図 2-12)．

　日本糖尿病学会(2010 年)の診断基準では，(1)～(4)のいずれか 1 項目が確認された場合には「糖尿病型」と判定する．一方，(5)および(6)の血糖値が確認された場合には「正常型」と判定する．いずれにも属さない場合は「境界型」とする．

　　(1) 空腹時血糖 ≧ 126 mg/dL
　　(2) 糖負荷試験 2 時間値 ≧ 200 mg/dL
　　(3) 随時血糖値 ≧ 200 mg/dL
　　(4) HbA1c ≧ 6.5%(HbA1c(JDS) ≧ 6.1%)
　　(5) 空腹時血糖値 < 110 mg/dL
　　(6) 糖負荷試験 2 時間値 < 140 mg/dL

　別の日に行った検査で(1)～(3)のいずれかで「糖尿病型」が再確認されれば糖尿病と診断する．(4)のみの反復検査による診断は不可であるが，(1)～(3)のいずれかと(4)が確認できれば，初回検査だけで糖尿病と診断してもよい．ただし，次の①②のいずれかの場合には，1 回の検査が「糖尿病型」であれば糖尿病と診断する．

　　① 糖尿病の典型的症状がある場合：口渇，多飲，多尿，体重減少

表 2-13 糖代謝異常の判定区分

	正常域	糖尿病域
空腹時	＜110	≧126
75g ブドウ糖負荷試験後2時間値	＜140	≧200
75g ブドウ糖負荷試験の判定	両者を共に満たす者を正常型とする	何れかを満たす者を糖尿病型とする
	正常型にも糖尿病型にも属さない者を境界型とする	

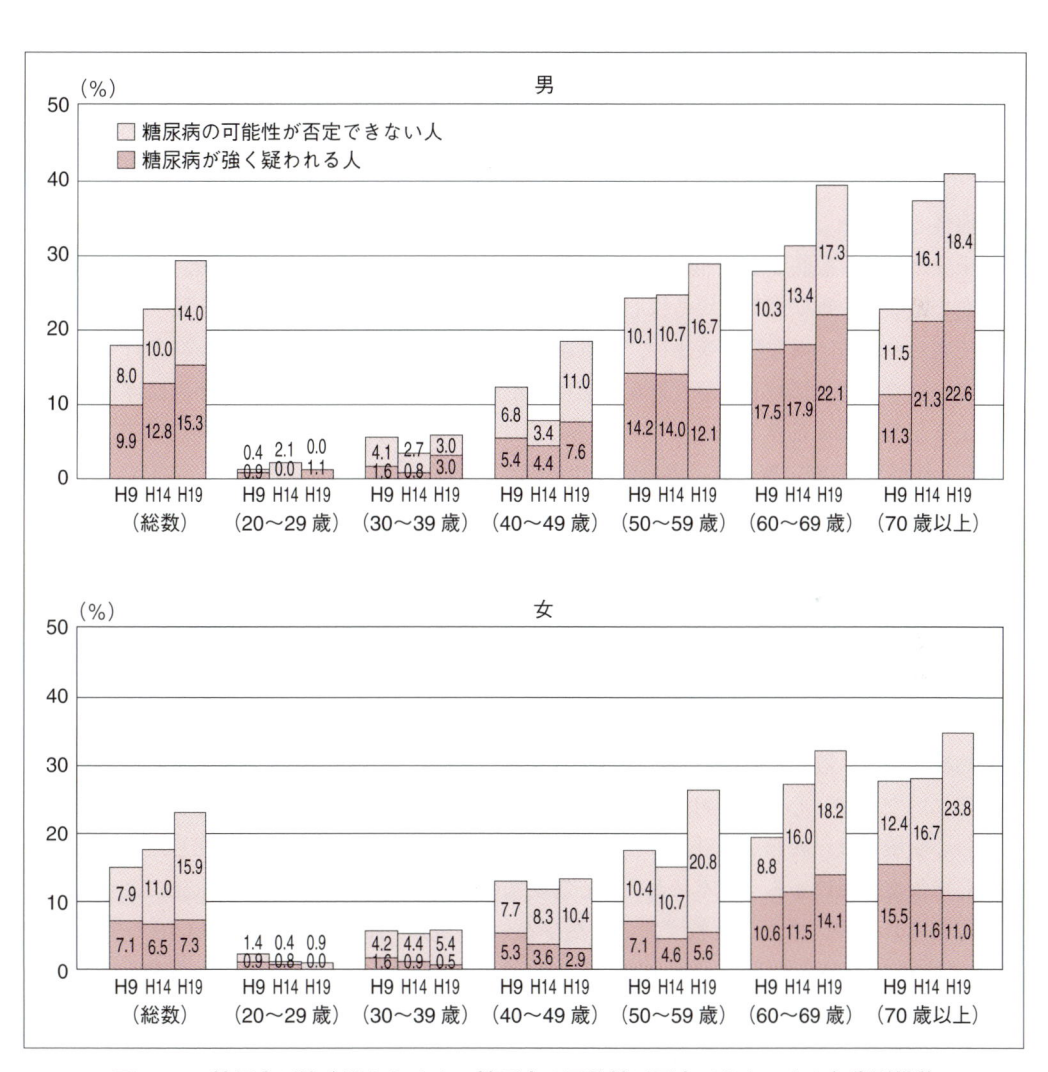

図 2-12 糖尿病が強く疑われる人，糖尿病の可能性が否定できない人の年代別推移
（平成 19 年国民健康・栄養調査による）

②確実な糖尿病網膜症の存在

過去において，「糖尿病型」ないし「糖尿病」の条件が満たされていたことが確認できる場合には，現在の検査値が上記の条件に合致しなくても糖尿病と診断するか，糖尿病の疑いを持って対応する．

炭水化物を含む食事をすると，血糖値は食後2～3時間に急上昇する．この変化は経口糖負荷試験(OGTT)で調べることができ，OGTTの2時間値(食後血糖)の上昇は，とくに動脈硬化(心筋梗塞，脳梗塞)の危険因子として注目されている．食後の血糖値上昇を穏やかにするという物質は，糖尿病の発症予防よりも，高血糖による動脈硬化の発症予防に有効であると思われる．食後の血糖値は，炭水化物含有量，消化管運動，消化酵素の活性により影響を受ける．食物が小腸に達すると，糖質が消化されてグルコースなどが生成される．この消化を担うのが，アミラーゼ，デキストリナーゼ，グルコアミラーゼ，スクラーゼなどの α-グルコシダーゼと総称される酵素群である(「1. 糖質の項」参照)．難消化性デキストリンや豆鼓エキスなどは，α-グルコシダーゼを阻害し，デンプンなどの分解・吸収を抑制したり穏やかにする．

7. 虚血性心疾患・急性冠症候群

虚血性心疾患とは，心臓(心筋)に栄養を補給する3本の冠動脈の障害により，血液の供給が不十分となり，心筋が虚血(酸素不足)に陥る状態のことである．主なものに，一時的に心筋が虚血を起こし，再びもとに戻る狭心症と，長時間虚血が持続し，心筋壊死を残すことになる心筋梗塞とがある．虚血性心疾患は，冠動脈の粥状動脈硬化をもとにして徐々に進行するというイメージであるのに対し，急性冠症候群は，不安定なプラークの崩壊と，それに伴う血栓形成により急激な臨床症状をきたすものである．急性冠症候群には，急性心筋梗塞(ST上昇型，非ST上昇型)，不安定狭心症，虚血性心突然死がある．

狭心症は，発作の誘因により，労作性狭心症と安静時狭心症に分類される．前者は，すでに進行している動脈硬化によって生じた冠動脈の狭窄があるため，労作により生じた心筋の酸素の要求量に対し十分量を供給できない状態で，後者は，冠動脈の一過性の冠攣縮などにより，冠血流が減少し心筋が酸素不足に陥ることをいう．また，症状の経過などから，安定狭心症と不安定狭心症に分ける場合もある．不安定狭心症は，急性心筋梗塞に移行しやすい．さらに異型狭心症とは，冠動脈が完全閉塞して，心電図上ST上昇をきたす安静時狭心症の一部をさす．

心筋梗塞では，冠動脈の閉塞のため血行障害を引き起こし，心筋虚血が一定時間持続して心筋壊死にいたるが，心筋の不可逆的変化は，冠動脈完全閉塞後約20分で生じる．約6時間後には，心筋壊死は，内側から外側へ拡大する．心筋は再生能力に乏しく，壊死した部位はしばらくして瘢痕組織になる．日本における心筋梗塞の発症頻度は，食生活の欧米化により増加すると考えられたが，欧米と比較すると依然少ない．1950～1955年当時，人口10万人に対し10人前後で，1970年に37.7人，1980年で41.6人に増えたが，以後安定して推移している．

虚血性心疾患の危険因子には，脂質異常症，高血圧，喫煙，肥満，糖尿病，ストレス，運動不足などがあり，これらの改善のため食生活を含めたライフスタイルの指導が必要である．心筋梗塞の治療には，抗不整脈薬，利尿薬，血管拡張薬，昇圧薬などが使われる．また，血小板凝集亢進を防ぐ意味で，エイコサペンタエン酸(EPA)を含む魚の摂取が勧められる．

8. 脳血管疾患(脳卒中)

脳卒中とは，脳血管の異常により，脳が虚血または出血を起こして機能的あるいは器質的に侵された状態の総称である．多くの場合，意識障害や片側麻痺などの神経症状が急激に現れる．

脳出血，くも膜下出血，脳梗塞などに大別される．脳梗塞はさらに，脳内の血管の血栓による脳血栓と，頭蓋外から血栓が飛んで脳の血管がつまる脳塞栓とに分けられる．また，閉塞が起こる部位によっても細かく分類されている．

1960〜1970年代においては，脳卒中がわが国の死因の第1位を占めていたが，近年，脳血管疾患死亡率は急激に低下し，2005年には，悪性新生物，心疾患に次いで，死因の第3位（約12%）となっている（図2-13）．とくに脳出血の減少が著しい．脳血管疾患死亡率の低下には，検診の普及と高血圧管理，日本人の生活習慣の改善が大きく影響している．しかしながら，他の先進諸国に比べると，脳血管疾患年齢調整死亡率はまだ高めである．脳血管疾患は，死因としてばかりでなく，寝たきりの原因にもなることに注視すべきである．わが国では，寝たきり老人の約4割，訪問看護を必要とする患者の約4割が脳血管疾患であると推計されている．脳卒中の危険因子として最も重要視されるのは，高血圧である．高血圧は脳卒中のすべての病型に共通してその罹患リスクを高める．血圧上昇の原因として，加齢，食塩の過剰摂取，過度の飲酒，肥満，重労働，寒冷曝露などがある．東北地方で脳血管疾患が多発する背景には，そうした要因がある．また，極端な低コレステロール血症は脳出血の罹患リスクを高める．脳梗塞の危険因子には，高血圧に加えて，脱水によるヘマトクリット高値，脂質異常症，糖尿病，喫煙などがある．

したがって，脳卒中の予防には，高血圧の予防（食塩の過剰摂取，肥満，多量の飲酒を避けること）が最も重要である．カリウム摂取量の増加，有酸素運動，そして禁煙も血圧低下に効果がある．近年増加している皮質枝系脳梗塞は，脂質異常症（低LDL，高LDL）などがその罹患リスクを高めるといわれている．まずは，脂肪エネルギー比率の上昇とそれに伴う脂質異常症の増加に注意する必要がある．

9. がん

悪性新生物（がん）は，1981年以来，脳血管疾患，心疾患を抜いて第1位の死因になっている（図2-13）．がんの罹患リスクが食生活によって大きく影響を受けることは，数多くの疫学研究で明らかになっている．とくに米国では，がん発症の約3分の1は食生活で説明できるとする報告もある．一方，喫煙の影響は，がん全体で約30%と考えられており，これらを合わせると，がん全体の発症リスクの3分の2を説明できることになる．これらは，がんが生活習慣病の一つであるといわれる所以である．［World Cancer Research Fund, American Institute for Cancer Research；Food, Nutrition, Physical Activity and the Prevention of Cancer：a Global Perspective（2007）］

a. 口腔・咽頭・喉頭がん，食道がん

上部消化管と上部気道に発生するがんは，喫煙と飲酒がその発生リスクを高めることは，ほぼ間違いない．タバコ煙中に含まれる発がん物質が粘膜を直接傷害して，がん発生の原因となり，また飲酒はタバコ煙の発がん作用を促進すると考えられている．飲酒と喫煙のいずれか一方を行う者と両方を行う者の発生リスクを比べてみると，相乗的なリスク増加が認められることが，数多くの疫学研究で報告されている．口腔・咽頭・喉頭がんについては，カロテノイド含有食品，食道がんについては，β-カロテン含有食品，ビタミンC含有食品が予防効果を持

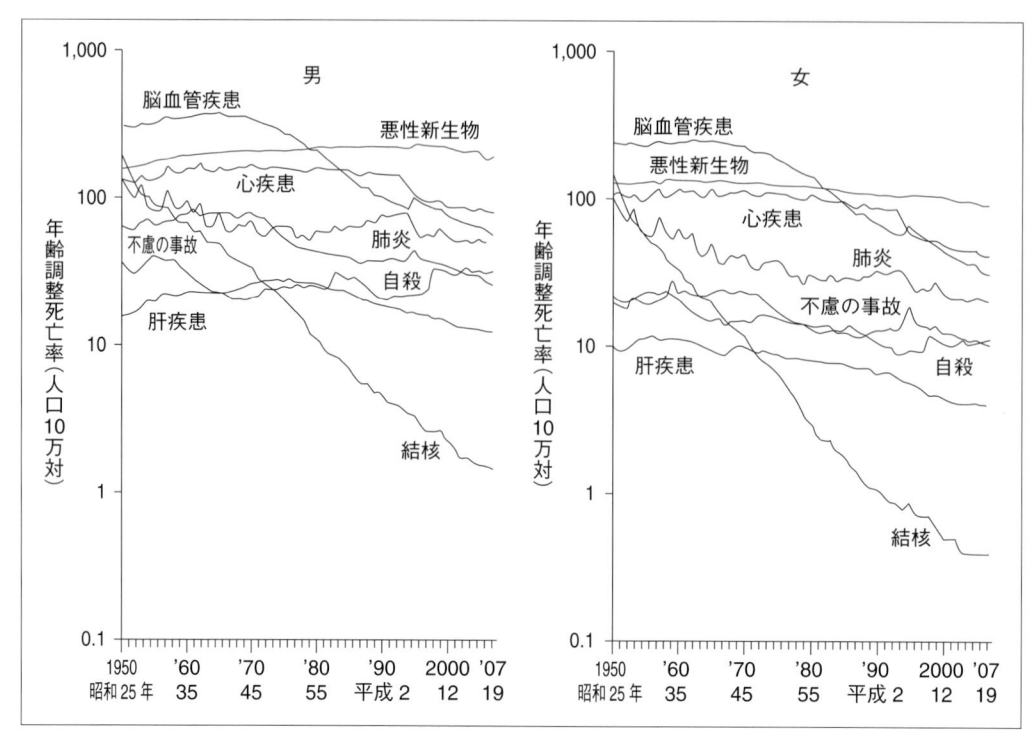

図 2-13　死因別年齢調整死亡率の年次推移
注　年齢調整死亡率の基準人口は「昭和60年モデル人口」である．縦軸は対数目盛り．
（資料　厚生労働省「人口動態統計」）

つ可能性が高いと分類された．また，肥満が食道の腺がんのリスクを上昇させる因子として報告されている．

b. 胃がん

　胃がんは，わが国の部位別がん死亡率では，肺がんに次いで高率のがんである（図2-14）．世界的にみても，肺がんに次いで多い．ただし，地域による罹患率・死亡率の差が大きい．また，国内外で死亡率に減少傾向が認められる．ヘリコバクター・ピロリ菌感染はWHO国際がん研究所（IARC）の発がん性リスク評価でグループ1に属し，ヒトに発がん性を示す確立されたリスク因子となっている．また，胃がんの罹患リスクを高める食物としては，食塩および高塩食品の関与の可能性が指摘されている．さらに，加工肉，スモーク食品（加工魚），グリル・バーベキュー調理された肉の摂取が胃がんリスクを高めると示唆されている．これらは，塩分の関与と二級アミン・アミドの供給によるニトロソ化合物の生成を促進する可能性も考えられている．一方，胃がんのリスクを下げる可能性が高いと判定されているのは，非デンプン性野菜，ネギ・ニンニクなどのアリウム属野菜，果物の摂取である．

c. 大腸がん

　大腸がん，とくに結腸がんは，わが国において1950年以降に罹患率の著しい上昇（とくに大都市圏で高い罹患率）がみられたがんの一つである．しかしながら，1990年代以降，それに歯止めがかかったことも事実である．大腸がんのリスクを上げる食生活として，家畜由来の赤

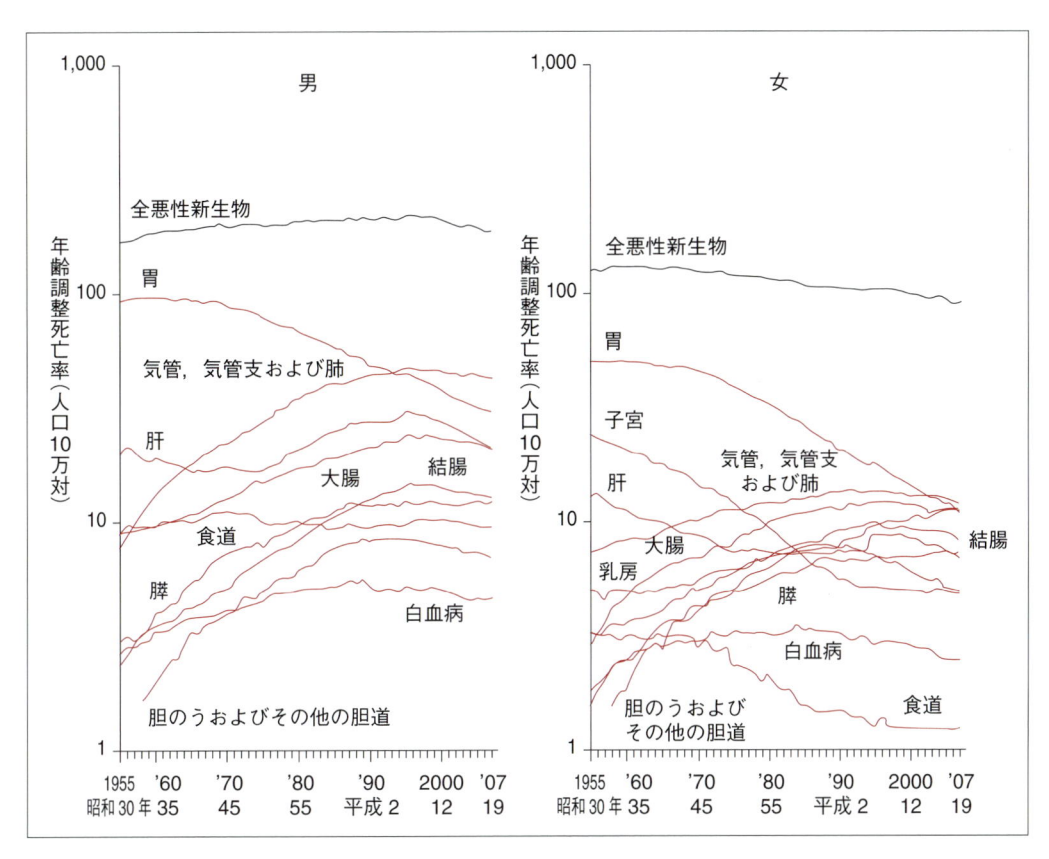

図 2-14 部位別悪性新生物の年齢調整死亡率の年次推移
注 年齢調整死亡率の基準人口は「昭和60年モデル人口」である．縦軸は対数目盛り．大腸は，結腸と直腸S状結腸移行部および直腸を示す．ただし，昭和40年までは直腸肛門部を含む．結腸は大腸の再掲である．肝は肝および肝内胆管である．

身肉，加工肉の摂取，飲酒がほぼ間違いない因子としてあげられている．これは，N-ニトロソ化合物の生成増加，加熱調理によるヘテロサイクリックアミンや多環芳香族炭化水素の生成の可能性が指摘されている．飲酒はアセトアルデヒドなどの関与やフリーラジカルの生成促進の可能性が考えられている．また，身体活動強度が低いヒトや肥満，とくに腹部肥満のあるヒトの大腸がん罹患リスクが高い．食物の中で大腸がんに予防的に働く可能性が高いのは，食物繊維を多く含有する食品，ニンニク，カルシウム，そして牛乳である．これらのメカニズムについては，便通をよくする，がん細胞の増殖抑制効果などが考えられているが，依然不明である．

d．肝臓がん

わが国における肝臓がんの危険因子として最も重要なのは，C型およびB型肝炎ウイルス感染である．いずれも慢性肝炎，肝硬変を経て，肝がんに移行する．食生活に関連する因子としては，アルコール飲料とアフラトキシン汚染である．アルコールは上述のアセトアルデヒドの発がん性以外に他の発がん物質に対する溶媒として働く可能性も考えられている．肝臓の線維化，肝炎を進行させて肝がん発生リスクを上げる可能性もあるが，ウイルス性肝炎との相互作用も問題となる．カビ毒であるアフラトキシンは，エポキシドを経てDNAに結合する．

e. 膵臓がん

　膵臓がんの危険因子としては，喫煙と肥満（とくに腹部肥満）があげられている．インスリン抵抗性を示すヒト，糖尿病患者は膵臓がんリスクが高いことが疫学的に示されている．インスリン，IGF，エストロゲンなどが膵臓がんリスクを高めていると考えられている．葉酸含有食品が予防的に働く可能性が高いと判定されているが，詳細は不明である．

f. 肺がん

　肺がんの危険因子のうちで最大のものは，喫煙，次いでほぼ間違いないのは，飲料水中のヒ素とβ-カロテンサプリメントである．ヒ素は実験的にも変異原性が証明されており，昔から職業曝露で肺がんリスクが上昇することが知られている．β-カロテンサプリメントは喫煙者において発がんリスクを上昇させる．$p53$ がん抑制遺伝子を介して低用量の β-カロテンは予防的に働くが，高用量の β-カロテンは危険因子として作用する．一方で，果物とカロテノイド含有食品は肺がんに対して予防的に働く可能性が高いと判定されている．ただし，ビタミンAには肺がん予防効果は認められない．

g. 乳がん

　肥満は閉経前の乳がんに対しては予防的に働く可能性が高いが，閉経後の乳がんに対しては，肥満はリスクを高めることはほぼ間違いない．閉経前には，肥満者は無排卵月経が多く，エストロゲン曝露を低下させるため，また，閉経後には，インスリン，IGF，エストロゲンのレベルが肥満者で高くなることでがんの増殖が促進されることによる．アルコールは，閉経前後ともに乳がんリスクを高める．上記のアルコールの作用に加えてプロスタグランジンの生成促進やエストロゲンの代謝への影響なども知られている．成人後の高身長も乳がんリスクを高める．小児期の栄養状態を反映し，初潮年齢などに影響して乳がんリスクを高めると考えられる．授乳が乳がんリスクに対して予防的に働くことは，ほぼ間違いない．授乳は乳腺細胞の分化を促進し，授乳中の無月経によりエストロゲン曝露を減少させる．また，授乳にはDNA損傷を持つ乳腺細胞を洗い落とす効果もある．また，身体活動は閉経後の乳がんに予防的に働く可能性が高い．これは代謝を亢進させること，エストロゲン，アンドロゲンレベルを低下させることなどによる．

10. 骨粗しょう症

　骨は支持器官として，またCa貯蔵庫として機能しており，常に骨吸収と骨形成を繰り返すことにより，リモデリングしている．骨代謝を調節する因子としては，活性型ビタミンD，副甲状腺ホルモン（PTH），カルシトニン，性ホルモンなどがあげられる．A.5.ミネラル a. カルシウムの項で述べたように，血中Ca濃度は，10 mg/dLに厳密に調節されている．女性ホルモンには骨吸収を抑制する作用があり，閉経後はこのレベルが低下するため，骨吸収が亢進して骨量が減少する（図2-15）．わが国は，すでに高齢社会で，現在約1千万人が骨粗しょう症に罹患していると推計されている．骨粗しょう症は，骨のリモデリングのバランスが崩れて（表2-14），骨吸収が骨形成を上回ることにより骨量が減少し，骨の微細構造が変化し容易に骨折を引き起こしやすくなる疾患である．日本人女性では，65歳を過ぎると約半数が，男性では

表2-14 骨量減少時の骨形成と骨吸収の関係

正常	閉経後骨粗しょう症	老人性骨粗しょう症
骨形成＝骨吸収 （活発）（活発）	骨形成＜骨吸収 （活発）（大活発）	骨形成＜骨吸収 （不活発）（活発）

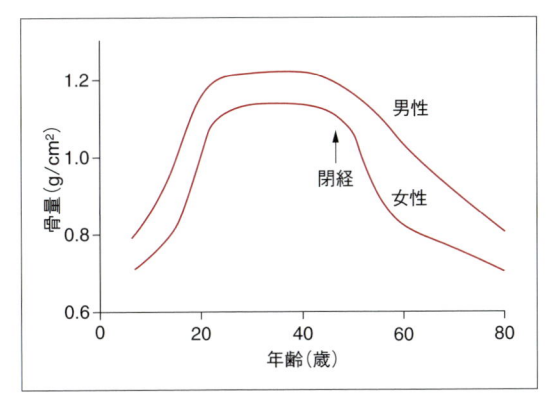

図2-15 ヒトの一生と骨量の変化

75歳を過ぎると約20%が骨粗しょう症にかかる（図2-15，表2-14）．

　骨粗しょう症とは，閉経後骨粗しょう症，老人性骨粗しょう症などの原発性骨粗しょう症と内分泌疾患など特定の疾患に合併して発症する二次性（続発性）骨粗しょう症に分けられ，腰背痛，脊椎（圧迫）骨折，大腿骨頸部骨折などを主徴とする．骨密度が若年成人の平均値の70%未満であり，かつ血液および尿中骨代謝マーカーが正常域を超えた場合，骨粗しょう症と診断される．骨粗しょう症の罹患は，ビタミンD受容体遺伝子多型などの遺伝素因や生活習慣などにも影響を受ける．遺伝要因以外の危険因子には，ビタミンD不足，Ca摂取不足，エストロゲン欠乏，活性型ビタミンDの合成低下とCa吸収能の低下，骨形成能の低下，運動不足，飲酒・喫煙・ストレス，やせなどがある．骨粗しょう症の予防には，十分なCaおよびビタミンDの摂取と運動が有効である．日本人の食事摂取基準2010年版では，15〜69歳男女のCaの推奨量は650〜800 mgである．平成19年（2007年）の国民健康・栄養調査によると，15〜69歳男女では推奨量を下回っているが，一部の学齢期児童を除いて，調査開始以来一度も上回ったことはない．Caを多く含む食品は，乳製品，小魚，野菜，大豆などである．一方，ビタミンDの目安量は，成人男女で5.5 μg，耐容上限量は50 μgである．リン（P）の過剰摂取はCaの吸収を抑制するが，Ca/Pの摂取比率が2：1〜1：2であれば問題ないとされている．また，MgはCa摂取量の1/2量が適当である．タンパク質は，不足してもとり過ぎてもCaの吸収および排泄に影響を及ぼすので，注意が必要である．さらに，野菜に含まれるシュウ酸，フィチン酸，食物繊維もCaの吸収を阻害する．骨量はいったん，減少してしまうともとに戻すことは困難なので，骨粗しょう症は予防が何よりも大切である．若年期での十分なCa摂取と運動により，最大骨量を可能な限り高めておくことが最も重要な予防法である．

C. 新しい食品の形態

ヒトが摂取するものは，大きく分けて食品と医薬品(医薬部外品を含む)に分類される．医薬品では効能・効果が表示できるが，食品には健康に関わる表示は認められていなかった．近年，国民の栄養改善をはかる見地から，新たに「特別の用途に適する旨の表示」が認められる**特別用途食品**(特定保健用食品を含む)や，「健康・栄養強調表示」が認められる**保健機能食品**(栄養機能食品と特定保健用食品)制度が設立された．一般にいう「健康食品」や「機能性食品」に法的な定義はない．健康食品に係る制度のあり方に関する検討会の提言で，「**健康食品**」とは広く健康の保持増進に資する食品として販売・利用されるもの全般をさし，保健機能食品を含むものである．言い換えると，「健康食品」から保健機能食品を除いたものは「**いわゆる健康食品**」と呼び，形態が従来の食品とは異なる錠剤やカプセル状であっても，法的には一般食品と同じ扱いである．したがって，いわゆる健康食品では食品の持つ効果や機能を表示することはできない．食品の表示と法規制を図2-16に示す．

1. 特別用途食品

特別用途食品とは，乳児，幼児，妊産婦，病者などの発育，健康の保持・回復などに適するという特別の用途について表示するものである．特別用途食品として食品を販売するには，その表示について国の許可を受ける必要がある．平成21年4月から新制度が施行され，特別用途食品の分類で，病者用食品のうち，許可基準型病者単一食品(低ナトリウム食品，低カロリー食品，高タンパク質食品)と病者用組み合わせ食品(すべて)，高齢者用食品(そしゃく困難者用食品)が削除され，従来からの許可基準型の病者用(低タンパク質食品，アレルゲン除去食品，無乳糖食品)に，在宅医療への対応として新規にいわゆる濃厚流動食である**総合栄養食品**が加えられた(図2-17)．したがって，特別用途食品には，**病者用食品**(**低タンパク質食品，アレルゲン除去食品，無乳糖食品，総合栄養食品**)，**妊産婦・授乳婦用粉乳**，**乳幼児用調製粉乳**および**えん下困難者用食品**，さらに**特定保健用食品**が含まれる．特定保健用食品は，健康増進法に

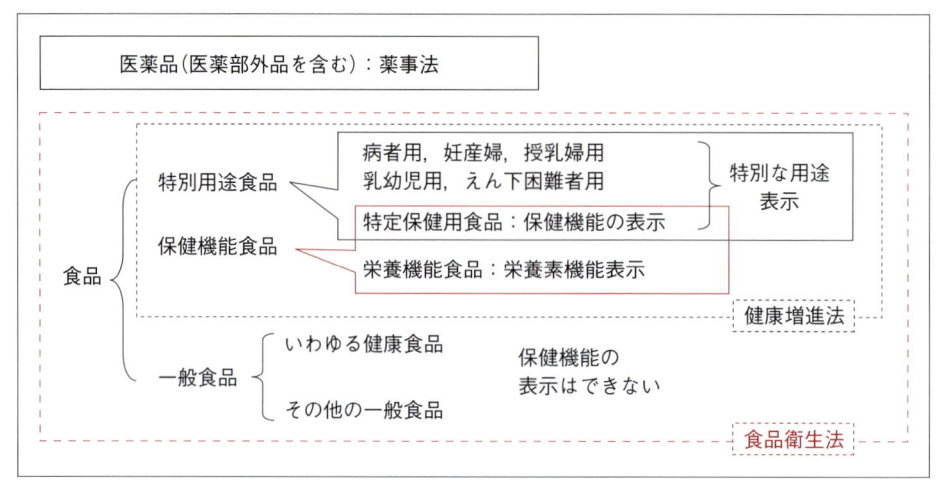

図2-16 食品の表示と法規制

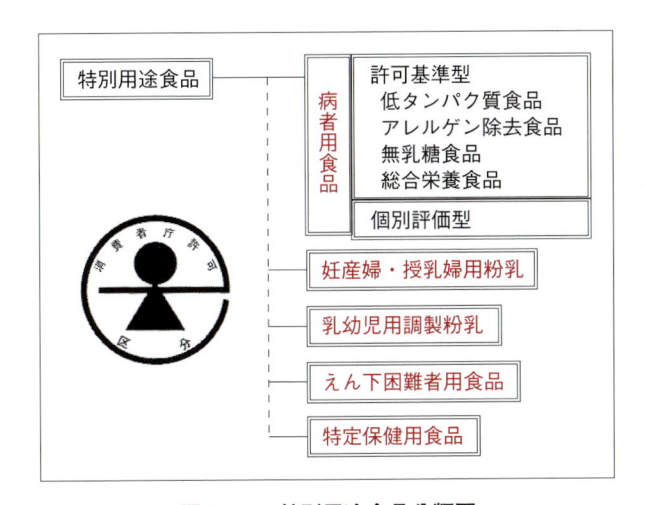

図 2-17 特別用途食品分類図
(消費者庁ホームページ http://www.caa.go.jp/foods/pdf/syokuhin88.pdf)

基づく「特別の用途に適する旨の表示」の許可に含まれるので，特別用途食品でもある．特別用途食品の表示許可には，許可基準があるものについてはその適合性を審査する**許可基準型**と，許可基準のないものについては個別に評価する**個別評価型**がある．国の許可申請などの管轄は厚生労働省であったが，2009年に消費者庁設立に伴い，**消費者庁**となった．許可された特別用途食品には，独自の許可証票を持つ特定保健用食品を除き，**許可証票**(図 2-17)がつけられる．ただし，単に乳児用や幼児用などと表示されたものは，特別用途食品でないので許可を必要としない．

2. 保健機能食品

食品には，生命現象を営むために必要不可欠な，エネルギー源や生体構成成分を補給する栄養素としての機能(**一次機能：栄養機能**)や食品自体あるいは食品成分が生体の感覚器に影響を及ぼすことにより，嗜好特性を決定する機能(**二次機能：感覚機能**)を持つことが知られている．
　1980年代に米国国立科学アカデミーによる報告書「食と栄養とがん」で，植物性化学物質(フィトケミカル：Phytochemical)が注目され，日本ではフィトケミカルのうち，科学的根拠に基づいた成分は機能性食品因子 Functional Food Factors と命名された．「機能性食品因子」の概念に基づき，食品は一次，二次機能に加え，身体のリズムを調節する機能や，精神的な安定や抗がん作用などの免疫系の調節機能(**三次機能：生体調節機能**)を持つと考えられている．食品のこのような機能から，健康に何らかのよい効果が期待できる食品をさす言葉として，「健康食品」が社会に広く認知されている．しかし，生活習慣病などの予防に食品の機能性を積極的に活用するという社会的ニーズがある反面，「健康食品」にはイメージが先行し，科学的根拠がないものが多い．食品の選択における不正確あるいは非科学的情報による混乱を防止するためには，国が科学的根拠に基づく情報提供を積極的に行う必要があることから，2001年4月に保健機能食品制度が制定された(表 2-15)．保健機能食品には特定保健用食品と栄養機能食品があり，栄養機能食品は食品の一次機能に着目した食品で，特定保健用食品(トクホ)は，食品の三次機能に着目した食品である．

表 2-15 保健機能食品の種類

医薬品 (医薬部外品を含む)	保健機能食品			一般食品 (いわゆる健康食品を含む)
	特定保健用食品(個別許可型)		栄養機能食品 (規格基準型)	
	個別審査許可型 (疾病リスク低減表示を含む)	規格基準型		
	条件付き特定保健用食品 (個別審査許可型)			

表 2-16 特定保健用食品の許可要件

1. 食生活の改善が図られ，健康の維持増進に寄与することが期待できるものであること．
2. 食品又は関与成分について，表示しようとする保健の用途に係る科学的根拠が医学的，栄養学的に明らかにされていること．
3. 食品又は関与成分についての適切な摂取量が医学的，栄養学的に設定できるものであること．
4. 食品又は関与成分が添付資料等からみて安全なものであること．
5. 関与成分について，次の事項が明らかにされていること．ただし，合理的理由がある場合は，この限りでない．
    ア 物理学的，化学的及び生物学的性状並びにその試験方法
    イ 定性及び定量試験方法
6. 同種の食品が一般に含有している栄養成分の組成を著しく損なったものでないこと．
7. まれにしか食されないものでなく，日常的に食される食品であること．
8. 食品又は関与成分が，「無承認無許可医薬品の指導取締りについて」(昭和46年6月1日付薬発第476号厚生省薬務局長通知)の別紙「医薬品の範囲に関する基準」の別添2「専ら医薬品として使用される成分本質(原材料)リスト」に含まれるものでないこと．

a. 特定保健用食品
1) 特定保健用食品の許可・承認と表示

特定保健用食品(トクホ)とは，食品機能をもつ食品の成分全般を広く関与成分の対象として，ある一定の科学的根拠を持つことが認められたものについて，国の許可(輸入品の場合は承認)を得て，食品の持つ特定の保健の用途を表示して販売される食品である．その対象は主に食生活などが原因となって起こる生活習慣病などに罹患する前の人あるいは境界線上の人であり，病気の治療を目的としたものではない．表2-16に示すように，特定保健用食品の許可(承認)要件には，医薬品成分などを含まないこと，科学的根拠に基づく有効性(ヒト試験)，その安全性の担保として食経験があることなどがあげられている．特定保健用食品は，製品ごとに食品の有効性や安全性について審査を受け，表示について消費者庁長官(平成21年厚生労働省大臣から移管)の許可を得る必要がある(図2-18)．特定保健用食品において表示すべき事項は，図2-19に示す．保健の用途の表示は，健康の維持・増進に寄与する機能を有することを科学的に明らかにしたもので，許可範囲は以下の通りで，明らかに医薬品と誤認されるおそれのあるものであってはならない．

①測定可能な体調の指標の維持・改善に関するもの(例：「血糖値を正常に保つ」)
②身体の生理機能・組織機能を良好に維持・改善に関するもの(例：「カルシウムの吸収を高める」)
③本人が自覚できる体調の変化で，慢性でない一時的な体調の変化に関するもの(例：「肉体疲労を感じる方に適する」)

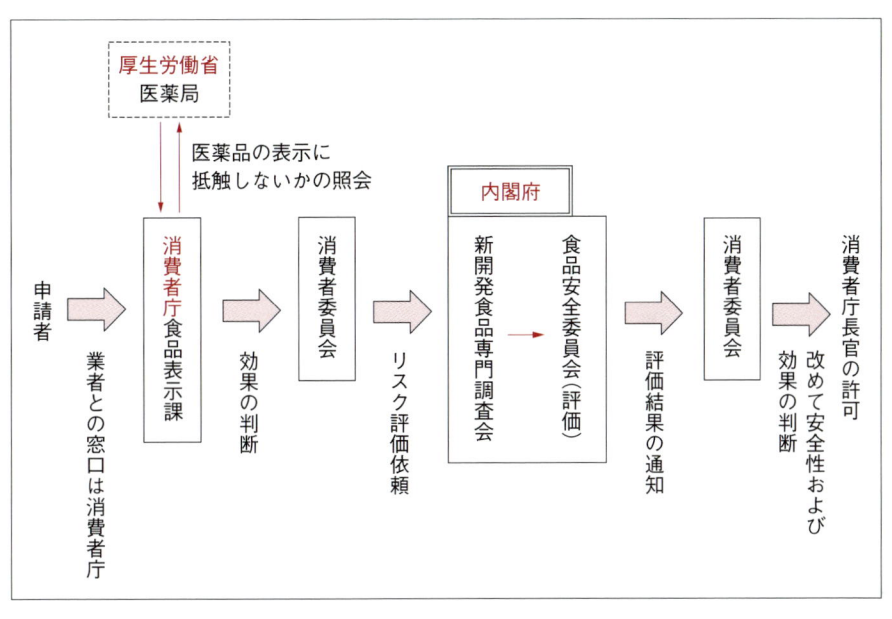

図 2-18　特定保健用食品の審査手続きの流れ

1. 特定保健用食品である旨（条件付き特定保健用食品にあっては，条件付き特定保健用食品である旨）および関与する成分の名称
2. 栄養成分の表示（保健機能に関与する成分を含む）
3. 特定の保健用途の表示および摂取をする上での注意事項
4. 1日当たりの摂取目安量
5. 摂取の方法
6. 1日当たりの栄養素等表示基準値に占める割合（栄養素等表示基準値が定められているものに限る）
7. 調理または保存の方法
8. 「食生活は，主食，主菜，副菜を基本に，食事のバランスを」
9. 許可又は承認証票（許可マークは国内において製造・貯蔵された商品で，承認マークは国外で製造された商品にそれぞれつけられる）

特定保健用食品の証票　　　　条件付き特定保健用食品の証票

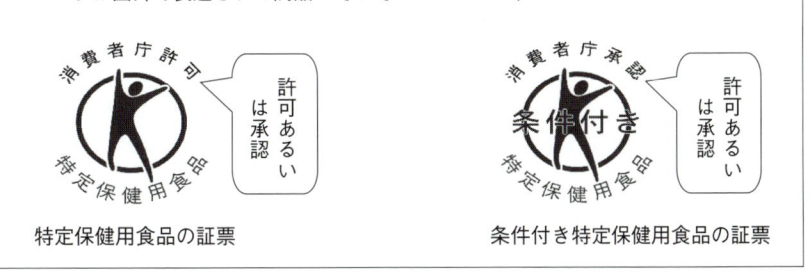

図 2-19　特定保健用食品において表示すべき事項

④疾病リスクの低減に関するもの：条件付き特定保健用食品の保健の用途の表示の範囲としては認められない（例：「日頃の運動と適切な量のカルシウムを含む健康的な食事は骨粗しょう症になるリスクを低減するかもしれない」）

　平成21年8月現在，892品目がトクホとしての表示の許可を受けている．当初は医薬品と区別をするため，明らかな食品の形態をしていることが必須要件であったが，平成13年に保健機能食品制度が創設された際，錠剤やカプセル状のものでも許可されることになった．その

2．食品成分と食生活・生活習慣病

表 2-17　特定保健用食品の保健用途の表示内容と関与成分

表示内容	保健機能成分（関与成分）
お腹の調子を整える食品	オリゴ糖（キシロオリゴ糖，大豆オリゴ糖，フラクトオリゴ糖，イソマルトオリゴ糖，乳果オリゴ糖，ラクツロース，ガラクトオリゴ糖，ラフィノース，コーヒー豆マンノオリゴ糖） 食物繊維（難消化性デキストリン，ポリデキストロース，グアーガム分解物，サイリウム種皮由来の食物繊維，小麦ふすま，低分子化アルギン酸ナトリウム，ビール酵母由来の食物繊維，寒天由来の食物繊維，小麦外皮由来の食物繊維，低分子化アルギン酸ナトリウムと水溶性コーンファイバー，難消化性デンプン，小麦ふすまと難消化性デキストリン，還元タイプ難消化性デキストリン） ビフィズス菌，乳酸菌など
血圧が高めの方に適する食品	カゼインドデカペプチド，カツオ節オリゴペプチド，サーデンペプチド，ラクトトリペプチド，杜仲葉配糖体，わかめペプチド（イソロイシルチロシン），γ-アミノ酪酸，酢酸，海苔オリゴペプチド，ゴマペプチド，ローヤルゼリーペプチド，燕龍茶フラボノイド
コレステロールが高めの方に適する食品	大豆タンパク質，キトサン，リン脂質結合大豆ペプチド，植物ステロールエステル，低分子化アルギン酸ナトリウム，植物ステロール，ブロッコリー・キャベツ由来の天然アミノ酸，茶カテキン
血糖値が気になる方に適する食品	L-アラビノース，グァバ葉ポリフェノール，難消化性デキストリン，小麦アルブミン，豆鼓エキス
食後の血中の中性脂肪が上昇しにくい食品，体脂肪が気になる方に適する食品	ジアシルグリセロール（販売停止中），グロビンタンパク分解物，中鎖脂肪酸，茶カテキン，EPAとDHA，ウーロン茶重合ポリフェノール，コーヒー豆マンノオリゴ糖，ベータコングリシニン，豆鼓エキス【条件付きトクホ】
虫歯の原因になりにくい食品	マルチトール，パラチノース，茶ポリフェノール，還元パラチノース，エリスリトール
歯の健康維持に役立つ食品	CPP-ACP（カゼインホスホペプチド-非結晶リン酸カルシウム複合体），キシリトール，マルチトール，リン酸一水素カルシウム，フクロノリ抽出物（フノラン），還元パラチノース，第二リン酸カルシウム
ミネラルの吸収を助ける食品	CCM（クエン酸リンゴ酸カルシウム），CPP（カゼインホスホペプチド），フラクトオリゴ糖，ヘム鉄
骨の健康が気になる方に適する食品	大豆イソフラボン，MBP（乳塩基性タンパク質），ビタミンK_2（メナキノン-7），ポリグルタミン酸，カルシウム【疾病リスク低減】

ため，安全性の確保，監視指導の強化という意味から健康増進法とともに食品衛生法によって規定されている．平成17年には，食品機能について正確で十分な情報を国民に提供する観点から，新たに，**条件付き特定保健用食品，規格基準型特定保健用食品，疾病リスクの低減効果の表示**が認められるようになった．（表 2-15）

2）特定保健用食品の保健機能表示とその関与成分

　特定保健用食品中の保健作用に関する成分（関与成分）には食物繊維，オリゴ糖，ペプチド類，タンパク質，乳酸菌，機能性脂質など，多くの種類がある．特定保健用食品の開発では，試験管内実験や動物実験後に，実際の商品を用いたヒト試験によって，表示する保健作用の有無が最終的に確認される．特定保健用食品の主な保健用途の表示内容と関与成分は表 2-17 に示す．
　「お腹の調子を整える食品」には，関与成分として，オリゴ糖類を含む食品，食物繊維を含む食品，ビフィズス菌や乳酸菌類を含む食品の3種類がある．オリゴ糖類は腸内の生体にとって好都合な菌を増やし，ビフィズス菌や乳酸菌類は生体にとって好都合な菌そのものである．また，食物繊維類は腸を刺激して排便を促す作用がある．

「血圧が高めの方に適する食品」の主な関与成分は，ペプチド類と杜仲葉配糖体がある．ペプチド類はアンジオテンシン変換酵素の阻害作用により，血管収縮作用のあるアンジオテンシンⅡの産生と血圧低下作用があるブラジキニンの分解を抑制することで，血圧上昇を抑制する．また，杜仲葉配糖体は副交感神経を刺激して血圧上昇を抑制する．

「コレステロールが高めの方に適する食品」の関与成分は，小腸において胆汁酸の排泄促進作用，コレステロールの体内への吸収抑制ならびに体外排泄促進作用によって，血清コレステロールを低下させる．

「血糖値が気になる方に適する食品」の関与成分である難消化性デキストリン，グァバ茶ポリフェノール，小麦アルブミンは，ブドウ糖の吸収を遅延させる．豆鼓エキスはα-グルコシダーゼの阻害作用によって，糖類の消化吸収を遅延させる．L-アラビノースはショ糖分解酵素を特異的に阻害する．

「食後の血中の中性脂肪が上昇しにくい食品，体脂肪が気になる方に適する食品」の関与成分であるグロビンタンパク質分解物は，小腸での膵リパーゼの働きを抑制する．小腸粘膜でトリグリセリドに再合成されにくく，β酸化で燃焼されやすい性質を持つジアシルグリセロールを主成分とした食用油が販売されていたが，有害性が疑われているグリシドール脂肪酸エステルが通常の植物精油の100倍多く含まれていたことが明らかとなり2010年9月現在自主的に製造・販売停止している．

「虫歯の原因になりにくい食品および歯の健康維持に役立つ食品」の関与成分である茶ポリフェノールはミュータンス菌の増殖抑制作用があり，還元パラチノースなどの糖類はその栄養源になりにくい甘味料である．CPP-ACP（カゼインホスホペプチド-非結晶リン酸カルシウム複合体），第2リン酸カルシウム，フクロノリ抽出物には，歯の脱灰の抑制と歯の再石灰化の促進作用がある．

「ミネラルの吸収を助ける食品」の関与成分であるCCM（クエン酸リンゴ酸カルシウム），CPP（カゼインホスホペプチド），フラクトオリゴ糖は，消化管におけるカルシウムの溶解性を高めることで，吸収が促進される．ヘム鉄は非ヘム鉄に比べ，吸収されやすい．

「骨の健康が気になる方に適する食品」の関与成分のうち，ビタミンK_2は骨タンパク質の形成に必要で，イソフラボンは骨からのカルシウム溶出抑制，MBP（乳塩基性タンパク質）は骨吸収抑制と骨形成促進作用がある．

3）条件付き特定保健用食品

条件付き特定保健用食品とは，これまでの特定保健用食品の審査で要求している有効性の科学的根拠のレベルには届かないが，一定の有効性が確認される食品に対して，限定的な科学的根拠である旨の表示「○○を含んでおり，根拠は必ずしも確立されていませんが，△△に適している可能性がある食品です．」を許可したものである．条件付き特定保健用食品の科学的根拠については，作用機序や有効性を確認する試験の方法の2方向から審査基準を緩和された（図2-20）が，安全性については，特定保健用食品と同等の科学的根拠が必要である．

4）規格基準型特定保健用食品

規格基準型特定保健用食品は，これまでの特定保健用食品で許可実績が多く，科学的根拠が蓄積されている関与成分を含む食品については，薬事・食品衛生審議会の個別審査を行わず，新開発食品保健対策室において規格基準に適合するか審査して許可するもので，有効性に関する資料は省略できる．

作用機序＼試験	無作為化比較試験 危険率5%以下	無作為化比較試験 危険率10%以下	非無作為化比較試験（危険率5%以下）	対照群のない介入試験（危険率5%以下）
明確	トクホ	条件付きトクホ	条件付きトクホ	
不明確	条件付きトクホ	条件付きトクホ		

科学的根拠の信頼性 大→小

図2-20　条件付き特定保健用食品

表2-18　疾病リスク低減表示

関与成分	1日摂取目安量	特定の保健の用途に係る表示	摂取をするうえでの注意事項
カルシウム（食品添加物公定書等に定められたもの又は食品等として人が摂取してきた経験が十分に存在するものに由来するもの）	400～700 mg	この食品はカルシウムを豊富に含みます．日頃の運動と適切な量のカルシウムを含む健康的な食事は，若い女性が健全な骨の健康を維持し，歳をとってからの骨粗しょう症になるリスクを低減するかもしれません	一般に疾病はさまざまな要因に起因するものであり，カルシウムを過剰に摂取しても骨粗しょう症になるリスクがなくなるわけではありません
葉酸（プテロイルモノグルタミン酸）	400～1,000 μg	この食品は葉酸を豊富に含みます．適切な量の葉酸を含む健康的な食事は，女性にとって，二分脊椎などの神経管閉鎖障害を持つ子供が生まれるリスクを低減するかもしれません	一般に疾病はさまざまな要因に起因するものであり，葉酸を過剰に摂取しても神経管閉鎖障害を持つ子供が生まれるリスクがなくなるわけではありません

対象となるものは，これまで許可を受けている特定保健用食品のうち
　①許可件数が100件を超えている保健の用途に係る関与成分であること
　②①を満たす成分で，最初の許可などから6年以上経過していて，健康被害が出ていないもの
　③複数の企業が当該保健の用途を持つ当該関与成分について許可などを取得しているものについて，順次規格基準の作成を検討している
ものである．現在，お腹の調子を整える食品の関与成分である食物繊維のうち，難消化性デキストリン，ポリデキストロース，グアガム分解物と，オリゴ糖のうち，大豆オリゴ糖，フラクトオリゴ糖，乳果オリゴ糖，ガラクトオリゴ糖，キシロオリゴ糖，イソマルトオリゴ糖で規格基準が設定されている．

5）疾病リスクの低減表示

疾病リスクの低減効果は，これまで特定保健用食品でも許可されていなかったが，医学的・栄養学的に確立されていることが示された場合には，その表示を認めるものである．現在,「カルシウムと骨粗しょう症」，「葉酸と神経管閉鎖障害」の二つの表示が対象になっている（表2-18）．カリウムや葉酸は栄養機能食品の対象であるが，疾病リスクの低減表示をする場合には，

表 2-19　栄養機能食品の栄養機能表示

成分	栄養機能表示	下限値	上限値
亜鉛	亜鉛は，味覚を正常に保つのに必要な栄養素です．亜鉛は，皮膚や粘膜の健康維持を助ける栄養素です．亜鉛は，タンパク質・核酸の代謝に関与して，健康の維持に役立つ栄養素です	2.10 mg	15 mg
カルシウム	カルシウムは，骨や歯の形成に必要な栄養素です	210 mg	600 mg
鉄	鉄は，赤血球を作るのに必要な栄養素です	2.25 mg	10 mg
銅	銅は，赤血球の形成を助ける栄養素です 銅は，多くの体内酵素の正常な働きと骨の形成を助ける栄養素です	0.18 mg	6 mg
マグネシウム	マグネシウムは，骨や歯の形成に必要な栄養素です マグネシウムは，多くの体内酵素の正常な働きとエネルギー産生を助けるとともに，血液循環を正常に保つのに必要な栄養素です	75 mg	300 mg
ナイアシン	ナイアシンは，皮膚や粘膜の健康維持を助ける栄養素です	3.3 mg	60 mg
パントテン酸	パントテン酸は，皮膚や粘膜の健康維持を助ける栄養素です	1.65 mg	30 mg
ビオチン	ビオチンは，皮膚や粘膜の健康維持を助ける栄養素です	14 μg	500 μg
ビタミン A	ビタミン A は，夜間の視力の維持を助ける栄養素です ビタミン A は，皮膚や粘膜の健康維持を助ける栄養素です	135 μg (450 IU)	600 μg (2,000 IU)
β-カロテン (ビタミン A の前駆体)	β-カロテンは，夜間の視力の維持を助ける栄養素です β-カロテンは，皮膚や粘膜の健康維持を助ける栄養素です	1,620 μg	7,200 μg
ビタミン B_1	ビタミン B_1 は，炭水化物からのエネルギー産生と皮膚や粘膜の健康維持を助ける栄養素です	0.30 mg	25 mg
ビタミン B_2	ビタミン B_2 は，皮膚や粘膜の健康維持を助ける栄養素です	0.33 mg	12 mg
ビタミン B_6	ビタミン B_6 は，タンパク質からのエネルギー産生と皮膚や粘膜の健康維持を助ける栄養素です	0.30 mg	10 mg
ビタミン B_{12}	ビタミン B_{12} は，赤血球の形成を助ける栄養素です	0.60 μg	60 μg
ビタミン C	ビタミン C は，皮膚や粘膜の健康維持を助けるとともに，抗酸化作用を持つ栄養素です	24 mg	1,000 mg
ビタミン D	ビタミン D は，腸管でのカルシウムの吸収を促進し，骨の形成を助ける栄養素です	1.50 μg (60 IU)	5.0 μg (200 IU)
ビタミン E	ビタミン E は，抗酸化作用により，体内の脂質を酸化から守り，細胞の健康維持を助ける栄養素です	2.4 mg	150 mg
葉酸	葉酸は，赤血球の形成を助ける栄養素です．葉酸は，胎児の正常な発育に寄与する栄養素です	60 μg	200 μg

特定保健用食品の個別審査を受ける必要がある．

　特定保健用食品は，医薬品ではなく，食品であるので，自己判断で安易に病気の治療・治癒の目的に使用することは，科学的根拠に基づいた適切な治療を受ける機会を失ったり，治療の妨げになったり，思わぬ健康被害を受けることがあるので注意が必要である．

b. 栄養機能食品

　栄養機能食品とは，身体の健全な成長，発達，健康の維持に必要な栄養成分（ビタミン，ミネラルなど）の補給・補完に資する食品であり，食生活において特定の栄養成分の補給を主た

表 2-20　栄養機能食品の注意喚起表示

成分	注意喚起表示
ビタミン A	本品は，多量摂取により疾病が治癒したり，より健康が増進するものではありません．1日の摂取目安量を守ってください．妊娠3ヵ月以内または妊娠を希望する女性は過剰摂取にならないよう注意してください
葉酸	本品は，多量摂取により疾病が治癒したり，より健康が増進するものではありません．1日の摂取目安量を守ってください．本品は，胎児の正常な発育に寄与する栄養素ですが，多量摂取により胎児の発育がよくなるものではありません
亜鉛	本品は，多量摂取により疾病が治癒したり，より健康が増進するものではありません．亜鉛の摂りすぎは銅の吸収を阻害するおそれがありますので，過剰摂取にならないよう注意してください．1日の摂取目安量を守ってください．乳幼児・小児は本品の摂取を避けてください
銅	本品は，多量摂取により疾病が治癒したり，より健康が増進するものではありません．1日の摂取目安量を守ってください．乳幼児・小児は本品の摂取を避けてください
マグネシウム	本品は，多量摂取により疾病が治癒したり，より健康が増進するものではありません．多量に摂取すると軟便（下痢）になることがあります．1日の摂取目安量を守ってください．乳幼児・小児は本品の摂取を避けてください
カルシウム，鉄，その他のビタミン	本品は，多量摂取により疾病が治癒したり，より健康が増進するものではありません．1日の摂取目安量を守ってください

表 2-21　栄養機能食品において表示すべき事項

1. 保健機能食品（栄養機能食品）である旨
2. 栄養成分の表示（機能表示する成分を含む）
3. 栄養機能表示
4. 1日当たりの摂取目安量
5. 摂取の方法および摂取する上での注意事項
6. 1日当たりの栄養素等表示基準値に占める割合
7. 調理または保存の方法とその注意事項
8. 「食生活は，主食，主菜，副菜を基本に，食事のバランスを」
9. 本品は，特定保健用食品と異なり，消費者庁長官による個別審査を受けたものでない旨

る目的として摂取をする者に対して表示をするものと定義されている．つまり，栄養成分の補給・補完を目的とし，身体の健全な成長，発達，健康の維持に必要な栄養成分の栄養生理的機能を表示する食品である．栄養機能食品はいわゆる規格基準型の食品であるので，栄養成分が規格基準に合っていれば，自由に製造販売が可能で，許可申請や届け出も不要である．現在，栄養機能食品の対象として，ビタミンKを除く，ビタミン12種類（ビタミンA，B_1，B_2，B_6，B_{12}，C，D，E，ナイアシン，葉酸，ビオチン，パントテン酸）とミネラル5種類（カルシウム，鉄，マグネシウム，銅，亜鉛）の規格基準および表示基準が定められている．とくに，栄養成分の補給・補完および過剰摂取や禁忌による健康危害の防止に重点を置いていて，それぞれ上限値および下限値が設定されている．また，ビタミンやミネラルの栄養機能表示は表2-19に，注意喚起表示は表2-20にそれぞれ示す．

栄養機能食品ではそれ以外に，表2-21に示す事項を必ず表示しなくてはならない．特定保

表 2-22　医薬品と非医薬品区分の例(一部)

リスト収載品目	医薬品	非医薬品
アロエ	葉の液汁	根・葉肉 (キダチアロエの葉)
トチュウ	樹皮	果実・葉・葉柄・木部
センナ	果実・小葉・葉柄・葉軸	茎
ヤクヨウダイオウ	根茎	葉
クワ	根皮	葉・花・実
ヘビ	ヘビ毒	ヘビ全体
オタネニンジン (高麗ニンジン,朝鮮ニンジン)	根(医学的効能・効果および 用量・用法を表示する場合)	果実・根・根茎・葉 (医薬品的な表示は不可)

健用食品(図 2-19)との食品表示の違いは,許可証票がないこと,栄養機能食品(栄養成分)の表示,保健用途の表示が栄養機能表示となること,特定保健用食品のような個別審査を受けていないことを明記することである.栄養機能食品であるビタミンやミネラルは,過剰摂取に注意し,食事摂取基準で示されている摂取安全域内での摂取に配慮する.葉酸や鉄,カルシウムは食事から十分量摂取するのが難しい栄養素であるので,栄養機能食品を有効に利用できる.また,栄養機能食品で,規格基準に係る栄養成分以外の成分の機能表示,特定の保健機能の表示,疾病名の表示やその他医薬品と誤認されるおそれのある表示が横行したため,平成 17 年にこれらの禁止規定が食品衛生法などに盛り込まれた.

3. いわゆる健康食品

いわゆる健康食品とは,一般に健康補助食品,健康栄養食品,栄養補助食品,栄養強化食品,栄養調整食品,ダイエタリー・サプリメント,サプリメント,健康飲料,ダイエット食品,その他さまざまな名称で呼ばれるもので,普通の食品よりも健康によいと称して売られている健康食品から保健機能食品を除いたものであり,法的には一般食品と同様の扱いである.そのため,有効性や安全性,品質などの面で一般食品とは異なり,健康被害や不当表示の問題が起きやすい.

a. いわゆる健康食品の原材料

健康食品は健康の保持・増進に役立ちそうなイメージがあるが,医薬品や医薬部外品とははっきり区別されていて,あくまでも食品である.したがって,健康食品(いわゆる健康食品や保健機能食品)には,「専ら医薬品として使用される成分本質(原材料)リスト」の収載品目を原材料に使用できない.健康食品の原材料として,「医薬品的効能効果を標榜しない限り医薬品と判断しない成分本質(原材料)リスト」の収載品目は用いることができるが,どちらのリストにもない場合は個別に厚生労働省に問い合わせる必要がある.ただし,非医薬品リストに掲載されていても,食品添加物として認められていないものや食品添加物の基準に遵守する必要がある場合は,健康食品の原材料として用いることはできない.表 2-22 には,部位によって医薬品と非医薬品に区分されるものの一部を例に示す.

表 2-23 健康食品の虚偽誇大広告にだまされない方法(以下のような文句に注意)

1. 「即効性」「万能」「最高のダイエット食品」
2. 「ガンが治った」などの治療,治癒に関する言及
3. 「天然」「食品だから安全」「全く副作用がない」
4. 「新しい科学的進歩」「奇跡的な治療法」「他にない」「秘密の成分」「伝統医療」
5. 驚くべき体験談,医師などの専門家によるお墨付き
6. 「厚生労働省許可」「厚生労働省承認済み」
7. 「○○に効くと言われています」
8. 「ダイエットに効く○○茶(特許番号××番)」
9. 「○○を食べると,3日目位に湿疹が見られる場合がありますが,これは体内の古い毒素などが分解され,一時的に現れるものです.これは体質改善の効果の現れです.そのままお召し上がりください」

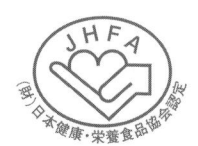

図 2-21 (財)日本健康・栄養食品協会の JHFA 認定マーク

b. いわゆる健康食品の表示・広告

表示においても,いわゆる健康食品が,医薬品的な効能効果の表示だけでなく,特定の保健用途に適する旨の表示や栄養機能表示をすること,さらに保健機能食品と紛らわしい名称を用いることは法的に禁じられている.しかし,インターネットの普及に伴い,健康増進法で禁止しているにもかかわらず,健康の保持増進の効果などに関する虚偽または誇大な広告が増加している.このような健康食品の虚偽誇大広告にだまされない方法9か条を表 2-23 に示す.

c. いわゆる健康食品の品質と有効性

いわゆる健康食品の製造は自社規格による場合が多いので,メーカー間,ロット差などで品質が異なる場合が多い.そのため,錠剤やカプセル状の健康食品にも医薬品と同様に,GMP(Good Manufacturing Practice 適正製造規範)が法的に義務化される必要があることが提言されている.現在,(財)日本健康・栄養食品協会が品質を担保する JHFA(Japan Health Food Authorization)認定マークの表示(図 2-21)を行っている.ただし,このマークは品質を担保するもので,安全性や有効性を保証するものではない.

ほとんどのいわゆる健康食品の有効性は科学的根拠が明確ではないが,特定保健用食品と同レベルの有効性を持つものもある.しかし特定保健用食品の許可に必要な有効性試験には相当の費用と時間がかかるため,認可申請をしない場合が多い.そこで条件付き特定保健用食品や規格基準型特定保健用食品が導入され,有効性の科学的根拠がやや弱いものでも,いわゆる健康食品との差別化できるようになった.しかし,健康食品全体の市場は拡大しているにもかかわらず,保健機能食品制度の広がりはまだ認められていない.

d. いわゆる健康食品と医薬品との相互作用

　健康食品は食品であるので，健康保持・増進の目的で利用するのであって，治療目的で利用するものではない．しかし，健康食品の利用者は種々の疾患を持っている場合が多く，医薬品との相互作用による健康被害が報告されている．セントジョーンズワート(SJW)はセイヨウオトギリソウ *Hypericum perforatum* の抽出物で，不安神経症，軽度のうつ病，不眠症に対する民間療法として使用されてきた．SJWは小腸粘膜におけるP糖タンパクと小腸粘膜および肝臓のCYP3A4の発現量を増加させるため，免疫抑制薬シクロスポリン，強心薬ジゴキシン，抗凝固薬ワルファリン，気管支拡張薬テオフィリン，高脂血症治療薬シンバスタチン，女性ホルモン薬エチニルエストラジオールなどの医薬品の血中濃度を低下させる．また，認知機能の改善に用いられるイチョウ葉 *Ginkgo biloba* や滋養強壮に用いられる高麗ニンジン *Panax ginseng* は抗血液凝固剤ワルファリンの作用を増強する．一方，ビタミンKを多く含むクロレラや青汁，ビタミンKを産生する納豆菌はワルファリンの作用を弱めることが報告されている．さらに，肝機能改善に用いられるマリアアザミ *Silybum marianum* は抗HIV薬インジナビルやジゴキシンの作用を弱めるといわれている．したがって，薬剤師は患者応対時に服用している健康食品に対しても注意を払わなくてはならない．

ダイエット食品

　ダイエットは本来「食事」を意味するが，現在では「減量」の意味で用いられていることが多い．健康食品市場は約 6,000 億円といわれ，そのうちダイエット食品やマルチバランス食品は近年減少傾向にあっても，なお大きな割合を占めている．ダイエット食品のうち，特定保健用食品（トクホ）として「体脂肪がつきにくい食品」や「食後の血中中性脂肪が上昇しにくい食品」が許可されているが，この有効性を確認する試験では，一般にトクホを含めた脂肪摂取量を同年代の平均以下に制限したうえで実施している．したがって，トクホであっても脂質摂取量を制限しなければ効果は得られない．それ以外のダイエット食品は，そのほとんどが「いわゆる健康食品」に相当するので，栄養成分が少ないことを強調する表示である栄養強調表示（"無"，"ゼロ"，"ノン"など「含まない旨」に類する表示や"低"，"控えめ"，"ダイエット"，"少"，"ライト"など「低い旨」に類する表示）は基準値に相当すれば表示できるが，保健機能や栄養素機能表示だけでなく，効能効果は一切表示してはならない．インターネットなどの広告では，痩身願望に合わせて，「脂質や炭水化物などのエネルギー源となる主栄養素の消化吸収を抑制して，まとめて排泄する」という広告が数多くなされている．実際，このような食品にはヒトにおける科学的根拠がほとんどない．また，米国で販売されている Weight Loss Supplement や Slimming Supplement の代表的成分はそれぞれ減量効果があるとされているが，その安全性や有効性に対する科学的根拠は必ずしも十分ではない．ダイエット食品において最も健康被害が報告されているのは，違法に医薬品を含む「いわゆる健康食品」で，痩身効果があったと口コミで広がる場合が多い．国内外では医薬品と非医薬品の区分が異なることから，海外では食品であっても，日本では無承認無許可医薬品にあたり，薬事法違反となる．その例として，日本では医薬品であるエフェドラ（マオウ），甲状腺ホルモン，カバ，センナ葉，ステロイドホルモンや，未承認医薬品であるシプトラミンおよびその類似物質が海外のダイエット食品に含有していて，多くの健康被害が報告されている．とくに個人輸入した「御芝堂減肥胶囊」「纖之素胶囊」などの中国ダイエット食品では，死亡例も報告されている．個人輸入した医薬品成分による健康被害は，すべて個人の責任となり，健康被害救済制度の対象にならないのでとくに注意が必要である．なお，無承認無許可医薬品情報は随時厚生労働省のホームページで公開されている（http://www.mhlw.go.jp/kinkyu/diet/musyounin.html）．このようなダイエット食品に関する情報入手経路は「友人・知人からの紹介・口コミ」が 4 割を占めていて，消費者が食品の選択するにあたり，正しい情報をもとに行われる必要がある．

3 食品の安全性確保

　現代社会においては，食生活が豊かになり食嗜好が多様化している．その結果，食品流通の広域化・国際化の進展や科学技術の発展など食生活を取り巻く状況は大きく変化している．したがって，食品の安全性を確保するためには食品の一次生産から消費にいたるすべての過程，「フードチェーン(食品供給行程)」における世界的に共通なシステムを確立することが求められている．フードチェーン全般における危害(リスク)の存在を肯定し科学的知見に基づいたリスク分析を行うことが重要である．本章では，多様化する食品汚染と，この現状に対応して食の安全性を確保するための基本となる方策および一般的な各種安全性評価法の概念を解説する．また，消費者が食の安全性の確保や健康維持，増進を考慮した食品の選択を行うために必要な情報となる食品表示に関して概説する．

A. 安全性の確保

1. 食品汚染

　食品の安全性を確保するためには，食品中に混入する可能性がある微生物や化学物質による毒性を未然に防がなければならない(表 1-6)．食品汚染による中毒は微生物や化学物質の一度または短期の反復摂取により健康障害を生じる中毒と，化学物質などの長期摂取による"慢性中毒"に分類することができる．食中毒は厚生労働省の食中毒統計に記された原因物質により，細菌性，ウイルス性，化学性，自然毒，そしてアレルギー様食中毒に大別される．食中毒の実態は 1952(昭和 27)年より「伝染病及び食中毒統計」(厚生労働省)として正式に調査，計上されている．表 1-7 に示されるように昭和 50 年以降，自然毒や化学性の食中毒は少ないが，細菌性食中毒は増加傾向にある．また 1998(平成 10)年以降に食中毒原因の調査対象に加えられたノロウイルスの患者数も少なくないことがわかる．

　一方，比較的長期間の摂取によって健康に影響を与える可能性が指摘されている物質には，原材料生産の過程で使用される農薬や動物用医薬品(第 10 章)，加工工程で使用される食品添加物(第 11 章)などがあげられ，化合物個々の毒性を考慮に入れた安全性確保が要求される．動物性食品の汚染例としては，近年ヒトの変異型クロイツフェルト・ヤコブ病(vCJD)への関与が示唆されている狂牛病の原因物質であるプリオンなどがあり，また植物性のものには，長期摂取により発がん性を示すマイコトキシンなどのカビに由来する化合物(第 6 章)をあげることができる．また，産業活動により環境中に放出される難分解性の化合物の一部は食物連鎖

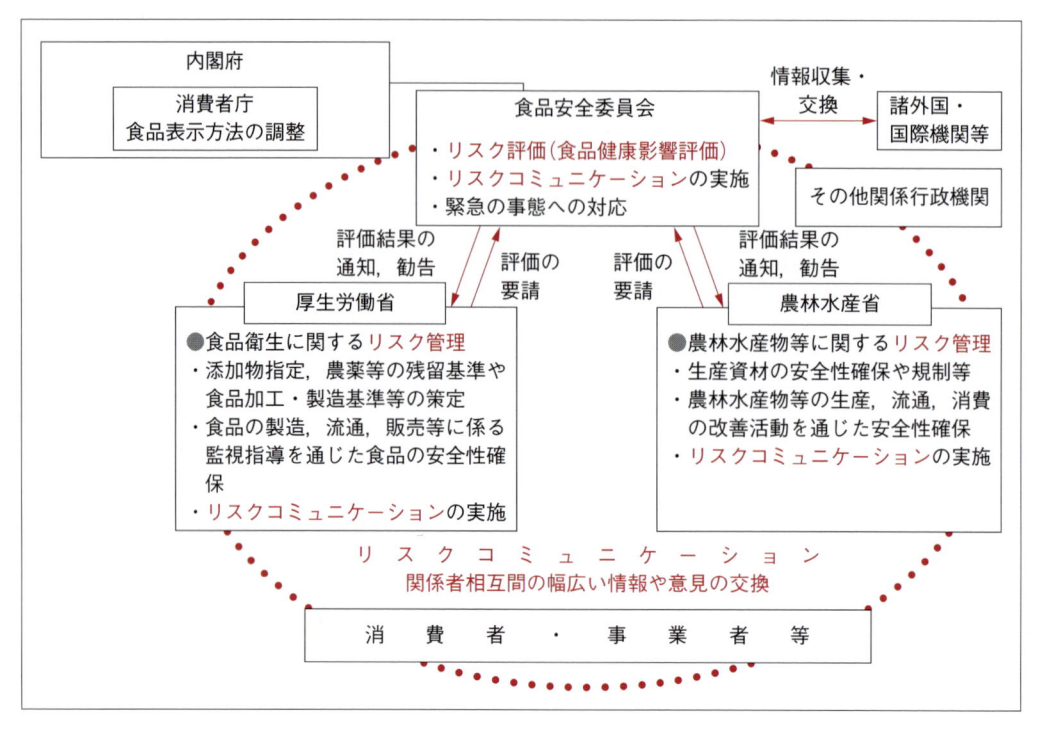

図3-1 政府による食の安全への取り組み

により生体内に濃縮され，食物連鎖の頂点に位置するヒトの体内に蓄積する（第9章）．たとえば外洋を回遊するマグロ，カジキ，鯨などにメチル水銀が検出されたり，ダイオキシン類およびPCBなどの環境汚染物質も魚介類や動物に濃縮され検出されることがある．

食品は地球の生態系から得られるものであり，病原微生物や有害な化学物質を完全になくすことは多くの場合は不可能である．また，食品の加工技術の多様化や国際的な流通を考えると食品添加物などの使用は必須であることから，個々の汚染物質の安全性，毒性を科学的に評価する手法の確立が要求される（リスク評価）．また，最終的に多くの食品には複数の化学物質が混入することが想定されるため，複合的な毒性を評価する必要もある．したがって，食の安全性の確保には①個々の汚染物質の人体への影響（毒性）と許容量を推定する，②複数の汚染物質が食品に混入した場合の複合的な毒性を考慮した許容量を推定するなどのリスク評価の進展，③流通する食品のモニタリングにより安全性を確保する（リスク管理），さらに④消費者が食品の内容を確認しながら個々のニーズに合った食品を選択することができるような食品表示システムを作ることや，⑤広く消費者の意見を聞き，かつ情報を公開するというリスクコミュニケーションのシステムを確立する，などの方策が必要である．

2. 安全性確保のシステム

原材料やその製造過程において前述したさまざまな食品汚染物質の混入を未然に防ぎ，最終的に消費者のからだに入るまでの安全性を保つためにいくつかの取り組みがなされている．2003（平成15）年7月に新たに施行された**食品安全基本法**に基づき，内閣府に独立行政機関と

表 3-1　関係各大臣が食品安全委員会の意見を聞かなければならない場合

食品衛生法（食品安全基本法第 24 条第 1 項第 1 号）
- 新開発食品の販売を禁止や解除
- 健康被害を起こした食品の販売を禁止や解除
- 病肉等の販売の禁止に関わる省令の変更
- 添加物の指定，規格の設定・変更
- 食品・添加物製造等の設定・変更
- 器具・容器包装等の規格または製造方法の基準を設定

農薬取締法（食品安全基本法第 24 条第 1 項第 2 号）
- 農薬の公定規格の設定・改廃
- 特定農薬の指定・変更

肥料取締法（食品安全基本法第 24 条第 1 項第 3 号）
- 肥料の公定規格の設定・改廃
- 特定普通肥料の登録・仮登録に関わる事項

家畜伝染病予防法（食品安全基本法第 24 条第 1 項第 4 号）
- 家畜伝染病等の種類，家畜の種類を制定

飼料の安全性の確保及び品質の改善に関する法律（食品安全基本法第 24 条第 1 項第 5 号）
- 飼料添加物の指定
- 飼料・飼料添加物の設定・変更
- 有害な物質を含む飼料・飼料添加物等の禁止

と畜場法（食品安全基本法第 24 条第 1 項第 6 号）
- と畜場，とさつ・解体に関わる内容の制定・改廃

水道法（食品安全基本法第 24 条第 1 項第 7 号）
- 水質基準の制定・改廃

薬事法（食品安全基本法第 24 条第 1 項第 8 号）
- 医薬品等（医薬品，医薬部外品，医療機器）の製造販売の承認
- 外国において製造販売される医薬品等の特例承認
- 動物用医薬品や動物に使用される蓋然性が高い医薬品の制定・改廃

農用地の土壌の汚染防止等に関する法律（食品安全基本法第 24 条第 1 項第 9 号）
- 農用地の土壌に含まれることに起因して人に健康被害を起こす物質（特定有害物質）や農用地土壌汚染対策地域の要件の制定・改廃

食鳥処理の事業の規制及び食鳥検査に関する法律（食品安全基本法第 24 条第 1 項第 10 号）
- 食鳥処理場の衛生管理等の基準，食鳥検査の対象となる疾病の範囲等，食鳥検査の方法・手続等の制定・改廃

食品衛生法及び栄養改善法の一部を改正する法律（食品安全基本法第 24 条第 1 項第 11 号）
- 既存添加物について

ダイオキシン類対策特別措置法（食品安全基本法第 24 条第 1 項第 12 号）
- 耐容 1 日摂取量の制定・改廃

牛海綿状脳症対策特別措置法（食品安全基本法第 24 条第 1 項第 13 号）
- 牛海綿状脳症に係る検査の対象となる牛の月齢の制定・改廃
- 焼却処分する牛の特定部位の範囲及びその例外の制定・改廃

その他政令・内閣府令で定めるとき（食品安全基本法第 24 条第 1 項第 14 号・食品安全委員会令第 1 条第 1 項・食品安全委員会令第 1 条第 1 項の内閣府令で定めるときを定める内閣府令）
- 遺伝子組換え生物もしくは当該生物を利用して製造された添加物の安全審査や製造基準の制定
- 特定保健用食品についての安全性審査
- 遺伝子組換え生物による飼料・飼料添加物に関する基準・安全性の確認

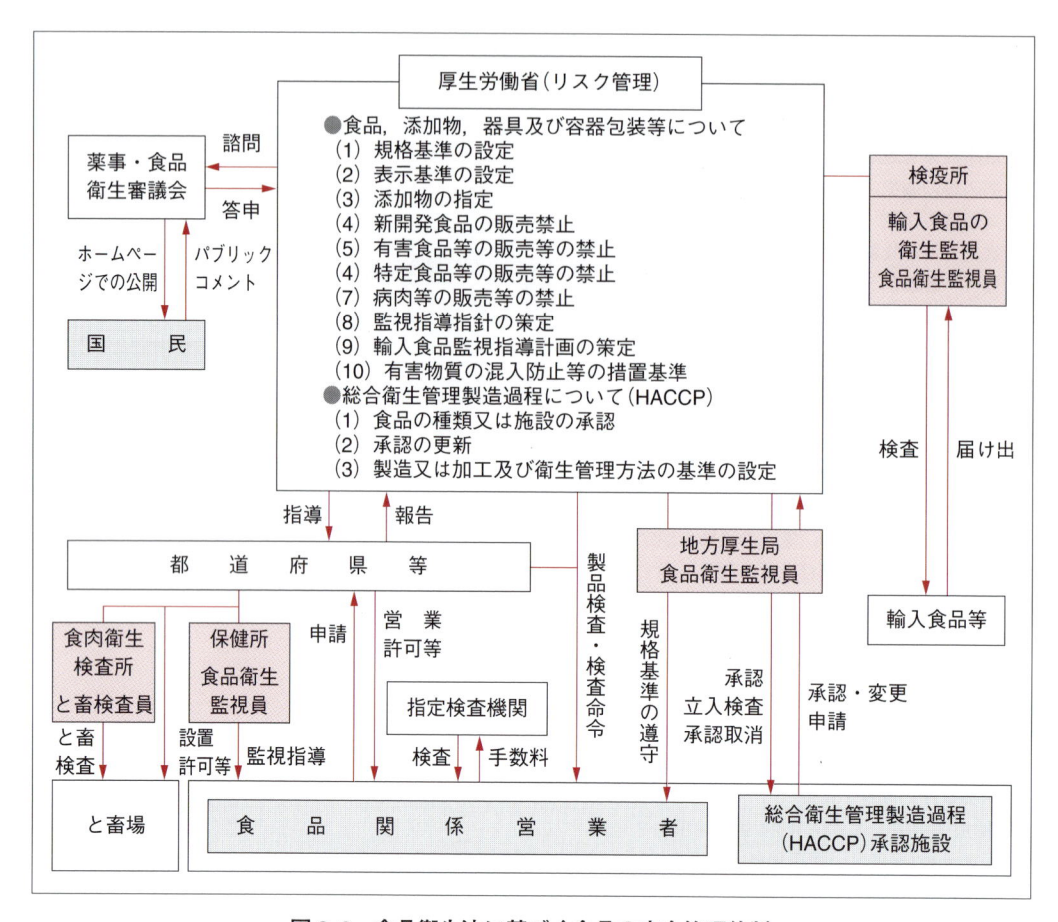

図3-2 食品衛生法に基づく食品の安全管理体制

して**食品安全委員会**が発足した(図3-1).厚生労働省,農林水産省で行われていた**リスク評価**が切り離されたかたちである.食品安全委員会はこのほか関係行政機関相互間の情報および意見の交換(**リスクコミュニケーション**)を行う使命も担っている.食品安全委員会は食品の安全性を確保するために関係各大臣による諮問,報告(表3-1)を受け,食品の安全性に関する科学的評価,調査・審議によりリスク評価(**食品健康影響評価**)をする.また評価結果を受けた厚生労働省,農林水産省はリスク管理を担う.厚生労働省が都道府県,保健所設置市(19政令指定都市,23特別区,40中核市,他7),と相互連携して展開する食の安全性確保に向けた施策を図3-2に示す.そのほか各食品保健行政に関しては本書の第1章に詳述されているので,本項では食品衛生保持のための施策の実際に触れる.

a. 食肉の安全性確保

食肉の生産に関しては,解体施設の衛生管理や獣畜(牛,馬,豚,めん羊,山羊)がとさつ解体され食肉になるまで地方自治体のと畜検査員による検査を受けなければならない(と畜場法).生体検査に合格したものだけがとさつされ,次いで解体前検査に合格したものが解体される.解体後の内臓,枝肉等の検査がされすべて問題なければ食肉として許可される.この間に人獣共通感染症に感染しているものは廃棄または部分廃棄され流通されないようなシステム

表 3-2　HACCP 適用のための 7 原則 12 手順
（コーデックス・ガイドラインに準拠）

〈7 原則〉
① 危害分析
② 重要管理点の特定
③ 管理基準の設定
④ モニタリング方法の設定
⑤ 特定の管理点が基準を満足していない場合の改善措置の設定
⑥ 検証方法の設定
⑦ 文書作成規定の設定及び記録の保存

〈12 手順〉
手順 1　専門家チームの編成
手順 2　製品の記述
手順 3　意図される使用方法の確認
手順 4　製造工程一覧図及び施設の図面
手順 5　一覧図に関する現場確認
手順 6　潜在的危害の把握（原則 1）
手順 7　重要管理点の特定（原則 2）
手順 8　重要管理点に係る管理基準の設定（原則 3）
手順 9　モニタリング方法の設定（原則 4）
手順 10　改善措置の設定（原則 5）
手順 11　検証方法の設定（原則 6）
手順 12　文書作成手法の設定及び記録の保存（原則 7）

となっている．また，食鳥処理に関しても同様に処理場の衛生管理，食鳥の生体検査，脱羽後検査，内臓摘出後検査を受け人獣共通感染症にかかった鳥は廃棄処分により流通が防止される（食鳥処理の事業の規制及び食鳥検査に関する法律）．

b. 農作物の安全性確保

　農薬取締法に基づき，国内で使用されるすべての農薬は登録を受ける必要があり，使用時期や方法も定められている（農薬安全使用基準）（第 10 章）．従来食品成分に関わる規格，残留基準が 26 に定められ，この残留基準を超えて農薬等が残留する食品の流通が禁止される一方で，規格，残留基準が定められていないものに関しては，残留していても食品として流通していた．食品衛生法が改正され規格（残留基準）が定められていない農薬や動物用医薬品等に関しても，厚生労働大臣が，人の健康を損なうおそれのない量として一定量(0.01 ppm)を告示し，その量を超えて農薬等が残留する場合，その食品の販売等は原則禁止される，いわゆるポジティブリスト制が，2006（平成 18）年 5 月から施行された．

c. 製造流通過程の安全性確保

　食品の製造過程における安全性確保は食品衛生法によりなされる．その概要を図 3-2 に示す．詳細は第 1 章に譲り本項では最近の動向についてのみ触れる．近年，食品の製造加工過程が多様化していることから，従来の画一的な製造基準により安全性を確保することが難しくなってきている．そこで材料調達から流通にいたるまでの各工程で安全性を確保しながら食品を製造することが求められ，総合衛生管理製造過程承認制度による食品衛生管理が導入されている

表3-3 総合衛生管理製造過程による食品の製造または加工の承認状況

	施設数[1]	件数[2]
乳	157	228
乳製品	162	235
食肉製品	68	120
魚肉練り製品	24	31
容器包装詰加圧加熱殺菌食品(缶詰・レトルト食品)	24	26
清涼飲料水	121	170
合計	556	810

2010(平成22)年12月24日現在(厚生労働省資料より)
[1] 承認施設として現在稼働している施設及び品目
[2] 複数の品目について承認を取得している施設は、1施設として計上

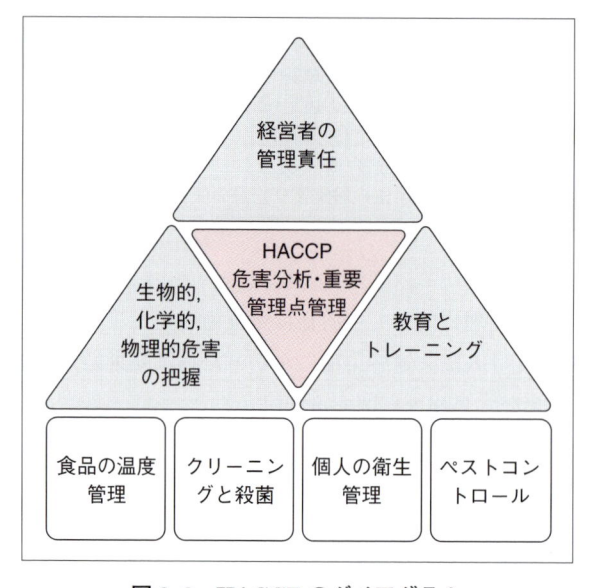

図3-3 HACCPのダイアグラム
(藤原邦達:食品被害を防ぐ事典, 農山漁村文化協会, 2001)

(図3-2). この制度は, **HACCP**(第1章)の概念を取り入れた衛生管理であり, 営業者による食品の安全確保に向けた自主管理の承認制度(食品衛生法第13条第1項)である.

　HACCPには各企業がそれぞれの食品の一連の製造, 流通過程で, どのような化学物質や微生物の混入が考えられるか, またそれらを制御する重要な管理点はどこかを明らかにし, リアルタイムに監視, 記録することにより食品汚染を回避するところに特徴がある(従来の製品のロットごとの検査による品質管理法では見落とす可能性は否定できなかったが, HACCPは各工程における多重的な衛生管理によって不良品の流通を防ぐことに主眼をおいている). HACCPにおいて, 各製造業者は製品ごとにコーデックス委員会のガイドラインに準拠した7原則と12手順(表3-2)に従い衛生管理の実施計画を作成する. 製造業者の申請は, 地方厚生局により審査, 承認される(図3-2). 現在, HACCPの対象となっている食品は乳・乳製品,

食の国際化に向けて

国際基準との整合化(ハーモナイゼーション)がなぜ必要か？
- わが国における食生活の多様化，食品流通の国際化
- 食品の規格基準や表示基準などの基準認証制度の整合化の必要性

食品の国際規格などの設定
FAO／WHO合同食品規格（コーデックス）委員会

消費者の健康を守るとともに，公正な食品貿易を推進させること等を目的として，食品等の規格基準策定作業を行う国際機関

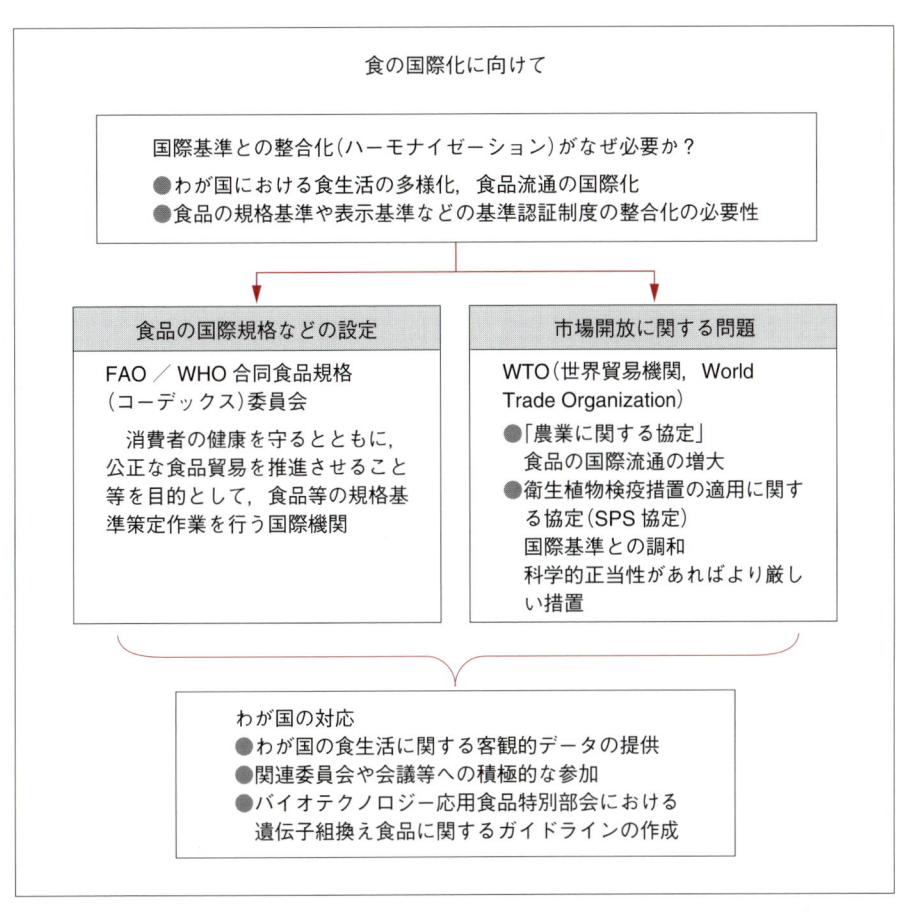

市場開放に関する問題
WTO（世界貿易機関，World Trade Organization）
- 「農業に関する協定」食品の国際流通の増大
- 衛生植物検疫措置の適用に関する協定（SPS協定）国際基準との調和科学的正当性があればより厳しい措置

わが国の対応
- わが国の食生活に関する客観的データの提供
- 関連委員会や会議等への積極的な参加
- バイオテクノロジー応用食品特別部会における遺伝子組換え食品に関するガイドラインの作成

図3-4 食品保健の国際的動向

(厚生統計協会編：国民衛生の動向，2001)

食肉製品，レトルト食品・缶詰，魚肉練り製品，清涼飲料水であり，2010(平成22)年12月現在で，556施設，810件が承認されている(表3-3)．2000(平成12)年の雪印乳業食中毒事件を契機として，承認審査および承認後の監視などについて強化がはかられている．この制度が食品衛生管理に効果を示すために重要なことは，構築されたHACCPが確実に運用されることであり，そのためには作業従事者の教育，トレーニングの充実および経営者の管理責任の強化など，総合的な安全管理・運営システムが必要となる(図3-3)．

食品の製造，販売過程の安全性の確保のために，各都道府県等の保健所の**食品衛生監視員**が重要な役割を果たす(図3-2，第1章 p 5)．食品衛生監視員は食品関係営業者を監視・指導する中で，実際に営業している場所に臨検し，必要に応じて食品などを検査目的で収去する．

d. 輸入食品の安全性確保

嗜好の多様化や国際的な農作物の流通促進策により，日本国内には平成12年以降3,000万トン以上の食物が輸入されている．一方で残留農薬，ポストハーベスト農薬(収穫後農薬)(第10章)および食品添加物の種類，使用法などの規格・表示基準が世界各国で異なっていること(第11章)が食物の流通を複雑にしている．FAO／WHOのコーデックス(CODEX)委員会では，

消費者の健康を保護し，公正な食品貿易を推進させることを目的として，国際的に採用可能な規格基準の策定がなされている（図3-4）．

わが国においても増加する輸入食品に対応するため，残留農薬の基準や残留動物用医薬品基準の策定が行われている．動物用医薬品の残留について，食品衛生法第7条を根拠規定とした告示では抗生物質や抗菌性物質の残留は認められていなかったが，国際的整合性をとるために，科学的根拠をもとに再評価され，動物用医薬品の残留基準値が設定された．前述したように，平成18年には動物用医薬品も農薬とともにポジティブリスト制に移行し，残留基準が定められていない農薬や医薬品なども一定量（0.01 ppm）を超えて食品に残留する場合，その輸入食品を販売することはできない．

3. 新たな評価基準の必要性

a. 遺伝子組換え食品対策

食品の質的・量的生産性の向上を目的として，遺伝子組換え技術によって遺伝的形質を改変した食物が開発されている．現在では個々の安全性審査が食品衛生法により義務化され，安全性未審査の遺伝子組換え食品の輸入，販売が禁止されている．安全性について，遺伝子組換えにより新たに作られるタンパク質によるアレルギー誘発性および有害物質の生産や組換えDNA技術に伴う派生的な影響などが一定の基準に基づいて審査されている（食品安全委員会によるリスク評価）．これまで（2010（平成22）年4月）に，100を超える遺伝子組換え食品等および20品目の遺伝子組換え飼料が食品安全委員会により評価され，人の健康に影響がないことが認められている．一方で，遺伝子組換え植物の生態系への影響も無視できず，他の植物への組換え遺伝子の汚染や防虫効果を目指した組換えDNA植物による昆虫の生存への影響などが懸念されている（第13章）．

b. 抗生物質耐性菌対策

抗生物質を使用し続けると抗生物質に対して耐性を示す菌が出現することがある（第10章）．一般的に抗生物質耐性菌は健常人にはあまり病原性を示さないが，免疫力が低下した入院患者が抗生物質の投与を受けると常在菌が死滅するとともに抗生物質耐性菌に感染することがあり，これが異常増殖し重度の感染症に陥ることがある．抗生物質耐性菌の一つであるメチシリン耐性黄色ブドウ球菌（**MRSA**）に効果的な抗生物質はバンコマイシンであるが，最近バンコマイシンに対して耐性を獲得したバンコマイシン耐性腸球菌（**VRE**）が院内感染の原因として新たに問題となっている．VREは健常人への健康には影響がないが，抗生物質投与や臓器移植に伴う免疫抑制剤投与によって免疫力が低下した入院患者が，これに感染して重篤な感染症に陥る例が増加している．VREなどの抗生物質耐性菌の出現過程を明らかにし，その出現を防ぐ方策が望まれる．VREは輸入食肉中に検出されることがあることから平成9年度からサーベイランス調査が行われている．平成9年度にはタイ，フランスから輸入された鶏肉やタイ，フランス，ブラジルから輸入された豚肉から，平成12年度にもタイの鶏肉からVREが検出されている．畜産現場では，飼料の効率を上げ家畜の成育を補助する目的で抗生物質が使用されている．バンコマイシンを含むグリコペプチド系抗菌薬の一つで家畜用のアボパルシンavoparcinが畜産現場で長年使用されてきたことがVRE出現の原因である可能性が指摘され

A. 安全性の確保　85

> **旅行者下痢症（Traveler's diarrhea）**
>
> 　食品を取り巻く衛生環境は，国ごとに大きく異なる．そこで海外旅行で多くの人が心配するのが下痢症であろう．**米国疾病対策センター（CDC）**では，世界中で海外旅行者のうちの20〜50％が旅行者下痢症にかかり，その数は年間1,000万人に上ると推定している．原因の多くは微生物に汚染された食品や水で，毒素原性大腸菌のほか，赤痢菌，コレラ菌，サルモネラなどが多く，ロタウイルスやノロウイルスなども患者から分離されている．
>
> 　衛生状態の悪い国では，
> ・衛生管理が十分でない露店などでは，食品を買ったり，食べたりしない
> ・生の野菜や肉，魚介類を食べない
> ・果物は，自分で皮をむいたもの以外は食べない
>
> 　途上国でも一部のホテルは飲料水としても使える水道水を供給しているが，生水は基本的には避けたほうがよい．衛生状態に疑問のあるときは，歯磨きにも水道水は使わないこと．東南アジアの高級ホテルでは，バスルームにびん詰めの蒸留水を置いているところが多い．
>
> 　予防目的での抗菌薬の使用は，多くの場合，避けたほうがよい．なお，治療には，フルオロキノロン（fluoroquinolones）系の抗菌薬（バクシダール®やシプロキサン®）を数日，投与することがある．また下痢による脱水には，フルーツジュースやカフェインの入っていないソフトドリンクが効果的である．ひどい下痢には，水分とともに電解質を補う必要があり，十分な量のカリウムを含む経口輸液（ORS：Oral Rehydration Salts）がよい．WHOが推奨するORSは，塩化ナトリウム3.5 g，塩化カリウム1.5 g，重炭酸ナトリウム2.5 g，グルコース20 gを1Lの水に溶かしたものである．
>
> 　海外旅行が一般化しているように，「食」の世界の国際化も急速に進んでいる．旅行者下痢症が多発する国の多くは人件費が安く，食材，加工食品の輸出国でもある．冷凍野菜やエビをはじめ，串にきれいに刺されて焼くだけの状態に加工された焼き鳥など，私たちはほぼ毎日のように外食や家庭で輸入食品を食べている．食品の安全を確保するためには，世界を視野に入れた衛生環境の向上が必要である．

ている．そのため，VREが検出された国に規格基準の変更，VRE実態調査の要請およびアルボマイシンの使用禁止などの対策を要請している．わが国においても平成9年にアルボマイシンの使用が禁止されているが，同様な危険性が想定される動物用抗生物質使用の規制も検討され始めている．

c. 狂牛病など伝染性海綿状脳症感染動物対策

　英国をはじめいくつかの**牛海綿状脳症（BSE**：狂牛病）発生国では，ヒトに新変異型クロイツフェルト・ヤコブ病（**vCJD**）が発生した（英国をはじめとするヨーロッパ諸国で208例，2008（平成20）年7月現在）．vCJDは孤発性のCJDと性質が異なり，BSEの原因物質であるプリオンを含む牛臓器の喫食の関与が強く示唆されている．英国におけるvCJDは50万人に1人の発生頻度で，あまり高いものではないが，食の安全性を揺るがす大きな出来事である．日本においても，1992年から2002年までの間に36頭の狂牛病（BSE）陽性牛が発生した．これらの事態を受けて，英国産肉骨粉の輸入禁止，飼料への肉骨粉使用禁止通達（1996年4月），肉骨粉の使用を法的に禁止，特定危険部位の除去・焼却，と畜場でのBSE全頭検査（2001年10月），同検査対象を21ヵ月齢以上に見直し（2005年8月）などの施策により，2003年以降

には BSE 陽性牛は検出されておらず，牛肉の安全性は確保されている．世界における BSE 発生頭数もピーク時の 37,316 頭（1992 年）から 2009 年には 15 頭に減少し，国際的な取り組みの成果が現れている．さらに牛のみならずヒツジのスクレイピー，伝達性ミンク脳症，ネコ海綿状脳症，シカの慢性消耗病 chronic wasting disease などいくつかの動物でも同様な病気が発生していることから，今後は**伝染性海綿状脳症**（**TSE**：Transmissible Spongiform Encephalopathies）として，これらの動物疾患全体への対策が望まれている．

B. 化学物質の安全性評価

1. リスクとベネフィット

食品の加工や貯蔵技術などの進歩，長期保存，輸送方法など流通の変化に伴って新たな食品添加物も開発されている．また農作物の増産や品質の確保のために農薬が使用される．このような**ベネフィット benefit**（**有用性**）のある化学物質も使用方法を間違えるとヒトの健康障害の原因ともなる．したがって，化学物質の安全性確保には，ベネフィットとともに化学物質のリスク risk（危害）を定量的に評価して両者をすり合わせて使用の適否・使用方法を判断する作業，リスクマネジメントが重要である．

2. リスクアセスメント

化学物質のヒトに対する有害性とその程度を評価する作業や過程を，リスクアセスメントという．リスクアセスメントは生活環境中などの有害物質の評価のみならず医薬品，食品添加物などの安全性評価にも用いられる．リスクアセスメントには 4 段階がある．

a. 有害性確認　hazard identification

対象とする化学物質がヒトに対してどの程度及びどのような有害性を有しているかを定性的に評価する段階を有害性確認という．一般的に各種毒性試験から得られるデータに基づき化学物質が生体に対してどのような有害性があるかを確認し，関連化合物の有害性を考慮に入れて，類似の影響がヒトにおいても現れるかどうかを検討する．

b. 曝露評価　exposure assessment

次に対象となる化学物質がヒトにどの程度曝露されるかを評価する曝露評価がなされる．

c. 用量作用評価　dose-response assessment

有害性の発現と曝露量，曝露期間との関係を量的に評価する段階を用量作用評価という．通常，動物実験によって有害性の発現率や，任意の反応率（がんが発生する確率など）に対する用量（曝露濃度）との関係を評価する．

d. リスク判定　risk characterization

aからcの段階で得られた情報を総合して，対象とする化学物質が，起こりうる曝露条件でヒトに対してどの程度有害性を示すか，また，どの程度の曝露量であれば有害性を示さないかを判断する．

3. 毒性と毒性試験

一般的に化学物質の毒性とは，生体に対する致死性と有害性と定義される．具体的には，化学物質が持っているさまざまな作用のうち，生体を死にいたらしめる作用，生体の器官・組織の形態または機能を異常な状態にする作用，また，行動異常などを引き起こす作用などと理解することができる．したがって，毒性の内容はその質(機能障害や変性，壊死，炎症，腫瘍など形態変化を伴う場合)，程度，部位など多岐にわたる．

毒性試験 toxicity test とは化学物質が生体に対してどの程度の毒性を示すかを検証するための実験をいう．一つの化学物質の作用は単一でなく，毒性も質的に多岐にわたることが想定される．したがって毒性を評価する場合多くの試験法が要求される．毒性試験は大きく分けると**一般毒性試験**と**特殊毒性試験**に分かれる．この分類は厳密なものではなく，実際には特殊毒性試験を慢性毒性試験と組み合わせて行うこともある．たとえば一般的に，発がん性試験は慢性毒性試験と組み合わせて行われることが多い．

a. 一般毒性試験　general toxicity test
毒性学の領域において日常的に使われている技術を用いて毒性の全体像を知るための試験．

1) 急性毒性試験

化学物質を動物に1回または数回投与した際の毒性効果を観察する．原則として50%致死量(LD_{50})を求めることができるような大きな量までを経口または，静脈内，腹腔内に投与して，一般的な毒性を観察する．観察期間終了後は解剖し各臓器の異常を観察する．得られた観察データから被験物質の毒性の種類，持続性，標的臓器，回復などの情報を得る．

2) 亜急性毒性試験

被験物質を一定期間継続して反復投与し，短期間(2または3週間)の毒性を観察する．

3) 慢性毒性試験

3ヵ月以上の反復投与後に毒性を観察する．

b. 特殊毒性試験　specific toxicity test
一般毒性試験は，生体全体に対する影響の評価を目的にするが，特殊毒性試験は化学物質の生殖機能に対する毒性，依存性，アレルギー反応などを惹起する可能性，変異原性および生体局所に対する毒性を評価する目的で行う試験である．この目的で特別に構築された試験法を用いて特定の毒性を評価する．

1) 生殖毒性試験

化学物質の生殖に対する影響，たとえば流産，催奇形性，乳児への影響などを予測する試験．

2) 依存性試験

化学物質の精神的，身体的依存性，乱用の可能性を予測する試験．

3）抗原性試験

化学物質のアレルギー性，アナフィラキシー惹起性を予測するための試験．遺伝子組換え食品内で新たに産生されるタンパク質は生体にとって異物であることから，アレルギー性などが検討される．

4）変異原性試験

化学物質の遺伝子に対する毒性を検討し，生殖毒性および発がん性を有する可能性を予測するために行う．突然変異誘発性を指標とする細菌を用いた復帰変異試験，および染色体異常誘発性を指標とするほ乳動物細胞を用いた染色体異常試験，またはげっ歯類を用いる小核試験の3種類がある（7章参照）．

5）局所刺激試験

化学物質の局所の刺激性を試験する．

c. 吸収，分布，代謝，排泄に関する試験

化学物質を投与しその生体内動態すなわち吸収，分布，排泄を検討する．

4. 用量-反応関係

毒性試験による有害性の確認は，被験物質を投与された動物（群）にみられるさまざまな変化が被験物質投与によるものかどうかを見極めることから始まる．被験物質を投与していない対照群と各変化を比較観察する．比較は統計的に処理されるため，被験物質による各変化を数量的に表現する必要がある．生化学的検査などは測定値が連続した数値として表現されるが，1度，2度，3度や−，＋，＋＋，＋＋＋などの不連続的に表現されるもの，またはがんの発生など all or none で表現される場合もある．得られた結果について，対照群と被験物質投与群との間で次のような比較を行う．

- 変化の発生率に差があるか．
- 変化の程度に差があるか．
- 変化の発生率や程度に**用量-反応関係**があるか．
- 変化の発生状況と被験物質投与の間に一定の時間的関連性が認められるか．

実験動物を用いる場合，動物の種類により扱いが異なる．すなわち小動物では各群に多数の個体を用いて変化の例数を増やすことが可能な反面，各個体についての検査の内容や，回数に制限がある．一方，イヌやサルなどの中動物では例数を多くすることは難しいが，各個体での経時的な変化を観察することが可能である．

こうして得られた変化の数値と被験物質の用量との間に用量-反応関係がある場合，一般的に図3-5Aに示すS字型の曲線となる．また，累積反応率の平均値を0としてその標準偏差と何倍違っているかを算出し，この値がマイナスにならないように5を加えた値（プロビット単位）を縦軸にとったグラフを使用することもある（図3-5B）．これら用量-反応曲線より毒性の強さの程度および安全性の限界が求められる．毒性や安全性の程度を示す指標として **NOEL**, **NOAEL**, **LOEL** が用いられる．

NOEL（Non-Observed-Effect Level），**無作用（影響）量**：慢性毒性試験において動物に対する被験物質の影響が認められない最大用量（1日当たりの用量）

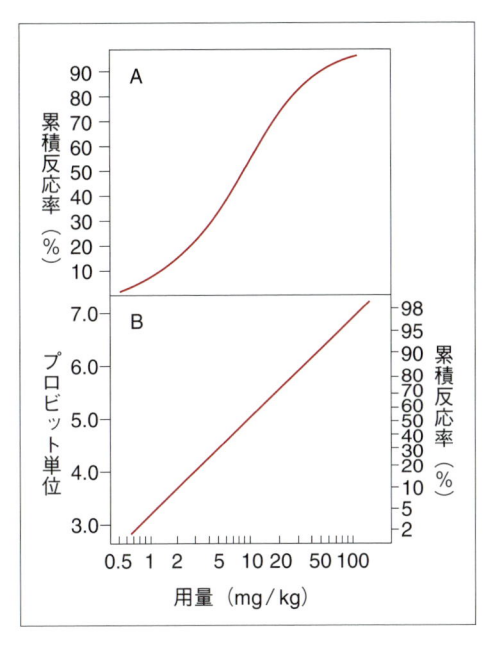

図 3-5　量-反応関係
用量の対数と(A)累積反応率，および(B)プロビット単位(右側の縦軸は対応する累積反応率を示す)をプロットした．
(糸川嘉則ほか編：衛生化学・公衆衛生学，改訂第3版，南江堂，1999)

NOAEL(Non-Observed-Adverse-Effect Level)，**無有害作用(影響)量**(無毒性量)：慢性毒性試験において動物に対する被験物質の有害作用が認められない最大用量(1日当たりの用量)
LOEL(Lowest-Observed-Effect Level)，**最小作用(影響)量**：慢性毒性試験において動物に対する被験物質の影響が認められる最小用量(1日当たりの用量)

5. 許容限度

a. 1日許容摂取量

食品添加物，農薬等の安全性の指標として**1日許容摂取量**(**ADI**：Acceptable Daily Intake)がある．ADIとは，認められるような健康上のリスクを伴わずに，人が生涯にわたり毎日摂取することができる体重1kg当たりの量であり，次のように求められる．

ADI=NOEL／Safety factor

Safety factor(安全係数)：安全係数の設定には種差のほかに感受性の個体差も考慮されなくてはならない．一般的に動物とヒトの種差が10で，ヒト個体間の差を10とし，100が安全係数として用いられる．

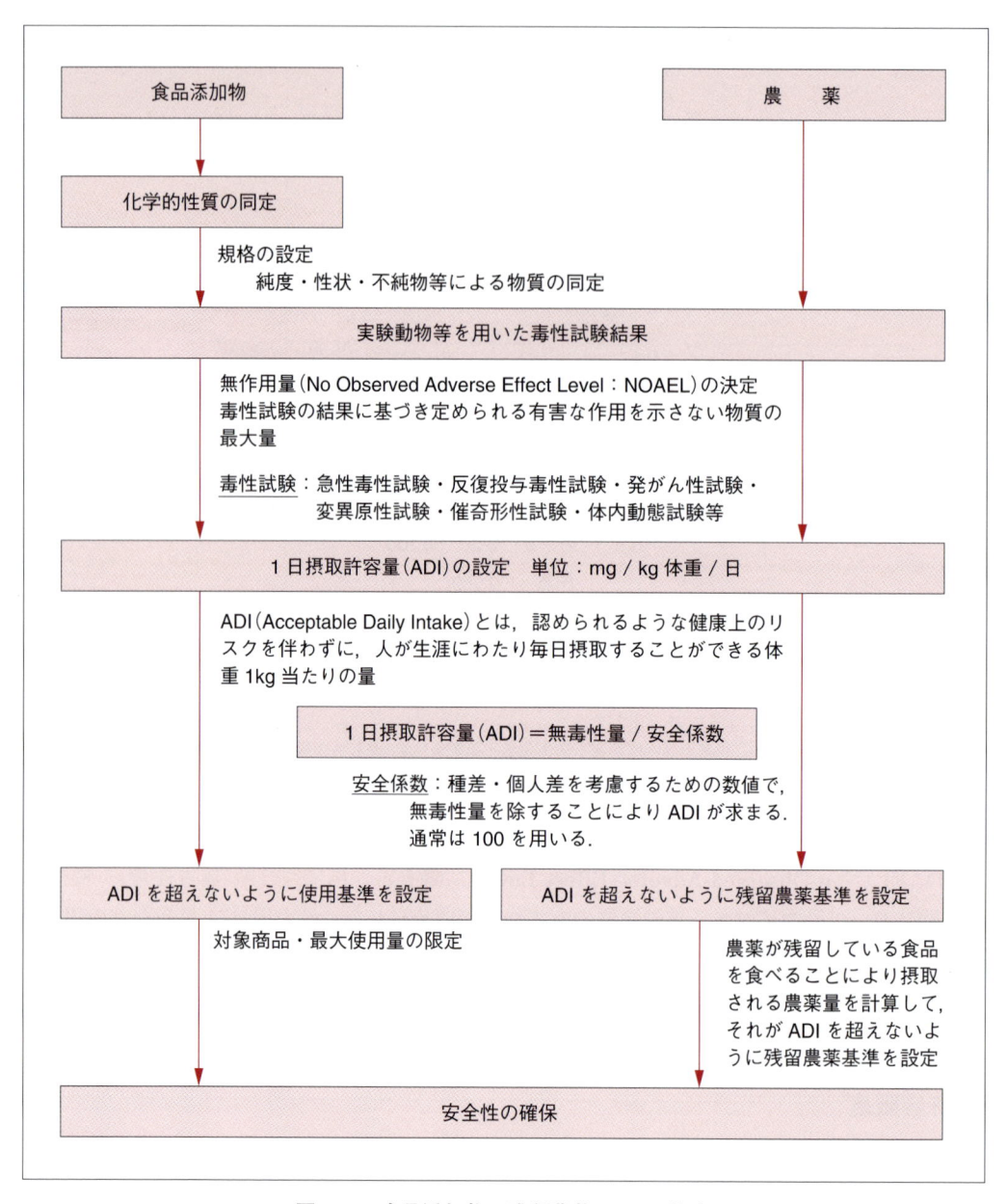

図3-6 食品添加物，残留農薬のADI策定

（厚生労働省資料より改変）

b. 食品添加物および農薬などのADI策定と安全性確保

図3-6に示されるように食品添加物および残留農薬の安全性確保のために実験動物を用いた毒性試験が行われADIが算出される．食品添加物の場合ADI値から最大使用量が決定され，農薬の場合は食品を食べることにより摂取される農薬量を試算し，それがADIを超えないような残留農薬基準値が設定される．

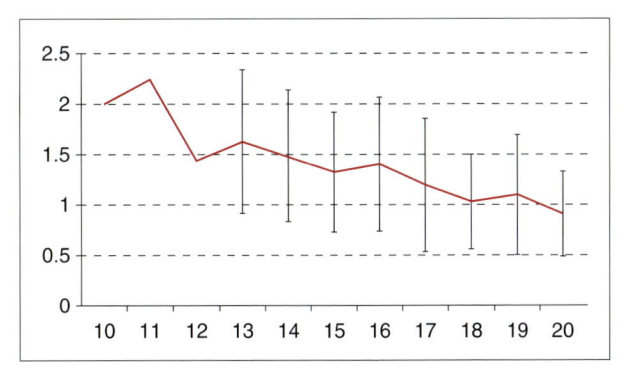

図 3-7 日本におけるダイオキシン類のトータルダイエット調査による 1 日摂取量の推移
縦軸：TDI(pgTEQ/kgbw/日)を日本人の平均体重を 50 kg として計算している.
横軸：平成 10 年～平成 20 年. 平成 13 年～平成 20 年のエラーバーは +/- SD 値を示す.
(厚生労働省資料より)

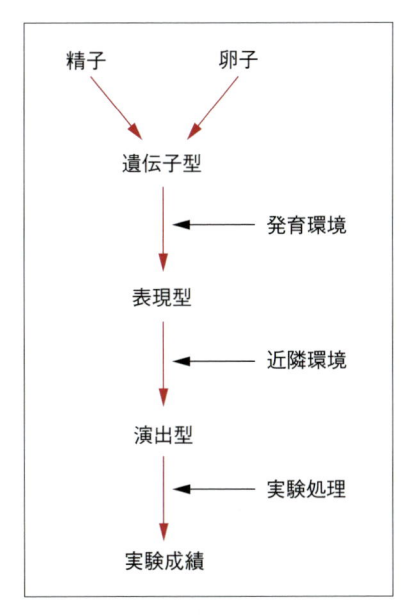

図 3-8 動物実験成績に影響を与える要因とその関連
(Russell & Burch, 1959 を改変,
林　裕造／大澤仲昭編：毒性試験講座 1, 安全性評価の基礎と実際, 地人書館, 1990)

c. マーケットバスケット方式による食品添加物，残留農薬の実態調査

　食品添加物や残留農薬などの基準値を設定して食の安全性を確保するためには，われわれが実際に日常の食事からどれくらいのどのような農薬を摂取しているかを把握する必要がある．そこで市場に流通している農産物，加工食品，魚介類，肉類，飲料水等の食品を購入し，そのなかに含まれている食品添加物や農薬の量を分析，測定して，国民健康・栄養調査に基づく食品の喫食量を乗じて食品添加物や残留農薬の摂取量に換算する．これを**マーケットバスケット**

方式による実態調査という（表 10-2，表 11-16）．マーケットバスケット方式では複数の汚染物質の混入を明らかにするので，食品汚染物質による人体への複合的な影響を考慮するための指標となることが期待される．

d. ダイオキシン類の対策

　ダイオキシン類対策特別措置法におけるダイオキシン類とは，ポリ塩化ジベンゾジオキシン（PCDD）12 種，ポリ塩化ジベンゾフラン（PCDF）15 種類，コプラナーPCB 12 種類の総称であり，主に廃棄物の低温での焼却等により発生する化学物質で強い毒性がある．**ダイオキシン類**は難分解性で脂溶性が高く環境中ではほとんど分解されずに動物などの脂肪組織に蓄積するため，食事からの長期摂取による健康障害が懸念されている．このため，平成 11 年 6 月にダイオキシン類の**耐容 1 日摂取量**（**TDI**：Tolerable Daily Intake；人が一生涯にわたり摂取しても健康に対する有害な影響が現れないと判断される体重 1 kg 当たりの 1 日当たり摂取量）が，4 pgTEQ/kgbw/ 日（体重 1 kg，1 日当たり）と設定された．**TEQ**（**toxic equivalent**）は最も毒性の強い 2,3,7,8-TCDD を 1 として他のダイオキシン類の毒性を換算したものである．実際に国民の食品を介したダイオキシン類摂取量の実態調査（トータルダイエット調査）も行われている．これは，飲料水を含めた食品を 14 群に分類し，国民健康・栄養調査による食品摂取量に基づき，購入した各食品群に含まれるダイオキシン類を測定し摂取量を算定するものである．その結果，図 3-7 に示すように平成 10 年度から同 20 年度にかけて低下傾向にあるといえる．平成 20 年度は 0.92 ± 0.42 pgTEQ/kgbw/ 日となっており，前述の TDI 値の 1/4 程度であることがわかる．

6. 動物実験

　毒性評価を行うためには動物実験は必須な手順の一つである．目的を達成するためには適切な実験動物をある一定の安定した環境で生育する必要がある．動物実験に与える影響を図 3-8 に示すが，安定した成績を得るためには実験動物種（遺伝的要因）の選定と，飼育時（発育環境，近隣環境）や実験処理時に与える影響を考慮する，すなわち実験環境を整える必要がある．

a. 実験動物種（遺伝的要因）

　毒性評価に用いる実験動物の種類は，下記のようにそれぞれの毒性実験の種類により適切に選択する必要がある．
・単回投与毒性試験：マウス，ラット，イヌ
・反復投与毒性試験：ラット，イヌ
・発がん性試験：ラット
・生殖・発生毒性試験：ラット，ウサギ
・刺激性試験：ウサギ
・抗原性試験：モルモット，マウス，ウサギ

　実験動物には，同一種で複数の系統または品種があり，同一系統の動物でも個体差が存在する．同一系統または品種で，遺伝子座をホモにするために近親交配を繰り返した近交系は個体間の遺伝的な差異はほとんどないことが期待できるが，毒性試験の場合は系統ごとに異なった

結果を示す可能性がある．一方クローズドコロニーまたはアウトブレッドは動物群が持つ遺伝的ヘテロ性を変化させないように考慮した交配方法で維持されている動物群である．したがって同一系統の個体間に遺伝的ばらつきがあるため，適当数以上の動物を用いないと平均的な反応を知ることができない．ウサギ，イヌ，ブタでは特定の形質がある程度均一に維持された動物群は品種と呼ばれ，この遺伝的ばらつきはクローズドコロニーのばらつきに類似している．以上のように，近交系は個体差がほとんどないが，ほかの系統と異なる結果が得られる可能性があるので，毒性試験においては，一般的に一つのクローズドコロニーまたは1品種由来の動物を選択することがよいとされている．

b. 環境要因

環境的な要因（発育環境，近隣環境）は動物の発育および生活に作用することから，表3-4に示すように，実験動物施設における環境要因の基準値が設定されている．また実験動物には微生物コントロールレベルによっていくつかの段階(表3-5)に分類して維持されているものがあり，これは実験目的に応じて通常動物 conventional animals と分けて扱う．

表3-4 実験動物施設における環境要因の基準値

動物種	マウス，ラット，ハムスター，モルモット	ウサギ，イヌ，ネコ，サル
温　度	20〜26℃	18〜26℃
湿　度	40〜60%（30%以下，70%以上になってはならない．）	
換気回数	10〜15回/時	
気流速度	13〜18 cm/秒	
気　圧	静圧差で5 mmH$_2$O 高くする(SPFバリアー内)	
塵　埃	クラス10,000＊(動物を飼育していないバリアー区域)	
落下細菌	3個以下＊＊(動物を飼育していないバリアー区域)	
	30個以下(動物を飼育していない通常の区域)	
臭　気	アンモニア濃度で20 ppmを超えない	
照　明	150〜300 lx(床上40〜85 cm)	
騒　音	60ホンを超えない	

＊ 米国航空宇宙局によるクラス分け
＊＊ 9 cm径シャーレ30分間開放（血液寒天48時間培養）

（ガイドライン　実験動物施設の建築および設備，昭和58年版より抜粋，林　裕造／大澤仲昭編：毒性試験講座1，安全性評価の基礎と実際，地人書館，1990）

表3-5 微生物コントロールからみた実験動物の区分

群	定義	微生物の状態	作出方法	維持
無菌動物	封鎖方式・無菌処置を用いて得られた，検出しうるすべての微生物・寄生虫を持たない動物	検出可能な微生物はいない	帝王切開，子宮切断由来	アイソレータ
ノトバイオート	持っている微生物叢(動物・植物)のすべてが明確に知られている特別に飼育された動物	持っている微生物が明らか	無菌動物に明確に固定された微生物を定着させる	アイソレータ
SPF動物	とくに指定された微生物・寄生虫のいない動物・指定以外の微生物・寄生虫は必ずしもフリーではない	持っていない微生物が明らか	無菌動物，ノトバイオートに微生物を自然定着	バリアーシステム

（林　裕造／大澤仲昭編：毒性試験講座1，安全性評価の基礎と実際，地人書館，1990）

c. 動物福祉

人の健康を守るための毒性試験，医薬品開発などに実験動物は必須であるが無制限な使用が許されるものではなく，倫理的な配慮を持って適正な動物実験がなされるべきである．意味のない実験を行わないことや，実験技術の未熟さから動物への無用な恐怖と苦痛を与えないことが重要である．Russell & Burch が提唱した動物実験を行う研究者がなすべき努力として，動物実験における **3R の精神** を常に念頭に置いて動物実験を行うべきである．すなわち動物実験数の削減 Reduction，下等な動物への置き換えや動物実験の他手段への置換 Replacement，洗練された実験手技の使用と苦痛の軽減 Refinement の努力をする必要がある．

d. GLP（Good Laboratory Practice）規制と毒性試験ガイドライン

毒性試験の多くは，食品添加物などの製造許可申請の例のように政府機関に提出される資料作成のために行われる．この場合，毒性試験の条件は **GLP（Good Laboratory Practice）** により規制され，毒性試験の方法は **試験法指針**（ガイドライン）に従う必要がある．GLP は被験物質の毒性・安全性に関する各種試験データの信頼性確保をはかるための規制である．

C. 安全を確保するための食品表示

食品の加工技術が多様化しており，使用されている材料や添加物も複雑化している．そのため，食の安全性や健康維持，増進を考慮した食品の選択が可能な状況が求められ，食品の期限，添加物，栄養，アレルギー物質，遺伝子組換え食品の有無などを表示し，消費者が自ら内容物をもとに選択できるような環境が整備されてきた．食品の表示は，食品衛生法および JAS 法

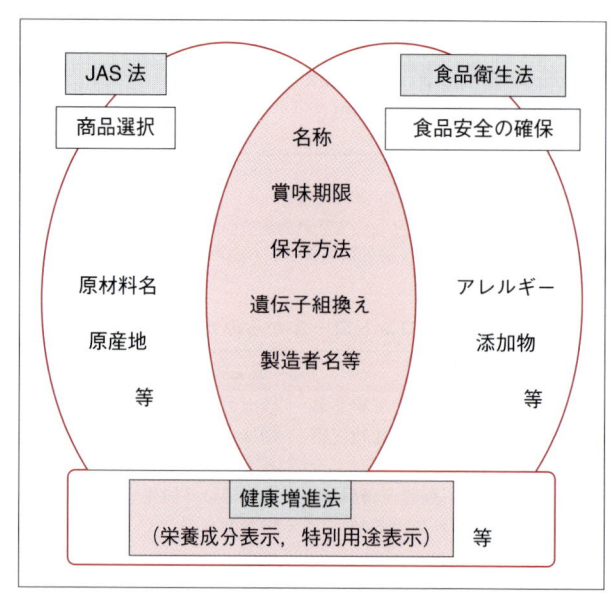

図 3-9　JAS 法，食品衛生法および健康増進法の関係
(消費者庁食品表示課資料「食品表示に関する制度について」（平成 20 年 2 月）より)

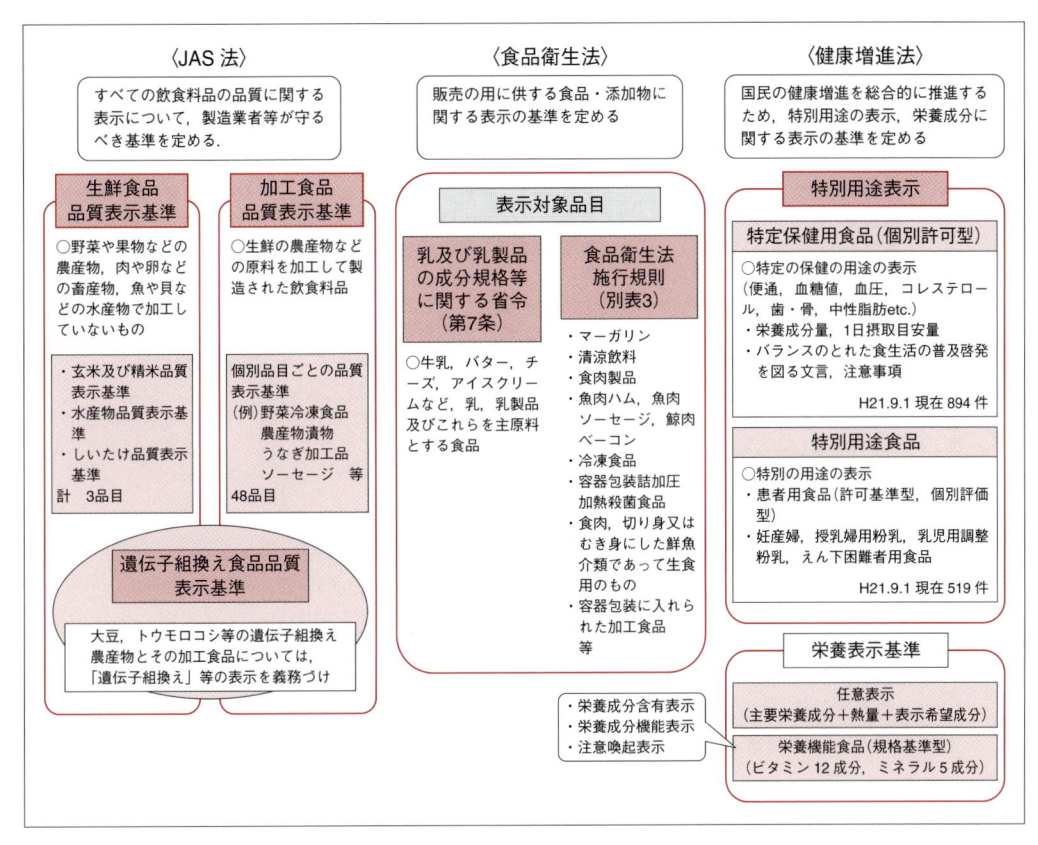

図3-10 食品表示の基準について
(消費者庁食品表示課資料(平成20年2月)より)

〈JAS法〉
すべての飲食料品の品質に関する表示について、製造業者等が守るべき基準を定める．

生鮮食品品質表示基準
○野菜や果物などの農産物，肉や卵などの畜産物，魚や貝などの水産物で加工していないもの
・玄米及び精米品質表示基準
・水産物品質表示基準
・しいたけ品質表示基準
　計　3品目

加工食品品質表示基準
○生鮮の農産物などの原料を加工して製造された飲食料品
個別品目ごとの品質表示基準
(例)野菜冷凍食品
農産物漬物
うなぎ加工品
ソーセージ　等
48品目

遺伝子組換え食品品質表示基準
大豆，トウモロコシ等の遺伝子組換え農産物とその加工食品については，「遺伝子組換え」等の表示を義務づけ

〈食品衛生法〉
販売の用に供する食品・添加物に関する表示の基準を定める

表示対象品目

乳及び乳製品の成分規格等に関する省令(第7条)
○牛乳，バター，チーズ，アイスクリームなど，乳，乳製品及びこれらを主原料とする食品

食品衛生法施行規則(別表3)
・マーガリン
・清涼飲料
・食肉製品
・魚肉ハム，魚肉ソーセージ，鯨肉ベーコン
・冷凍食品
・容器包装詰加圧加熱殺菌食品
・食肉，切り身又はむき身にした鮮魚介類であって生食用のもの
・容器包装に入れられた加工食品等

〈健康増進法〉
国民の健康増進を総合的に推進するため，特別用途の表示，栄養成分に関する表示の基準を定める

特別用途表示

特定保健用食品(個別許可型)
○特定の保健の用途の表示
(便通，血糖値，血圧，コレステロール，歯・骨，中性脂肪etc.)
・栄養成分量，1日摂取目安量
・バランスのとれた食生活の普及啓発を図る文言，注意事項
H21.9.1 現在894件

特別用途食品
○特別の用途の表示
・患者用食品(許可基準型，個別評価型)
・妊産婦，授乳婦用粉乳，乳児用調整粉乳，えん下困難者用食品
H21.9.1 現在519件

栄養表示基準
任意表示
(主要栄養成分＋熱量＋表示希望成分)
栄養機能食品(規格基準型)
(ビタミン12成分，ミネラル5成分)

・栄養成分含有表示
・栄養成分機能表示
・注意喚起表示

によって義務化されている(図3-9)．また，食品に栄養成分・熱量に関する表示を行う場合，健康増進法第31条の栄養表示基準制度に従って表示する必要がある．下記に最近の具体的な施策の変更点を示し概説するが，食品表示を取り巻く状況が過去20年で大きく変わってきたことがわかる．

①食品添加物の表示(食品衛生法施行規則，平成3年7月1日)☞第11章
②日付表示(食品衛生法，平成7年4月1日)
③加工食品の原材料表示(新JAS法，平成11年7月)
④食品の規格と品質の表示(新JAS法，平成11年7月)
⑤アレルギー表示(食品衛生法，平成13年4月)☞第5章
⑥遺伝子組換え表示(食品衛生法，JAS法，平成13年4月)☞第13章
⑦保健機能食品(食品衛生法，平成13年3月)☞第2章
⑧食品栄養表示(健康増進法，平成15年5月1日)☞第2章
⑨アレルギー物質を含む食品に関する表示の改正(平成20年6月)
⑩消費者庁発足(平成21年9月)

図3-10に示す食品や添加物，規格基準が定められた器具および容器および生鮮食品，加工食品が食品衛生法およびJAS法による表示対象となり，表3-6の表示事項が義務づけられて

表 3-6 表示方法

		JAS法：原材料や原産地など品質に関する適正な表示により消費者の選択に資すること	食品衛生法：飲食に起因する衛生上の危害発生を防止すること		健康増進法：栄養の改善その他の国民の健康の増進を図ること
一般食品	加工食品	・名称 ・原材料名 ・内容量 ・賞味期限(品質保持期限) ・保存方法 ・製造業者等の氏名及び名称及び住所	・名称 ・消費期限，品質保持期限 ・製造所又は加工所の所在地及び製造者又は加工者の氏名(法人の名称) ・添加物を使用している食品にあっては，当該添加物を含む旨 ・保存方法 ・アレルギー物質を含む食品については，その旨(卵，乳，小麦，エビ，カニ，ソバ，落花生に関しては，原材料からのキャリーオーバーや加工助剤を含む旨も表示) ・遺伝子組換え食品及び遺伝子組換え食品を原材料(すべての原材料中，重量で上位三品目の中に入り，かつ食品中に占める重量が5％以上のもの)とする加工食品にあっては，その旨	栄養表示基準	熱量及び栄養成分[一定単位量(例：100 g当たりの，1食当たりの)中の] ・熱量 ・タンパク質 ・脂質 ・炭水化物 ・ナトリウム ・その他基準に基づき無機質やビタミンの表示
	遺伝子組換え食品	・遺伝子組換え食品 (1) 従来のものと組成，栄養価が著しく異なるもの(高オレイン酸大豆) (2) 加工後も組換えタンパク質が残る場合			
	生鮮食品	個別に包装されていないものにも陳列時にまとめて表示する． ・名称 ・原産地 ・内容量 ・販売業者名			

特別用途食品(健康増進法第26条第1項の許可または同法第29条第1項の承認を受けたもの)		
	分類	健康増進法に規定する特別用途表示に関する内閣府令　第8条
病者用食品	許可基準型(低タンパク質食品，アレルゲン除去食品，無乳糖食品，総合栄養食品)	1. 商品名 2. 消費期限または賞味期限 3. 保存の方法(常温で保存する旨の表示を除く) 4. 製造所所在地 5. 製造者の氏名(法人にあっては，その名称) 6. 許可証票(別記様式第二号，三号，または四号) 7. 許可を受けた表示の内容 8. 栄養成分量，熱量及び原材料の名称 9. 特定保健用食品にあっては，特定保健用食品である旨(条件付き特定保健用食品にあっては，条件付き特定保健用食品である旨)，内容量，1日当たりの摂取目安量，摂取の方法，摂取をする上での注意事項及びバランスの取れた食生活の普及啓発を図る文言 10. 特定保健用食品であって，保健の目的に資する栄養成分について国民の健康の維持増進等を図るために性別及び年齢階級別の摂取量の基準が示されているものにあっては，1日当たりの摂取目安量に含まれる当該栄養成分の，当該基準における摂取量を性及び年齢階級(六歳以上に限る)ごとの人口により加重平均した値に対する割合 11. 摂取，調理又は保存の方法に関し，特に注意を必要とするものについては，その注意事項
	個別審査型	
	妊産婦，授乳婦用粉乳	
	乳児用調整粉乳	
	えん下困難者用食品	
	特定保健用食品	

いる．食品衛生法およびJAS法で義務づけられている食品の表示内容は重複しており，実際には図3-11に示すように一つの表で示される．具体的には関連各章を参照，本章では日付表示，加工食品の原材料表示，食品の規格と品質の表示について概説する．

品名	ビスケット
原材料名	小麦粉[1]，砂糖，ショートニング，バター[1]，卵白[1]，チーズパウダー[1]，ホエイパウダー[1]，食塩，膨張剤[2]，香料[2]，乳化剤(大豆由来)[1],[2]，着色料(赤3，黄4号)[2]
内容量	80g
保存方法	直射日光，高温多湿を避けて保存してください．
品質保持期限	02.06.30
販売者	○○食品(株)　NT 東京都千代田区霞が関△-△-△

図3-11　JAS法と食品衛生法による食品表示

表示のすべてはJAS法によるが，░░░░░は食品衛生法により義務づけられている記載．
[1]アレルギー物質，[2]添加物に関する表示．

紅鮭弁当	
名　称	紅鮭弁当
原材料名	ご飯，煮物(里芋，人参，その他)，紅鮭，鶏つくね，大根煮，卵焼き，大学芋，昆布煮，たくあん，のり，佃煮，小梅，ごま，調味料(アミノ酸等)，pH調整剤，保存料(ポリリジン)，グリシン，着色料(カラメル，青1，黄4，赤102)，甘味料(ステビア，甘草)，香料
内容量	350g
消費期限	2012.7.1
保存方法	直射日光を避け，常温で保存してください．
製造者	×××-××× ○○食品株式会社

図3-12　加工食品の表示

1. 日付表示(図3-11, 図3-12)

　食品の製造・加工技術や保存・流通の進歩により，製造年月日をもとにその品質を判断することが難しくなり，平成7年より日持ちの情報を「期限表示」として表すことに改正された．期限表示は下記のように分類される．

　・消費期限表示：品質が劣化しやすい食品(年月日で表示し，おおむね5日まで)
　・品質保持期限または賞味期限表示：品質が劣化しにくい食品(年月日で表示，3ヵ月を超えるものは年月の表示も可能)

2. 加工食品の原材料表示

　生鮮食品と加工食品の分類は複雑である．たとえばサケの切り身やマグロの刺身単独では生鮮食品に分類されるが，ホッケの開きや刺身の盛り合わせ(例：マグロ，イカ，甘エビの盛り合わせなど)は加工食品となる．また，牛のひき肉の場合は生鮮食品となるが，合びき肉は加工食品となる．加工食品の場合は原産地表示義務がなくなる．

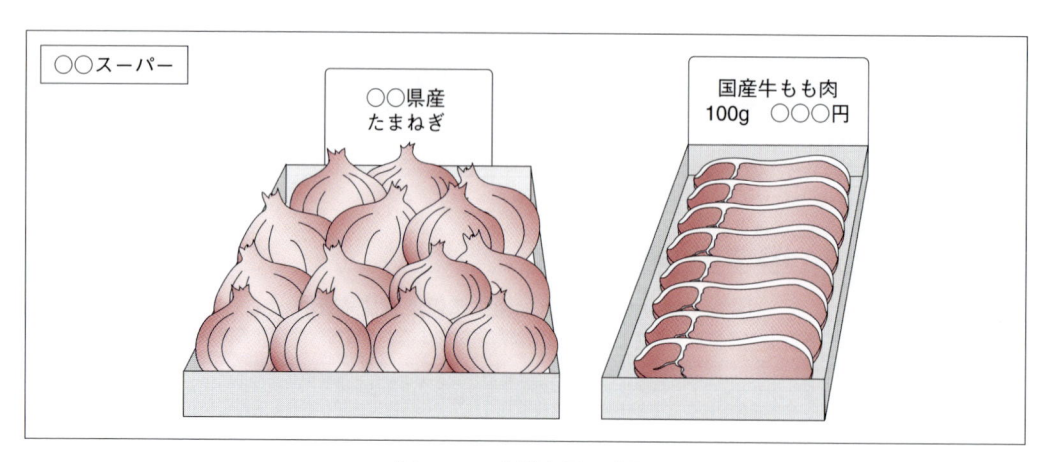

図 3-13 生鮮食品の表示

　加工食品では，食品添加物に加えてすべての原材料の表示が，JAS 法により義務化されている．原材料は使用量の多い順に表示される(図 3-11，図 3-12)．

3. 食品の規格と品質の表示

　生鮮食品の原産地等の表示が，JAS 法の改正により義務化された．生鮮食品とは加工されていない農産物，畜産物，水産物で，個々の「名称」「原産地」「内容量」「販売業者名」を表示しなくてはならない(図 3-13)．JAS 法による原産地表示の義務化は加工食品の原料にも拡大されている．原産地に由来する原材料の品質の差異が加工食品の品質に大きく反映されると一般的に認識されている品目(平成 21 年 10 月，20 食品群と 6 品目に義務づけ)のうち，製品の原材料が単一農畜水産物の重量の 50% 以上の割合で含まれる商品にその原材料の原料原産地表示が義務づけられた．

　また，水産食品で一度凍結して解凍した場合は「解凍」の表示が義務づけられている．したがって「解凍」の表示がなければ生ものである．養殖で育てた魚介類には「養殖」の表示も義務づけられている．輸入した家畜も日本国内で一定期間飼育したのちにとさつした場合,「国産」という表示が可能である(牛：3ヵ月，豚：2ヵ月，その他の家畜：1ヵ月)．

4 食品の微生物などによる汚染と健康障害

　食品の安全性を保証し，消費者が安心して摂取できる食品を確保するためには，生産の現場から加工，流通，保存そして消費にいたるすべての過程で，一貫した危害防止と品質管理により安全性を追究する必要がある．

　食品の品質や安全性を脅かす最も大きな危険性の一つは，微生物によってもたらされる．私たちの周辺の住環境や，農場，牧場，河川や海洋などの食材の生産現場に近い自然環境には，多種多様な微生物が棲息している．これらは生産から消費にいたるすべての過程において，食品を汚染して増殖し，あるいは毒素を産生してその品質を低下させるだけではなく，あるいは毒素を産生して食品を汚染してその品質を低下させるおそれがあるだけでなく，さまざまな疾病を引き起こす危険性がある．一般に，食品を介して起こる疾病で，さまざまな原因によって腹痛，嘔吐，下痢などの消化管を主な標的として起こる胃腸炎や，それに伴う発熱や麻痺，呼吸困難などの神経障害のような中毒症状を呈するものを食中毒という．

　本章では，これらのうち，微生物が原因で起こる食中毒を中心に述べるとともに，ヒトからヒトへの二次感染が起こりやすい経口感染症についても解説を加え，最後に，食中毒の予防対策について紹介する．

A. 経口感染症

　経口感染症とは，赤痢やコレラ，チフス等，食品や飲料水などの飲食物を介して病原微生物が経口的にヒトに感染して起こす疾病のうち，ヒトに対する感染力が強く，またヒトからヒトへの二次感染の危険性および流行の可能性が大きいものを指す．Bの項目で述べる食中毒と比べ，一般に，少量の病原体で感染が成立すること，感染してから発症するまでの潜伏期間が長いこと，ヒトの糞便などの排泄物やこれに汚染した手指を介したヒトからヒトへの二次感染が起きやすいこと，などが特徴である．そのため，食中毒を取り締まる「食品衛生法」ではなく，「感染症の予防及び感染症の患者に対する医療に関する法律」（以下，「感染症法」と略す）による規制を受ける（表4-1）．

　かつて，わが国においてもチフスや赤痢等が大流行を起こし，多くの死者を出したが，第二次世界大戦後の経済復興に伴い，公衆衛生を取り巻く環境が急速に改善されたために，このような大流行は減少した．さらに，抗生物質の開発や治療法の改善によって，感染者の死亡例も減少した．代わって，アジア等の地域への海外旅行者がこのような微生物に感染して発病するケースが増えてきた．このため「輸入感染症」として，出入国時の検疫や診断によって取り締

表 4-1　微生物等による経口感染症と食中毒の分類

分　類	経口感染症	食中毒
細菌性	腸チフス，パラチフス，細菌性赤痢，コレラ，腸管出血性大腸菌感染症(三類感染症)，ボツリヌス症，ブルセラ症(四類感染症)	サルモネラ，腸炎ビブリオ，病原性大腸菌，カンピロバクター，ナグビブリオ，ブドウ球菌，ボツリヌス菌，ウエルシュ菌，セレウス菌，エルシニア菌，リステリア菌，等による食中毒
ウイルス性	急性灰白髄炎(ポリオ)(二類感染症) E型肝炎，A型肝炎(四類感染症) 感染性胃腸炎(五類感染症)	ノロウイルス等による食中毒
原虫・寄生虫性	エキノコックス症(四類感染症) アメーバ赤痢，クリプトスポリジウム症(五類感染症)	
その他	新型クロイツフェルト・ヤコブ病(五類感染症)	マイコトキシン(カビ毒)による食中毒
取り締まりの法令	感染症法	食品衛生法

注　2003年11月の改正を含む．

まると同時に，感染症法でコレラや腸チフス，パラチフスなどは三類感染症として取り締まりの対象となっており，国内の医療衛生機関において監視する体制ができた．

1. 法による規制

　微生物等によって引き起こされる経口感染症と食中毒を大別すると表4-1のようになる．1999年から施行された感染症法によって，感染性の強さや感染した場合の症状の重篤さから，感染症が一類，二類，三類，四類に区分され，それぞれに対して適切な医療の提供や，感染症の発症や感染拡大の防止のための必要最低限の行動の制限が定められている．さらに2003年11月に感染症法の改正が行われ，分類および届出などの対策が一部変更された．とくに，四類が新四類と新五類に分けられ，より細かな対策が取られるようになった．また，2006年12月の感染症法の改正により類型が見直された結果，現在，経口感染症に該当するものは，二類感染症の1種類，三類感染症の5種類，四類感染症の5種類，および五類感染症の4種類である(表4-1，表4-2)．

　二類感染症の患者は，厚生労働大臣が指定した特定感染症指定医療機関，あるいは都道府県知事が指定した第一種および第二種感染症指定医療機関に入院して治療を受けることができる．前者については全額公費負担による治療が，後者については医療保険の適用が受けられる．これは，二類感染症がヒトからヒトへの流行の危険性が大きいため，迅速に対処して発生の拡大を防止する必要があるからである．

　三類感染症は，二類感染症に比べて感染性や症状における危険性は低いが，飲食業や学校給食等の特定の職業への従事を制限することによって，集団発生を防ぐための対策がとられている．また，飲食によって発症した場合，これら5種類の疾患については，食中毒統計に載せられる．

　四類感染症は感染性や症状における危険性はさらに低いが，国が感染症の発生動向を絶えず調査し，国立感染症研究所でこれをまとめ，その情報を行政機関，医療機関や一般に公開する

表 4-2 主な経口感染症とその症状

微生物分類	経口感染症	感染症分類	原因となる微生物 (和名)	学名(属，種名)	主な症状	潜伏期間
細菌	細菌性赤痢	三類	A群 志賀菌	*Shigella dysenteriae*	大腸炎，粘血便	2-3 日
		三類	B群 フレキシネル菌	*Shigella flexineri*	大腸炎，粘血便	2-3 日
		三類	C群 ボイド菌	*Shigella boydii*	大腸炎，粘血便	2-3 日
		三類	D群 ゾンネ菌	*Shigella sonnei*	大腸炎，粘血便	2-3 日
	腸チフス	三類	チフス菌	*Salmonella* Typhi	発熱，頭痛，脾腫，バラ疹	5-14 日
	パラチフス	三類	パラチフスA菌	*Salmonella* Paratyphi A	発熱，頭痛，脾腫，バラ疹	5-14 日
	コレラ	三類	コレラ菌	*Vibrio cholerae* O1，O139	水様性下痢，脱水症状	数時間-数日間
	腸管出血性大腸菌感染症	三類	腸管出血性大腸菌	*Enterohemorrhagic E. coli*	血便，腹痛，溶血性尿毒症症候群(HUS)	4-9 日
	ボツリヌス症	四類	ボツリヌス菌	*Clostridium botulinum*	嘔吐，下痢，視力障害，呼吸困難	12-24 時間
ウイルス	急性灰白髄炎(ポリオ)	二類	ポリオウイルス	Polio virus	発熱，頭痛，運動麻痺(小児麻痺)	3-10 日
	A型肝炎	四類	A型肝炎ウイルス	Hepatitis A virus (HAV)	発熱，嘔吐，全身倦怠，黄疸	30 日
	E型肝炎	四類	E型肝炎ウイルス	Hepatitis E virus (HEV)	発熱，嘔吐，全身倦怠，黄疸	40 日
	感染性胃腸炎	五類	カリシウイルス ロタウイルス ノロウイルス	Calici virus Rota virus Noro virus (SRSV)	嘔吐，腹痛，頭痛，水様性下痢	2-8 日
原虫	アメーバ赤痢	五類	赤痢アメーバ	*Entamoeba hiatolytica*	大腸炎，粘血便	3-4 週間
	クリプトスポリジウム症	五類	クリプトスポリジウム	*Cryptosporidium parvum*	下痢，腹痛，嘔吐，脱水症状	3-6 日
寄生虫	エキノコックス症	四類	エキノコックス	*Echinococcus multilocularis*	肝機能障害，発熱，黄疸，腹水，浮腫	20 年間

注 2010 年 5 月現在．

ことによって，発生や流行の拡大を防止する対策をとってきた．これを 2003 年 11 月の改正で四類と五類感染症に分け，前者は全数報告を，後者は全数報告するものと定点報告するものに細分された．なお，これより一類，二類，三類，および四類は診断後ただちに，また，五類は診断から 7 日以内に報告することが求められている．

以上の経口感染症に対して，一般的に食中毒は原因となる微生物の病原性が低く，また，ヒトからヒトへの二次感染の危険性も少ないため，感染症法ではなく，食品衛生法で規制している(表 4-1)．とくに，食品の衛生的な管理に主眼が置かれ，それによって集団発生の防止や感染の拡大を防ぐ対策がとられている．

このように，従来，コレラ，腸チフス，パラチフスなどの経口感染症は食中毒とは区別されて扱われ，統計も別々に取られてきた．しかし，1999 年 4 月からの感染症法の施行を契機にして，厚生労働省は，病因物質の種別にかかわらず，飲食物に起因する疾患(Food-borne Diseases)については食中毒として位置づける方針を打ち出し，1999 年 12 月に食品衛生法施行規則の一部を改正して，これらの経口感染症を食中毒統計に含めて集計することになった．

さらに 2003 年 11 月の改正で，乳児ボツリヌス症を含むすべてのボツリヌス症が食中毒の区分から経口感染症(四類感染症)に変更された．

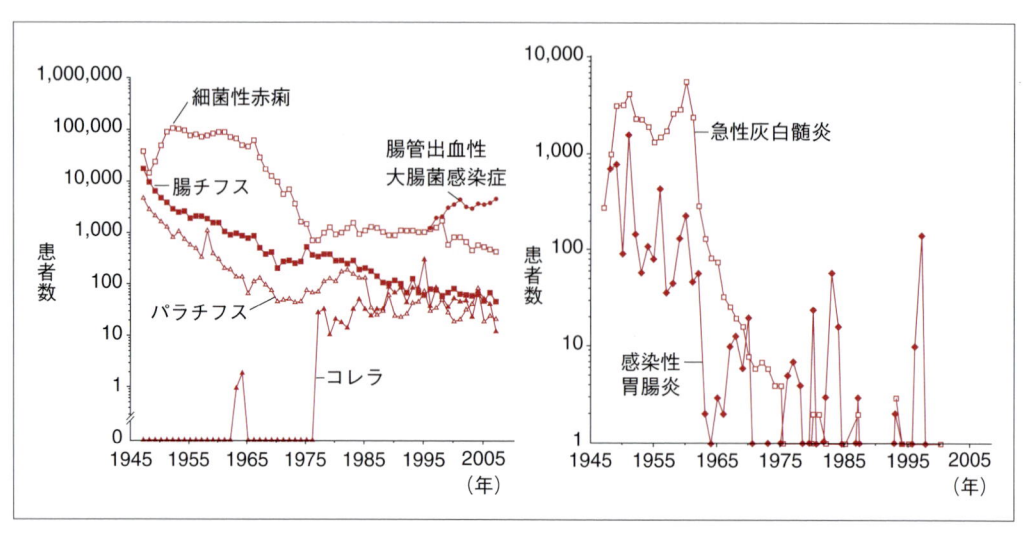

図 4-1　わが国における主な経口感染症の年次別発生状況
(旧厚生省伝染病統計をもとに作成)

2. 経口感染症の原因となる主な病原微生物とその症状

a. 細菌性経口感染症

　経口感染症のうち，細菌性感染症は，三類感染症の原因となる赤痢菌，コレラ菌，チフス菌，パラチフス菌，および腸管出血性大腸菌によって起こる．これらは経口で摂取され，腸管を介して感染するため，腸管感染症とも呼ばれる．いずれの細菌感染症も，第二次世界大戦後，衛生環境の改善，栄養状態の向上や公衆衛生の普及によって，また，医療技術の質的，量的な進歩によって激減した（図 4-1）．ただし，コレラは，元来わが国にはほとんどなかったものが，戦後の経済復興を遂げた結果，海外との交流が盛んになったことを反映して，1976年以降，散発的な発生が続いている．

1) 赤痢

　赤痢には赤痢菌 *Shigella* 属の細菌によって起こる細菌性赤痢と，原虫である赤痢アメーバ *Entamoeba* によって起こるアメーバ赤痢があるが，細菌性赤痢は三類感染症に，またアメーバ赤痢は五類感染症に分類される．これらのうち，より重篤な症状は赤痢菌によってもたらされるが，その原因菌はさらに，強毒性を示すA群の志賀菌とこれよりは弱毒性のB～D群のフレキシネル菌，ボイド菌，ゾンネ菌にそれぞれ分類される（表 4-2）．赤痢菌はグラム陰性の桿菌で，一般に鞭毛を持たず（図 4-2a），芽胞も形成しない．感染は，大腸の粘膜上皮細胞の間にあるM細胞から腸管組織へ侵入して炎症を誘導する．さらに志賀毒素を産生して細胞のタンパク質合成を阻害して組織を破壊するため，便に血液や粘膜の一部が混入する粘血便を特徴とする．他の菌に比べて志賀毒素の産生量の多いA群の志賀菌が最も強い毒性を示し，症状も重篤である．この毒素は赤痢菌のプラスミドにコードされている．なお，これと同様のプラスミドを保有する後述の腸管出血性大腸菌も志賀毒素とほぼ同一のベロ毒素を産生するために，強い毒性を示す．潜伏期間は一般に2～3日であるが，摂取された菌量によって異なる．頭痛を伴う発熱で発症し，下痢，腹痛を呈するが，下痢便に粘血便を含み，粘膿血便となることもある．しかし，一般に菌血症は起こさず，腸管の局所的な潰瘍や炎症にとどまる．

A. 経口感染症　103

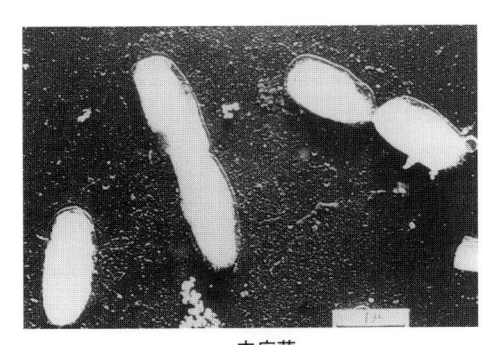

a. 赤痢菌
（東京都健康安全研究センター　甲斐明美博士提供）

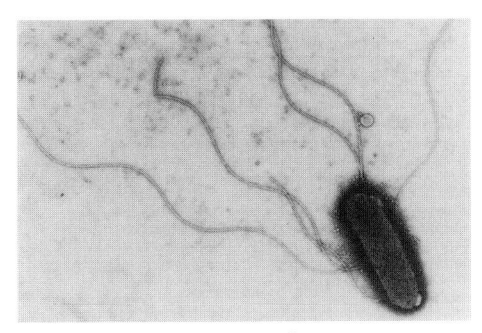

b. チフス菌
（岡山県立大学　有田美知子博士提供）

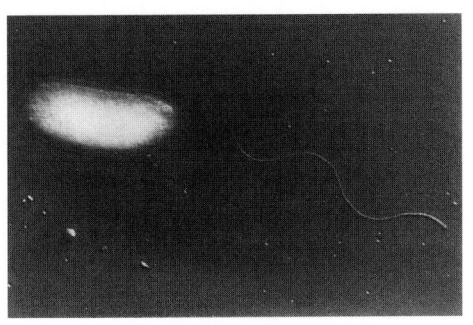

c. コレラ菌
（国立感染症研究所　島田俊雄博士提供）

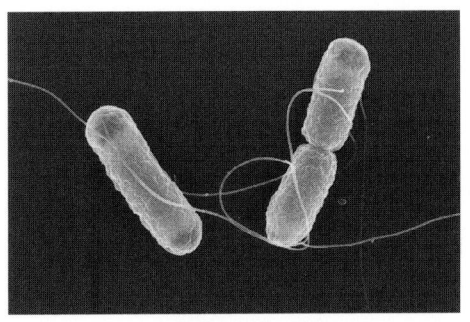

d. 腸管出血性大腸菌
（国立感染症研究所　斎藤典子氏提供）

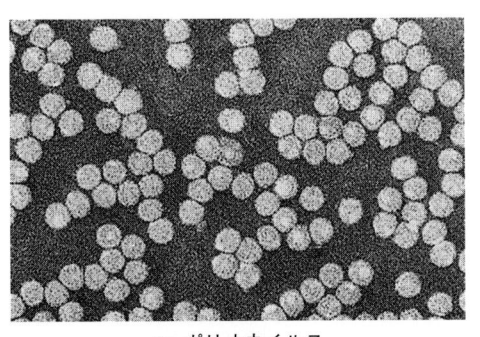

e. ポリオウイルス
（国立感染症研究所　米山徹夫博士提供）

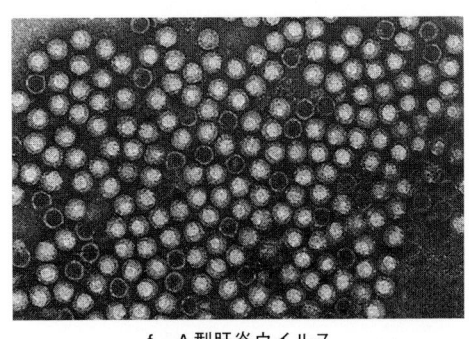

f. A型肝炎ウイルス
（広島大学　吉澤浩司博士，自治医科大学　眞弓忠博士提供）

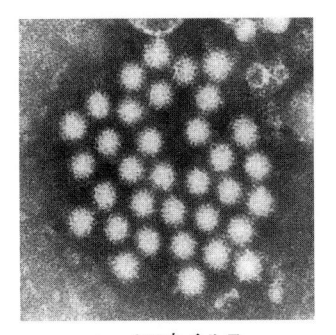

g. ノロウイルス
（東京都立衛生研究所　関根大正博士提供）

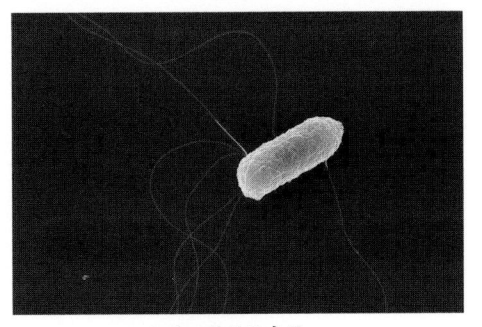

h. サルモネラ
（国立感染症研究所　斎藤典子氏提供）

図4-2　主な食中毒の原因となる細菌の形態

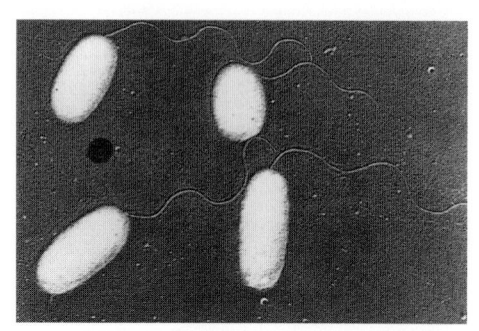

104　4．食品の微生物などによる汚染と健康障害

i. 腸炎ビブリオ
（東京都健康安全研究センター　甲斐明美博士提供）

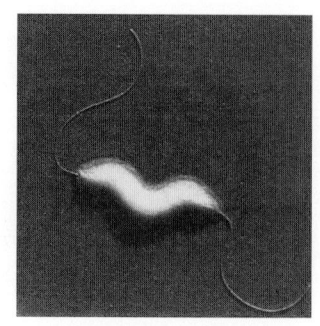

j. カンピロバクター
（岡山県立大学　有田美知子博士提供）

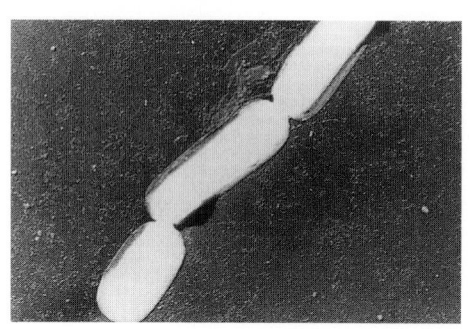

k. ウエルシュ菌
（東京都健康安全研究センター　甲斐明美博士提供）

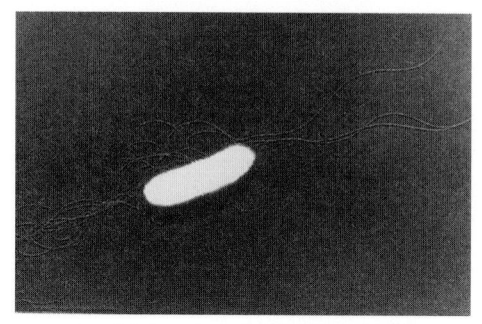

l. エルシニア・エンテロコリチカ菌
（岡山県立大学　有田美知子博士提供）

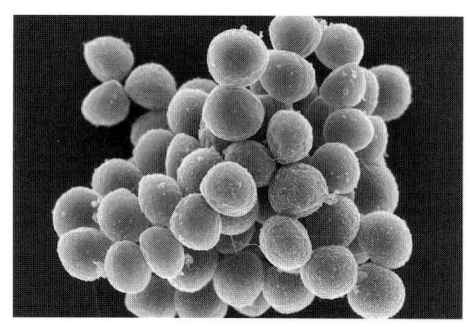

m. 黄色ブドウ球菌
（国立感染症研究所　斎藤典子氏提供）

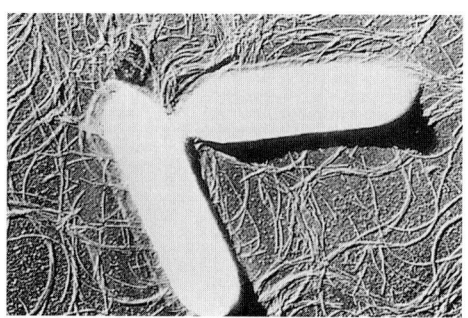

n. ボツリヌス菌
（東京都健康安全研究センター　甲斐明美博士提供）

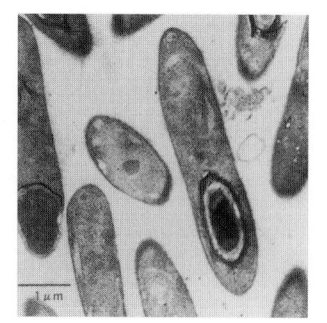

o. ボツリヌス菌(芽胞)
（北海道立衛生研究所　武士甲一博士提供）

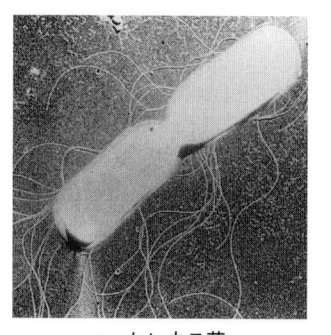

p. セレウス菌
（東京都健康安全研究センター　甲斐明美博士提供）

図4-2　主な食中毒の原因となる細菌の形態(続き)

小児に多くみられる，志賀菌 *Shigella dysenteria* の感染に伴う意識混濁や嘔吐，麻痺などの神経症状が現れた場合，疫痢と呼んで区別される．

なお，赤痢菌の感染源は，主に，患者の糞便によって汚染された水や食品で，このほか汚染した手指からも感染する．さらにしばしば健常な保菌者からの感染が問題になる．

2) 腸チフスおよびパラチフス

腸チフスはチフス菌 *Salmonella* Typhi，パラチフスはパラチフス A 菌 *Salmonella* Paratyphi A の，いずれもグラム陰性桿菌であるサルモネラ属の細菌によって引き起こされる．これらは周毛性の鞭毛を持ち(図 4-2b)，これによって小腸の粘膜上皮細胞に接着して侵入し，腸管リンパ組織内で増殖する．さらに血液中に菌が侵入して菌血症を起こし，全身に拡散してとくに肝臓や脾臓に集積するだけでなく，尿中にも検出されるようになる．マクロファージ等の網内系細胞に貪食されても殺菌されずに細胞内に寄生状態になりやすい(細胞内寄生菌)ことから，持続感染(長期間にわたる感染の状態)，あるいは不顕性感染(感染しても未発症のままの状態)に移行しやすく，ときに中枢神経系に侵入して脳炎を起こすことがある．

これらは腸チフスやパラチフスの「チフス症」と呼ばれる重篤な症状で，感染後に菌血症を伴い，5〜14 日の潜伏期のあと急に発熱する．それとともに咽頭部や扁桃の腫れ，脾腫，腹部の膨満，便秘と下痢を呈し，発病して 10 日ころ，胸腹部にバラ疹(2mm 程度のバラ色の小丘疹)が現れるのが特徴である．腸チフス，パラチフスは，発病後早期の血中，あるいはその後に糞便中や尿中に菌を検出して診断するほか，後期には血清中の菌に対する抗体価を測定する．このほか，胃腸炎にとどまる軽症もある．これらの症状の程度の差には患者の免疫状態が関わるといわれ，一般に小児や高齢者，あるいは基礎疾患として糖尿病を持つ患者や臓器移植患者などは重篤化しやすい．

これらの細菌の感染源は，患者の糞便や尿で汚染された水や食品で，汚染した手指からも感染することがある．さらに，本菌の場合，不顕性の保菌者が出現しやすいため，これらの感染者から排泄された糞便や尿を介した感染の拡大がしばしば問題になる．

3) コレラ

コレラはコレラ菌(*Vibrio cholerae* O1, O139)によって起こる腸管感染症である．コレラ菌はグラム陰性桿菌で，1 本の鞭毛(極単毛)を持ち，芽胞は形成しない(図 4-2c)．O 抗原の違いによって分類される 160 種類以上の種のうち，コレラエンテロトキシンを産生し，伝染性の強い O1 型血清型のみがコレラの原因菌とされてきたが，1992 年，インドでのコレラの大流行の原因となった O139 型(Bengal 株)も強い病原性を示したことから，現在，O1，O139 の二つの血清型の *Vibrio cholerae* をコレラ菌と呼び，その他の血清型の *Vibrio cholerae* は non-O1 *Vibrio cholerae* [NAG(non-agglutinable)*Vibrio*，ナグビブリオ]と呼んで区別している．ナグビブリオはコレラエンテロトキシンをほとんど産生せず，病原性が低くてコレラの流行の原因とはならないため，食中毒の原因菌として扱われている(後述)．

コレラ菌は経口的に摂取されると小腸下部の腸管細胞の微絨毛に定着・増殖し，コレラエンテロトキシンを産生する．コレラエンテロトキシンは小腸粘膜の上皮細胞に作用して ADP リボシルトランスフェラーゼを活性化させてアデニル酸シクラーゼを亢進し，細胞内の cAMP を上昇させ，最終的に細胞内から大量の水分を流出させるため，激しい下痢(「米のとぎ汁様」の水様性下痢)とそれによる脱水症状を起こす．この状態で電解質を含む水分を補給しないと致死率が高くなる．潜伏期間は数時間から数日間と幅があるが，これは摂取菌量と菌の種類に

よる．コレラ菌 *Vibrio cholerae* O1 は従来の強毒性のアジア型（古典型）と，これよりも弱毒性のエルトール型に分類されるが，近年はエルトール型の検出が多い．

コレラ菌の主な感染源は，患者の糞便で汚染された水および魚介類である．わが国にはコレラ菌は常在していないので，ほとんどが外来性で，とくに海外渡航者が感染して国内に持ち込む場合が多い．また，輸入される水産品のうち，冷凍エビや生鮮魚介類等による国内での感染の事例もある．

4) 腸管出血性大腸菌感染症

腸管出血性大腸菌感染症は腸管出血性大腸菌 Enterohemorrhagic *E. coli*（EHEC）の感染によって起こる腸管感染症である．EHEC は，グラム陰性の桿菌である大腸菌のうちで，下痢起因性大腸菌（病原大腸菌）と呼ばれる，病原性を示す5種類のうちの一つである（表4-6）．他の4種類の病原大腸菌との違いは，EHEC が志賀毒素（ベロ毒素）を産生して血便・腹痛を主症状にする出血性大腸炎を起こし，ヒトからヒトへの伝染性が強いこと，および，病原性が強いため少量の菌数で感染して発症すること，である．このため，EHEC は経口感染症の原因菌として取り扱われ，他の4種類の病原大腸菌は食中毒の原因菌として扱われる．その細菌学的な性状はいずれも大腸菌とほぼ同じで，その多くが周毛性の鞭毛を持ち，通性嫌気性で芽胞は形成しない（図4-2d）．しかし，血清型は非病原大腸菌や他の病原大腸菌とは異なり，O抗原がO157やO26など，特定の血清型を示すため，EHEC は血清型による診断が可能である．

EHEC は経口的に摂取され，腸管上皮細胞に定着してめり込むと炎症を起こし，菌体からベロ毒素を産生する．この毒素は腸管上皮細胞を透過して血中に入り，血管内皮細胞や腎上皮細胞のタンパク質合成を阻害して細胞に障害を与える．その結果，出血を誘導し，溶血性貧血や血小板減少，さらには急性腎不全を起こす．菌を摂取して，通常4～9日間の潜伏期間の後，激しい腹痛を伴う血便や下痢を発症する．重症例では溶血性尿毒症症候群（Hemolitic Uremic Syndrome：HUS）を伴うが，さらに意識混濁，麻痺などの脳症へ移行する場合がある．

EHEC の汚染源は，患者の糞便で汚染された水や食品のほか，ヒトからヒトへの接触による二次感染もある．わが国では，1996年岡山県，大阪府堺市での学校給食による EHEC の集団食中毒が起こり，多数の死者や入院患者が出た．この事件を契機に，EHEC は指定感染症，次いで三類感染症に分類され，全数把握の対象疾患として常時監視の対象になるなど，厳しい感染症対策がとられている．

5) ボツリヌス症

厚生労働省は，2003年11月の感染症法の改正で，乳児ボツリヌス症や食中毒を含むボツリヌス菌感染症をまとめて「ボツリヌス症」とし，四類感染症に指定した（細菌性食中毒の項，p 125）．

b. ウイルス性経口感染症

ウイルスによって起こる経口感染症には，二類の急性灰白髄炎（ポリオ），四類の急性ウイルス性肝炎（A型肝炎，E型肝炎），および五類の感染性胃腸炎がある．これらはいずれも基本的には糞口感染で，原因となるウイルスは患者の糞便に由来し，汚染された水や食品，あるいは手指からの直接感染によってヒトからヒトへ伝染する．

1) 急性灰白髄炎（ポリオ）

　急性灰白髄炎（ポリオ）はポリオウイルス Polio virus によって起きる（図 4-2e）．患者の糞便から水あるいは食品が汚染されて経口的に摂取されたり，あるいは患者の糞便が手指の汚れを介して摂取されたりして，咽頭部あるいは腸管に達し，そこの粘膜上皮細胞内でウイルスが増殖する．通常，3～10 日の潜伏期間の後，ウイルスの増殖が起こり，腸管のパイエル板や扁桃のリンパ組織で増殖した後にリンパ節，さらに血液を介して全身に分布する．その一部が血中から血液-脳関門を通過し，中枢神経系に達して運動神経細胞に障害を与えるために，四肢に運動麻痺を生じ，さらにウイルスが延髄の呼吸中枢に達すると呼吸麻痺を起こして死にいたる．ただし，ほとんどの感染者は不顕性感染で無症状である．麻痺が起こるのは感染者全体の 0.1％程度だといわれている．

　わが国では 1960 年には 5,600 人以上の患者が発生して大流行したが，ポリオウイルスワクチン（生ワクチン）の投与により劇的な効果が現れ，1976 年以降，ほとんど患者が出ていない（図 4-1）．

2) 急性ウイルス性肝炎（A 型肝炎，E 型肝炎）

　肝炎ウイルスにはいくつかの種類があるが，これらのうち，患者の糞便で汚染された飲料水や食品を介して感染するのは A 型肝炎ウイルス（HAV）（図 4-2f）と E 型肝炎ウイルス（HEV）である．とくに魚介類を介して経口的に摂取される場合が多く，また，衛生環境のよくない海外への渡航者が感染する場合があるため，輸入感染症と位置づけられるが，現在では輸入された汚染食品による国内での感染が多い．2003 年 11 月の感染症法の改正により，従来の四類感染症に分類されていた急性ウイルス性肝炎から，経口感染症である A 型肝炎と E 型肝炎が個別に四類感染症に分類された．またこれら二者を除く B 型や C 型などのウイルス性肝炎は，別途，五類感染症に分類され，肝炎ウイルスの原因別に対策が強化されることになった．

　経口摂取された HAV は，腸管で増殖することなくパイエル板の M 細胞を介して取り込まれ，リンパ組織，血中を通って肝実質細胞に感染すると考えられている．2～6 週間の潜伏期間の後，全身の倦怠感，食欲不振，発熱の症状が現れる．その後 3～5 日後に肝臓の肥大，圧痛を伴って黄疸になる．約 1 ヵ月で回復し，慢性化したり持続感染したりすることはない．HAV は血中に移行するため，抗 HAV 抗体が産生され，感染後には免疫が成立する．また，感染者の約 0.1％が劇症肝炎となり，死亡例も現れる．

　一方，HEV は HAV とほぼ同様の感染経路，および発症経過をたどるが，HAV に比べて潜伏期間が長く，約 5～6 週間である．また，劇症肝炎になる確率は HAV よりも高く，約 0.5～3％に達し，とりわけ妊娠後期の妊婦の感染者の致死率は 10～20％と非常に高い．感染性は HAV よりも低い．また，抗 HEV 抗体も産生されるがその力価は持続しない．

3) 感染性胃腸炎（伝染性下痢症）

　感染性胃腸炎は細菌やウイルスによる感染性の胃腸炎で，2003 年 11 月の感染症法改正で五類感染症に分類された．原因は主にウイルスで，とくに，カリシウイルス Calici virus 科のノロウイルス Noro virus（後述，p 127）やレオウイルス Reo virus 科のロタウイルス Rota virus などである．季節に関係なく発症する．これらのウイルスは，汚染された野菜や生カキなどの魚介類を介してしばしば集団発生を起こす．経口的に摂取された後，十二指腸や小腸の粘膜上皮細胞に感染する．感染後 2～8 日の潜伏期間を経て，粘膜上皮細胞で増殖して栄養等の吸収阻害を起こし，腹痛や頭痛，水様性下痢を起こすが，小児では嘔吐，成人では下痢を主症

> **HAVの罹患率と抗HAV抗体陽性率**
>
> わが国の若年層はHAVへの罹患が少ないため，抗HAV抗体を持つ割合が少ない．したがって抗HAV抗体陽性率は低い．しかし，東南アジア諸国などの発展途上国のなかには衛生状態が悪く，HAVに感染するヒトの割合が多いために，抗HAV抗体陽性率が高い国がある．これらの国や地域を海外旅行する場合には，生ものを食べたり飲んだりしないなど，飲食物を中心に注意して行動する必要がある．

状とする．このほかエンテロウイルスやアデノウイルスによるものや細菌性のものもみられる．

　これらのうち，食中毒病因物質として1997年から食品衛生法で規制されているノロウイルスを除くと，1960年までは毎年ほぼ100人以上の患者が出たが，それ以降は散発事例があるにとどまっている（図4-1）．

c. 原虫性経口感染症

　細菌類やウイルス類と異なり，原虫類は真核生物で，単細胞の原生動物として，動物的なものを総称したものである．したがって，その大きさ，栄養要求性，増殖性，生活環ならびに感染機構が細菌やウイルスとは異なる．2003年11月改正の感染症法では，五類感染症にアメーバ赤痢，クリプトスポリジウム症，ジアルジア症が分類されている．ここでは発生件数や患者の多い前二者について述べる．

1) アメーバ赤痢

　アメーバ赤痢は，原虫の赤痢アメーバ *Entamoeba histolytica* によって起こる赤痢で，粘血便，しぶり腹などの症状を呈する．細菌性赤痢と比較して，一般的に症状は軽いこと，患者数が少ないことが特徴である．赤痢アメーバは熱帯に分布しており，患者の糞便で汚染された水，食品および手指が感染源となる．海外（熱帯地方）への渡航者が感染する，代表的な輸入感染症の一つである．アメーバは嚢子の状態で感染し，潜伏期間は3～4週間と長いため，帰国後に発症する場合がある．

2) クリプトスポリジウム症

　クリプトスポリジウム症は原虫の小形スポリジウム *Cryptosporidium parvum* のオーシスト（接合子嚢；図4-3）が経口感染して起こる腸炎である．クリプトスポリジウムは世界中に広く分布し，米国で1984年以降，しばしば集団感染が報告されてきた．わが国では1986年以降，散発事例が続いたが，1994年に神奈川県平塚市で736人，1996年に埼玉県越生町で約1,000人の集団感染があり，クリプトスポリジウムが検出された．とくに埼玉県の事例では，上水道における塩素処理ではクリプトスポリジウムのオーシストが死滅しないことが明らかになり，加熱殺菌の必要性が指摘された．なお，オーシストが小腸に達すると，オーシストの内部から4個の細長い虫体（スポロゾイド）が脱離し，粘膜上皮細胞に侵入して感染し，増殖する．その結果，激しい下痢（水様性下痢），腹痛，嘔吐，脱水症状を引き起こす．感染経路は，上記のオーシストに汚染された水のほか，ヒトからヒトへの糞便を介した経口感染，家畜からの水や食品を介した感染も疑われている．通常，感染後1～4週間で自然治癒するが，乳幼児，高齢者では長期化あるいは重症化することが報告されている．また，米国の事例では，AIDS患者におけるクリプトスポリジウムの持続性感染と下痢・腹痛の重症化が問題となっており，免疫低下

図 4-3 クリプトスポリジウムの生活環
オーシスト内部には，C字状に弯曲した4個の細長いスポロゾイト(sporozoite；胞子体)が厚いオーシスト壁によって包蔵されており，スポロゾイトを外的環境因子から強固に保護している．
(井関基弘：公衆衛生，61：573, 1997 より一部改変)

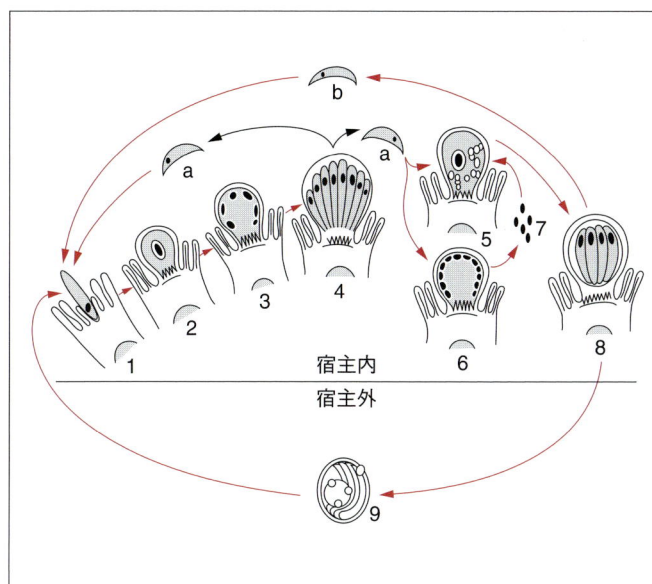

1〜4. 無性生殖の過程：
1. スポロゾイトまたはメロゾイトが腸粘膜上皮細胞の微絨毛に侵入
2. 栄養型
3. シゾント
4. 成熟シゾント(メロゾイト8個を形成)

5〜7. 有性生殖の過程：
5. 雌性生殖母体
6. 雄性生殖母体
7. 遊出した雄性生殖体
8. 成熟オーシスト(スポロゾイト4個を形成)
9. ふん便に排出されたオーシスト
a. 成熟シゾントから遊離したメロゾイト
b. 成熟オーシストから遊離したスポロゾイト

の疑いのあるヒトでは注意を要する．

d. 寄生虫感染症

　寄生虫は，厳密な意味ではヒトや家畜，魚類などの宿主に寄生することによって何らかの被害を及ぼす動物の総称で，c. の原虫も寄生虫の一部として捉えることが多い．しかし，ここでは，線虫や条虫など，大型の寄生動物について項を設けて解説する．とくに，四類感染症に分類された条虫のエキノコックス症，および，いまだ経口感染症としては分類されていないが，近年その症例が多く報告されている線虫類のアニサキス症について述べる．

1) エキノコックス症

　エキノコックス症は，エキノコックスによる感染症で，病原体には単包条虫 *Echinococcus graulosus* と多包条虫 *Echinococcus multilocularis* があるが，わが国で大きな問題となっているのは後者である．感染は虫卵を経口的に摂取して起こる．エキノコックス *Echinococcus multilocularis* は北海道に主に分布し，キツネやイヌなどの肉食獣の小腸内に成虫が寄生している(終宿主)．エキノコックスの生活環をみると，これらの終宿主内の成虫が生んだ虫卵が糞便とともに排泄されて水や食品，あるいは周辺の土壌や埃などを汚染し，これが中間宿主であるネズミやヒトの体内に入って小腸で孵化し，肝臓や肺に移行して多包虫という幼虫に生育する．次に，感染したネズミをキツネやイヌが食べると感染し，これらを終宿主として成虫となる．このサイクルのなかで，ヒトは幼虫が感染した中間宿主を食べても感染せず，また，ヒトからヒトへの伝染はしない．さらに，終宿主のキツネやイヌは虫卵を食べても感染しない．このように，ヒトへの感染は虫卵の経口摂取のみによると考えられている．

　2000年までのエキノコックス症の報告の累計は392例あり，それ以上に抗エキノコックス

抗体の陽性者は多く，陽性率は受診者の 0.14～0.25％に上る．一方，ヒトでの多包虫の増殖は遅く，感染から約 20 年間の無症候期間を経て，続く 10 年間で病気の進行がみられ，多包虫が成長して肝臓内の周辺の血管や胆管を閉塞し，肝機能障害を起こす．その後，発熱・黄疸が現れ，最終的には重度の肝機能不全に陥り，黄疸・腹水・浮腫を合併し，多臓器に多包虫が転移する．なお，多包虫の寄生部位は，肝臓以外に肺，脳，腹腔，さらに骨髄に転移することもある．

2) アニサキス症

アニサキス症は，アニサキス(*Anisakis simplex, Anisakis physeteris, Pseudoterranova decipiens*)の幼虫によって引き起こされる胃腸炎である．アニサキスの幼虫はオキアミを中間宿主に，これを食べるサケ，サバやイカ等の魚介類を待機宿主にして寄生しており，これが終宿主であるクジラやイルカなどの海棲ほ乳類に食べられると成虫になってこれらの動物の胃に寄生する．しかし，ヒトがサバやイカを生で食べると，摂取されたアニサキスの幼虫(体長 20～35mm，体幅 0.4～0.6mm)は成虫になることができず，幼虫のままヒトの胃壁に穿入するため，激しい腹痛を起こす．天然のサケ・マスにおけるアニサキスの寄生率は 30～70％と高く，その部位もサバやイカで多く分布がみられる内臓の表面よりは筋肉部分に多く分布した

本州にも侵入したエキノコックス

エキノコックス症には単包性エキノコックス症と多包性エキノコックス症があるが，これらは原因となる寄生虫の種類によって区別され，本章で取り上げた *Echinococcus multilocuraris* は多包性エキノコックス症を起こす．これは主に北海道に分布しているが，最初の流行は北部の礼文島で発生し，1937 年から 65 年にかけて 114 名の患者が記録されている．その後 1950 年以降の対策でこの地域での流行は終息したが，1965 年から根室・釧路を中心に東部で流行し，1997 年までに 146 名の患者数が報告され，その後も患者の発生は続いている．以上の北海道北部，東部を除いた中央部，西部における患者の発生は，1965 年から 88 年にかけて 30 名，89 年から 97 年にかけては 66 名に上り，北海道内部で流行地域が移動・拡大していることがわかる．これらの原因として，初期の北海道北部から東部への移動については，感染したキツネが北方諸島から中部千島に強制的に移動させられた後，流氷に乗って北海道東部地方に侵入したといわれる．一方，その後の移動については，観光等によるヒトの交流や物流によってエキノコックスの汚染地域の拡大にいたったと推測されている．

一方，北海道以外での患者発生数は 2001 年までに 76 名に上り，そのうち 50 名は北海道またはシベリア，旧満州(中国東北部)等の地域での感染によると考えられる．残りの患者 26 名中 21 名が青森県で発生し，そのうち 9 名は青森県内で感染したものと推定されている．最近，青森県内でブタ 3 頭がエキノコックスに感染し，肝臓から多包虫の病巣が発見された．これらのことから，本州の北部にすでにエキノコックスの汚染が拡大していると考えられる．これらの感染ルートについては同定されていないが，青函トンネルを通って感染キタキツネが移動した可能性も指摘されている．

また，飼い犬がエキノコックスに感染した野ネズミを食べて感染し，そのイヌからヒトに感染が拡大する可能性が示唆されている．実際，飼い犬の糞便から野ネズミの骨や毛皮がみつかることもあるので，北海道以外の住人が旅行等で飼い犬を連れて北海道を訪れ，そこでイヌがエキノコックスに感染し，さらにヒトに感染が拡大するおそれもある．したがって，エキノコックスの成虫が寄生する終宿主であるキツネやイヌが，中間宿主の野ネズミを食べないようにする対策が必要である．

ことから，これらの魚介類の生食には，食べる部位によらず注意が必要である．

B. 食中毒

　食中毒は，飲料水や食品等，食物に起因する疾患 Food-borne Diseases のうち，中毒を起こすものを総称する．したがって，前にAの項目で述べた経口感染症も広義には食中毒のなかに含められるが，その病原性の違いによって，とりわけヒトからヒトへの二次感染の有無によって，取り締まる対策や法令に違いを設け，「経口感染症」と「食中毒」を区分している．本項では，これらのうちで「食品衛生法」によって取り締まられ，規制を受けている狭義の「食中毒」について，「微生物による食中毒」に焦点を当てて解説する．

1. 食中毒の発生状況

　食中毒は食品衛生法第27条1項により，食中毒の患者もしくはその疑いのある者を診断し，またはその死体を検案した医師に対して，ただちに最寄りの保健所長に届け出ることを規定している．さらに，同条2項，3項では，その報告を受けた保健所長は都道府県知事に，さらに知事は厚生労働大臣に報告することを義務づけている．この報告に基づいて，厚生労働省は食中毒の発生情報を統計にまとめ，国立感染症研究所感染症情報センターから出される地方の衛生研究所，保健所からの報告をまとめた感染症の動向に関する月例報告とともに公開している．これらの情報は，届け出に基づいているので，全数を正確に把握したものではないが，わが国における食中毒の全体像を把握するうえで非常に有用である．

　これらの情報に基づいて，わが国の微生物による食中毒の発生状況を年次別に，件数，患者数についてまとめたものが図4-4である．また，2009年における病因物質別食中毒の発生状況を表4-3に示す．表4-3からは，微生物による食中毒が大半を占めること，発生件数（事件数），患者数ともに，サルモネラ，ブドウ球菌およびとくに，カンピロバクターの細菌性食中毒が多いが，同時に，1997年から統計に加えられたノロウイルス（2003年8月より小型球形ウイルスからノロウイルスと変更）による食中毒が非常に大きな位置を占めることがわかる．なお，2009年には食中毒による死者は出なかったが，2000年から2008年までは毎年数人から十数人の死者が報告されている．

　一方，年次統計をみると，食中毒の総件数は1996年以降，増加の一途をたどり，1998年をピークに次第に減少してきたが，現在は1,300件前後にとどまっている．原因別にみると，1999年までは腸炎ビブリオが一貫して優位を保ち，次いでサルモネラが続いたが，両者ともその後は急激に減少した．とりわけ腸炎ビブリオによる食中毒は下位を占めるようになった．これに対し，病原大腸菌は1996年の岡山県および大阪府堺市における腸管出血性大腸菌O157：H7の集団発生を機に増加したが，2002年以降は減少した．またカンピロバクターは1997年以降，急上昇しており，現在も常に上位を占めている．これらの食中毒の原因が増加や減少を示す背景には，食品の製造・加工・流通や消費の各段階で重点的な食中毒対策がとられているか否か，という要素が反映されていると考えられる．なお，統計はあくまでもその時点における食中毒の事例の報告を表したものであるから，厚生労働省がある病原微生物を統計

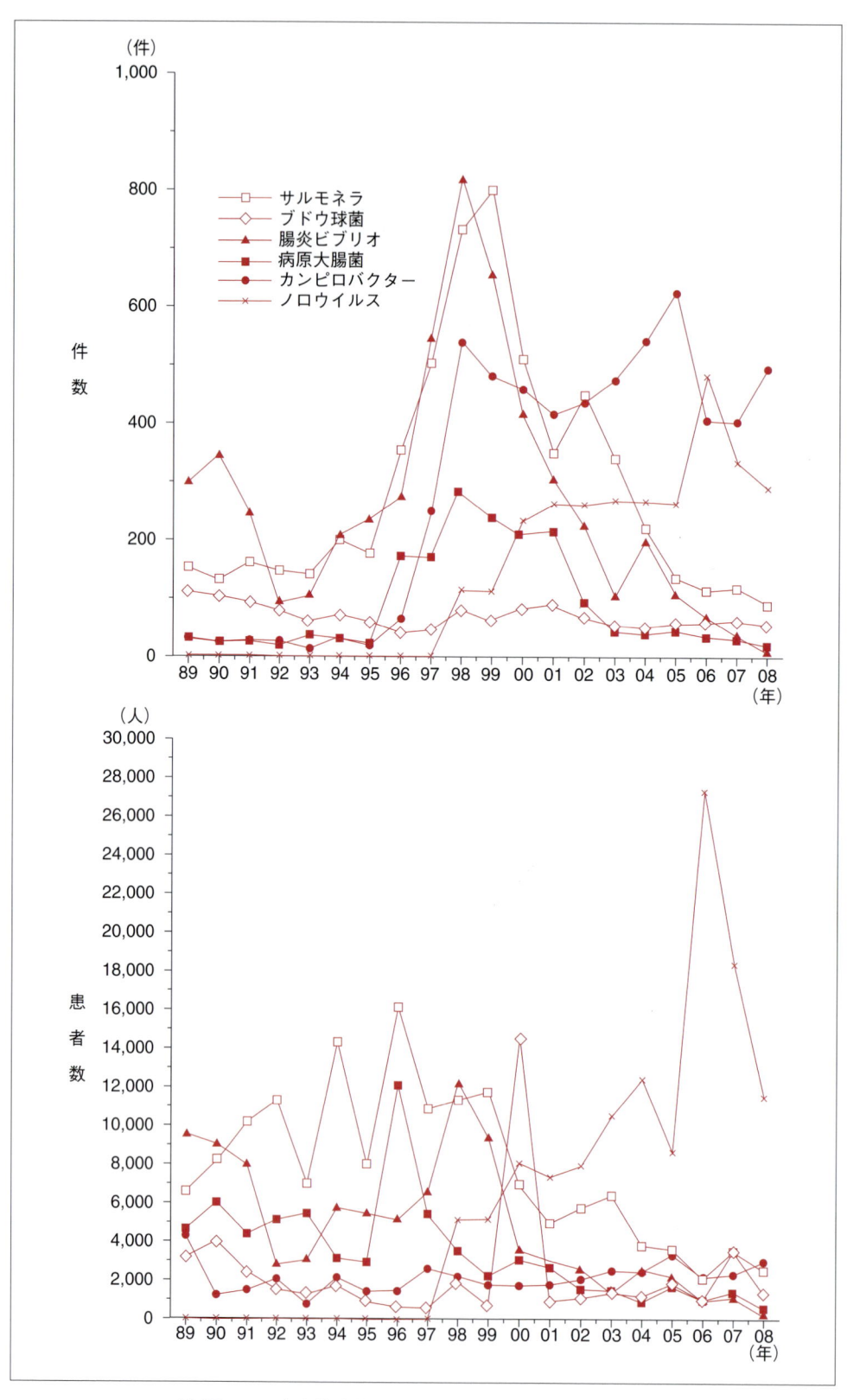

図 4-4 主な微生物における年次別食中毒発生状況

(厚生労働省:食中毒統計より作図)

表 4-3 病因物質別食中毒発生状況（2009 年）

	事件		患者		死者	
	件数	(%)	人数	(%)	人数	(%)
総数	1,048	100.0	20,249	100.0	-	-
病因物質判明	948	90.5	18,514	91.4	-	-
病因物質不明	100	9.5	1,735	8.6	-	-
病因物資判明数	948	100.0	18,514	100.0	-	-
細菌（総数）	536	56.5	6,700	36.2	-	-
サルモネラ属菌	67	7.1	1,518	8.2	-	-
ブドウ球菌	41	4.3	690	3.7	-	-
ボツリヌス菌	-	-	-	-	-	-
腸炎ビブリオ	14	1.5	280	1.5	-	-
腸管出血性大腸菌（VT 産生）	26	2.7	181	1.0	-	-
その他の病原大腸菌	10	1.1	160	0.9	-	-
ウエルシュ菌	20	2.1	1,566	8.5	-	-
セレウス菌	13	1.4	99	0.5	-	-
エルシニア・エンテロコリチカ	-	-	-	-	-	-
カンピロバクター・ジェジュニ／コリ	345	36.4	2,206	11.9	-	-
ナグビブリオ	-	-	-	-	-	-
コレラ菌	-	-	-	-	-	-
赤痢菌	-	-	-	-	-	-
チフス菌	-	-	-	-	-	-
パラチフス A 菌	-	-	-	-	-	-
その他の細菌	-	-	-	-	-	-
ウイルス（総数）	290	30.6	10,953	59.2	-	-
ノロウイルス	288	30.4	10,874	58.7	-	-
その他のウイルス	2	0.2	79	0.4	-	-
化学物質	13	1.4	552	3.0	-	-
自然毒（総数）	92	9.7	290	1.6	-	-
植物性自然毒	53	5.6	195	1.1	-	-
動物性自然毒	39	4.1	95	0.5	-	-
その他	17	1.8	19	0.1	-	-

（資料　厚生労働省「食中毒発生状況」より引用）

に取り上げるか否かによっても，また，微生物の検出法が改善されて統計に現れるようになった，というような要素によっても，その値は変化することに留意する必要がある．

　次に，月別の食中毒発生件数を病因物質別に調べると（2008 年），図 4-5 のように，サルモネラは 7〜10 月をピークにするものの，1 年を通じて発生がみられるのに対し，腸炎ビブリオでは 7，8 月をピークにして他の月はずっと件数が少なくなっていることがわかる．また，カンピロバクターは 4〜11 月がやや高い発生件数を示し，他の月も連続して発生があること，さらにノロウイルスは 1 月をピークにして 12〜3 月にかけて高い発生をみるが夏季はほとんど発生しないことなど，それぞれに大きな特徴がある．これは，後述するように，食中毒の原因食品の消費がいつ行われるか，どの季節にそれぞれの微生物が増殖して食品汚染を起こしやすいか，ということによって大きな影響を受けるためである．

　このように，食中毒統計は，わが国における食品衛生環境や公衆衛生の状態を理解し，さらに保健衛生行政や食品の製造・管理・流通において行うべきさまざまな対策を立てる上で重要な役割を果たす．また，食品産業や給食，そして一般の消費者においても，食品の安全を確保

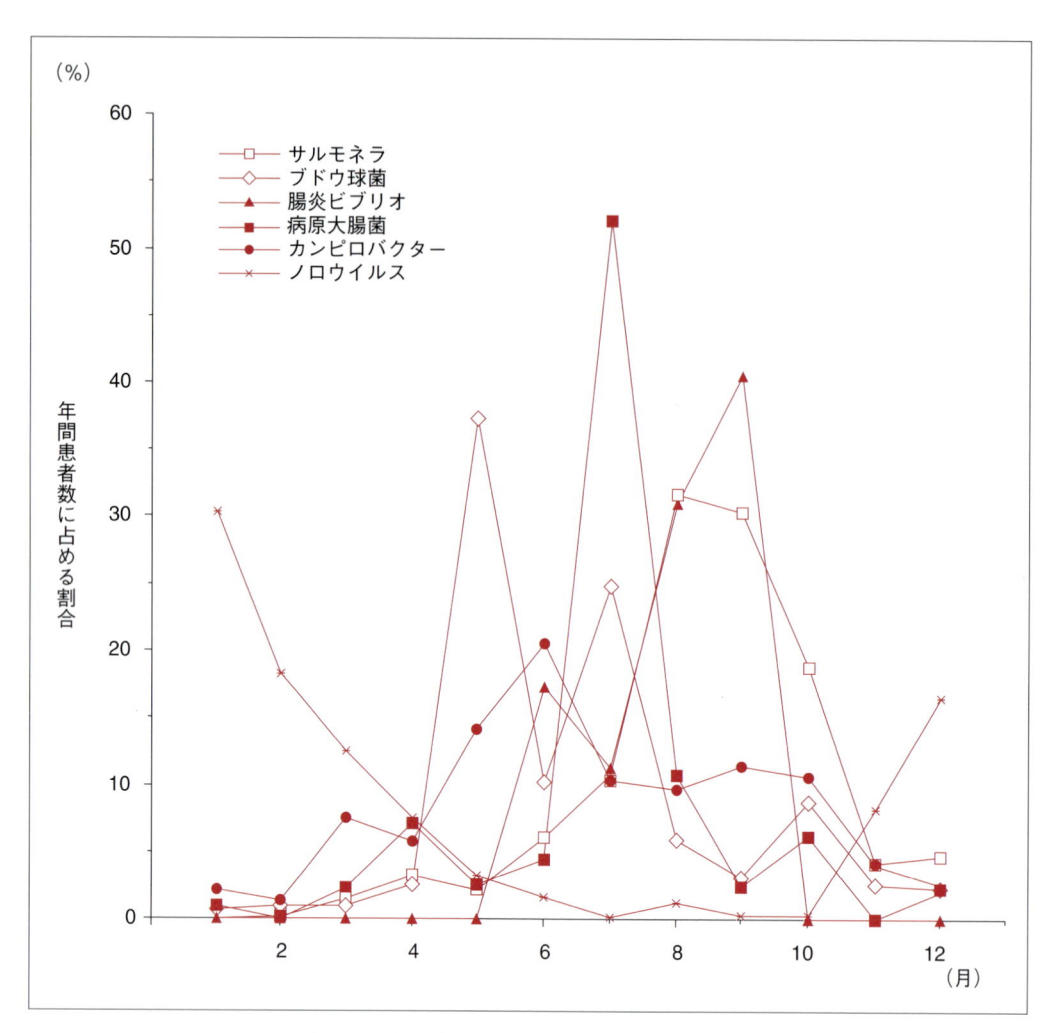

図 4-5 主な食中毒の月別発生状況（2008 年）
(厚生労働省：平成 20 年食中毒発生状況より作図)

し，健康を維持するために，これらの食中毒統計で得られる情報を活用することが重要である．

2. 食中毒の原因微生物各論

本節では，食中毒の原因となる微生物ごとに，その微生物学的特徴や感染の機構，さらに発症した場合の症状などについて述べる．

a. 細菌性食中毒
1) 細菌性食中毒の分類

表 4-3 に示したように，わが国における食中毒の主たる原因は細菌とノロウイルスによるものである．これまでに分離・同定された食中毒の原因菌は非常に多種類に及ぶが，そのなかでとくに多くの食中毒を引き起こした細菌は表 4-1 に示した約 10 種類程度である．これらの細菌の感染と発症の様式には，大きく分けて感染型食中毒と毒素型食中毒があり，さらに同一の細菌が感染型と毒素型の両方の様式を示す感染毒素型の食中毒がある．その感染様式の概略

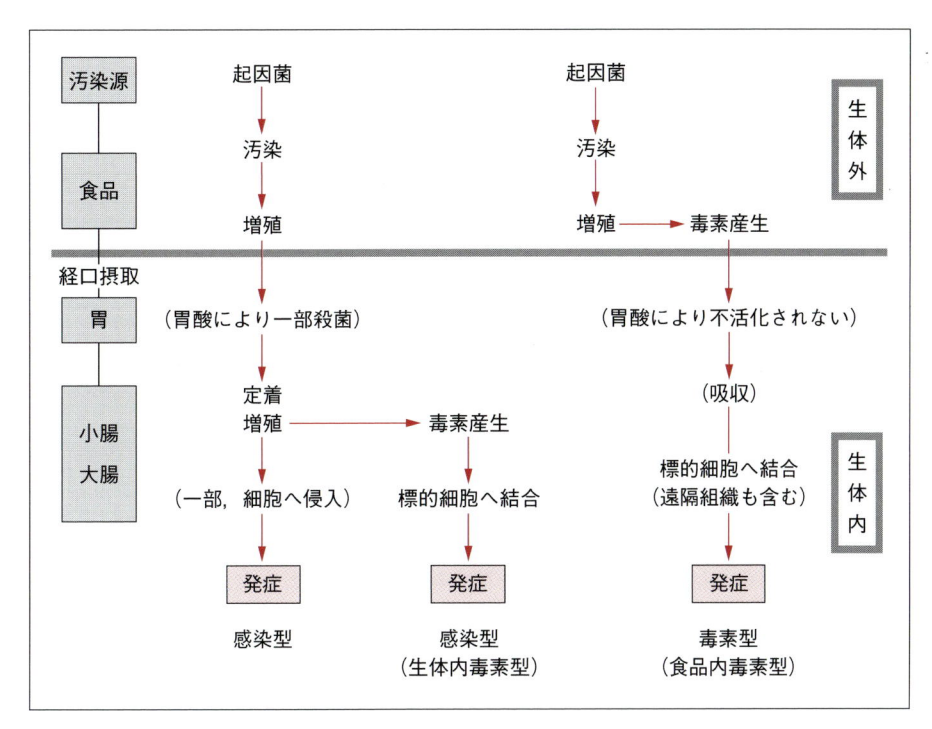

図 4-6 細菌性食中毒の発症機序
(池澤宏郎編：21世紀の考える薬学微生物学, 廣川書店, p 415, 2002 より一部改変)

を図 4-6 に，また，それぞれの感染様式に分類される主な細菌を表 4-4 にまとめた．

■-i. 感染型

　食品の中で細菌が増殖し，経口摂取された後，小腸や大腸等の腸管に直接定着するか，あるいは腸管でさらに増殖してから定着することによって感染が成立し，その後，腸管組織に障害を与えることによって食中毒を発症する様式である．細菌によっては，腸管上皮細胞近傍のM細胞やその周辺組織にまで侵入し，血中に入って菌血症を起こしたり，他の臓器の機能障害を起こしたりする場合がある．感染型の細菌は，一般に，胃を通過する際に胃酸の強酸性に抵抗し，十二指腸では胆汁酸や他の消化酵素に耐性でなければ小腸や大腸で増殖や定着をすることができない．しかし，食品中に脂質が多く含まれていると，細菌がこれに混入して胃酸や胆汁酸，消化酵素などの攻撃を受けにくくなるため，結果的に細菌の定着を助けることになる可能性があるので，注意が必要である．一方，感染型食中毒を起こす細菌が食品中で菌体外毒素を産生する場合もあるが，そのような毒素が胃内で胃酸やペプシンによって変性あるいは分解を受けたり，腸管の消化酵素で分解されたりする場合には毒素が失活し，結果的に感染型の感染様式を示すことになる．

　また，感染型食中毒のうちで，腸管に定着した後，腸管粘膜表面あるいは組織内で増殖する際に毒素を産生したり，芽胞を形成しながら毒素を産生し，その毒素が主な原因となって食中毒を引き起こす場合にも感染型に含める(図 4-6；生体内毒素型)．

　感染型食中毒の原因菌には，サルモネラ，腸炎ビブリオ，カンピロバクター，病原大腸菌，エルシニア菌，ナグビブリオなど，多くの病原細菌が該当する．

■-ii. 毒素型

　食品中で細菌が増殖する際に産生する毒素が食中毒を引き起こす様式を，毒素型という．こ

表 4-4　主な微生物による食中毒の発症機構

細菌性感染型	サルモネラ，カンピロバクター，エルシニア菌，下痢起因性大腸菌（病原大腸菌），腸炎ビブリオ，ナグビブリオ，ウエルシュ菌，リステリア菌，赤痢菌，コレラ菌，チフス菌，パラチフス菌
毒素型	黄色ブドウ球菌，ボツリヌス菌
感染毒素型	セレウス菌
ウイルス性	ノロウイルス，A 型肝炎ウイルス，E 型肝炎ウイルス

れは生体内毒素型とは異なり，経口摂取される食品中に毒素が含まれ（食品内毒素型），それが胃酸や胃腸から分泌される酵素に抵抗性を示して腸管の標的細胞に到達することによって作用し，あるいはそこから全身に運ばれて，他の組織内の標的細胞に作用して食中毒を起こすものである．毒素型食中毒では，食品中に生きた菌を検出できなくとも食品のなかに含まれる毒素によって食中毒が発症するので，注意が必要である．なお，一般に毒素型の食中毒では，汚染食品の摂取から発症までの時間が感染型よりも短いのが特徴である．

毒素型食中毒の原因菌には，黄色ブドウ球菌やボツリヌス菌がある．

■-iii. 感染毒素型

感染型と毒素型の両方の様式の発症の機構を持つものをいう．セレウス菌がこれに該当する．

2) 主な食中毒原因菌

本節では，食中毒の原因菌として主要なものを取り上げ，その細菌学的性状や感染機構，および食中毒の症状について個別に解説する．なお，それぞれの細菌の形態を図 4-2 の電子顕微鏡写真で示し，また，食中毒の症状や菌の分布等に関する主な特徴を，表 4-5 にまとめた．

■-i. サルモネラ属　*Salmonella*

サルモネラは，グラム陰性桿菌で，周毛性の鞭毛をもち，通性嫌気性菌で芽胞は形成しない．ブドウ糖を分解して酸とガスを発生するが，乳糖とショ糖は分解しない．大きさは$(0.5〜0.8)×(1〜3)\mu m$（図 4-2h）で，乾燥や凍結に強く，水中にも生残することができる．

サルモネラ属のうちで，ヒトに全身性の感染（経口感染症）をもたらすチフス菌やパラチフス菌もサルモネラ属の菌であるが，以下に述べる局所性の腸管感染症を起こす菌の種類とは，宿主であるヒトの細胞への侵入性が異なる．一方，ヒトに食中毒を起こすサルモネラは 10 種類ほどだが，このうち，主要なものは，ゲルトネル菌 *S.* Enteritidis，ネズミチフス菌 *S.* Typhimurium，ブタコレラ菌 *S.* Choleraesuis，ヒナ白痢菌 *S.* Gallinarum，トンプソン菌 *S.* Thompson である．なかでもとくに重要なものは *S.* Enteritidis と *S.* Typhimurium で，1988 年以降，輸入されたニワトリのヒナの汚染を契機にして *S.* Enteritidis による食中毒がわが国に急速に増加し，それ以前から第 1 位を占めていた *S.* Typhimurium の食中毒発生件数を超えた．

サルモネラに汚染された食品を経口摂取すると，潜伏期間約 6〜48 時間の後に，悪心，下痢，腹痛，発熱，嘔吐などの食中毒症状を起こす．39℃以上の高熱や脱水症状，また痙攣，意識混濁や昏睡などの症状を呈して死亡する場合もある．致死率は細菌性食中毒のなかでは高く，近年では毎年 2〜3 人の死者が出ている．サルモネラの血清型のなかでは，*S.* Enteritidis に

表 4-5 主な微生物による食中毒の概要

	菌名	潜伏期間	主症状	主な分布	主な食中毒原因食品
感染型	サルモネラ	6-48 時間	悪心、下痢、発熱、嘔吐、まれに菌血症、脳炎、死亡例	家畜、家禽、ペット、環境中(土壌、河川水、塵埃)	鶏卵、鶏肉、およびこれらの加工食品
	腸炎ビブリオ	8-24 時間	腹痛(上腹部)、下痢、悪寒、嘔吐、発熱	魚介類、環境中(海水、海泥)	生食用生鮮魚介類(近海物)、水産加工品
	カンピロバクター	2-7 日間	下痢、腹痛、発熱、頭痛、まれにギラン・バレー症候群	家畜、家禽、ペット、野生動物、環境中(湧き水、井戸水、土壌)	鶏肉、豚肉、内臓肉、飲料水
	下痢起因性大腸菌 腸管出血性大腸菌 その他の病原大腸菌	4-9 日間 10-12 時間	血便、腹痛、ときに HUS や脳症 発熱、下痢、嘔吐、腹痛	家畜(とくにウシ)、環境中(河川水) ヒト、家畜、ペット、環境中(河川水、昆虫、土壌)	牛肉、他の食肉、およびその加工食品一般
	ウエルシュ菌	8-12 時間	下痢(一過性)、腹痛(下腹部)	ヒト、動物、環境中(土壌、水)	肉類、およびローストビーフ、カレー、煮物などの加工食品
	ナグビブリオ菌	1-5 日間	水様性下痢、腹痛、嘔気	魚介類、環境中(汽水域の海水)	魚介類およびその加工食品
	エルシニア・エンテロコリチカ	1-3 日間	下痢、発熱、腹痛、頭痛、終末回腸炎	家畜(とくにブタ)、ペット、環境中(河川水)	豚肉などの肉類、ミルク、飲料水
	リステリア菌	1 日-5 週間	髄膜炎、敗血症、肺炎	環境中(土壌、水)、昆虫、家畜、ペット	食肉、チーズなどの乳製品、野菜
毒素型	黄色ブドウ球菌	1-6 時間	激しい嘔吐、腹痛、下痢	ヒトの鼻、咽頭、傷口(高濃度)	にぎりめし、寿司、弁当などの米の加工食品、菓子、クリーム
	ボツリヌス菌	12-24 時間	悪心、嘔吐、下痢(初発症状)、めまい、腹痛、視力障害、呼吸障害(致死率高い)	環境中(土壌)、密封された食品	いずし、なれずし、缶詰、ソーセージなどの加工食品
感染毒素型	セレウス菌(毒素型) (感染型)	1-6 時間 8-16 時間	悪心、嘔吐、腹痛(嘔吐型) 下痢、腹痛(下痢型)	穀物、環境中(土壌) 穀物、環境中(土壌)	焼飯、ピラフなどの米の加工食品肉、野菜、スープなどの加工食品
ウイルス	ノロウイルス	1-2 日間	嘔吐、嘔気、水様性下痢、腹痛	魚介類(カキなどの貝類、環境中(河川、汽水域の海水)	生カキなどの貝類、菓子、複合調理食品

よる食中毒の症状が他の種よりも重篤化する傾向がある．

　発症の機構については，胃腸炎の場合には，サルモネラが腸管粘膜上皮細胞に接着・侵入して増殖し，炎症を起こし，組織を障害するためであると考えられている．一方，チフス菌やパラチフス菌と同様に，腸管のM細胞から侵入してマクロファージに取り込まれ，リンパ組織，血液に侵入して菌血症を起こす場合や，さらに脾臓や肝臓に移行して増殖して炎症を増悪したり，小児の場合で脳へ移行して脳炎を起こしたりする例もある．

　サルモネラ食中毒の原因食品としては，鶏卵・鶏肉などのニワトリに由来するものの比率が高かったが，近年，HACCPやGLPの普及により，鶏卵の比率は低下する傾向にある．しかし，依然として鶏肉の汚染に由来する食中毒の件数は多い．これは食鳥処理場の衛生管理の遅れを反映していると考えられる．この他，サルモネラは養鶏場のみではなく，広く環境中に分布しており，河川水や土壌，塵埃などからも検出される．したがって，野菜や淡水魚などからも検出され，これらの汚染された食材を用いた場合，調理場での二次的な汚染の拡大が懸念されている．さらに，飲食物以外に，イヌやネコ，ミドリガメなどのペットがサルモネラに汚染したために幼児に感染して食中毒を起こした事例もみられる．

　サルモネラによる食中毒の予防（後述，p 135）には，農場における家畜や家禽（とくにニワトリ）のサルモネラ感染の防止に向けた衛生管理が重要である．汚染されたヒナの排除や餌の管理，農場の清掃や周辺の野ネズミ対策，排水の消毒による環境汚染の拡大防止，などが焦点になる．また，ニワトリについては，とくに感染が懸念される *S. Enteritidis* に対するワクチンの接種なども検討・実施されている．次に，と場や食鳥処理場対策では，家畜や家禽の解体の段階における汚染防止や殺菌により，サルモネラが腸の内容物から出て食肉の汚染をしないように注意する必要がある．さらに，調理や給食などの過程（後述；図4-9）では，生肉の扱いに注意し，調理器具の汚染を通じて他の食材に二次汚染が起こらないようにする．また，サルモネラの汚染の可能性がある水で洗った野菜などは，生で食べないようにする．食肉，卵の調理において，食品の中心部の温度が70〜75℃以上に上昇するように，加熱処理に注意を払う．

■-ii. 腸炎ビブリオ　*Vibrio parahaemolyticus*

　腸炎ビブリオは，$(0.4〜0.6)×(1〜3)$ μmのグラム陰性桿菌で，1本の鞭毛（極単毛）と細い周毛を持つ（図4-2i）．好塩性を示し，食塩濃度3％前後の培地中でよく増殖するが，食塩を含まない培地では生育しない．また淡水中では生残できない．菌の増殖は温度に依存し，至適増殖温度は35〜37℃で，10℃では増殖しないが生残する．菌の増殖速度は至適条件下で世代時間（菌数が2倍になるのに必要な時間）は約9〜13分間と，食中毒原因菌のなかでは大変速い．

　腸炎ビブリオの中には，ヒトやウサギの赤血球を含む特定の血液寒天培地で培養すると，コロニー周辺部に溶血（β-溶血）を示す菌株があり，この現象を神奈川現象と呼ぶ．これは1946年に神奈川衛生研究所の加藤らによって見出され，その後，神奈川現象を示す株は食中毒患者からの分離株に多く，示さない株は海水や魚介類などから分離された環境分離株に多いことが報告された．神奈川現象が，腸炎ビブリオの産生する耐熱性溶血毒素（TDH：Thermostable Direct Hemolysin）によることが明らかにされ，腸炎ビブリオの病原性に関係することが示された．TDHは100℃，10分間の加熱に抵抗性で，溶血作用の他に強い細胞毒性，腸管毒作用，心臓毒性を示す．患者からの分離株のうち，TDH陰性の株は，TDHに似た作用を示す易熱性の溶血毒素TRH（TDH-related Hemolysin）を産生することが示され，腸炎ビブリオの食中毒の発症機構にこれらの溶血毒が関与していることが明らかになった．

腸炎ビブリオは海洋細菌で，沿岸部や河口付近の汽水域に分布するが，夏季には海水中の菌数が増加する．一方，冬季には海水中ではなく付近の海泥中に存在するが，菌数は少ない．汽水域のプランクトンにも検出されることから，これを摂取した魚介類に感染すると考えられている．したがって，腸炎ビブリオはイカ，タコ，アジ，貝類などの近海で捕れる魚介類を広範に汚染している．腸炎ビブリオによる食中毒の原因食品は，これらのわが国の近海産の魚介類や，一年を通じて腸炎ビブリオが高濃度で分布する東南アジアなどの熱帯地方から輸入された，冷凍魚介類が多い．また，調理場で，これらの汚染魚介類からまな板などの調理器具や洗い水を介して二次汚染した野菜などの食品からも本菌が検出されている．

腸炎ビブリオの汚染食品を摂取すると，通常 8〜24 時間の潜伏期の後，急性胃腸炎として発症し，上腹部の急激な腹痛と下痢，悪寒，嘔吐，悪心，および 37〜38℃ の発熱が起こる．下痢の症状には多様性があり，水様便，粘血便，血便がみられたり，下痢の回数も多少がある．重症例では下血，20 回以上の下痢，腹部の激痛を伴うこともある．また重症例において，血圧降下や心電図の異常など，循環器障害や心毒性がみられることもあるが，これらは耐熱性溶血毒素(**TDH**)によると考えられる．

腸炎ビブリオ食中毒の予防には，魚介類から完全に本菌を除去することは不可能なので，菌の汚染の拡大と菌の増殖をともに防止することに主眼を置く．すなわち，生産者は魚介類の保存に沖合いの清浄な海水を用いること，産地市場では飲用に適した水や人工海水，滅菌海水を用いて魚介類の洗浄を行うこと，水産加工場では，刺身やむき身の貝類は飲用適の水を用いて 4℃ 以下で扱い，汚染防止に努めるとともに，煮カニやゆでだこは 70℃，1 分間以上の加熱殺菌と飲用適の水による処理を行うこと，その後の流通や消費地市場では水産業者は食品を 10℃ 以下で扱い，最終消費者の飲食店や家庭では，冷蔵保存と二次汚染防止に努め，2 日以内に消費すること，などである．なお，最近はこのような食中毒の予防と対策が功を奏し，腸炎ビブリオによる食中毒は件数・患者数ともに激減した(図 4-4)．

iii. カンピロバクター　*Campylobacter*

カンピロバクターは，らせん状(S 字形)のグラム陰性桿菌で，単極または両極にそれぞれ 1 本の鞭毛を持ち(図 4-2j)，高い運動性を示す．大きさは $(0.2〜0.5) \times (0.5〜5.0)$ μm で，増殖は微好気性を示す特徴があり，酸素分圧が 3〜5% を至適条件とする．通常の大気中の酸素分圧 21%(好気条件)や，酸素分圧がゼロに近い嫌気的な条件では増殖できない．また，乾燥には弱く，湿度が保たれていると長期間生残しやすい．

カンピロバクター属には 16 菌種あるが，このうち，食中毒の原因となるのは主に *C. jejuni* であり，まれに *C. coli* も原因菌となる．散発性下痢患者からはこれらの菌種の他にもカンピロバクターが検出されることがあるが，その頻度は少ない．

カンピロバクターに汚染された飲料水や食品を経口摂取すると，潜伏期間 2〜7 日(平均 3 日)を経て下痢，腹痛，発熱，頭痛などの食中毒症状を示す．とくに下痢はカンピロバクター食中毒の特徴で，ほぼ 85% の患者でみられる．その半数以上が水様性の下痢で，軟便と粘血便がそれぞれ約 15% 程度である．なお，小児と入院患者では血便の割合が高く，約半数になる．小児の下痢症の原因菌として，*C. jejuni* の検出率が高い．また，カンピロバクター食中毒は，腹痛の強さと長さが特徴である．

C. jejuni の腸炎の終息後 1〜3 週間を経てから，筋力低下や下肢の弛緩性運動麻痺，顔面神経の麻痺，えん下障害，さらに不整脈や多汗などを主な症状とする，ギラン・バレー症候群が

現れることがある．同症候群の原因とされる感染病原体のうち，C. jejuni は 10～30％を占めるといわれる．

C. jejuni はウシやニワトリの腸管内に広く分布し，また C. coli はブタの腸管に高濃度で保菌されている．このほか，ハト，スズメ，カラスなどの都市に住む野鳥などの野生動物や，イヌやネコなどのペットも保菌していることが明らかになり，これら家畜や家禽の肉が直接汚染され，あるいは野生動物やペット等も含めたこれらの動物のし尿や糞便を通して食品や飲料水を汚染している可能性が高い．

カンピロバクター食中毒の原因食としては，鶏肉が最も多く，次いで井戸水や湧き水などの飲料水が多く，豚肉，内臓肉，加工食品がこれに続く．井戸水では，周辺河川からの家畜・ヒトなどのし尿の流入が疑われたり，湧き水では野鳥などからの汚染が疑われており，いずれの場合にも塩素などでの消毒や加熱殺菌が不十分であることによると思われる．

カンピロバクターの食中毒は，1997 年から発生件数が急増して，近年，細菌性食中毒の第1位を占め，食中毒全体の原因物質としても，ノロウイルスとともに，発生件数・患者数ともに常に上位を占める（表4-3）．その背景には，主な原因食品である鶏肉の生産段階において，食鳥処理場における不適切な衛生管理の問題が指摘されている．また，食中毒事例の多いササミやレバーなど，生食肉の取り扱いを含む規格基準の制定が必要であるといわれている．

本食中毒の予防には，食肉，とくに鶏肉の汚染が問題になるため，調理器具や他の食品への二次汚染の防止も含め，調理する際に注意が必要である．また，本菌は感染菌量（感染が成立するために必要な最少菌量）が100程度と少なく，新鮮な食品であっても食中毒の原因となりうるので，適切な加熱を行うように心掛ける．さらに，本菌に対する感受性が高い小児への感染は，イヌやネコなどのペットを介したり，野生動物を介したりする可能性，さらには子供の間でのヒトからヒトへの感染の可能性があるので，手洗いを励行したり，飲食物をペットに近付けないなどの注意をする．

-iv. 下痢起因性大腸菌（病原大腸菌）

大腸菌 Escherichia coli はグラム陰性桿菌で，大きさは$(0.4～0.7)×(1.0～3.0)$ μm，腸内細菌科の主要な細菌である．大部分が周毛性の鞭毛を持ち，芽胞は形成しない．通性嫌気性菌で，ブドウ糖も乳糖も分解して，酸とガスを産生する．ヒトに下痢を起こす大腸菌を下痢起因性大腸菌，または病原大腸菌と呼び，正常な腸内フローラを形成する非病原大腸菌と区別している．作用機序や症状の違いから，さらに5種類に大別される（表4-6）．経口感染症の項で述べた，腸管出血性大腸菌もその一つである．

腸管病原性大腸菌 Enteropathogenic E. coli は，主に乳幼児の下痢等，胃腸炎の原因となる．本菌は，食品中で増殖して大量に経口摂取され，正常な腸内フローラを排除して粘膜上皮細胞に定着し，増殖する．細胞付着性を持ち，細胞内のアクチン系細胞骨格の凝集等を誘導して炎症を起こし，摂取後の潜伏期間10～12時間の後に，発熱を伴って，下痢，嘔吐，腹痛を起こす．

腸管組織侵入性大腸菌 Enteroinvasive E.coli は，赤痢様の大腸炎を起こす．大腸粘膜上皮細胞への侵入因子を持ち，上皮細胞を障害し壊死を起こし組織を破壊するため，潰瘍が形成され出血して粘血便をみる．主な症状は，粘血便，腹痛，発熱である．

腸管毒素原性大腸菌 Enterotoxigenic E. coli は，小腸上部および空腸の粘膜上皮細胞へ線毛と外膜タンパク質を使って付着して増殖し，エンテロトキシンを産生してコレラ様の下痢を起こす．この毒素には 60℃，30 分間で失活する易熱性のエンテロトキシン(LT)と，100℃，30

表 4-6 下痢起因性大腸菌(病原大腸菌)の分類

分類	英文名	略称	主な血清型	特徴と症状
腸管病原性大腸菌	Enteropathogenic E. coli	EPEC	O20, O26, O44, O55, O86, O111, O114, O119, O125, O126, O127, O128, O142, O146, O158	乳幼児の胃腸炎の原因菌 発熱、嘔吐が主症状 細胞付着性
腸管組織侵入性大腸菌	Enteroinvasive E. coli	EIEC	O28, O29, O112, O115, O121, O124, O135, O136, O143, O144, O152, O159	赤痢様大腸炎 発熱、腹痛、しぶり腹、潰瘍形成、粘血便を主症状 細胞侵入性
腸管毒素原性大腸菌	Enterotoxigenic E. coli	ETEC	O6, O8, O11, O15, O20, O25, O27, O63, O78, O148, O159, O166, O167, O168	コレラ様下痢(水様便)、吐き気、発熱、頭痛、腹痛、全身の倦怠感を主症状 易熱性エンテロトキシン(LT)、耐熱性エンテロトキシン(ST)を産生
腸管出血性大腸菌	Enterohemorrhagic E. coli	EHEC	O26, O91, O104, O111, O128, O145, O53, O157, O163	鮮血便、腹痛、嘔吐、発熱を主症状 重症例ではHUS、さらに脳症を併発 致死率が高い 志賀毒素(ベロ毒素)を産生 三類感染症に分類(感染症法)
腸管凝集付着性大腸菌	Enteroaggregative E. coli	EAEC		乳幼児の持続性の下痢の原因菌 ST様エンテロトキシンを産生 細胞およびガラス面への付着性

分間の加熱でも失活しない耐熱性のエンテロトキシン(ST)がある. LT はコレラ毒素と構造, 免疫原性, 生物活性において類似性を持ち, 腸管の粘膜上皮細胞のアデニル酸シクラーゼを活性化して cAMP を上昇させる. 一方, ST は 18〜19 アミノ酸残基と 6 個の分子内ジスルフィド disulfide 結合を持つ安定な分子で, 腸管粘膜上皮細胞のグアニル酸シクラーゼを活性化して細胞内 cGMP を上昇させる. これらの機構を介して, 上皮細胞から大量の水を分泌させ, 水溶性下痢を起こす. ただし, コレラに比べ症状は軽い. なお, 本菌は組織や細胞への侵入性は持たない.

腸管出血性大腸菌 Enterohemorrhagic E. coli は, すでに経口感染症で述べたように(p 106), 志賀毒素(ベロ毒素)を産生して上皮細胞および血管内皮細胞を障害し, 鮮血便, 激しい腹痛, 嘔吐, 発熱を起こす.

腸管凝集付着性大腸菌 Enteroaggregative E. coli は, 線毛を介して細胞およびガラス表面への付着性を示す病原大腸菌で, 乳幼児の持続性下痢の原因となる.

これらの 5 種類の病原大腸菌のうち, 食中毒の原因菌として最も多く分離されるのは腸管

毒素原性大腸菌で，輸入感染症として海外渡航者の下痢の原因となっている．本菌による二次感染や集団食中毒の報告も多い．また，腸管出血性大腸菌感染症も集団食中毒の原因になりやすく，1996年の大阪府堺市の学校給食による集団食中毒を契機に安全管理が進んだため大規模な集団食中毒は減少したが，依然として発生があり，本菌による死者も毎年数人出ている．

病原大腸菌は患者の糞便から食品や水を汚染して食中毒や経口感染症を起こすだけではなく，すでに河川水や土壌等の環境中に広く分布している．また，家畜や家禽，昆虫，ペット，野生動物などにも感染菌あるいは常在菌として分布しており，予防のためには，衛生環境の悪い地域からの飲食物を生で摂取しない，適切な加熱処理をする，食品の加工・流通・消費の各段階でHACCPによる安全管理（図4-7，図4-8；詳細は後述）を行う，調理や食事の際に手洗いを行う，などが必要である．

-v. ウエルシュ菌　*Clostridium perfringens*

ウエルシュ菌は，グラム陽性桿菌で，偏性嫌気性を示し，芽胞を形成する．大きさは$(0.4〜2)×(2〜10)$ μmで，ガス壊疽菌とも呼ばれ，産生する毒素の種類によってA〜Eの5種類に分類される（図4-2k）．このうちのA型がヒトに腸炎を起こしたり，ヒトと他の動物にガス壊疽を起こす．このA型ウエルシュ菌が産生するエンテロトキシンはα毒素と呼ばれ，ホスホリパーゼC活性，レシチナーゼ活性を示す．増殖の至適温度が43〜46℃と，高温域にあることや，増殖が速くて短い世代時間（約8分間）を持つことも本菌の特徴である．

ウエルシュ菌食中毒は，経口的な菌の大量摂取（10^7以上）によって起こり，8〜12時間の潜伏期間を経て下痢を発症し，下腹部痛を伴う．通常，発熱や嘔吐はせず，下痢も一過性である．菌が摂取された後，腸管内でさらに増殖し，芽胞を形成するときに産生されるα毒素が病原因子である．この毒素は腸管上皮細胞の細胞膜に小孔を開けて障害し，水様性下痢を起こす．なお，ガス壊疽は，外傷から侵入した本菌の増殖が深部の筋層に達して起こり，増殖とともにガスが産生される症状で，α毒素が筋肉組織を破壊し，血流障害と壊死を起こす．これは腸管感染症ではなく外傷性の創傷感染症である．

ウエルシュ菌は，土壌や水などの自然環境中に広く分布するとともに，ヒトや動物の腸管にも棲息している．これらの菌が環境から，あるいは糞便から入って食品を汚染し，嫌気的な条件に置かれると増殖する．欧米の食中毒の事例では，ローストビーフやシチューなどの食肉を調理した食品が多く，またわが国ではカレーや煮魚や野菜の煮つけなど，種々の煮物が多い．加熱調理しても生残する芽胞が，ゆっくりと放冷する過程で，鍋底などの嫌気的な部位や食品の深部のなかで急速に増殖し，食品を汚染すると考えられている．本菌の嫌気度の要求性がボツリヌス菌ほど高くないことや，加熱によって食品中の溶存酸素が減少すること，また肉類には還元性があること，などが菌の増殖を助けていると思われる．わが国の場合，学校給食などを通じて，大規模発生を起こすことが多い．

ウエルシュ菌食中毒の予防には，原因となる食材，とくに食肉の汚染防止は難しいので，菌の増殖防止が重要である．とくに，加熱調理した食品の50℃から20℃への冷却を速やかに行うこと，あるいは調理後の保存温度を55℃以上，または10℃以下にすること，再加熱を行う場合には，十分に加熱して増殖している菌を殺菌すること，などである．

-vi. ナグビブリオ菌　non-O1 *Vibrio cholerae, NAG vibrio*

ナグビブリオ（NAG：non-agglutinable）とは，コレラ菌のO1抗原に対する抗血清で凝集しないビブリオを指し，O抗原のみがコレラ菌と異なり他の生化学的性状は区別できないもの

をいう．また，1992 年に O139 Bengal 株が新型コレラ菌として分離された後は，ナグビブリオのなかには，従来の O1 の他に O139 も含めないことになっている．

ナグビブリオは河口付近や沿岸部などの汽水域に棲息し，汚染された魚介類を通じて感染する．症状は胃腸炎で，コレラ毒素に類似した毒素を産生して，水様性下痢などのコレラ様の症状を呈するものもあるが，感染性や症状はいずれもコレラより軽い．

ナグビブリオには，non-O1 *V. cholerae* の他，*V. mimicus* や *V. fluvialis* などの海水ビブリオも含めて扱うことになっており，これらも non-O1 *V. cholerae* と同様の分布を示し，類似の毒素を産生して食中毒を起こすことが知られている．

-vii. エルシニア・エンテロコリチカ　*Yersinia enterocolitica*

エルシニア・エンテロコリチカはペスト菌と同じ *Yersinia* 属のグラム陰性桿菌で，周毛性の鞭毛を持つ（図 4-21）．5℃でも増殖が可能であり，低温細菌として知られ，至適増殖温度も 25～30℃と低い．しかし世代時間は約 40 分間と長く，増殖速度は遅い．また，腸管毒素原性大腸菌の ST と類似の耐熱性毒素を産生する菌株もある．

エルシニア・エンテロコリチカは多種類の動物に保菌されて広く分布し，周辺の水等の環境にも分布するが，とくにブタなどの家畜やイヌやネコなどのペットは本菌による食中毒の感染源を考えるうえで重要である．汚染された水やミルク，豚肉等を介して摂取されると，潜伏期間約 1～3 日を経て下痢，腹痛，発熱，頭痛等を発症する．とくに年少児の下痢症の原因菌として注目され，乳幼児では水様性下痢，発熱，頭痛があり，粘血便をみることもある．これらは ST 様の耐熱性毒素によると考えられている．また，終末回腸炎，腸間膜リンパ節炎，虫垂炎などは幼児だけでなく成人にもみられる．

本菌による食中毒の予防には，増殖速度は遅いが低温で増殖する特徴があるので，冷蔵庫による食品の長期低温保存に対する注意が必要である．

-viii. リステリア菌　*Listeria monocytogenes*

リステリア属には *Listeria monocytogenes*，*L. innocua*，*L. welshimeri*，*L. seeligeri*，*L. ivanovii* の 5 菌種があるが，このうちヒトに病原性を示すのは *Listeria monocytogenes* のみである．リステリア菌 *Listeria monocytogenes* はグラム陽性の短桿菌で，大きさは (0.4～0.5)×(0.5～2.0) μm，通性嫌気性菌で，芽胞，莢膜は形成しない．周毛性鞭毛を通常 4 本持ち，運動性がある．低温増殖性があり，37℃よりも 20℃で培養したほうが高い運動性を示すだけでなく，4℃でも生育する．一方，熱抵抗性を示し，80℃，5 分間の加熱に耐性である．さらに，5% 食塩に耐性を示す．また，血液寒天培地で増殖すると β 溶血を示すが，その原因はリステリア菌の産生する溶血毒（リステリオリジン listeriolysin）である．この溶血毒はリステリア菌の病原性に密接に関わる．

リステリア菌は広く自然界に分布し，土壌，水のほか，昆虫，動植物，ヒトから分離される．リステリア症 listeriosis は人畜共通感染症で，感染した動物（鳥類を含む）との直接接触による感染のほか，本菌に汚染された食品を介した感染が報告されている．この点において食中毒の原因菌として注目され，監視体制が強化されている．わが国では食中毒としての報告はあまり多くないが，欧米諸国ではかなり多く，本菌に感染した家畜に由来する食材，あるいは家畜の糞便で汚染した野菜などを介した経口感染が多い．とくに，乳製品（牛乳，チーズなど），肉類，アップルサイダーの汚染が多く，集団発生の原因となる．このほか，本菌を含む塵埃を吸引しての気道感染も報告されている．

なお，最近，ナチュラルチーズを原因食とするリステリア食中毒の集団事例が1件，わが国でも報告され，注目を集めた．厚生科学研究班の調査の結果，わが国でも重度のリステリア症の発生が年間平均83例と推定され，欧米諸国と同様の発生があること，および，わが国の食品のリステリア汚染の実態は，欧米とほぼ同様であることがわかった．これらの背景には，リステリア菌は低温（0℃以上）での増殖能をもち，冷蔵庫内での保存中に菌が増殖すること，食塩耐性を持ち10％食塩加培地でも増殖すること，および乳製品や食肉加工品などが低温流通システムの発達で長期間保存されることが可能になったことなどがあるといわれる．

リステリア菌は感染して体内に入ると食細胞に取り込まれる．通性細胞内寄生性を示し，マクロファージ内で増殖する．食細胞に貪食された後，貪食空胞（ファゴソーム）から細胞質内に離脱してそこで増殖するが，このとき上述のリステリオリジンが必須である．感染後の症状は一般の食中毒と異なり，下痢や腹痛などの症状が現れないため，潜伏期間を計測しにくいが，平均して3週間（1日から5週間）と長い．本菌が原因となるリステリア症は新生児や5歳未満の小児に多く，髄膜炎や敗血症を起こす．このため，突然，頭痛，嘔吐，昏睡を発症し，重症化して脳炎を起こす場合がある．また，肺炎や心内膜炎を起こすことがあり，新生児や小児の感染では致死率がかなり高く，髄膜炎を併発すると50～90％の致死率になる．この他，周産期感染症として妊娠出産時の女性性器感染症が重要で，妊婦の症状は悪寒，発熱，下痢等と軽度だが，妊婦の子宮内で胎児に感染すると肉芽腫や膿腫を形成して死産や流産の原因となる．また，回復しても後遺症として水頭症，精神障害，運動障害などが残ることが多い．さらに，本菌は日和見感染菌としても知られ，成人であっても免疫低下がみられるヒトや，高齢者，あるいは糖尿病や結核，がんなどを基礎疾患として持つ患者は感染を受けやすいので注意が必要である．

予防対策としては，汚染の可能性の高い食品に注意すること，感染動物に接触しないこと，そして集団食中毒を防ぐためには食品メーカーや行政機関による食品の検査および監視が重要である．

ix. 黄色ブドウ球菌　*Staphylococcus aureus*

黄色ブドウ球菌は，グラム陽性球菌で，直径0.8～1.0 μm，カタラーゼ陽性で非運動性の通性嫌気性菌である．ブドウの房状の配列をし，増殖に際して食塩に対する抵抗性（耐塩性）を示す（図4-2m）．7.5％食塩を含む培地でよく増殖し，16～18％の食塩濃度でも増殖可能である．

黄色ブドウ球菌のうちで，エンテロトキシンを産生する菌は食中毒の原因となる．エンテロトキシンは，免疫学的にA，B，C，D，Eの5種類に分けられるが，いずれも分子量約27～29 kDaの単純タンパク質である．A型エンテロトキシンはどの食中毒にも関係し，他の型は頻度が低い．エンテロトキシンはpH 3.5以下で20時間以上の処理，あるいは乾燥によっても失活しない．さらに，100℃，30分間の加熱処理でも失活せず，120℃，20分間でも完全には破壊されない．したがって，食品中にエンテロトキシンが検出された場合には，加熱によって殺菌することはできてもエンテロトキシンの活性を除くことはできないので，このような汚染された食品は破棄するしかない．

黄色ブドウ球菌は，自然界に広く分布し，ヒトでは通常，鼻，咽喉や，手指や皮膚の表面にも分布するが，皮膚の傷口等の化膿巣には高濃度で存在する．したがって，食品製造等の従事者が手指の化膿部位から本菌を飲食物に混入させる危険性があり，とくに注意を払う必要がある．実際，黄色ブドウ球菌の感染経路は，食品取扱者の手指を介する場合が多く，調理から喫

食までの間に菌が増殖してエンテロトキシンを産生し，その食品を摂取した場合に食中毒を発症する．さらに，鼻前庭や咽頭部にも菌が存在するので，くしゃみによる飛沫も食品汚染の原因となる．

黄色ブドウ球菌のエンテロトキシンに汚染された食品を摂取すると，潜伏期間は一般に1〜6時間と短く，激しい嘔吐を発症する．しばしば腹痛や下痢を伴うが，多くの場合，発熱は伴わない．これは，エンテロトキシンの作用が，延髄の嘔吐中枢に対する直接的な刺激であるためと考えられる．原因食品は，わが国ではにぎりめしや寿司，弁当等の穀物の加工食品が主たるものであるが，欧米では牛乳，クリーム，菓子，ハム，コンビーフなどである．

本菌による食中毒の予防には，調理時の手指の洗浄と消毒，マスク・手袋等の着用，皮膚に傷があるヒトは食品を加工したり調理したりしないこと，および，食品の加工の後，十分な冷却と冷蔵を行って菌を増殖させないこと，が重要である．

なお，黄色ブドウ球菌のエンテロトキシンには，いずれの種類にもスーパー抗原活性があるため，T細胞を強く活性化し，発熱や発疹，あるいはショックなどを引き起こすことが知られている．スーパー抗原は，マクロファージや樹状細胞，血管内皮細胞などのMHCクラスⅡ陽性細胞に発現されるMHCクラスⅡ分子に直接結合して，さらにT細胞受容体のβ-鎖の外側に存在する特定のVβ部位に結合することによって複合体を形成し，T細胞を活性化する．この過程は，通常みられるような抗原のプロセシングを必要とせず，さらに，全体の2〜20％に及ぶ特定のVβ部位を持つT細胞集団を刺激して活性化するため，TNF-αやIL-2などのサイトカインが大量に産生されて獲得免疫の抑制や全身性の毒性が現れる．

─x. ボツリヌス菌　*Clostridium botulinum*

ボツリヌス菌はグラム陽性桿菌で，大きさは$(0.9〜1.2)\times(4〜6)$ μm，偏性嫌気性菌で芽胞を形成する（図4-2n, o）．生物学的性状から4群に分類され，産生する毒素の型からA〜Gの7群に分類される．ヒトに病原性を示すのはこのうちA，B，E，F型毒素である．芽胞には

ボツリヌス毒素のバイオテロでの使用の危険性と医療への応用

ボツリヌス毒素は強力な神経毒性を持ち，神経終末に作用して神経伝達を遮断し，弛緩性麻痺を生じる．そのため，ボツリヌス毒素はバイオテロ，あるいは生物兵器に使用される可能性が危惧される．2001年9月に起きた米国の世界貿易センタービル破壊と10月の炭疽菌テロ事件を契機に，世界的な連携をもってテロとの戦いが始まった．とりわけ，バイオテロ対策が重要な項目となり，また，従来より生物兵器への使用が危惧されていたため，上記のように強力な神経毒であるボツリヌス毒素に対する警戒と対策が強化された．わが国では，2006年12月の感染症法（「感染症の予防及び感染症の患者に対する医療に関する法律」）の改正に伴い，ボツリヌス毒素は「第二種特定病原体等」に指定された．これによって，所持などの許可制，所持者の届け出制，運搬・移動の届け出制が義務化されるなど，ボツリヌス毒素の取り扱いなどに関する規制が法制化された．

一方，ボツリヌス毒素の作用が神経終末（神経筋接合部）に特異的であることを利用し，わが国では，局所性ジストニアでみられる異常な筋の緊張による眼瞼痙攣，片側顔面痙攣，痙性斜頸の治療に対して本毒素を使用することが認められている．ボツリヌス毒素は，これらの部位に筋麻痺を誘導して症状を改善するのに有効である．ただし，毒素の使用については上記のように感染症法の規制を受けるほか，毒素の効果が数ヵ月で減弱するために反復投与が必要になる．

> **乳児ボツリヌス症**
>
> 　毒素による一般的なボツリヌス症以外に，乳児ボツリヌス症がある．これは，生後3週間から8ヵ月の乳幼児がボツリヌス菌の芽胞を経口摂取したために起きると考えられている．摂取した毒素がないにも関わらず発症したことから，摂取された芽胞が乳幼児の消化管内で発芽・増殖して産生した毒素が原因であると考えられている．その原因食品の約1/4が生ハチミツであったことから，予防措置としては，1歳以下の乳幼児に生ハチミツを与えないことがあげられる．このほか，原因菌としてはA型およびB型毒素菌によるものが大部分で，わが国では年間に数例以下と，発生件数は少ない．一方，欧米を中心に，世界中ではこれまでに1,000例以上の報告がある．

耐熱性があり，とくにA，B，F型の芽胞の殺菌には120℃，4分間の加熱を必要とする．
　一方，ボツリヌス毒素は易熱性で，80℃，20分間，または100℃，1～2分間の加熱で失活する．ボツリヌス毒素は，神経毒性を示す分子量約150 kDaの成分と，150 kDaあるいは300～350 kDaの無毒性の成分が複合体を形成した，総分子量約300 kDa，500 kDa，あるいは900 kDaのタンパク質毒素である．この毒素複合体は安定で，胃酸およびペプシンによる加水分解に抵抗性であるが，弱酸性条件下でトリプシンによって活性化され，毒性を示す活性化型に変換される．その後，小腸からリンパ系，血中へと吸収・移行し，コリン作動性神経筋接合部に作用して，アセチルコリンの遊離を抑制することによって筋肉の麻痺を起こすと考えられている．
　ボツリヌス菌は土壌中に存在し，動物の死骸などで生育した後に芽胞を形成して土壌中に戻ると考えられている．主に土壌やこれを含む水からの汚染によって食品の汚染が起こり，これが「いずし」や「なれずし」などの発酵魚介類，果実や魚，肉類などの缶詰，あるいはソーセージなどの嫌気的な環境に置かれると，芽胞が発芽して増殖し，毒素を産生する．
　ボツリヌス毒素で汚染された食品を経口的に摂取すると，通常12～24時間の潜伏期間を経て，悪心，嘔吐，下痢などの初発症状が現れる．続いて，めまい，頭痛，視力障害，瞳孔散大等の神経症状が現れ，脱力感，えん下困難，発声困難や便秘が起こるが，発熱は伴わない．やがて副交感神経系の機能低下が進み，呼吸困難，尿閉が起こり，最後は呼吸失調で死亡する．わが国におけるボツリヌス毒素による食中毒の発生件数は少ないが，致死率は細菌性食中毒のなかで最も高い．有効な血清療法を施さない場合の致死率は30%にのぼる．死亡例では，通常，ボツリヌス毒素で汚染した食品を摂取後，4～8日以内に死亡する．
　ボツリヌス菌による食中毒を予防するためには，120℃，4分間以上の加熱殺菌，または食品の摂取前の80℃，30分間以上の加熱もしくは数分間の煮沸，のいずれかを行うことが有効である．なお，上記のボツリヌス菌の毒素による食中毒（「食餌性ボツリヌス症」）のほか，本菌が原因となる「乳児ボツリヌス症」（上記），創傷部位で芽胞が発芽して毒素を産生する「創傷ボツリヌス症」，および1歳以上のヒトの腸管に定着した本菌が毒素を産生して「乳児ボツリヌス症」と類似の症状が長期間持続する「成人腸管定着ボツリヌス症」等をまとめて「ボツリヌス症」とし，2003年11月の感染症法の改正によって四類感染症に指定された．このように，ヒトの体内に感染した本菌が毒素を産生して食中毒を起こすことから，「毒素型」と「感染型」の両方の性質を示すことがわかるが，「毒素型」で起こる「食餌性ボツリヌス症」の発生件数のほうが多いので，現在は毒素型食中毒として扱われる．

-xi. セレウス菌　*Bacillus cereus*

セレウス菌はグラム陽性桿菌で，大きさは(1.0〜1.2)×(2.0〜5.0) μm の大型である(図4-2p)．一般に好気性であるが，嫌気状態でも生育する．莢膜は持たないが，鞭毛を持ち運動性がある点で炭疽菌とは異なる．芽胞形成能があり，芽胞は100℃，30分間の加熱に耐性で，120℃，60分間の乾熱滅菌で死滅する．

本菌は一般的に非病原性であるが，一部の株が病原性を示し，その食中毒は嘔吐型と下痢型に分類される．嘔吐型は，セレウス菌が食品中で耐熱性(126℃，90分間)の嘔吐毒，セレウリドを産生し，これを経口摂取して潜伏期間1〜6時間後に発症する．食中毒の主な症状は，悪心，嘔吐，腹痛で，下痢を伴うこともあるが，発熱はしない．原因となる毒素のセレウリドは(-O-Leu-D-Ala-L-O-Val-L-Val)の繰り返し構造からなる疎水性の環状ペプチドで，分子量は約1.2 kDa．pH 2〜11 の変化にも耐性で，ペプシンやトリプシンの作用にも抵抗性を示す．原因食は焼飯やピラフなど，米を用いた食品が多い．

これに対し，下痢型は，セレウス菌に汚染された食品を経口摂取することによって起こり，腸管内で菌が増殖して下痢原性の毒素であるエンテロトキシンを産生する．汚染食品の摂取後，潜伏期間約8〜16時間を経て腹痛を伴う下痢を発症するが，発熱や嘔吐は伴わない．このエンテロトキシンは，易熱性のタンパク質で，56℃，30分間の加熱で失活する．原因食はさまざまで，欧米では肉や野菜のスープが多い．嘔吐型も下痢型も発症後1〜2日で回復する．

セレウス菌は自然界に広く分布し，しばしば食品を汚染して腐敗させる．セレウス菌による食中毒の予防については，菌(芽胞)がすでにさまざまな食材に付着している可能性が高いので，汚染防止はできない．また，芽胞は調理時の加熱で死滅しないので，食品の温度管理，とくに菌の増殖温度である10〜50℃で食品の長期保存をしないことが大切である．

b. ウイルス性食中毒

ウイルスが原因となって起こる食中毒には，経口感染症の項で述べた感染性胃腸炎が含まれるが，これは感染症法で規制される五類感染症である．一方，食品衛生法で規制される食中毒として，ノロウイルス Noro virus による食中毒がある．本ウイルスはかつてノーウォーク様ウイルス Norwalk-like viruses と呼ばれ，他の関連ウイルスと合わせて小型球形ウイルス (SRSV：Small Round Structured Virus) と総称されていた．しかし，PCR法などの遺伝子解析技術の発展によってウイルスの分類が進み，2002年にノロウイルスと正式に命名された．これは直径25〜35 nm で，ウイルス表面に凸凹状の複雑な構造を持つ(図4-2g)．わが国では1997年の食品衛生法施行規則改正により，1998年から小型球形ウイルス(SRSV)として食中毒統計に加えられた．さらに2003年8月の改正で，SRSVはノロウイルスに病因物質名が変更された．なお，これはウイルス性食中毒の原因の大部分を占める．

ノロウイルスは，ヒトの腸管でしか増殖することができない．したがって，食中毒の原因食品となっている生カキなどの貝類，それによって二次汚染されたと考えられる水や果物，野菜等のなかでウイルスの増殖はなく，典型的な糞口感染の形態をとる．カキ等の貝類の汚染の原因として，ノロウイルスを含む汚水の河川への流入により，汽水域のノロウイルス汚染が起こり，そこに棲息する貝類の汚染や濃縮につながると考えられている．ノロウイルスは60℃，30分間の加熱で死滅せず，耐熱性を持つため，殺菌には85℃ 1分以上の加熱が必要である．また塩素処理に対しても抵抗性を示し，塩素濃度1 ppm, 30分間の処理では不活性化されない．

ウイルスで汚染された可能性のあるものは次亜塩素酸ナトリウムで消毒する．

患者数が32人以下の中小規模の食中毒では，その原因食品の30～40％が生カキであるが，それ以上の大規模の食中毒では生カキ以外に給食や仕出し弁当が原因となる割合が多くなり，貝類からのノロウイルスの二次汚染が原因として疑われる．

ノロウイルスが食品とともに経口摂取されると，小腸で増殖し，摂取後の潜伏期間約1～2日後に急性胃腸炎として，嘔気，嘔吐，腹痛，下痢等を発症する．嘔吐は頻度が高く，約80％にみられ，下痢は水様性である．発症後の経過は比較的よく，通常，1～2日で回復する．ノロウイルスによる食中毒の予防には，ヒトの糞便から環境中へのノロウイルスの拡散を防止するため，下水道の完備およびし尿の消毒が重要である．また，市販のカキを生食するためには，「生食用」の表示のカキを選び，加熱用のものと混同しないこと，加熱調理は中心部まで十分に行うこと，さらに井戸水の塩素消毒や，感染力が強いため，患者からの排泄物や吐瀉物を介した二次感染の予防のための手洗いの励行などが大切である．

3. 微生物による食中毒の予防

本節では，これまでに述べてきた食中毒の原因となる微生物の特徴や汚染・感染・発症の流れを踏まえ，いかにして食中毒を予防するか，という点に焦点を当てて論ずる．

a. 総論

食中毒全体における細菌性食中毒の割合はきわめて高く，2009年におけるわが国の食中毒全体のほぼ57％の発生件数と36％の患者数を占める（表4-3）．また，近年，ノロウイルスが同定され，食中毒の原因微生物として統計にのぼるようになって，2009年は発生件数，患者数がそれぞれ30％，59％と，大きな割合を占めるにいたった（表4-3，図4-4）．したがって，これらの微生物による食中毒の予防とその制御は，わが国における食品衛生上で最も重要な課題の一つである．

ところで，食材が環境中で土壌や水圏に存在する危害微生物によって汚染されると，流通中にこれらの微生物が増殖したり，他の食品に二次汚染するため，食中毒の危険性（リスク）が高まる．したがって，微生物による食中毒の予防の要諦は，①原因となる微生物を汚染させない（または，二次汚染などのような，汚染の拡大をさせない）こと，②微生物の増殖をさせないこと，③食品に混入した可能性のある微生物やその産生毒素を不活性化すること，の3点である．これらのすべてを統御（コントロール）することが可能であれば，食中毒はほぼ全面的に防止することができると考えられる．

しかし，食品によっては，すでに細菌やその芽胞が混入しているために①の要件を満たすことができない場合（近海産の魚介類における腸炎ビブリオや，生米におけるセレウス菌），また，エルシニア・エンテロコリチカ菌のように冷蔵保存でも増殖性があるため，通常の保存条件では菌の増殖を阻止できないために②の要件を満たすことができない場合，あるいはまた，生カキにおけるノロウイルスや魚介類の刺身における腸炎ビブリオ，生卵におけるサルモネラなど，生食が好まれる食品のために加熱できず，食品を汚染した微生物を効率よく殺菌できないために③の要件を満たすことができない場合，などがある．

そこで，食中毒の予防のためには，それぞれの対象となる食品や飲料と，それらを汚染して

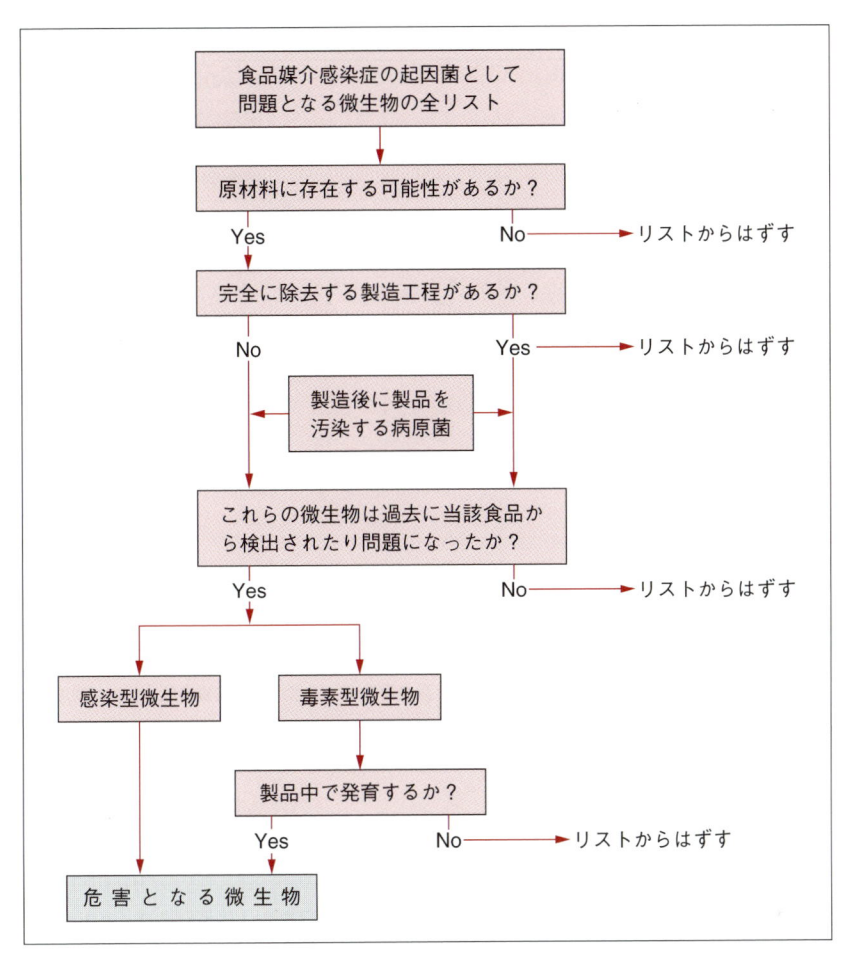

```
┌─────────────────────────────────────────────────┐
│          食品媒介感染症の起因菌として              │
│          問題となる微生物の全リスト                │
│                    ↓                            │
│          原材料に存在する可能性があるか？          │
│            Yes           No  → リストからはずす   │
│             ↓                                   │
│          完全に除去する製造工程があるか？          │
│            No           Yes  → リストからはずす   │
│             ↓            ↓                      │
│          ← 製造後に製品を                        │
│             汚染する病原菌                       │
│             ↓            ↓                      │
│          これらの微生物は過去に当該食品か          │
│          ら検出されたり問題になったか？           │
│            Yes           No  → リストからはずす   │
│             ↓                                   │
│        感染型微生物    毒素型微生物               │
│             ↓            ↓                      │
│                    製品中で発育するか？           │
│                     Yes      No  → リストからはずす│
│                      ↓                          │
│                 危 害 と な る 微 生 物           │
└─────────────────────────────────────────────────┘
```

図 4-7　危害微生物の決定手順
(日本食品保全研究会編：HACCP における微生物危害と対策, 中央法規出版, p 7, 2000)

食中毒の原因となる微生物の関係を調べ，あらかじめリスク情報を管理し，これを統御することが重要になる．そのためには，現在，国際的に標準化されつつある HACCP(第 1 章，第 3 章)の導入が有効である．

b. HACCP

この節では HACCP について，その基本的な考え方や実際の流れ，および食中毒の防止に向けた実際の取り組みの例について解説する．

1) HACCP の基本的な概念

HACCP のシステムは，歴史的には，米国における宇宙食の微生物学的な安全管理のために作られ，食品の原材料から最終的な製品にいたるそれぞれの過程において，危害の発生を予防することを目的として整えられた．その後，一般的な食品の生産から消費までの各過程においても，微生物の危害を分析し，これを重点的に統御して危害防止につとめるために HACCP が適用されることになった．

HACCP の中核は，危害分析 Hazard Analysis と重点管理 Critical Control Point である．

表 4-7 総合衛生管理製造過程において制御対象となる危害原因物質(○)

危害の原因物質	食品の区分				
	食肉製品	乳・乳製品	容器包装詰加圧加熱殺菌食品	魚肉練り製品	清涼飲料水
腐敗微生物	○	○	○	○	○
クロストリジウム属菌	○		○	○	○
サルモネラ属菌	○	○		○	○
黄色ブドウ球菌	○	○	○	○	○
腸炎ビブリオ	○[1]			○	
セレウス菌	○		○	○	○
病原大腸菌	○	○		○	
カンピロバクター・ジェジュニ/コリ	○	○			
エルシニア・エンテロコリチカ		○			○
リステリア・モノサイトゲネス		○			○
旋毛虫	○				
アニサキス				○	
シュードテラノーバ				○	
大複殖門条虫				○	

1) 原材料に魚介類，その加工品を使用

(日本食品保全研究会編：HACCPにおける微生物危害と対策，中央法規出版，p 9, 2000 より一部改変)

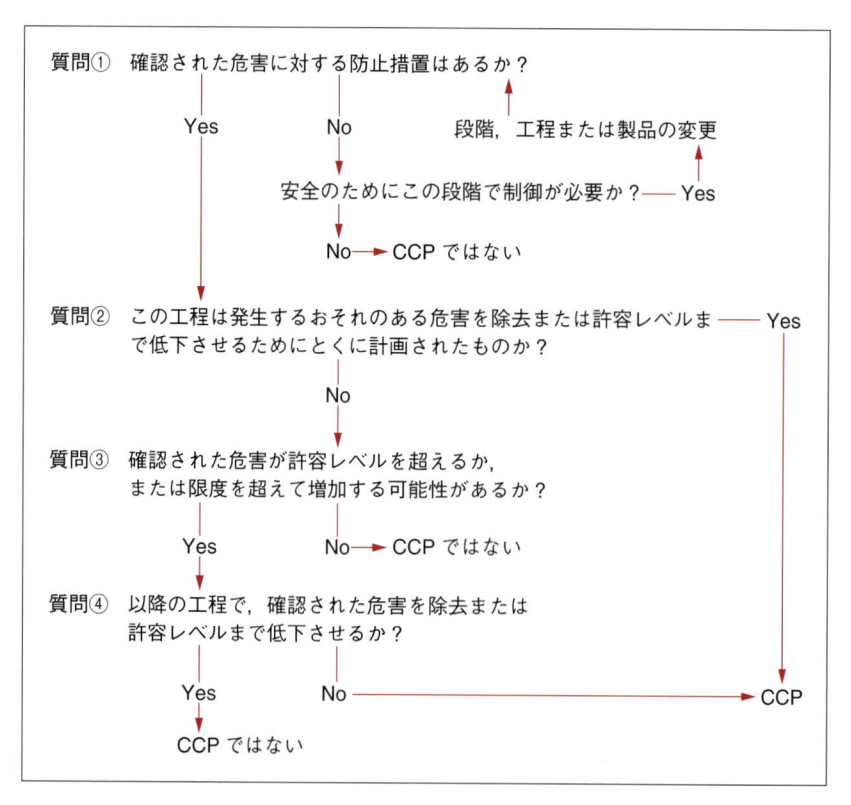

図 4-8 コーデックス委員会により示された CCP 設定のための判断手順
(日本食品保全研究会編：HACCPにおける微生物危害と対策，中央法規出版，p 14, 2000 より一部改変)

したがって，食中毒に関しては，ある食品または飲料に対して，対象となる微生物が危害を及ぼすか否か，の分析がまず重要である．そのための流れ図を示す(図4-7)．これは，食品の種類や形状，保存状態などによって，また微生物の種類によって，実際に危害となりうるか否かが決まるので，対象となる食品について個別に分析する必要がある．そのようにして行った分析結果の一例を表4-7に示す．この結果を見ると，B-2の項で詳しく述べた食中毒原因微生物の生物学的な特徴がよく反映されていることがわかる．

次に，危害分析の結果をもとに，原材料，加工，流通，保存，消費の各段階のいずれかにおいて，その危害が重点的に制御可能か否かを検討する．図4-8には，FAO/WHO合同のコーデックス(CODEX)委員会によって1997年に提出された，重要管理点(CCP)の設定のための判断手順を示した．その基本には，CCPとは「食品の安全性に関わる危害の発生の防止，除去または許容水準にまで低下させることのできる管理対象となる場所，工程または措置」と定義し，特定された危害(HA)を，危害リストの防止措置に基づいて，CCPにおいて積極的に制御するという，HACCPの考え方がある．なお，CCPが適切でないと，衛生管理を効率よく行うことができないので，CCPは一度決めた後も継続してモニタリングすることが必要になる．この考え方は，食品衛生法で定められた行政の対応を待つ以前に，食品の加工や流通等の取り扱いに関連する事業所や従事者，さらには最終的な消費者である家庭や飲食店において，合理的かつ積極的に食中毒を予防するうえで効果がある．

なお，HACCPの概念を取り入れた衛生管理を実現し，食品の取扱業者に食品の安全を自主的に管理するよう促すため，わが国では，1996年5月から「総合衛生管理製造過程の承認制度」を導入した．本制度は食品衛生法第13条で定められ，対象となる食品は，製造または加工の方法の基準が定められた食品であって，厚生労働省令で定める．現在，乳・乳製品，食肉製品，魚肉練り製品，容器包装詰加圧加熱殺菌食品(レトルト食品)，および清涼飲料水が承認されている．また，総合衛生管理製造過程を経てこれを製造または加工しようとする申請があったときは，厚生労働省は，その食品の種類および製造または加工の施設ごとに，製造・加工についての承認を与えることができる．なお，承認に際しては，各食品の原料および製造過程に由来して考慮すべき危害原因物質が，食品の種類ごとに示されている．

さらに，総合衛生管理製造過程の承認を受けた施設で大規模な食中毒事件が起こったことを受けて本制度は一部改正され，承認取得後も検査があり，違反が認められれば承認が取り消される，更新制となった．また，総合衛生管理過程で承認を受けた施設は，食品衛生管理者を設置することが義務づけられ，食品衛生管理者は事業者に対して必要な意見を述べ，事業者は食品衛生管理者の意見を尊重しなければならないという規定が盛り込まれた．

2) HACCPの実際の適用例

-i. 鶏卵のサルモネラ対策

厚生労働省は，1992年7月に「卵およびその加工品の衛生対策」についての通達を，1993年9月に「液卵製造施設等の衛生指導要領」の通達を出し，また，1999年11月に改正された食品衛生法の表示に，「流通段階における鶏卵のサルモネラ制御対策」を取り入れた．これらの対策の効果が現れ，現在では，鶏卵を原因食とするSE(*Salmonella* Enteritidis)の食中毒の発生は，件数，患者数ともに減少している．

-ii. 調理室の衛生管理

HACCPがとりわけ重要性を発揮するのは，給食を含む大型の調理施設や大規模飲食店であ

4．食品の微生物などによる汚染と健康障害

表 4-8　原因施設別食中毒発生状況　(2008 年)

		事件数	患者数	死者数
総数		1,369	24,303	4
家庭		151	446	3
事業場	総数	48	1,632	0
	給食施設　事業所等	10	673	0
	給食施設　保育所	12	353	0
	給食施設　老人ホーム	12	341	0
	寄宿舎	9	154	0
	その他	5	111	0
学校	総数	21	616	0
	給食施設　単独調理場幼稚園	0	0	0
	給食施設　単独調理場小学校	1	43	0
	給食施設　単独調理場中学校	0	0	0
	給食施設　単独調理場その他	5	172	0
	給食施設　共同調理場	1	78	0
	給食施設　その他	0	0	0
	寄宿舎	3	45	0
	その他	11	278	0
病院	総数	2	52	0
	給食施設	2	52	0
	寄宿舎	0	0	0
	その他	0	0	0
旅館		78	2,844	0
飲食店		634	12,034	0
販売店		12	180	1
製造所		12	735	0
仕出屋		62	4,615	0
採取場所		4	13	0
その他		17	341	0
不明		328	795	0

(厚生労働省：平成 20 年食中毒発生状況より引用)

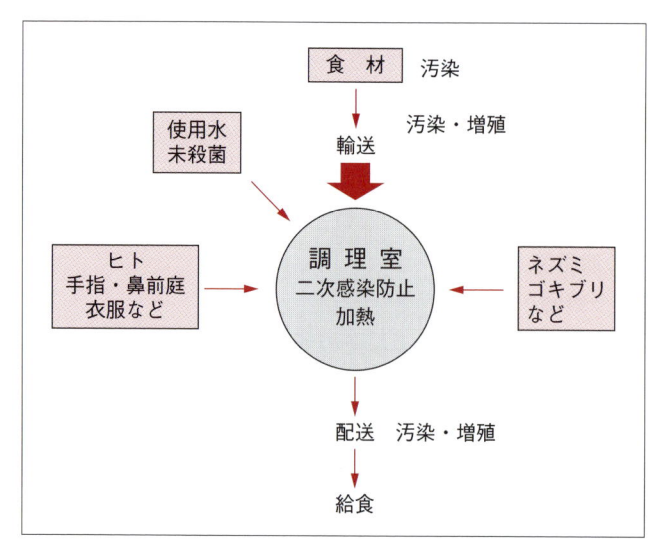

図 4-9　調理室の衛生管理
(細貝裕太郎, 松本昌雄監修：食中毒, 中央法規出版, p 265, 2001 より一部改変)

るが，それらには，多くの人が出入りして共通の食品を摂取するため，管理が適切でないと集団食中毒の発生につながる．実際，2008年に発生したわが国の食中毒を原因施設別にみると，給食施設や仕出屋において，発生件数が少ない割に患者数が多いことがわかる（表4-8）．そこで，厚生労働省は，1997年にHACCPの概念に基づく大量調理施設衛生管理マニュアルを作成し，食中毒対策として適用した（図4-9）．まず，食材の汚染防止，および食材の輸送の途中での微生物の増殖を抑制するため，冷凍もしくは冷蔵保存などの衛生管理を行うが，従来の慣習によらず，調理従事者に対する立ち入り調査や検収を行って管理を進める．次に，使用する水を「飲用適」の水とし，始業時および終業時に水の中の残留塩素濃度を測定する．これによって，水からの微生物汚染を防ぐ．

調理室の清浄な衛生環境を維持するために，外部からのネズミやハエ，ゴキブリなどの侵入を防ぐ．とくにネズミの糞便は食中毒の原因となるサルモネラやカンピロバクターなどの細菌を大量に含んでいることがあるので，その糞便を昆虫やネズミなどと同時に検査対象とする．調理従事者が保菌している病原微生物が調理場を汚染するのを防ぐため，下痢症状や発熱のある従事者は調理作業から外す．これは，散発性の下痢患者がサルモネラ，カンピロバクター等に感染している場合が多いためである．また，手指や顔面に化膿や創傷がある場合には，黄色ブドウ球菌の感染が疑われるので，適切な措置を取るとともに，可能な限り，調理作業から外す．さらに，調理従事者の定期的な健康診断や検便を行い，赤痢，チフス，パラチフス，腸管出血性大腸菌，サルモネラなどの保菌者の有無の検査と健康管理を行う．調理に際して，衛生的な作業衣，マスク，手袋，履物等を準備し，滅菌して使用することは基本である．

調理室は基本的に食材の下処理室と分離して，生鮮食材相互の二次汚染を防止し，調理器具を介した汚染の拡大等を防止する．これは，微生物汚染のリスクが高い食材の取り扱いを区分することにより，最終的な調理室をより衛生的な環境に保ち，食材からの病原菌の持ち込みを

表4-9 食品衛生細菌の制御法

目的	方法	具体的方法	目的	方法	具体的方法
汚染防止	除菌	洗浄	殺菌	その他	紫外線殺菌
		ろ過			超音波殺菌
		遠心分離			超高圧殺菌
		電気的除菌			電気的衝撃殺菌
		ワクチン接種			機能水利用
	遮断	包装	増殖防止	温度管理	冷蔵
		コーティング			冷凍
		洗浄室内操作			温蔵
殺菌	熱殺菌	蒸気殺菌		水分活性調整	乾燥
		乾熱殺菌			濃縮
		高周波加熱殺菌			塩蔵
		赤外線加熱殺菌			糖蔵
		電気抵抗加熱殺菌			くん製
		冷凍殺菌		酸化還元電位調整	ガス置換
	薬剤殺菌	液体殺菌			酸素吸収剤
		固体殺菌			真空包装
		ガス殺菌		殺・静菌剤	有機酸添加
	放射線殺菌	γ線殺菌			保存料添加
		電子線殺菌			くん製
		X線殺菌		時間管理	迅速消費

（細貝裕太郎，松本昌雄監修：食中毒，中央法規出版，p 258, 2001 より一部改変）

最小限にするためである．次に，調理に際しては，中心温度計を用いて食品の加熱温度を測定し，中心部が75℃，1分間以上（サルモネラ等が殺菌される条件）加熱されることを確認する．これまでの食中毒の集団発生事例では，加熱の過程で食品の中心部の温度が十分に上昇しなかったために細菌の殺菌ができなかったことが原因とされる報告がある．

さらに，ウエルシュ菌，セレウス菌は芽胞を形成し，耐熱性を示すので，調理における通常の加熱では殺菌されない．そこで，菌の増殖防止のために，たとえばウエルシュ菌の混入が考えられるシチューやカレーなどでは自然放冷せず，急速に冷却し，3時間以内に20℃以下にする．そして，調理後の食品は流通も含めて速やかに提供され消費されるようにすることが重要である．

以上の調理室の衛生管理は，同一メニューを1回300食以上，または1日当たり750食以上の食品を提供するような大規模な調理施設を対象としたものであるが，ここで用いられたHACCPの基本的な手順や操作は，中小規模の飲食店や家庭における調理にも応用が可能である．

c. 食中毒原因微生物の統御の原則

HACCPのなかでは，基本的に食中毒原因微生物の統御に向けたさまざまな対策が取られている．とくに重要なのは，汚染防止，殺菌，そして増殖防止の3項目である．そのための具体的な方法にはさまざまなものがあるが（表4-9），食品の種類によってはその風味や価値を損なうために使用できない方法や，殺菌によってかえって有害な物質が食品に混入し，健康被害をもたらす場合もある．したがって，HACCPの実際の適用に際しては，こういう点を十分考慮したうえで，それぞれの対象にとって最適な方法を採用する必要がある．この節では，そのような微生物統御の原則について，重要なものに焦点を当てて解説する．

1）汚染防止

食品の微生物による汚染は，農場や海，養殖場などの生産の段階から加工，流通，調理，消費にいたるまでのあらゆる過程においてその危険性がある．近海でとれた生鮮魚介類における腸炎ビブリオのように，ある割合で食材がすでに汚染されていて，それを統御できない場合もある（一次汚染）．しかし，サルモネラの養鶏場における対策（p 135）で示したように，ワクチンの接種によるニワトリのサルモネラ感染防止や生産現場の衛生環境を整えることによって，一次汚染を防止もしくは軽減することが可能な場合もある．さらに，一次汚染を他の食材や食品，調理器具などへの二次汚染という形で拡大しないことは，それぞれの食材・食品の取り扱いの過程で十分に可能であり，病原微生物統御のうえで重要なポイントである．

2）殺菌

殺菌にはさまざまな方法があるが，最も一般的な加熱殺菌については，食品の成分を変化させたり色などの外観や風味などを損なったりすることがある．殺菌方法の選択に際しては，微生物を完全に死滅させることよりはむしろ，食品の安全性が保証され，食中毒が起こらないような範囲まで微生物の生残性や増殖性を低下させることを目標にする．また，加熱以外の方法で，抗菌薬や食品添加物としての殺菌料を使用する場合があるが，後者は最終段階の食品に残留しないことが食品衛生法で定められている．さらに，わが国では殺菌の目的で食品に対して放射線を照射することは認められておらず，紫外線の照射も，調理器具や調理場に対しては用いられているが，食品に対して直接照射することは認められていない．

鶏卵のサルモネラ防御対策

　下図に示すように，鶏卵の生産現場である養鶏場では，農場へのサルモネラの侵入防止とサルモネラ(この場合，とくに S. Enteritidis；SE)に対する感染防止がHACCPの中心になる．具体策としては，農場へのSEの侵入防止のため，野ネズミのような感染を媒介する動物の侵入防止の手段を講じたり，駆除を行ったりしている．同時にSEに感染していないヒナの導入につとめている．また，SEの感染防止のため，鶏舎の消毒，SEで汚染されていない飼料や飲水の供給，塵埃や土壌など，農場周辺環境におけるSEの殺菌や消毒などを行っている．

　次に，鶏卵の衛生管理については，GPセンターや洗卵工場，割卵工場，卵加工工場のそれぞれにおける衛生管理がHACCPに従って行われる．とくに，工場内部の衛生環境の維持と改善に常に細心の注意を払い，製品である卵の表面のSEの汚染(on egg)だけでな

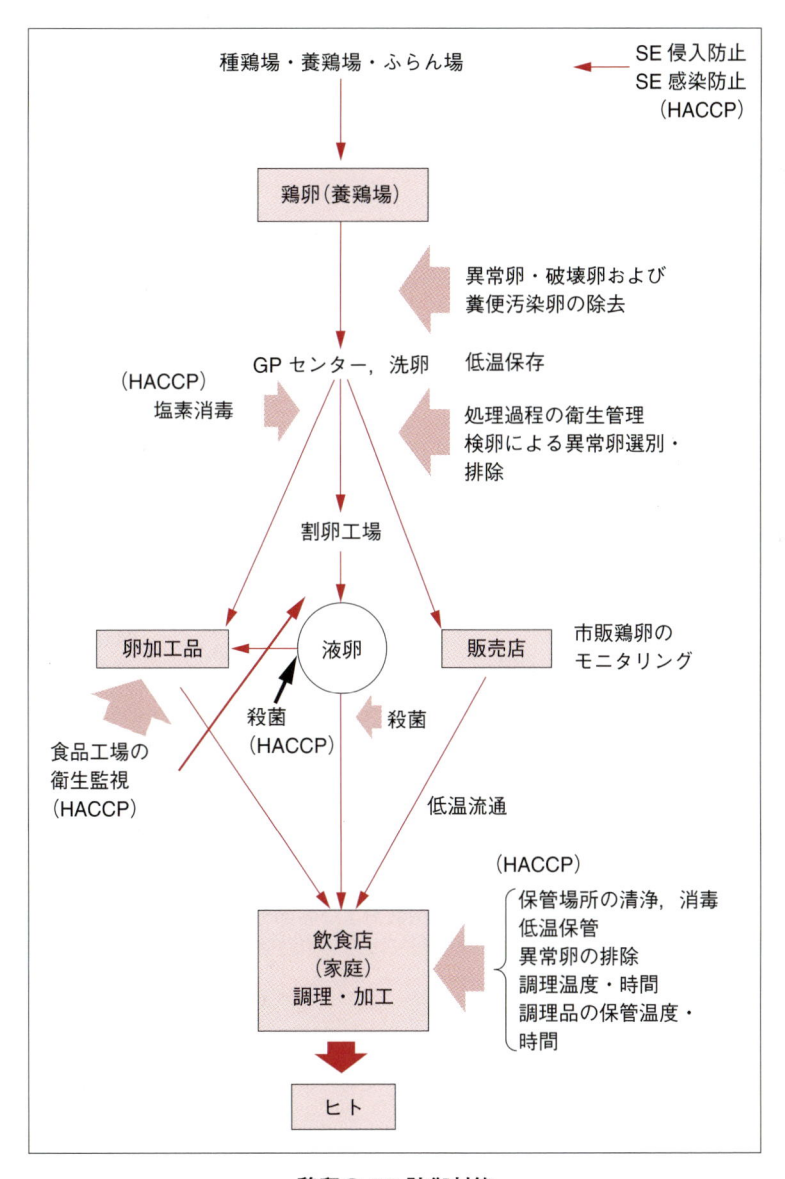

鶏卵のSE防御対策
(細貝裕太郎，松本昌雄監修：食中毒，中央法規出版，p 57，2001より一部改変)

く，SEに感染したニワトリの輸卵管上皮細胞から卵の内部にSEが混入した(in egg)場合の汚染もモニターできる態勢が取られている．また，生卵，液卵，卵加工品のそれぞれが輸送される段階においても，SEの増殖を予防するため低温での輸送と保存が行われる．最終段階の消費者である飲食店や家庭では，これらの製品の生産日や品質保証期限を参考にしながら，新鮮な間に消費すること(時間)，それまでの間の低温保存，調理場所や保管場所の衛生管理のため消毒や殺菌を行うこと，調理するときの温度(SE対策のため，70℃，1分間以上の加熱が重要)に注意すること，などがHACCPとして大切である．

食品の加熱における時間と表面温度が細菌の殺菌に及ぼす効果

下図に，ハンバーガーの加熱時間と生菌数の変化の関係を調べた結果を示す．表面温度に比べ，中心部の温度の上昇がかなり遅れて起こることや，中心部の温度が70℃以下では十分な殺菌効果が現れていないことがわかる．

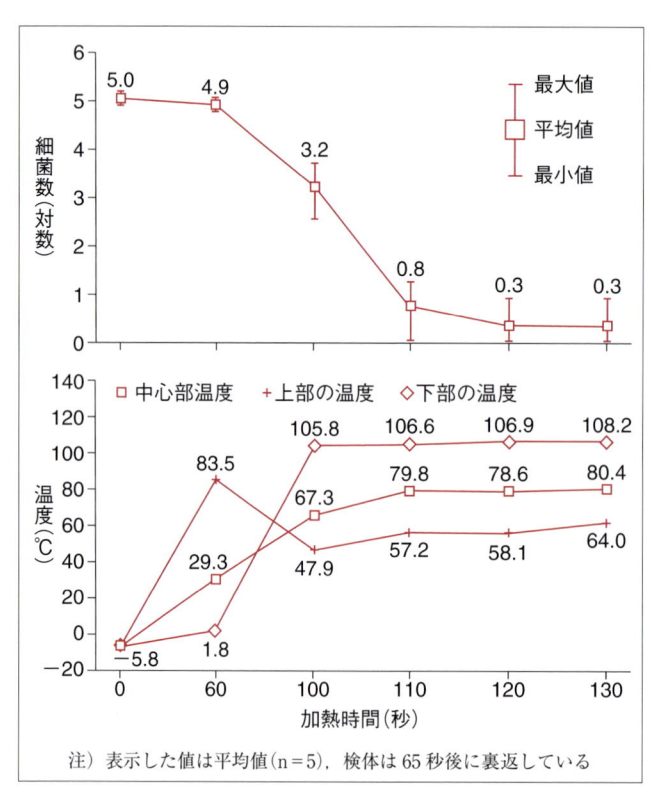

注）表示した値は平均値(n=5)，検体は65秒後に裏返している

ハンバーガーの加熱時間と細菌数および各部分の温度の経時変化
（佐々木祐ほか：食品衛生研究，46(1)：41, 1996）

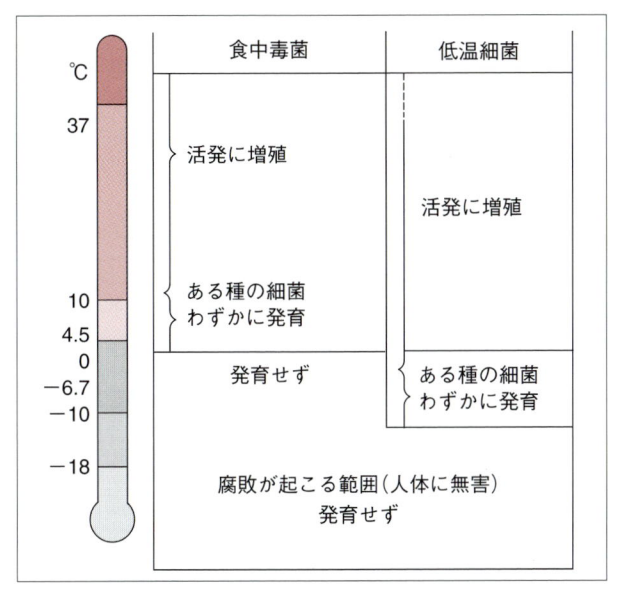

図 4-10　食中毒菌と低温細菌の発育限度温度
(横山理雄：食品衛生研究, 35(6)：21, 1985 より一部改変)

表 4-10　主な食中毒菌の増殖下限条件

細　菌	増殖温度(℃)	
	最低	最適
サルモネラ	6.5	37
ブドウ球菌	6.6	35
腸炎ビブリオ	10.0	37
ボツリヌス菌		
A型，B型	10.0	35
E型	3.3	30
セレウス菌	10-12	35
病原大腸菌	10.0	37
ウエルシュ菌	15-20	43-47
カンピロバクター	31.0	42-45
エルシニア・エンテロコリチカ	5.0	25-30

(藤井建夫：微生物制御の基礎知識, 中央法規出版, p 86, 1997, 食中毒より一部改変)

　このように，殺菌方法は，食品に対して適用する場合にさまざまな制約があるので，新しい殺菌技術の開発と食品の安全性評価が常に求められている．その一例として，牛乳の低温殺菌がある．従来の超高温殺菌(UHT；120～135℃，2～3秒間)に加えて，外国のように低温殺菌(パスツリゼーション；62～65℃，15秒間)や高温短時間殺菌(HTST；71～75℃，15秒間)が加わり，加熱による乳成分の変質が少なくて美味であると，評価する意見も現れた．このように，消費者の好みや諸外国の技術や安全評価を参考にして，殺菌の技術や方法に多様性が出てきた．

表 4-11　洗浄・殺菌剤の効果実験(カイワレダイコン)

		一般細菌数	残存数	大腸菌群数	残存数
未　洗　浄		8.3×10^6	100.0%	7.3×10^5	100.0%
水道水洗浄		1.8×10^6	21.7	3.2×10^5	43.8
次亜 (15℃ 10分)	10 ppm	1.1×10^6	13.3	1.2×10^5	16.4
	50 ppm	5.7×10^5	6.9	8.2×10^4	11.2
	100 ppm	3.4×10^5	4.1	2.2×10^4	3.0

注)次亜:次亜塩素酸ナトリウム溶液

(後藤判友ほか:食品衛生研究, 50(1):67, 2000)

表 4-12　塩素処理によるキャベツの大腸菌群数の減少(1g中)

		残留塩素濃度(ppm)		
		40	80	200
処理時間 (分)	0	2.6×10^4	2.6×10^4	2.6×10^4
	15	2.2×10^3	2.0×10^3	2.1×10^3
	30	2.5×10^2	2.3×10^2	<10
	60	1.2×10^2	1.1×10^2	<10

(尾上洋一ほか:食品衛生研究, 27:758, 1977)

3) 増殖阻止

　食品への病原微生物の一次汚染を完全に防止することはできないので，食中毒の予防に際しての要諦の一つは，いかにしてそれらの微生物の増殖を抑えるか，という点にある．とくに，黄色ブドウ球菌が産生するエンテロトキシンAのように，通常の加熱による殺菌では不活性化しない耐熱性のエンテロトキシンがあるので，加熱処理を過信することは避ける．そこで，食品を細菌で汚染させないこと，および食品中での菌の増殖を防止することが重要になる．また，芽胞は一般的に耐熱性を示すので，ウエルシュ菌，セレウス菌などの芽胞が汚染した食品は，調理のための加熱だけではなくその後の冷却の過程で菌の増殖を防止することが必要である．

　このように，加熱の過程の後であっても，食中毒の原因となる細菌の増殖や耐熱性毒素の存在を考慮に入れた対策が必要である．一般に，細菌の増殖は低温では起こりにくい(図4-10，表4-10)ので，生産現場から消費にいたるすべての過程で，冷蔵や冷凍の技術を利用した対策が取られている．現在では，コールドチェーンの発達により，海外と国内のように生産地と消費地が離れていても，またその間の輸送の時間がかかっても，食品を安全に加工したり輸送したりすることができるようになった．これは食品の安定供給や廉価での供給を世界的な規模で支えているが，その背景には，食中毒の原因微生物の増殖を阻止または抑制することができるという，科学技術の裏づけがある．しかし，このコールドチェーンも過信できない事例がある．エルシニア・エンテロコリチカのように，低温細菌として知られ，5℃でも増殖が可能で，至適増殖温度も25～30℃と低い菌がある．この場合には，通常の冷蔵では菌の増殖を許してしまう．また，冷蔵庫や冷凍庫，あるいはこれらの関連施設の故障が起きた場合には，その間に温度上昇が起こり，食品を汚染していた細菌類が増殖する可能性があるだけでなく，さらに耐熱性の毒素を産生することも起こりうるので，常にこれらの保存状態を監視できるようにする

必要がある．

このほか，乾燥を行ったり，食塩・砂糖などを添加して食品の塩蔵や砂糖漬けを行って水分活性を低下させることによる微生物の増殖阻止は，冷凍や冷蔵の技術が発達していなかった昔から行われてきた方法であるが，現在も広く使用されている．さらに，好気性や通性嫌気性細菌には酸素吸収剤を入れたり，また真空パックによって空気を遮断して保存する技術も一般に応用されている．これらは酸素による食品の変質を防止する目的からも多用されるが，注意しなくてはならないのは，ボツリヌス菌のような偏性嫌気性菌の増殖を促進して毒素を産生させ，食中毒を起こす事例があることである．したがって，この方法も万能ではないことに留意する必要がある．また，食品添加物として許可されている保存料を添加して菌の増殖を抑えたり（静菌作用），くん製にして水分活性を低下させると同時にくん煙のなかに生じる殺菌作用物質を利用することも行われている．

また，水の衛生管理も病原微生物の増殖阻止にとって，またある場合には殺菌にとって重要である．腸炎ビブリオのような海洋性細菌で淡水に弱い菌の場合には，淡水による洗浄が殺菌の効果も示すため，頻繁に水が使用される．そこで用いる水は，基本的には「飲用適」の水で，水道水のように一定の残留塩素濃度が保たれていて，殺菌能力があることが必要である（腸炎ビブリオによる食中毒，p 118）．また，サルモネラの集団食中毒の事例のなかには，生野菜に菌が汚染したために起きたと考えられるものがある．これは，調理室の衛生管理の項で述べたように（図4-9），鶏卵や鶏肉などのようなサルモネラの汚染の可能性のある食材から，まな板などの調理器具を介して二次汚染が起こった可能性がある．さらに，養鶏場やウシの牧場など，サルモネラやカンピロバクター，あるいは腸管出血性大腸菌 O157：H7 が高密度に存在する可能性のある農場からの排水が，消毒あるいは滅菌をされずに一般の排水に流出し，それが農業用水と混合して使用されたために野菜を汚染したという可能性が考えられる．とくに，サルモネラは乾燥に抵抗性を示すため，生野菜が十分な量の清浄な水による洗浄を行われないまま，生でコールスローやサラダなどとして提供されると，食中毒を起こすおそれがある．表4-11，12に，カイワレダイコンやキャベツなどに細菌を汚染させておき，異なる濃度の次亜塩素酸，または塩素を含む水で洗浄した場合の，時間経過に伴う細菌の生残性を示す．これらの結果から，水による洗浄は食中毒の原因菌の菌数を減少させるうえで重要であること，および，単なる水ではなく，食品添加物の殺菌料として認められている次亜塩素酸や，水道水への添加が認められている塩素などで殺菌力を持つものが有効であることが明らかである．

わが国の水道水の水質基準は諸外国のそれと比較しても厳しく，特に，一般細菌は 100／mL 以下，大腸菌は「検出されないこと」となっている．このような基準の設定とそれを常時監視するシステムがあるからこそ，わが国における飲料水としての水道水は，食品として安全であり，戦後いち早く，上水道が国内におけるコレラや赤痢などの伝染性の強い経口感染症の感染源から除外された．しかし，クリプトスポリジウムのオーシストのように，塩素消毒に抵抗性を示す新たな病原微生物が出現して食中毒を起こしているので，今後とも，新しい病原微生物のモニタリングとともに，水道水の安全確保につとめる必要がある．

以上のさまざまな方法や物質に加えて，食中毒原因菌の増殖を阻止するためには時間の管理を徹底し，菌が増殖しないうちに冷凍や冷蔵保存に移したり消費したりすることが重要である．また，このときも冷凍や冷蔵を過信せず，新鮮なうちに消費することが大切である．

d. 新しい微生物制御に向けた対策

　これまで，食中毒の予防のための具体的な方法や対策について述べてきたが，本節では，現在および将来起こりうる食中毒や経口感染症に対する中長期的な対策やその背景となる考え方，さらには科学的な根拠について解説する．

1) 人畜共通感染症としての食中毒

　食中毒の原因菌の各論で述べたように，これらの病原微生物は，その食品や食材の原料となる家畜や家禽，魚介類をすでに汚染している場合が多い．魚介類の場合は，養殖漁業においてもこれらの病原微生物を最初から除去することは難しい．これに対し，家畜や家禽などの場合には，食中毒の原因菌が家畜や家禽の常在菌であり，それらの動物の腸内細菌叢を形成していたり，あるいはニワトリの輸卵管上皮細胞に持続感染している場合が多くみられる．ヒトとこれらの動物の種差によって，同一の微生物がヒトには病原性を示すが動物には病原性を示さないか，あるいは示しても重篤な症状にいたらない場合には，これらの動物は病原微生物のキャリヤーとなる．

　このように，ヒトと家畜あるいは家禽の間に共通して感染する疾患を人畜共通感染症 zoonosis と呼ぶ．とりわけ食中毒の原因微生物で問題となるのは，サルモネラ(ネズミ，ニワトリ)，カンピロバクター(ウシ，ブタ，ニワトリ)，腸管出血性大腸菌(ウシ)，エルシニア・エンテロコリチカ(イヌ，ネコなどのペット)，エキノコックス(キツネ，イヌ，ネズミ)，トキソプラズマ(ネコ，イヌなどのペット，ブタ，トリ)で，ヒトへの感染をもたらす主な相手の動物は，それぞれの微生物の後の( )内に示す．これらのうち，食材として利用される家畜や家禽は生産農場での HACCP による管理が可能であるが，ペットや野鳥，野生動物などの場合には，水の汚染を介したり，あるいはペットと接触することによって飲食物を汚染し，そこから経口的にヒトへの感染が起こるので集中的な管理がしにくい．したがって消費の段階での HACCP が重要になる．またそのためには，これらの感染経路についての注意を喚起するなどの啓蒙活動が必要である．保健所や地方衛生研究所では，これらの病原微生物のいくつかについて，ペットにおける保菌率を検査し，その結果を報告することによって実態を把握し，対策を取っている．

　また，環境中における病原微生物の分布と食品の汚染に関する対策も重要である．実際，サルモネラ，カンピロバクター，ボツリヌス菌，ウエルシュ菌，セレウス菌，腸管出血性大腸菌などの多くが，土壌や河川の水などから検出されており，また河口付近の沿岸部の海水からはナグビブリオやノロウイルスが検出される．これらは，ヒトの糞便から排泄された病原微生物が環境中に拡散して生残し，ある確率で再び食品や飲料水を汚染してヒトに感染する経路をたどるおそれがある．これらはいずれも，重篤な経口感染症を起こすコレラ菌や赤痢菌，チフス菌，パラチフス菌ほど少ない菌数では食中毒を発症しないため，ただちに食中毒の集団発生や大規模発生につながっていない．しかし，最近の研究から，腸管出血性大腸菌やサルモネラ *Salmonella* Enteritidis，カンピロバクター *Campylobacter jejuni* などは，発症に必要な菌数が 100 個かまたはそれ以下で十分であるという報告もあるので，これらの微生物の，食品の生産から消費のすべての過程で汚染を少量であっても防止するように，重点的な制御(CCP)を行う必要がある．

2）新興・再興感染症としての食中毒

現在，食中毒の原因とされる微生物は，海外あるいはわが国で集団発生した食中毒の原因を突き止めた結果，原因菌が分離され，食中毒統計に載せられるようになったものである．そのなかには，1982年に米国で集団食中毒の原因菌として報告された腸管出血性大腸菌，1972年にベルギーで下痢患者の糞便から検出されたカンピロバクター，また，1972年に米国での集団食中毒の患者から検出されたノーウォーク様ウイルスなどのSRSV（現在はノロウイルスと呼ばれている）がある．このノロウイルスがわが国の食中毒統計に記載されるようになったのが1998年以降であるように，比較的最近になってから登場したものがある．これらをまとめて新興感染症と呼ぶ．一方，幸いなことに食中毒ではまだそのような例がないが，結核のようにかつて大流行していた感染症が一端下火になって治まった後，AIDSの流行による免疫低下や，臓器移植，あるいは寿命の延びによる高齢者のような免疫機能の低下した集団の出現によって，再び感染が拡大した疾患を再興感染症と呼ぶ．これを新興感染症とまとめて新興・再興感染症としてモニタリング対象として監視を強化し，国民に注意を呼び掛けると同時に予防対策をとっている．

このように，米国CDC（疾病対策センター）を中心に各国の感染症研究所，疾病予防センター等から集まる感染症に関わる情報と，WHOによる世界各国の保健衛生情報の取りまとめ，あるいはFAO/WHOのコーデックス（CODEX）委員会による食品の衛生管理計画などが，全世界的な規模での食中毒の予防のための有用な情報を提供し，有効な対策を取るための基礎となっている．わが国では，国立感染症研究所の病原微生物検出情報に，全国で発生した食中毒やその他の感染症の事例を月報，および年報として報告し，公開している（http://idsc.nih.go.jp/iasr/）．また，厚生労働省では毎年の食中毒についてまとめ，食中毒統計として報告している．これらの情報がその有効性を発揮するためには，食品衛生法および感染症法で定められた医師からの保健所，都道府県知事を通じた報告が正確に，遺漏なく，また遅滞なく行われる必要がある．それによって，情報の母集団の大きさと信頼性を確保でき，しかも新たな原因微生物による食中毒が起きた場合に，原因の追求や対策などの迅速な措置を取ることが可能になる．また，各地の環境調査の結果，主要な河川などの定点観測による病原微生物検出情報も掲載されているので，環境中への病原微生物の拡散についての貴重なデータが得られる．

ところで，クロイツフェルト・ヤコブ病（CJD）については，従来の病原微生物とはまったく異なる機構で感染する可能性を持つ疾患として報告され，厚生労働省は届出と全数把握が必要な五類感染症に定めた．これは増殖する細菌やウイルスとは異なり，タンパク質である異常型のプリオンが耐熱性，耐酸性，およびプロテアーゼ抵抗性を示し，正常型のプリオンに結合してこれを長い時間をかけて徐々に異常型に変換し，海綿状脳症などの神経病変を起こすものである．ウシのプリオン病である狂牛病（BSE）やヒツジのプリオン病であるスクレイピーがヒトに感染するかという点が大問題になった．1986年の発生以来，BSEが大流行（1995年で15万頭以上）した英国において調査した結果，BSEに感染したウシの肉を食べたり食肉加工業に従事したヒトからCJDと同様の症状を呈する患者が見出され，変異型クロイツフェルト・ヤコブ病（variant CJD：vCJD）と診断された．その数は2008年1月現在で，世界中で208人（うち167人は英国）となっている．さらに，わが国でも2005年2月に，英国滞在歴のある男性患者1名がvCJDと確定された．一方，スクレイピーのヒツジやBSEに感染したウシの肉骨粉をウシの飼料に混ぜた結果，ウシのBSEの感染が拡大し，英国を中心に大流行をもた

らしたと言われ，わが国でも平成21年1月30日現在14例のウシでBSEが報告されている．わが国では農林水産省と厚生労働省が中心となって対策をとり，現在は輸入牛肉のBSEの感染に対する徹底した監視とBSE発生国からの牛肉の輸入禁止措置，また，国内産の牛肉に対しては，異常型プリオンが集積する組織である脳神経系をウシから除去し，さらにすべての食用に供するウシに対してBSEの検査を義務づけて安全確保を行っている．行政のこのような対策に対しては，これまでのわが国におけるBSEの原因追求の遅れや検査の実施までの期間が長かったこと，あるいは検査対象のウシの年齢をBSEが発症しない若い*ウシも含めるなど，国内外からさまざまな問題点の指摘を受けている．

　このBSEによる牛肉の安全性の問題やvCJDの発症の問題は，新興・再興感染症の情報をどのように分析するか，という問題にとどまらず，わが国の食品衛生行政や食品業界にとって，とるべき新たな対策の必要性を問いかけている．

3）抗生物質に耐性を示す食中毒原因菌

　人畜共通感染症としての食中毒は，一方で，家畜に対して用いる抗生物質の問題点を提起している．すなわち，食品としての家畜や家禽の衛生管理，感染予防のために抗生物質を多用すると，それに対して耐性を獲得した微生物がヒトに感染した場合，患者の治療に際して抗生物質を有効に用いることができなくなる．そのため，新しい抗生物質が出た場合には，これを家畜や家禽に使用しないように，また抗生物質を使用する場合には，その濃度はヒトに使用する濃度よりも低めに設定し，耐性菌の出現を防ぐように指導している．

　一方，サルモネラDT-101のように，ネズミチフス菌（*Salmonella* Typhimurium, Definit Type-101）のような多剤耐性サルモネラが欧米諸国ではかなりの頻度で検出されており，わが国でも検出されるケースが増加している．これは，必ずしも農場で使用している抗生物質に対して獲得された薬剤耐性を反映しているとはいえず，むしろ，ヒトにおいても，安易に抗生物質を多く使用するために，最終的には環境中に高濃度で排出されることによって，ある一定の確率で抗生物質に耐性の食中毒原因菌の出現を助けていると考えられる．

　このように，抗生物質に依存しすぎるとさまざまな問題が現れるので，抗生物質の適正な使用を心掛けることと，環境中に排出された抗生物質による耐性菌の出現の可能性に注意を払う必要がある．

4）行政の対応と衛生検査

　最後に，行政機関を中心に行うべき対策として，食品のグローバル化によって増加する輸入食品の安全性の確保と食中毒に対する対策がある．すでに第1章で述べられているように，食品の安全性に関する国際的な基準の設定，および多国間，2国間の取り決めによる食品の品質，添加物，保存，加工，あるいは流通などについての合意が必要になる．植物や動物の検疫に比べると，食品に加工された物品は，検査や監視がやや緩やかな傾向がある．残留農薬や食品添加物だけでなく，微生物検査や毒素の検出，さらには生産現場における抗生物質の使用状況も把握しておく必要がある．これは，食肉等に蓄積される可能性のある抗生物質があると，輸入後のわが国における加工の段階でその濃度を一定のレベル以下に下げることには困難が伴うためである．

＊2003年11月，兵庫県産のウシが生後22ヵ月でBSEと判定されたことなどから，わが国におけるBSEの発症が従来の報告とは異なる例であるとして，若いウシにおいてもBSEに対する検査と警戒が必要という意見が提出されている．

表 4-13　「食中毒処理要領」における厚生労働省の指導内容(抜粋)

○「食中毒処理要領の改正について」(昭和39年7月13日付け環発第214号各都道府県知事, 各指定都市, 各政令市市長あて厚生省環境衛生局長通知. 平成9年3月24日一部改正. 平成18年5月18日改正)
　別紙のとおり「食中毒処理要領」を定めたので, 今後は本要領にもとづいて万全の処理を講ぜられたい.
【食中毒処理要領】
Ⅱ　食中毒発生時の対策要綱の策定
　　都道府県, 保健所設置市, 特別区は, 食中毒若しくはその疑いのある事例発生時において, 迅速かつ的確に対応するため, 以下の内容を含む対策要綱を定めること.
　1　対策の基本方針
　2　集団発生時の対策本部の設置要項
　　(1) 本部の編成
　　(2) 現地本部と本庁本部との業務分担
　　(3) 業務内容, 業務分担及び業務の流れ
　　　ア　調査体制
　　　イ　検査体制
　　　ウ　評価体制(原因究明専門家会議の設置等)
　　　エ　内部関係者間の連絡体制
　　　オ　外部関係者(国及び他の自治体)への連絡体制及び応援要請
　　　カ　広報体制
　3　平常時における準備等
Ⅳ　発生の報告, 連絡
　1　保健所
　　(1) 発生時の報告等
　　　保健所長は, 届出その他により食中毒患者等が発生していると認め, 事故発生を探知したときは, 直ちに関係職員をしてその応急処理にあたらしめるとともに, …(略)…速やかに都道府県等の衛生主管部局に報告しなければならない.
　　(2) 調査終了後の報告
　　　ア　保健所長は, …(略)…報告書を作成し, 都道府県知事, 保健所設置市の市長又は特別区の区長(以下,「都道府県知事等」という.)に提出しなければならない.
　　都道府県知事等が厚生労働大臣に直ちに報告を行わなくてはならない事例
　　(1) 食中毒患者等が50人以上発生し, 又は発生するおそれがあると認められる集団発生事例
　　(2) (1)以外の場合であっても, 次に該当する事例
　　　ア　当該中毒により死者が発生した場合
　　　イ　当該中毒が輸入食品等に起因し, 又は起因すると疑われる場合
　　　ウ　別表に定める病因物質に起因し, 又は起因すると疑われる場合
　　　エ　当該中毒の患者等の所在地が複数の都道府県にわたる場合
　　　オ　当該中毒の発生状況等からみて食中毒の原因調査が困難である場合
　　　カ　当該中毒の発生状況等からみて行政処分に係る判断が困難である場合
　4　厚生労働省本省
　　　厚生労働省本省は, 都道府県等から食中毒発生の報告を受けた場合, 食中毒調査の実施, 被害拡大の防止措置等について必要に応じ, 技術的助言を行うほか, 以下に示す大規模又は広域にわたる食中毒事件が発生した場合であって食品衛生上の危害の発生を防止するため緊急を要するときは, …(略)…, 必要に応じ都道府県等に対し, 期限を定めて食中毒の原因を調査し, 調査の結果を報告するよう求める.
　　(1) 食中毒患者等が500人以上発生し, 又は発生するおそれがあると認められる場合
　　(2) 当該中毒の患者等の所在地が複数の都道府県にわたる場合, 又はそのおそれがあると認められる場合
　　　　(別表) ①サルモネラ・エンテリティデス　　⑥コレラ菌
　　　　　　　②ボツリヌス菌　　　　　　　　　　⑦赤痢菌
　　　　　　　③腸管出血性大腸菌　　　　　　　　⑧チフス菌
　　　　　　　④エルシニア・エンテロコリチカO8　⑨パラチフス菌
　　　　　　　⑤カンピロバクター・ジェジュニ/コリ　⑩化学物質(元素および化合物をいう)

(総務庁行政監察局編：食品の安全・衛生の確保を目指して, 財務省印刷局, p 6, 2001 より, 平成18年の改正による変更を含めて改変)

表 4-14　食中毒患者等についての医師による届出に関する規定(関係法令等抜粋)

○食品衛生法
第 27 条(中毒患者又はその死体の届出)
　1　食品，添加物，器具若しくは容器包装に起因して中毒した患者若しくはその疑のある者を診断し，又はその死体を検案した医師は，直ちに最寄の保健所長にその旨を届け出なければならない．

○食品衛生法施行規則
　第 26 条(中毒患者又は死体に対する医師の届出)
　　法第 27 条の規定による医師の届出は，次の事項につき，文書，電話又は口頭により 24 時間以内に行われなければならない．
　　一　医師の住所及び氏名
　　二　中毒患者若しくはその疑ある者又は死者の所在地，氏名及び年令
　　三　食中毒(食品，添加物，器具，容器包装又は第 26 条の 4 各号に掲げるおもちゃに起因した食中毒をいう．以下同じ．)の原因
　　四　発病年月日及び時刻
　　五　診断又は検案年月日及び時刻

○「食中毒処理要領の改正について」(平成 9 年 5 月 30 日付け衛食第 155 号各都道府県知事，各指定都市，各政令市市長あて厚生省環境衛生局長通知)
　　別紙の通り「食中毒処理要領」を定めたので，今後は本要領にもとづいて万全の処理を講ぜられたい．
【食中毒処理要領】
　Ⅲ　発生の探知，発見
　　1　医師の届出の励行
　　　食品衛生法第 27 条および同法施行規則第 26 条に，食中毒の患者もしくはその疑いのあるものを診断し，またはその死体を検案した医師は，24 時間以内に，最寄りの保健所長に文書，電話または口頭により届出を行なうことの規定があるので，この規定の励行を医師会を通じて，または個々の事例を利用して各医師に周知徹底するよう努めなければならない．

(総務庁行政監察局編：食品の安全・衛生の確保を目指して，財務省印刷局，p 13, 2001)

　次に，医師からの保健所，都道府県知事を通じた食中毒の報告をなるべく全数に近く集めるための方策が必要である．これについては，「食中毒処理要領」における厚生労働省からの指導が，各都道府県知事，各政令市市長あてに，出されている(表4-13)．また，医師に対しては，「食中毒患者等についての医師による届出に関する規定」が細かく定められている(表4-14)．したがって，関係者はこの指導に従い，報告を行う義務がある．さらに，公共機関による立入検査を含む衛生検査の実施は定期的に行い，その情報を地方自治体，医療機関，食品業界，および個人が利用できるように還元する必要がある．HACCPの基本理念に基づき，危害分析とそれに対する重要管理点の対策は，あくまでも食中毒を未然に防止するためにある，ということを理解することが何よりも重要である．また消費者は，これらの情報を冷静に分析し，最終消費の段階で食品の安全性が確保され，健康な生活を維持することができるように行動することが大切である．

母子感染

　感染症を引き起こす病原体の中には，母体を経由して胎児や新生児に感染するものもある．このような感染を母子感染という．感染経路としては，病原体が胎盤を通過して胎児に感染する場合（経胎盤感染），分娩時に産道において胎児に感染する場合（産道感染），腟や子宮頸管で増殖した病原体が子宮内に侵入し胎児に感染する場合（上行性感染），および母乳中に含まれる病原体が胎児に感染する場合（母乳感染）などがある．母子感染のことを垂直感染とも呼ぶが，垂直感染は狭義には経胎盤感染のみを指す場合もある．

　母子感染により病原体に感染した児では，奇形を生じたり，先天的な疾患を有していたりする危険性が高まるので，母子感染の予防は母子保健において非常に重要である．母子感染で問題となる病原体は，HIV（human immunodeficiency virus）や梅毒トレポネーマなど性行為により感染するものが多いが，経口感染する病原体の中にも母子感染を起こすものが知られており，食事摂取からの感染防止にも留意する必要がある．

　たとえば，リステリア症を引き起こすリステリア菌 *Listeria monocytogenes* は，自然界に広く分布しており，多様な汚染食品から感染しうる病原体である．欧米諸国では，牛乳やチーズなどの乳製品，牛肉・豚肉などの肉類およびキャベツなどの野菜類から経口感染する集団発生例が多数報告されている．日本でも，2001（平成13）年に北海道で発生したチーズの摂食による集団健康被害の事例では，その原因菌としてリステリア菌が疑われている．また，日本国内で市販されている食料品についての調査でも，リステリア菌による汚染が検出されている．リステリア菌感染は，加熱により予防することが可能なので，妊婦の食事摂取においては，できるだけ食品を加熱してから摂取することを心がけるべきである．妊婦は，他の健常成人に比べてリステリア菌に感染しやすいことも知られており，生肉や加熱殺菌されていない生乳やナチュラルチーズの摂食は，避けたほうがよいであろう．リステリア菌は，胎児に経胎盤感染し敗血症や髄膜炎を発生させ，早産・流産・死産を誘発する危険がある．食品を低温で長期保存する傾向が強くなっている現代において，低温でも増殖可能なリステリア菌による食品汚染には，今後さらに注意が必要になっていくであろう．

　トキソプラズマ原虫 *Toxoplasma gondii* もまた，妊婦への経口感染後に母子感染を引き起こす病原体の一つである．トキソプラズマ原虫は，ネコ科動物の体内では増殖してオーシストを形成し，糞便中に排泄される．そして，そのオーシストを摂取したブタやウシなどの動物の体内には，シスト（嚢子）という形で蓄積する．したがって，トキソプラズマ原虫の感染では，ペットなどのネコからの糞口感染のほか，豚肉や牛肉などによる経口感染が重要な感染経路となる．それ以外にも，オーシストにより汚染された水・野菜などを摂取することによっても感染する．感染予防のためには，生の豚肉や牛肉の摂食を避け，生野菜などは十分に水洗することが望ましい．母体に感染したトキソプラズマ原虫は胎盤で増殖し，胎児に経胎盤感染することが知られている．母子感染が問題になるのは，母体が妊娠の6ヵ月程度前から妊娠中にかけて初感染した場合であり，それ以前に感染していた場合には母子感染の心配はない．母子感染により，妊娠初期に胎児がトキソプラズマ原虫に感染した場合は，流産や胎児死亡となる場合が多いが，妊娠中後期に感染した胎児は，先天性トキソプラズマ症を発症する危険が高くなる．

　そのほかにも，サルモネラ，大腸菌，カンピロバクターなどの経口食中毒を引き起こす病原体からも母子感染例が報告されており，妊婦や新生児の母親は，母子感染を起こしうる病原体に汚染された食品を摂取しないよう，十分な注意が必要である．

5 食品に存在するアレルギー性物質と疾患

　食品中の成分によってアレルギー症状が引き起こされる様式には，大きく二通りある．一つは，食品成分に対して生体内で免疫反応が起こり，その結果生体が傷害を受けるもので，食事性アレルギー（食物アレルギー）と呼ばれる．もう一つは，食品中で化学伝達物質であるヒスタミンが生成され，そのような食品を摂取した際に起こるもので，免疫反応なしにアレルギーと同様の症状が引き起こされることから，アレルギー様食中毒と呼ばれる．食事性アレルギーを引き起こす食品成分は非常に多様であり，個々の成分がどのようなアレルギー症状を起こす危険があるのかを知ることにより，食事によるアレルギーを予防していくことが食品衛生学上非常に重要である．

　本章では，アレルギー症状を起こす免疫反応の種類とそのメカニズムについて解説した上で，アレルギーを起こしやすい食品成分とその成分表示についての制度，アレルギーを軽減する方策などについて解説する．

A. アレルギーのメカニズム

1. アレルギーとは

　生体に異物が侵入した場合，生体はその異物を"非自己"と認識し，攻撃して排除することにより，"自己"を防御しようとする．この働きを**免疫** immunity という．免疫において生体は，異物を"非自己"と認識するための目印となる部分（**抗原** antigen）を見出し，その抗原に対して特異的に反応する**抗体** antibody を作る．次いで再び同一抗原が生体内に侵入すると，生成した抗体が侵入抗原と反応し，多種の細胞が連携して働くことで，抗原は破壊され，排除される．

　免疫は生体を防御するためにはなくてはならない非常に有効な反応であるが，生体内に侵入した抗原を攻撃し，排除する際に，抗原が侵入した部分の付近の自己組織にも傷害を与えてしまうことがある．それでもなお，抗原が生体にとって危険であり，それを排除しなければ生体に多大な悪影響をもたらす場合には，多少なりとも自己組織が傷害を受けても免疫反応は生体にとって大きな利益となる．しかし，抗原が日常に食される食品成分だったり，花粉だったりといった取るに足らないものの場合，それを排除することにより生体が得る利益よりも，自己組織が傷害を受ける不利益のほうが上回ってしまう．このように，結果的に生体が傷害を受け，不利益を被ってしまうような免疫反応を**アレルギー** allergy といい，アレルギー反応を起こさせる，通常は生体にとって危険性のない抗原を**アレルゲン** allergen という．生体にとって危

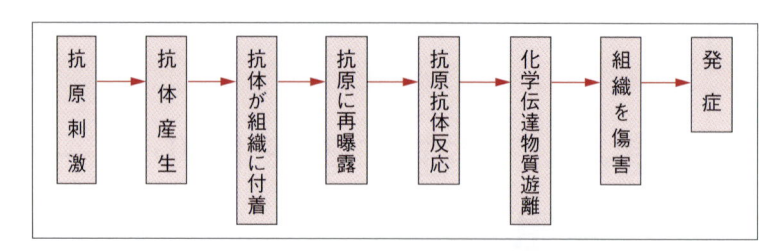

抗原刺激 → 抗体産生 → 抗体が組織に付着 → 抗原に再曝露 → 抗原抗体反応 → 化学伝達物質遊離 → 組織を傷害 → 発症

図 5-1　アレルギーの発現機序

険性が少なく，排除する必要のない異物に対しての防御反応は，すなわち免疫力を行使する必要のない異物に対して過敏に応じる反応であるから，アレルギー反応はしばしば免疫の過敏反応と呼ばれる．

　一般にアレルギーは図 5-1 のような機序によって発症する．まず生体が抗原（この場合はアレルゲン）に曝露されると，生体は抗体を産生する．そこへ再びアレルゲンが侵入してくると抗原抗体反応が起こり，その結果，細胞から化学伝達物質が遊離され，それが組織の傷害を起こしてアレルギー症状を発現する．化学伝達物質による局所作用としては，一般に，平滑筋の攣縮，毛細血管透過性の亢進，粘液腺の機能亢進，血管の拡張などがあげられる．

　アレルゲンとしては，ソバ，卵白のように経口，消化管を通じて侵入する**食事性抗原**のほか，花粉，塵，カビなどのように気道を通じて呼吸とともに侵入する**吸入抗原**，さらに化粧品，漆などのように皮膚を介して侵入する**接触抗原**，薬物投与による**薬物抗原**などがある．

2. アレルギー反応の型

　アレルギー反応は，アレルゲンと接触してから症状が発現するまでの速さによって，**即時型過敏症** immediate hypersensitivity と**遅延型過敏症** delayed hypersensitivity に大別される．即時型過敏症はさらに，発現機序，症状などの違いにより，三つのタイプに分類される（表 5-1）．

　Ⅰ型アレルギー反応は，IgE 抗体依存型アレルギーとも呼ばれ，アレルギー反応の代表的なものである．図 5-2 にその発現機序の概略を示す．まず抗原（アレルゲン）が体内に侵入すると，それに対する **IgE 抗体**（レアギン reagin）が産生される．IgE 抗体は，組織の**肥満細胞**（マスト細胞 mast cell），または血中の好塩基球の細胞膜の表面に付着する．そこへ同一の抗原（アレルゲン）が侵入してくると細胞表面で抗原抗体反応が起こり，その結果，細胞に含まれている顆粒が脱顆粒を起こし，顆粒中の**ヒスタミン**，eosinophil chemotactic factor of anaphylaxis（ECF-A），neutrophil chemotactic factor of anaphylaxis（NCF-A）などの**化学伝達物質**が遊離される．Ⅰ型に属する疾患としては，気管支喘息，アナフィラキシーショック，アレルギー性鼻炎，消化管アレルギー，じん麻疹などがある．このように IgE 抗体の関与によって起こるアレルギー反応は，**アナフィラキシー性**，あるいは**レアギン性反応**とも呼ばれている．食物によるアレルギー症状は，多くはこの IgE 抗体が関与するⅠ型アレルギーである．このⅠ型アレルギーを起こしやすい抗原としては，食事性抗原のほか，吸入抗原としてダニ，カビ，花粉など，さらに薬物抗原としてペニシリン，サルファ剤などが知られている．

　Ⅱ型アレルギーは，細胞上の抗原に抗体が結合した後，その抗体を介した細胞溶解によって起こる傷害反応である．例としては，血液型不適合による輸血副作用，新生児溶血性疾患，血

表 5-1 アレルギー発現機序による分類

型	即時型			遅延型
	I 型	II 型	III 型	IV 型
表現	アナフィラキシー性	細胞傷害反応	免疫複合体反応	遅延型過敏症反応
抗体	IgE	IgG, IgM	IgG, IgM	感作 T リンパ球
補体の関与	−	＋	＋	
抗原	外因性	細胞膜, 細胞表面	外因性, 内因性	外因性, 内因性
局所における反応	抗原が肥満細胞, 好塩基球結合 IgE 抗体と反応して化学伝達物質を遊離	細胞膜抗原と抗体が反応し補体を活性化し, 細胞溶解または細胞刺激を行う	抗原導入によって形成された抗原抗体結合物に補体が結合, 血管壁に沈着, 損傷を起こす	抗原による T 細胞の活性化, リンホカインの放出
化学伝達物質	ヒスタミン, NCF-A, ECF-A	活性化補体成分, 細胞溶解により遊離されるリソソーム酵素	活性化補体成分, リソソーム酵素	各種リンホカイン, リソソーム酵素
主なアレルギー症状	喘息, じん麻疹, アナフィラキシーショック, アレルギー性鼻炎, アトピー性皮膚炎	血液型不適合輸血副作用, 自己免疫性溶血性貧血, 自己免疫性血小板減少症, 自己免疫性顆粒球減少症	血清病, 糸球体腎炎, 全身性エリテマトーデス	ツベルクリン反応, 接触性皮膚炎, 移植拒絶反応

小板減少症, 自己免疫性溶血性貧血などがあげられる. 傷害反応のメカニズムとしては, 抗体が標的細胞に結合した後, ①Fc 受容体を持つ細胞(K 細胞)が抗体を介して標的細胞と結合し細胞溶解を起こす場合と, ②補体系が活性化され, 補体成分による細胞溶解を起こす場合とがある. II 型では抗体は通常 IgG, IgM が関与する(図 5-3).

III 型では, 小血管内あるいはその周辺の組織間隙で抗原と抗体, さらに補体とが反応して免疫複合体が形成され, この免疫複合体が沈着した組織に対して傷害反応が生じる. 免疫複合体が組織に沈着すると, 補体系が活性化され, 炎症性の伝達物質が産生されて血管の透過性を亢進するほか, 多形核白血球を沈着部位に集め, そのために二次的に細胞が破壊されて浮腫, 炎症, 壊死などの損傷を起こす, いわゆるアルサス反応 Arthus reaction が起こる. 関与する抗体は通常 IgG, IgM である. この型に属する代表的な疾患としては, ジフテリア抗毒素血清などの注射によって起こる血清病のほか, 全身性エリテマトーデス(SLE), 糸球体腎炎などがある.

IV 型は遅延型アレルギーであり, I〜III 型反応と異なり, 抗体が血清中に認められず, 細胞によって仲介されるアレルギー反応である. 代表例としては, ツベルクリン反応や, 漆, 薬物, 化粧品などによる接触性皮膚炎などがあげられる. 生体内に入った抗原がリンパ球を刺激し, その活性化, 増殖, 分化を促し, 感作リンパ球(T 細胞)が誘導される. この細胞が再び侵入してきた抗原と反応すると生物学的活性を持つ種々のリンホカイン lymphokine を放出し, これが組織細胞に作用して炎症を起こすと考えられている. 反応が極大になるまでに, 抗原の導入から 24〜48 時間を必要とする.

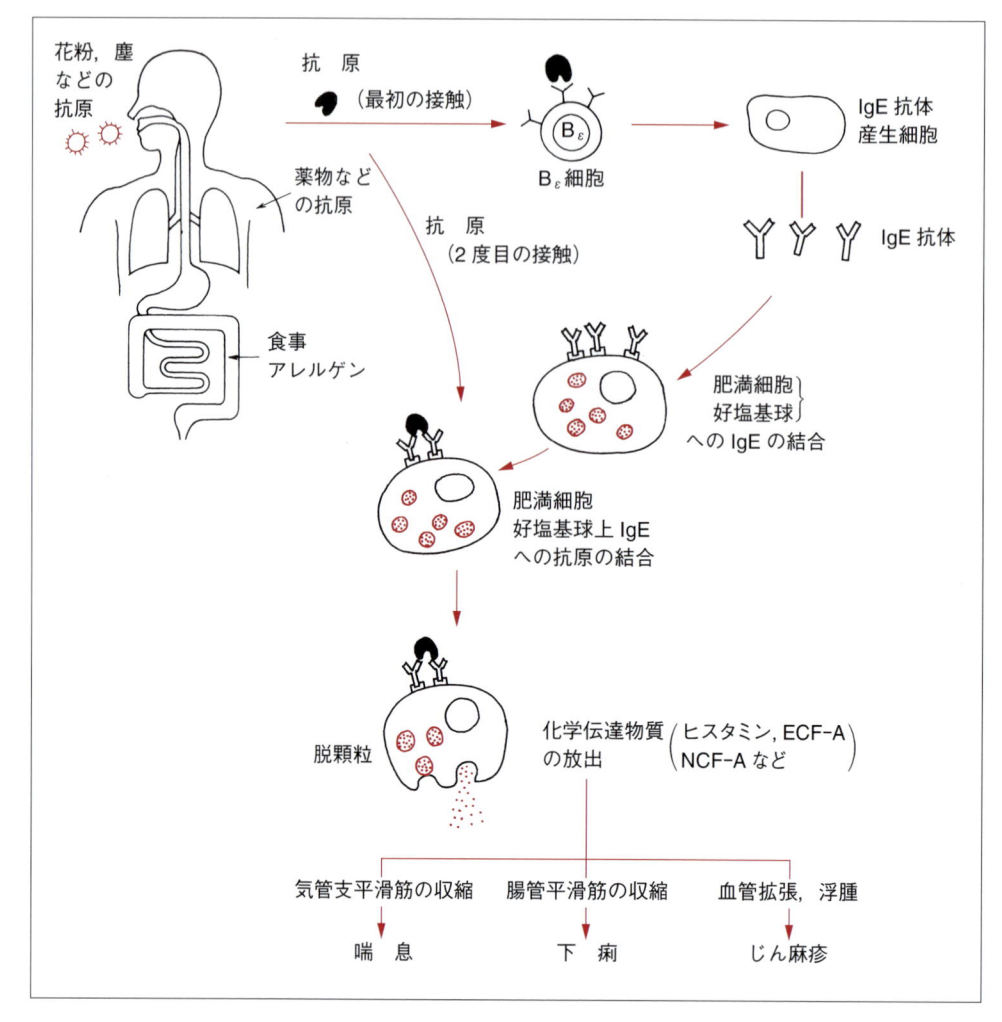

図5-2 I型アレルギー反応の発現機序

3. 肥満細胞と化学伝達物質

a. 肥満細胞の脱顆粒機構

　肥満細胞や好塩基球の細胞表面にはIgEのFc部分に対する受容体(IgE受容体)が存在し，IgE抗体はFc部分を介して細胞に結合する．受容体に結合した2個のIgE分子が再度侵入した抗原によって架橋されると，それを引き金にしてさまざまなシグナル伝達分子が活性化され，結果的に脱顆粒によるヒスタミンなどの化学伝達物質の放出や，プロスタグランジンなどの化学伝達物質の合成と放出が起こる．肥満細胞が抗原刺激を受けると，**ホスホリパーゼCγ**が活性化され，活性化されたホスホリパーゼCγにより膜リン脂質である**ホスファチジルイノシトール4,5-二リン酸**(PIP_2)が分解され，**イノシトール三リン酸**(IP_3)および**ジアシルグリセロール**(DAG)が生成する．イノシトール三リン酸は細胞内Ca^{2+}濃度の上昇を招き，ジアシルグリセロールは**プロテインキナーゼC**の活性化を引き起こす．Ca^{2+}濃度の上昇とプロテインキナーゼCの活性化により，脱顆粒が起こる．

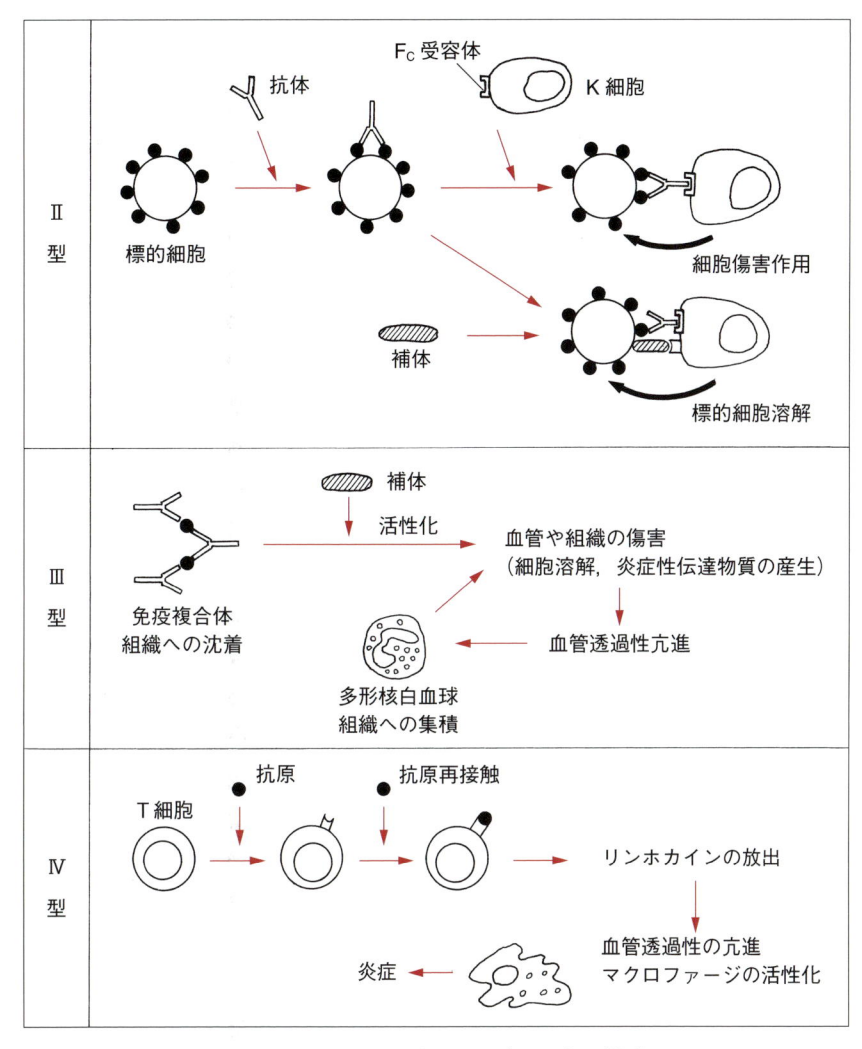

図 5-3 Ⅱ，Ⅲ，Ⅳ型アレルギー反応の模式図

　一方で，IgE 抗体 2 分子の架橋により mitogen-activated protein kinase(MAPK)が活性化され，活性化された MAPK と Ca^{2+} 濃度の上昇により膜の**ホスホリパーゼ A_2** が活性化される．活性化されたホスホリパーゼ A_2 は，膜のリン脂質である**ホスファチジルコリン**(PC)を分解し，**アラキドン酸**とリゾホスファチジルコリンが遊離する．アラキドン酸からはさらに肥満細胞の種類に応じて，**リポキシゲナーゼ**によっては slow-reacting substance of anaphylaxis(SRS-A)(ロイコトリエン C_4，D_4，E_4)などが合成され，**シクロオキシゲナーゼ**によってはプロスタグランジンなどが合成される．また，活性化ホスホリパーゼ A_2 により，膜のリン脂質である 1-O-アルキル-2-アシル-グリセロホスホコリン(アルキルアシル GPC)も分解され，リゾ PAF(platelet-activating factor)を経て，PAF が合成される．抗原刺激による肥満細胞の活性化と化学伝達物質の遊離機構の概略を図 5-4 に示す．

b. 化学伝達物質

　肥満細胞や好塩基球は，細胞膜上の IgE 受容体の抗原による架橋をきっかけとした一連の

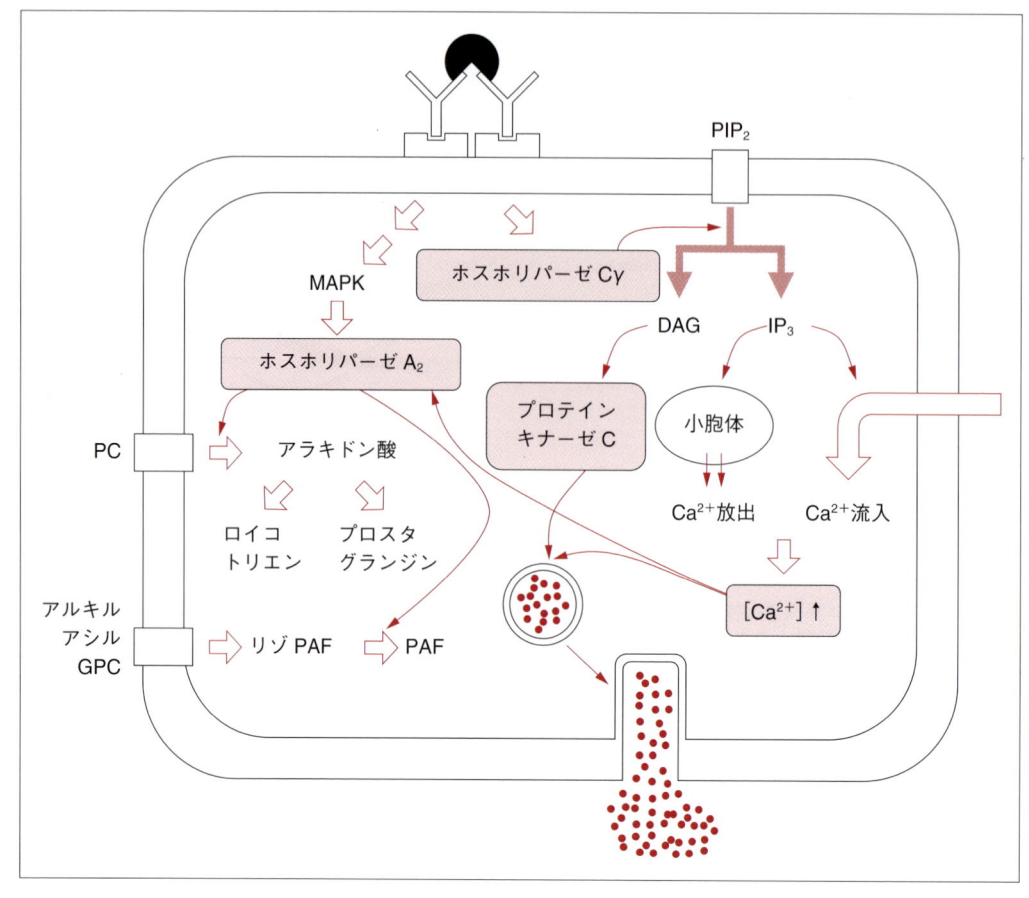

図 5-4　肥満細胞の活性化と化学伝達物質の遊離

　シグナル伝達経路の活性化により，最終的にさまざまな活性を持つ化学伝達物質を分泌する．この化学伝達物質の分泌様式には2種類あり，一つは，ヒスタミンなどすでに生成され貯蔵されている化学伝達物質が脱顆粒によって放出されるもの（貯留型）で，もう一つはアラキドン酸などから新たな化学伝達物質の生成が誘導され，**プロスタグランジン**や**ロイコトリエン**などが産生されるもの（刺激産生型）である．とくに新しく生成される個々の化学伝達物質の種類は，それを産生する肥満細胞によって異なるため，各臓器および組織では，肥満細胞の違いによって異なる症状が現れる．主な化学伝達物質とその作用を表 5-2，構造を図 5-5 に示す．

■ B. 食事性アレルギー

1. 食事性アレルギーと原因食品

　食物による免疫過敏反応の発症を**食事性アレルギー**といい，その症状の多くはIgE抗体が関与する即時型アレルギーである．一般に摂取量の多い食物がアレルゲンになっており，従来の卵や牛乳などの限られた品目のみならず，米や小麦などの主食となる穀物，さらに肉類・魚

表 5-2 ヒト肥満細胞中の化学伝達物質

	化学伝達物質	性状	作用
貯留型	ヒスタミン	活性アミン	血管拡張 毛細血管透過性亢進 気管支収縮
	ECF-A NCF-A	テトラペプチド タンパク質（分子量 75 万以上）	好酸球と好中球の化学走化性
	ヘパリン	ムコ多糖類（分子量 6 万）	抗凝固活性
	酵素類 　プロテアーゼ 　N-アセチル-β-グルコサミニダーゼ	タンパク質（分子量 3 万） タンパク質（分子量 16 万）	タンパク質分解酵素 グルコサミン残基の水解
刺激産生型	SRS-A（ロイコトリエン C_4, D_4, E_4）	エイコサノイド ［リポキシゲナーゼによる生成物］	血管透過性亢進 気管支平滑筋収縮
	プロスタグランジン	エイコサノイド（プロスタノイド） ［シクロオキシゲナーゼによる生成物］	気管支平滑筋収縮 血管拡張 血小板凝集
	PAF	リン脂質	血小板活性化

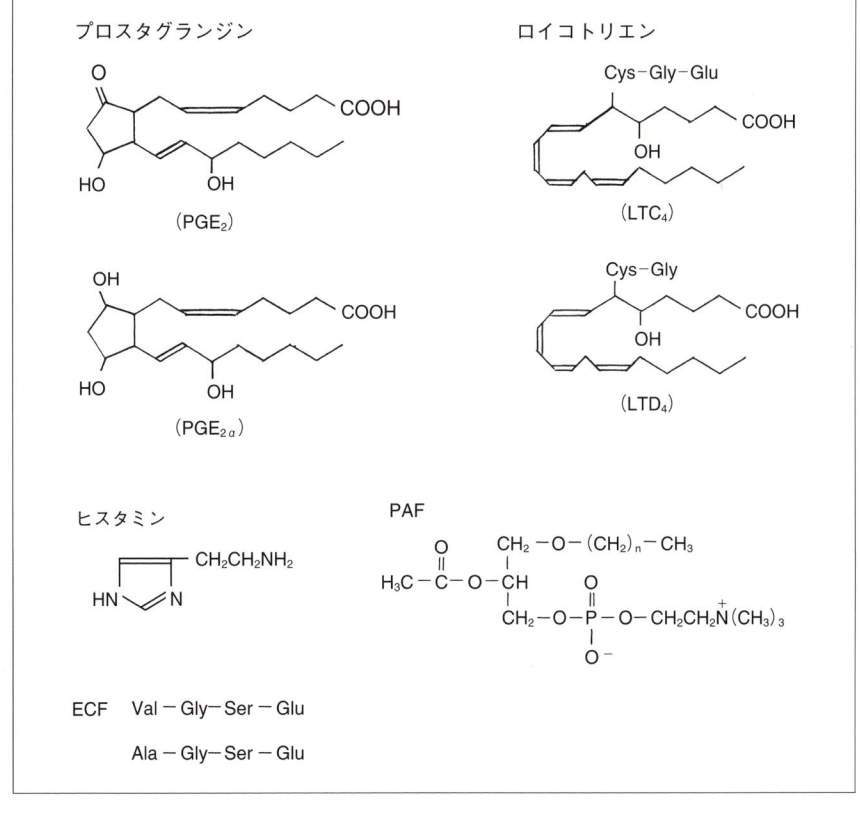

図 5-5 主な化学伝達物質の構造

表5-3　アレルゲンとなりやすい食品

動物性食品	鶏卵(全卵, 卵白, 卵黄)および卵製品, 牛乳および牛乳製品, 牛肉, 豚肉, 鶏肉, ハム, ソーセージ, ベーコン サバ, サケ, カツオ, アジ, イワシ, サンマ, タラ, マグロ, イクラ, イカ, タコ, アワビ, エビ, カキ貝, カニ
植物性食品	小麦, ソバ, 大豆および大豆製品(みそ, しょうゆ, 豆腐など), 落花生, トウモロコシ, サトウキビ, キウイフルーツ, クルミ, マツタケ, ヤマイモ, タケノコ, ナス, トマト, かんきつ類, モモ, リンゴ
その他	酵母, ビール, 日本酒, ウイスキー, ブドウ酒, チョコレート

介類・果実や野菜と広範に広がっている．また，食物によってはアナフィラキシーなど重篤な誘発症状を起こしやすいものがある．代表的なアレルゲンとして，動物性食品では卵，牛乳，アワビ，イカ，サバなどが，植物性食品では，ソバ，小麦，落花生，クルミ，ヤマイモなどがよく知られている．アレルゲンとなりやすい食品を表5-3に示す．2000～2002(平成12～14)年および2005(平成17)年の厚生労働省の食物アレルギーに関する調査結果によると，原因食品の第1位は卵，第2位は牛乳，第3位は小麦であった．そのほか，ソバ，エビ，落花生，大豆が上位にランクされている．また，天然食品のほかに，食品に添加される甘味料，着色料などの食品添加物，あるいは汚染によって混入する抗生物質などがアレルゲンになる可能性も危惧されている．

2. 加工食品への表示

　食物が原因となるアレルギーは圧倒的に小児期に多く認められるが，成人においても患者数は増加している．近年の食品加工技術の著しい進歩に伴って，アレルゲンとなる天然の食品成分が多種多様な加工食品に利用されるようになり，これが最近のアレルギー疾患増加の一つの原因ともなっている．食物アレルギー患者にとっては，加工食品にどのような成分が含まれているのかを知り，アレルゲンとなる成分を含む食品は摂食しないことが，症状の改善に不可欠である．とくに，アナフィラキシーショックを引き起こすような重篤な食物アレルギー患者の場合には，ごく微量の摂食でも命に関わるようなショックが起こることがあるので，加工食品に含有される食品成分の詳細について十分な情報提供がなされる必要がある．しかしながら，従来の食品表示制度では，微量しか含まれていない原材料については表示がなされておらず，食物アレルギー患者が，摂取を避けなければならない成分が含まれているのかどうかを容易に判断できない状況であった．このような状況を改善するため，アレルギー物質を含む食品の原材料の表示について，消費者の健康危害の発生を防止するという観点から，食品衛生法施行規則の改正が行われ(平成20年6月3日施行)，とくに発症数，重篤度から勘案して表示する必要性の高い卵，乳，小麦，ソバ，落花生，エビ，カニの7品目を**特定原材料**とし，これらを含む食品については，当該特定原材料を含む旨を表示することが義務づけられた．これらは原材料からのキャリーオーバーや加工助剤として使用される場合にも，その表示が義務づけられている．また，これらの特定原材料に準ずるものとして18品目については，これらを原材料として含む旨を可能な限り表示するよう努めることとされた(表5-4, 図5-6)．アレルギー表

表 5-4 表示が必要となった食品原材料

表示が義務化されたもの （7品目）	卵, 乳, 小麦, ソバ, 落花生, エビ, カニ
表示が奨励されているもの （18品目）	アワビ, イクラ, イカ, サケ, サバ, オレンジ, バナナ, キウイフルーツ, クルミ, 大豆, マツタケ, モモ, ヤマイモ, リンゴ, ゼラチン, 牛肉, 豚肉, 鶏肉

```
名　　称    ビスケット
原材料名    小麦粉, 砂糖, ショートニング, バター, 卵白,
           チーズパウダー, ホエイパウダー, 食塩, 膨張剤,
           香料, 乳化剤(大豆由来)
内容量      2枚パック×8袋
賞味期限    枠外下部に記載
保存方法    直射日光・高温・多湿を避けて保存してください
製造者      ○○○○株式会社  ○○市○○町○丁目○-○○
```

図 5-6 表示例

示制度は開始されたばかりであり，多様である食品のどこまでを対象範囲とするのか，特定原材料等の範囲や香料・アルコールの取り扱いなどはどうすべきなのかなど，多くの問題点を残している．食物アレルギーの防止による食品衛生の向上のために，この制度を実行しつつ，今後の科学の進歩とともに制度が改善されていくことが望まれる．

3. 食事性アレルギーの主な原因食品

a. 卵

卵は食事性アレルギーの原因食物の中で最も頻度が高い食物である．卵は，約60％が卵白，約30％が卵黄，約10％が卵殻であり，主要なアレルゲンは卵白中に含まれると考えられている．卵白の主要なアレルゲンとしては，オボムコイド，オボアルブミン，リゾチーム，オボトランスフェリンなどがあげられる．このうちオボムコイドは，加熱しても凝固し難く，抗原性が失われにくいことが知られている．

b. 牛乳

牛乳は，卵の次に頻度の高い食事性アレルギーの原因食物である．牛乳アレルギーはとくに1歳以下の乳幼児に多く見られ（乳幼児の1.8〜7.5％），母乳の代わりとして与えられた調整乳が原因となる場合が多い．牛乳のタンパク質成分はカゼイン（80％）と乳清タンパク質（20％）から構成されており，カゼインには α_{S1}-カゼイン，α_{S2}-カゼイン，β-カゼイン，κ-カゼイン，γ-カゼインの五つの成分が含まれ，乳清タンパク質には α-ラクトグロブリン，β-ラクトグロブリン，血清アルブミン，免疫グロブリンが含まれている（表 5-5）．主要なアレルゲンタンパク質と考えられているものは，α_{S1}-カゼインと β-ラクトグロブリンである．また，β-ラクトグロブリン本体よりも，牛乳を加熱したときメイラード反応により生成する β-ラクトグロブリンと乳糖の複合体のほうがアレルゲン活性が高いともいわれている．α_{S1}-カゼインと

β-ラクトグロブリンは牛乳中には多量に含まれているが，母乳中には通常含まれていない．

c. 小麦

　小麦は，卵，牛乳に次いで頻度の高い食事性アレルギーの原因食物である．小麦タンパク質は，プロラミンタンパク質であるグリアジンとグルテリンタンパク質であるグルテニンが主な成分である．主要アレルゲンとしてはTri a 19（ω-5-gliadin）がよく知られている．成人では，パン製造業者に見られる喘息や鼻炎などのように経気道的に感作されることが多い．

d. 大豆

　大豆の構成成分のうちタンパク質は32〜42％を占め，その90％はグロブリンで，10％が豆乳精である．主要なアレルゲンとしては，Gly m Bd 28K，Gly m Bd 30K，グリシニン，β-コングリシニン，プロフィリン，トリプシンインヒビターなどが知られている．みそ・しょうゆなどのように大豆を発酵させた場合には，抗原性が低下するといわれている．

e. 落花生

　落花生は，小児から成人までにアナフィラキシーショックを誘発しやすい食物である．欧米の致死的アレルギー症例のほとんどは落花生によるアナフィラキシーショックである．落花生は50％の脂肪と30％のタンパク質を含み，タンパク質はアルブミンとグロブリンよりなる．グロブリンはさらにアラキンとコンアラキンに分類される．主要なアレルゲンにはAra h 1とAra h 2があり，Ara h 1はコンアラキン画分に，Ara h 2はアルブミン画分にそれぞれ含まれる．

f. ソバ

　ソバは，落花生と並んでアナフィラキシーショックを誘発しやすい食物である．わが国では摂取量も多いため，アナフィラキシーショック誘発食物として非常に重要である．ソバの主要アレルゲンについてはBW24KDが知られており，加熱後も抗原性が維持されることがわかっている．

　食品によるアレルギーの原因タンパク質についてはいまだ不明なものが多い．一般に強いアレルゲン性を示すタンパク質構造として次のような特徴があげられる．
　①β-ラクトグロブリンやオボムコイドにみられるように消化されにくい構造を持つ．
　②加熱処理により抗原性を失うものが多いことから，熱変性を受けやすい構造を持つ．
　③標的細胞上のIgEに架橋するために必要な，少なくとも10,000以上の分子量を持つ．
　④消化管粘膜から吸収されるために必要な70,000以下の分子量を持つか，あるいは70,000以下の分子量のフラグメントに分かれる．
　主なアレルゲンの特徴を表5-5に示す．

表 5-5 主要な食物アレルゲン

食　物	アレルゲン名	タンパク質名	全タンパク質に占める割合(%)	分子量(kDa)	特　徴
卵白	Gal d 1	オボムコイド	11	28	4～5本の糖鎖を持つ 3個のドメインを持つ
	Gal d 2	オボアルブミン	55	45	45単一ポリペプチド鎖 1分子当たり1本の糖鎖
	Gal d 3	オボトランスフェリン	11	77	
	Gal d 4	リゾチーム	3	14	単一のポリペプチド鎖 塩基性タンパク質
牛乳	Bos d 8	α_{S1}-カゼイン	40	19～24	α_{S1}-カゼインには5種類(A～E)の異性体がある(Bが主) プロリンが多く，システインを含まない
	Bos d 8	α_{S2}-カゼイン			
	Bos d 8	βカゼイン	25		
	Bos d 8	κカゼイン	10		
	Bos d 4	α-ラクトグロブリン	4	14	
	Bos d 5	β-ラクトグロブリン	10	18	球状タンパク質 レチノールタンパク質との相同性高い
	Bos d 6	アルブミン	―	69	
	Bos d 7	免疫グロブリン	2	55	
小麦	Tri a 19 (ω-5-gliadin)	グリアジン	―	60	
大豆	Gly m Bd 30K (Gly m 1)	チオールプロテアーゼP34	―	30	
	Gly m 3	プロフィリン	―	14	
	Gly m Bd 68K	β-コングリシニンのα-サブユニット	―	68	
落花生	Ara h 1	コンアラキン	―	63.5	
	Ara h 2	アルブミン	―	17	
ソバ	BW24KD	レグミン様タンパク質	―	24	

4. 食事性アレルギーの症状

a. 消化器症状

　食事性アレルギーの中で最も現れやすい症状は，消化器症状である．症状は悪心，嘔吐，腹痛，下痢などが多く，また下痢と便秘が交互したり，粘液便が出たりすることもある．アレルゲンが侵入すると胃平滑筋の痙攣による蠕動運動が失調状態になり，幽門部の痙攣により食物は胃内に長く停滞する．胃から腸へ移った食物は腸の正常な蠕動運動消失により速い速度で腸を通過し，腸液分泌の亢進，吸収の障害により下痢や水分の脱失が起こる．消化器症状は，食中毒や神経症による胃腸障害とその症状が似ていることから，注意して判別する必要がある．小児の消化器症状については，新生児では人工栄養児にアレルギー性下痢症状を示す者が多く，乳児では牛乳が原因となることが多い．

b. 皮膚症状
1) じん麻疹
　食事性アレルギーの中では消化器症状に次いでじん麻疹が多い．これは吸収された食品抗原が皮膚組織の肥満細胞に付着した抗体と反応し，ヒスタミンを遊離した結果である．一般にじん麻疹患者のヒスタミンに対する過敏性は，正常な人の100倍以上であることが多い．食事性アレルギーによるじん麻疹は，主に胸，腹，背，腰に現れることが多く，食後30分ぐらいから数時間の間に発症する．はじめ局部的に皮膚が赤く膨れるが，次第に広がり，激しい痒みを伴うようになる．じん麻疹のほかに腹痛や下痢も併発することが多い．

2) 湿疹(アトピー性皮膚炎)
　食事性アレルギーによる皮膚症状としてじん麻疹のほかにアトピー性皮膚炎を起こすことも多い．とくに小児においては食物との関係が深く，また喘息やアレルギー性鼻炎を合併することが多い．アレルゲンとなる食物は主に牛乳，鶏卵であるが，魚類や穀類が原因となることもある．

c. 呼吸器症状
　呼吸器症状としては，吸入性アレルギーにみられるようなアレルギー性鼻炎(鼻水，鼻閉，くしゃみ)や喘息が現れる．しかし食事性アレルギーによって喘息を誘発するケースはあまり多くない．食事性アレルギーで喘息が現れるのは，その人の気管支が化学伝達物質に対しとくに過敏な場合であると考えられている．一般的には，消化器症状も伴っていることが多い．ソバ，タケノコ，鶏卵，コンニャクなどがアレルゲンとなる．

d. その他の症状
　その他の症状として，頭痛，とくに片頭痛，微熱，動悸・イライラなどの自律神経刺激症状が現れる．また，血尿やタンパク尿が現れることがある．

5. 食事性アレルギーの診断
　I型アレルギーの診断には，患者の血清を用いて特異的IgE抗体を検出する**RAST**(radio-allergosorbent test)，患者の血液に抗原を加えて遊離されたヒスタミン量を測定する**ヒスタミン遊離試験**，実際に患者の皮膚に抗原を注入して皮膚反応の様子を調べる**皮膚試験**などが用いられる．しかしながら，食事性抗原の場合，これらの試験で陰性であった食品が実際にはアレルギー症状を引き起こしたり，逆にアレルギー症状を起こさない食品がこれらの試験で陽性を示したりするなど，試験結果と臨床症状が一致しないことがある．したがって，RAST，ヒスタミン遊離試験や皮膚試験は，食事性アレルギーの診断においては補助的役割を担うものであり，最終的には病歴・検査を参考に食事試験によって確認することが必要になる．
　食事試験は，**除去試験**と**負荷試験**の二つの方法によって行われる．除去試験は，毎日の食事表から抗原食品として疑わしい食品を除いていくことにより，症状が消えるか否かを見る方法である．負荷試験はこれとは逆に，まず疑わしい食品を除いた基準食品を摂食して症状を完全になくした後，疑わしい食品を徐々に負荷していき，症状の発現を調べる方法である．これらの方法は，アレルゲンとして最も疑わしいものから順序よく行っていかないと明確な結果が出

表 5-6 代替食の分類

抗原性を低減化させた食品	1. 抗原除去(洗浄，育種選別，遺伝子工学) 2. 抗原構造改変(加熱，化学的処理) 3. 抗原低分子化
成分栄養食品	窒素源としてアミノ酸を用いた食品

にくいことがあり，食事試験の前に食事日誌を付けたり，皮膚試験や RAST などにより，疑わしい食品を選んでおいたほうがよい．

6. 食事性アレルギーの治療

　食事性アレルギーと診断された場合，治療方法としては原因となる食品あるいはアレルゲンを除去した食品を摂食する除去食療法が最適である．近年食品加工技術の進歩により，主要アレルゲンを除去した代替食品や低アレルゲン化した代替食品が開発され，利用されるようになってきている．代替食品の導入に当たっては，患者に楽しい食生活を提供する必要があることを考慮するとともに，乳幼児の場合には，アレルゲンとなりやすい牛乳，小麦，鶏卵，大豆などは主要な動物性・植物性タンパク質源であることから，栄養状態が低下しないような配慮も必要となる．代替食品の低アレルゲン化には抗原を除去するほかに，加熱や化学的処理により抗原の構造を変化させる方法，酵素などの処理により低分子化する方法などがある．また，栄養成分の低下に配慮した代替食として，タンパク質の代わりにアミノ酸を用いて窒素源とする食品も開発されている．代替食の分類を表 5-6 に示す．

C. アレルギー様食中毒

　食中毒の中でもとくに，汚染した微生物による腐敗産物として生成するヒスタミンなどの化学伝達物質を多量に含有する食品の摂取によって起こる食中毒は，その症状がアレルギー様症状を示すことからアレルギー様食中毒と呼ばれている．微生物によって汚染された食品では，腐敗菌によってタンパク質がアミノ酸へ分解された後，さらに脱炭酸反応を受けて腐敗アミンが生成される．とくに魚類のタンパク質にはヒスチジンが多く含まれ，脱炭酸反応により多量のヒスタミンを産生する．腐敗によりヒスタミンが多量に生じた食品を摂食すると，免疫反応によりヒスタミンが生体内で放出されたときと同じようなアレルギー様症状が引き起こされる．このような腐敗を引き起こす汚染菌としてはモルガン菌 *Proteus morganii* が同定されている．魚類ではサバのタンパク質にヒスチジン含有量が高いことが知られているが，サバのほかにもマグロ，イワシ，カツオ，アジ，サンマなどの赤身の魚からもアレルギー様食中毒が発生している．また，干物，焼き魚，フライ，刺身など原因となる食品の形態もさまざまである．ヒスタミンのほかにアルギニンやリシンの脱炭酸によって生じるアグマチン，カダベリンなどの腐敗アミンもアレルギー様食中毒の原因となるといわれている．

6 食品に存在する天然の有害物質による健康障害

　動植物が本来保有している成分でヒトに対し有毒なもの，および食物連鎖などにより毒化した魚介類の毒成分も含め，これら毒成分を保有する動植物を摂取したことにより発症する中毒を自然毒食中毒と呼ぶ．自然毒は動物性と植物性に大別されるが，動物性自然毒のほとんどが海産魚介類であるのに対し，植物性自然毒は原因植物の種類が多様であり，中でもキノコ中毒に代表されるように菌類による中毒が多い．特に食用キノコと有毒キノコの誤認による中毒が多く，動物性に比べ症状も多様である．また穀物やナッツ類に寄生するカビが産生するマイコトキシンはがんなどの慢性的な健康障害をきたすことで知られている．

　本章では，自然毒の原因となる動植物を分類し，原因成分の特徴，中毒発症機構および中毒の予防法について概説できることを学習の目標とする．

A. 自然毒食中毒発生状況

　わが国における自然毒食中毒は，年次別発生状況をみると細菌性食中毒に比べて少ない（表6-1）が，わが国の食事嗜好性が反映し，以下のような自然毒食中毒の特徴があげられる．
① 中毒事件総数に対する自然毒食中毒事件数の割合は低く，おおむね10％未満である．
② 総食中毒患者数に対する自然毒食中毒患者数の割合はほぼ1％程度である．
③ 細菌性食中毒に比べ，1件当たりの患者数は少ない（2.5〜4.0人/件）．
④ 総食中毒死者数に対する自然毒食中毒死者数の割合は高い．
⑤ 自然毒食中毒の事件数では，動物性はフグ中毒，植物性は毒キノコ中毒が多い．
⑥ 致死率が高く，その原因はフグ中毒や毒キノコによる死者が多いためである．
⑦ 地域性があり，フグ中毒は西日本地域に多く，毒キノコ中毒は東北・北海道に多く発生している．
⑧ 季節的変動が顕著であり，フグ中毒は冬季に，また毒キノコ中毒は秋季に多い．

B. 動物性自然毒食中毒

　自然毒食中毒を起こす動物はすべて海産魚介類で，陸上動物による例はない．中毒症状は，麻痺性と下痢性が多い．また，毒成分は中毒の原因となる動物自体が生合成している場合よりも，細菌が産生する有毒成分の蓄積（食物連鎖）による毒化が原因となる場合が多い（図6-1）．

表 6-1　最近 10 年間の自然毒食中毒発生状況

年度		2000	2001	2002	2003	2004	2005	2006	2007	2008	2009
総食中毒	件数	2,247	1,928	1,847	1,584	1,666	1,545	1,491	1,289	1,369	1,048
	患者数	43,307	25,862	27,411	29,341	28,175	27,019	39,026	33,477	24,303	20,249
	死者数	4	4	18	6	5	7	6	7	4	0
自然毒食中毒	件数	113	89	121	112	151	106	138	113	152	92
	患者数	448	327	370	308	433	285	511	355	387	290
	死者数	1	4	7	5	3	6	4	7	3	0
動物性自然毒食中毒	総数 件数	37	40	42	46	52	48	35	39	61	39
	患者数	75	76	73	79	79	75	65	89	104	95
	死者数	0	3	6	3	2	2	1	3	3	0
	フグ中毒 件数	29	31	35	38	44	40	26	29	40	24
	患者数	40	52	54	50	61	49	33	44	56	50
	死者数	0	3	6	3	2	2	1	3	3	0
植物性自然毒食中毒	総数 件数	76	49	79	66	99	58	103	74	91	53
	患者数	373	251	297	229	354	210	446	266	283	195
	死者数	1	1	1	2	1	4	3	4	0	0
	毒キノコ中毒 件数	64	36	60	51	81	44	44	60	64	40
	患者数	233	171	282	189	238	134	144	199	189	126
	死者数	1	1	0	1	1	3	2	2	0	0

（厚生労働省食中毒統計資料）

1. 魚類による中毒

a. フグ毒　tetrodotoxin（TTX）

　フグ科 Tetraodontidae に属する多種のフグの，主に卵巣，肝臓，腸および皮に毒成分が蓄積（特に卵巣と肝臓）する場合が多い．筋肉に相当する部分や精巣の毒性は低い場合が多いが，魚種を誤って食べた場合，また地域によって魚種名が異なる場合があり，注意が必要である．当初，フグ毒はフグが生合成する内因性物質と考えられていたが，養殖したフグでは毒性を示さないこと，無毒のフグにフグ毒を含む餌で飼育するとフグ毒を蓄積すること，さらにフグだけでなくツムギハゼ，両生類のカリフォルニアイモリ，甲殻類のカブトガニ，軟体類のヒョウモンダコ，ボウシュウボラ，など広範囲の動物にフグ毒が検出されたことから，現在ではフグは食物連鎖により毒化すると考えられている．また，海洋細菌の *Vibrio* 属，*Pseudomonas* 属，*Bacillus* 属などからフグ毒が検出されているため，毒化の起源はこれらの細菌類が関与しているものと考えられている．このような理由から，同一種のフグであっても個体差や季節による毒性の違いがあることも留意する必要がある．

　フグ中毒の原因物質はテトロドトキシン（TTX）であり，現在までに 30 以上の誘導体が確認されている．TTX はペルヒドロキナゾリン骨格を有する（図 6-1）．有機溶媒や水に不溶であり，通常の調理条件での加熱や日光によってはほとんど分解しないが，アルカリ溶液中で毒性が減少する．ヒトの致死量は約 1～2 mg といわれており，マフグの肝臓 20 g に相当する．個体差や季節変動があり，一般に早春（産卵期）に最も毒性が強いといわれている．適当な分光学的定

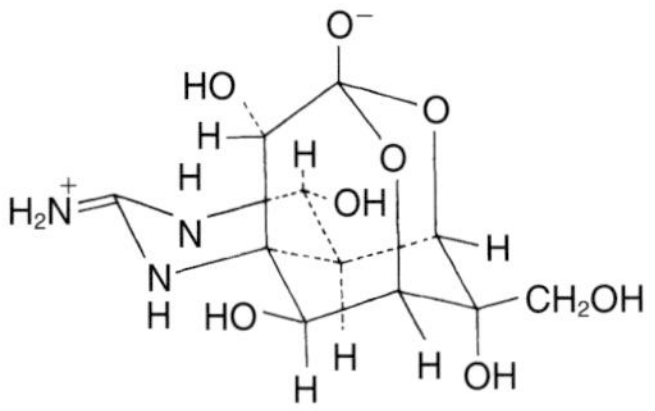

テトロドトキシン

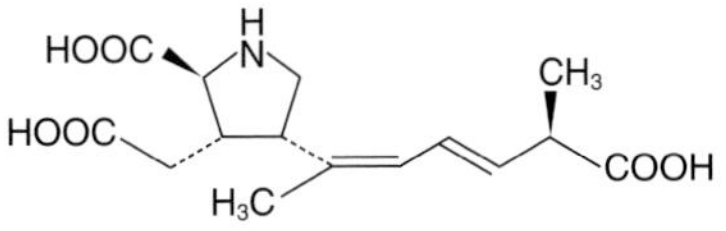

ドウモイ酸

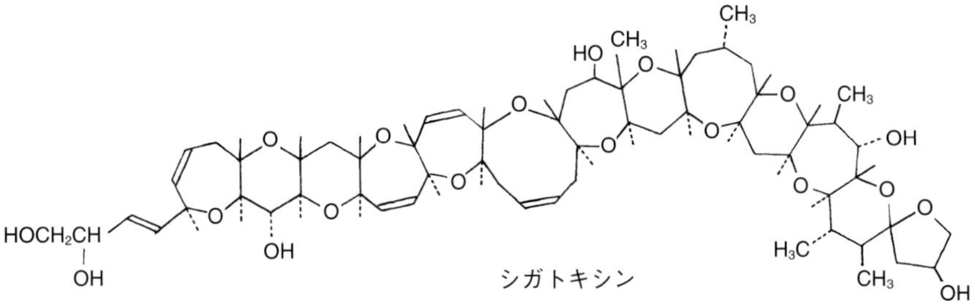

シガトキシン

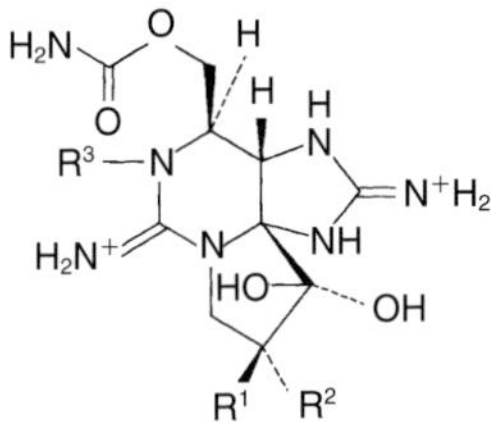

	R_1	R_2	R_3
STX	H	H	H
GTX1	H	OSO_3^-	OH
GTX2	H	OSO_3^-	H
GTX3	OSO_3^-	H	H
GTX4	OSO_3^-	H	OH

サキシトキシン(STX)とゴニオトキシン(GTX)類

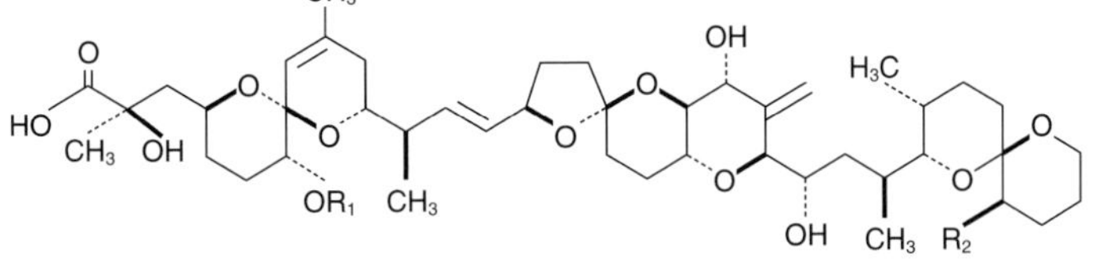

	R_1	R_2
オカダ酸	H	H
ジノフィシストキシン-1	H	CH_3
ジノフィシストキシン-3	acyl	CH_3

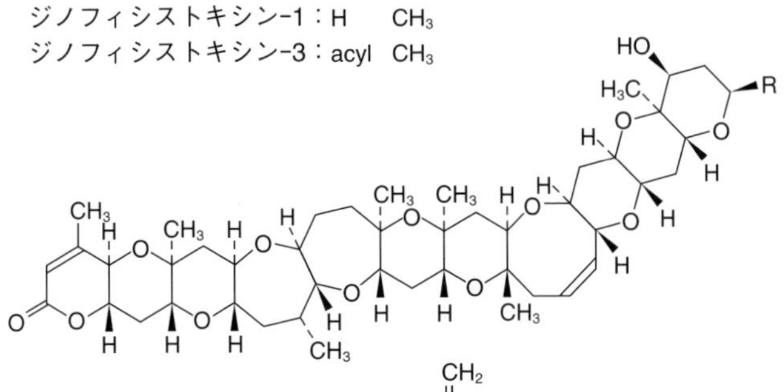

ブレベトキシン B：R=

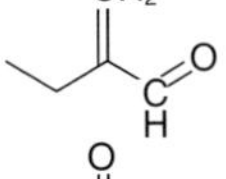

ブレベトキシン C：R=

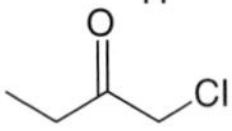

図 6-1　主な動物性自然毒

量法がないため，マウスを用いた生物学的定量法により，**マウスユニット**（MU）で毒力を表す．すなわち，体重20gのddy系雄性マウスに一連の希釈倍率の試料を腹腔内投与し，30分で死亡させる毒量を1MUとしている．テトロドトキシン1mgは，5,000MUの毒力を持つ．

摂取後，中毒発症までの**潜伏期**は20～30分と短く，遅くとも2～3時間以内に発症する．潜伏期が短いほど重症かつ死亡することが多い．平均的な致死時間は4～6時間である．6時間以上経過後に発症するときは，一般に症状は軽いことが多く，発症後8時間以上経過して生存していれば，中毒死の危険性は低い．主な症状は，第Ⅰ度が口唇や舌端のしびれ，指先の知覚麻痺であり，嘔吐は重症の徴候である．第Ⅱ度は触覚や味覚の鈍麻が顕著で，四肢の運動障害が起こる．第Ⅲ度は全身の運動障害，反射の消失，発声不能，胸内苦悶，呼吸困難，血圧の上昇下降変動，チアノーゼが現れる．第Ⅳ度は第Ⅲ度の症状に加え，意識障害，自発呼吸停止にいたる．フグ中毒における応急処置は，速やかに摂取した毒の排除が必要であるが，とくに気管内挿管による人工呼吸などの呼吸管理を徹底的に行うことで回復が期待できる．

毒性機序は神経線維における**ナトリウムイオン**の膜透過性を選択的に抑制し，活動電位発生を阻害することによる．結果として小胞からの**アセチルコリン**の遊離を阻害し，自律神経や運動神経の伝達の遮断，骨格筋，心筋を直接的に抑制する．

主な原因食品は刺身，チリ鍋，汁物，有毒臓器（肝臓，卵巣）であるが，フグの調理は免許制度（都道府県条例）により免許を持った調理人しか調理できない．フグ中毒は免許のない素人の調理によって起こる．

b. シガテラ毒　ciguatera toxin

本来は無毒な熱帯，亜熱帯のサンゴ礁周辺に生息する魚介類が食物連鎖により有毒化したものを摂取して起こる食中毒である．毒化が報告されている動物種は多数あり，特定の魚種による食中毒ではない．大型の渦鞭毛藻 *Gambierdiscus toxicus* がシガテラ毒を産生し，渦鞭毛藻を摂取する草食性魚，次いでこれを摂取する肉食性魚という食物連鎖で毒化する．太平洋海域で中毒例が多いのは，バラフエダイ，ドクウツボ，バラハタ，マダラハタ，オニカマス，サザナミハギなどである．毒性は地域差や個体差があり，無毒域では高級魚として取り扱うところもあるが，日本では有毒種として輸入は許可されていない．

主要な毒成分として，**シガトキシン**（図6-1）とマイトトキシンが知られている．これらの化学構造は多環性のポリエーテルである．いずれも耐熱性であるため，通常の調理条件では無毒化されないが，一般に致死率は低い．

中毒症状は腹痛，嘔吐，下痢などの胃腸障害に加え，舌，口唇，四肢および全身の麻痺などの神経症状がある．さらに，低温の物体に接触することで痛みを感じる**ドライアイス・センセーション** dry ice sensation と呼ばれる温度感覚異常をきたす．多様な毒成分が共存しているために，症状は複雑である．

c. 高含量脂質（ワックス）

垂直移動の激しい深海性魚類の**アブラソコムツ** *Lepidocybium flavobrunneum* およびバラムツ *Ruvettus pretiosus*，本州中部の太平洋岸から北海道の深海に生息するアブラボウズ *Erilepis zonifer* などを多量に摂取すると多量の脂質を含むため中毒を起こす．食品衛生法では流通販売を禁止している．

毒成分はアブラソコムツやバラムツの筋肉中の脂肪酸と脂肪族高級アルコールのエステルである**ワックス**を主成分とする．

中毒症状は特異な下痢（排便前に悪臭のある油状物を排泄する），嘔吐，腹痛が起こる．

d. 過剰ビタミン A

北海道以南の深海に生息する**イシナギ** *Stereolepis ischinagi* の肝臓を摂取することにより引き起こされる中毒である．イシナギの筋肉部の摂食によっては中毒を起こさない．同様にアブラザメ，サワラ，メヌケ，マグロ類の肝臓を食べた場合も中毒を起こすことがある．

イシナギの肝臓には 50～150 万 IU の**ビタミン A** を含むことから，中毒の原因はビタミンAの過剰摂取と考えられている．なお，ビタミンAの日本人成人男性の推定平均必要量は 600 μg レチノール/日（2010 年版食事摂取基準）である．1 IU＝0.3 μg レチノール．

中毒症状は急性ビタミン A 中毒類似の症状で，激しい頭痛，発熱，嘔吐，めまいがあり，発症 1 日後ころより皮膚の剥落が顔面から始まり，全身および，約 1ヵ月で全身の皮がむける特異な症状を示す．妊婦が摂食すると遺伝子発現の撹乱によると考えられる奇形児を出産する可能性がある．

e. パリトキシン　palytoxin

関東以南の温帯太平洋岩礁付近に生息するアオブダイ *Scarus ovifrons* の肝臓を摂取して起こる中毒である．主として肝臓（筋肉にも検出される）に存在する**パリトキシン** palytoxin が原因物質である．マウスに対する LD_{50}（静注）0.15 μg/kg と魚介類の毒の中では最強の部類の毒性を持つ．最近，渦鞭毛藻類がパリトキシン関連毒を産生することが示され，パリトキシンの起源と考えられている．中毒症状は筋肉痛，関節痛，ミオグロビン尿症，呼吸困難で，死亡例も報告されている．

2. 貝類による中毒

貝類の毒は，一般に毒化した藻類を捕食した貝類が，体内に蓄積したものをいう．主な貝毒として，麻痺性貝毒，下痢性貝毒，神経性貝毒，記憶喪失性貝毒などが知られている．二枚貝は食用に養殖されるため，食品衛生上，常に注視されている．

参考：貝毒の基準値：昭和 55 年 7 月 1 日付環乳第 29 号厚生省環境衛生局長通達「麻痺性貝毒により毒化した貝類の取り扱いについて」によると，
　麻痺性貝毒　可食部 1 g 当たり 4 MU（マウスユニット）
　下痢性貝毒　可食部 1 g 当たり 0.05 MU（マウスユニット）
　　　　　　　中腸腺 1 g 当たり 0.5 MU（マウスユニット）
が，貝毒の基準値であり，この値を超える貝類の販売を行うことは，食品衛生法に違反するものとして取り扱うとある．

なお，マウスユニットの検定法は貝毒の種類により異なる．

a. 麻痺性貝毒　paralytic shellfish poisons（PSP）

有毒プランクトンである渦鞭毛藻類の *Alexandrium catenella* などが産生する毒が二枚貝に移行し，主に中腸腺に蓄積され毒化する．別名赤潮毒とも呼ばれる．毒化が報告されている主な貝は，ホタテガイ *Patinopecten yessoensis*，ムラサキイガイ *Mytilus edulis*，アサリ *Tapes japonica* などである．

サキシトキシン saxitoxin（STX）およびゴニオトキシン類 gonyautoxins（GTXs）が中毒原因物質である．STX の毒力はフグ毒に匹敵する（5,500 ± 500 MU/mg）．GTX 類も STX に匹敵する毒力を有し，STX に硫酸基が置換した構造であり多数の誘導体が報告されている．GTXs の主要成分は GTX1〜4 である（図 6-1）．いずれも水溶性耐熱性化合物で，調理条件では無毒化されない．紫外部吸収はなく，フグ毒同様，毒量をマウスユニットで表す．中毒症状はフグ毒と同様，神経麻痺症状で，死因は呼吸筋の麻痺による呼吸不全による．いずれもナトリウムチャネルに選択的に作用し，ナトリウムイオンの膜透過を阻害して興奮伝導を遮断することによる．フグ毒同様，特効薬はないため，中毒時には人工呼吸が重要である．

b. 下痢性貝毒　diarrhetic shellfish poisons（DSP）

有毒成分を産生する渦鞭毛藻類の *Dinophysis fortii* や *D. acuminata* などの捕食により毒化するムラサキイガイ *Mytilus edulis*，ホタテガイ，アサリなどを摂取することにより中毒を引き起こす．中毒原因物質は中腸腺に局在する．*D. fortii* や *D. acuminata* が産生するジノフィシストキシン dinophysistoxin や，渦鞭毛藻 *Prorocentrum lima* が産生するオカダ酸 okadaic acid はジノフィシストキシンに構造が類似した一塩基性のポリエーテル脂肪酸（図 6-1）であり，脂溶性かつ熱に安定で，加熱調理しても無毒化されない．摂取後，約 4 時間以内に腸炎ビブリオ様の水様便の下痢を伴う嘔吐，腹痛を引き起こすが，発熱がないことで腸炎ビブリオと区別できる．

c. 神経性貝毒　neurotoxic shellfish poisons（NSP）

赤潮の原因の一つである渦鞭毛藻類 *Gymnodinium breve* の捕食により毒化したカキを摂取することにより中毒を引き起こす．渦鞭毛藻 *G. breve* が産生するブレベトキシン B（BTXB：他に BTXB2-4）は縮環型ポリエーテル構造を有し（図 6-1），ナトリウムチャネル活性化作用により，ナトリウムイオン流入促進作用がある．毒化したカキの摂取により，口唇，顔面にしびれ感が生じ，次いで喉や全身に広がり，酔った状態になる．瞳孔散大，運動失調，下痢などもみられる．

d. 記憶喪失性貝毒　amnesic shellfish poisons（ASP）

プランクトン（珪藻類）の *Pseudonitzschia multiseries* などの捕食により毒化したムラサキイガイの摂取により中毒を引き起こす．*P. murltiseries* が産生するドウモイ酸 domoic acid は，興奮性アミノ酸の一種であり（図 6-1），脳の海馬を選択的に損傷させ記憶喪失をもたらす有毒成分である．胃腸障害とともに，神経障害として記憶喪失症状をきたす特異な中毒である．ドウモイ酸の出荷規制値は 20 ppm と決められている．

e. アサリ毒　venerupin poison

　1950年以前に神奈川県や静岡県でマガキやアサリによる致死率の高い中毒が再三発生した．渦鞭毛藻類による食物連鎖で毒化したとの説がある．ハマグリは毒化しない．ベネルピン venerupin が原因物質とされているが，その本体については中腸腺に局在する低分子耐熱性物質であるということを除き，解明されていない．通常，食後1日後に，食欲減退，腹痛，嘔吐，悪心，便秘が現れ，次いで皮下出血斑が必発症状としてみられ，肝肥大，黄疸などの肝機能低下が発症2～3日後に現れる．重症の場合は，意識障害を起こし，1週間以内に死亡する．

f. テトラミン　tetramin

　深い寒海に生息する肉食性巻貝のヒメエゾボラ Neptunea arthritica（別名ツブ）とエゾボラモドキ N. intersculpta（別名アカバイ）を摂取して，しばしば食中毒が発生している．唾液腺に局在するテトラミン tetramethylammonium hydroxide によって中毒を引き起こす．食後30分程度で頭痛，悪寒，酩酊感，めまい，足のふらつき，眼のちらつきなどが現れる．テトラミンの体外排泄は速く，通常2～3時間で中毒症状は回復する．ヒメエゾボラの場合，約20個程度で中毒症状を引き起こすとされ，唾液腺を除去することで中毒を防止することができる．

g. バイ（小型巻貝）の毒　ivory shell poisons

　酒の肴として珍重されるバイ Babylonia japonica の摂取により発生する食中毒で，原因となる毒成分により2種類の症状がある．静岡県（1965年など）でのバイによる中毒の本体は，ネオスルガトキシン neosurugatoxin とプロスルガトキシン prosurugatoxin であり，バイの中腸腺の細菌群が産生すると推定されている．当初，原因物質はスルガトキシンとされていた．もう一方のバイによる中毒は新潟県（1957年）で発生したもので，原因物質はフグ毒であるテトロドトキシンと推定されている．静岡県で発生した中毒では，口渇，視力減退，瞳孔散大，言語障害，口唇のしびれ，便秘などであるが，死者はいない．新潟県の中毒では，激しい腹痛，嘔吐，下痢，四肢の痙攣，意識混濁などが現れた．

h. クロロフィル分解物　decomposites of chlorophyll

　2～5月にかけてのアワビ類の中腸腺を摂取したのちに光過敏症中毒を起こす．2～5月にかけ，アワビ類の中腸腺に海藻類起源の葉緑素の分解産物で，フェオホルビド a，ピロフェオホルビド a が多量に含まれることがあり，これが中毒の原因となる．貝が毒化しているときは，中腸腺の色が濃緑黒色に変化している．有毒期間は春先に限られている．発酵が進んだ漬物にも検出されているが，漬物の摂取による光過敏症の報告はない．粗悪なクロレラ食品からも中毒が発生したことがある．春先のアワビの内臓（中腸腺）を摂取1～2日後，直射日光を受けると顔面や手指に発赤，腫れ，疼痛などが現れる．全治には3週間程度かかることがある．これらの症状を食事性光過敏症（または光過敏症皮膚炎）という．

C. 植物性自然毒食中毒

　動物性自然毒食中毒では，食物連鎖により本来摂取可能な動物性食品が毒化することにより

中毒症状を引き起こすのに対し，**植物性自然毒食中毒**は植物や菌類自体が毒成分を含んでいる．とくに，摂取可能な無毒のキノコと，有毒なキノコとを誤って摂取することによる中毒（誤食）が多い．また，有毒植物の種類が多様であり中毒成分の性質も多様である特徴がある（図6-2）．自然毒食中毒発生状況の項にあるように，発生件数では毒キノコ中毒が多く，死亡の原因も毒キノコが多い（表6-1）．なお，キノコは植物ではないが，統計上，植物性自然毒の項に含めている．

1. 食用植物等の有害成分

a. 青酸配糖体　cyanogenic (nitrile) glycosides

青酸配糖体は，含有植物に共存する酵素や腸内細菌の酵素により加水分解されると$α$-ヒドロキシニトリルを遊離する．これは酵素的または自発的に，シアン化水素，カルボニル化合物および糖に分解される．**シアン化水素**は，**シトクロム c オキシダーゼ**を低濃度で強く阻害し，細胞呼吸毒性により，中毒の原因となる．バラ科，マメ科等，数百種類以上の植物に青酸配糖体の存在が知られている．以下に，著名な配糖体を例示する．

なお，食品の規格基準の豆類，生あん成分規格には，これらに由来する青酸化合物の規定がある．

1）芳香族$α$-ヒドロキシニトリル配糖体

■-i. アミグダリン　amygdalin

主にバラ科植物の種子に含まれる（図6-2）．加水分解によりベンズアルデヒド，シアン，およびゲンチオビオースを生じる（図6-3）．キラル中心の立体配置の違いによりエピマーが存在しうるが，両者が同一個体に共存することはない．植物体内では，配糖体とその加水分解酵素は細胞内局在性を異にしているため分解しないが，組織が破壊されると局在性がくずれ，分解酵素（グリコシダーゼとヒドロキシニトリルリアーゼ）が作用する．生成した**シアン化水素**により食中毒が発生するので，食料とする場合には水にさらすなどの方法で青酸を完全に取り除く必要がある．マウスのLD_{50}（経口）287 mg/kgであり，また，入梅前後の梅100個中に約15 mgの青酸が含まれているとの報告があるが，大量に摂取しないと中毒を起こすまでにはいたらない．

未熟な梅の実による中毒の可能性があるが，果肉には含まれない．誤ってかむと，配糖体を含む仁が傷つき，共存する**エルムシン（$β$-グルコシダーゼ）**により分解し，シアン化水素を遊離する．アグリコンの立体配置はRである．

アミグダリンは苦アーモンド（苦味種）やアンズ，桜桃，モモ，ビワなどの種子中に存在する．

■-ii. プルナシン　prunasin

D-マンデロニトリル-$β$-D-グルコピラノシドである．アミグダリンの糖が1個少ないもので，未熟の梅の実の核にアミグダリンとともに含まれる．また，バクチノキにも含まれる．

■-iii. ドーリン　dhurrin

サトウモロコシその他のイネ科植物に分布する4-ヒドロキシマンデロニトリル-$β$-D-グルコシドである．慣習的な調理法（浸漬，ふたなし煮沸，煮汁交換）などでシアン化水素の除去と酵素の失活により中毒はまれである．

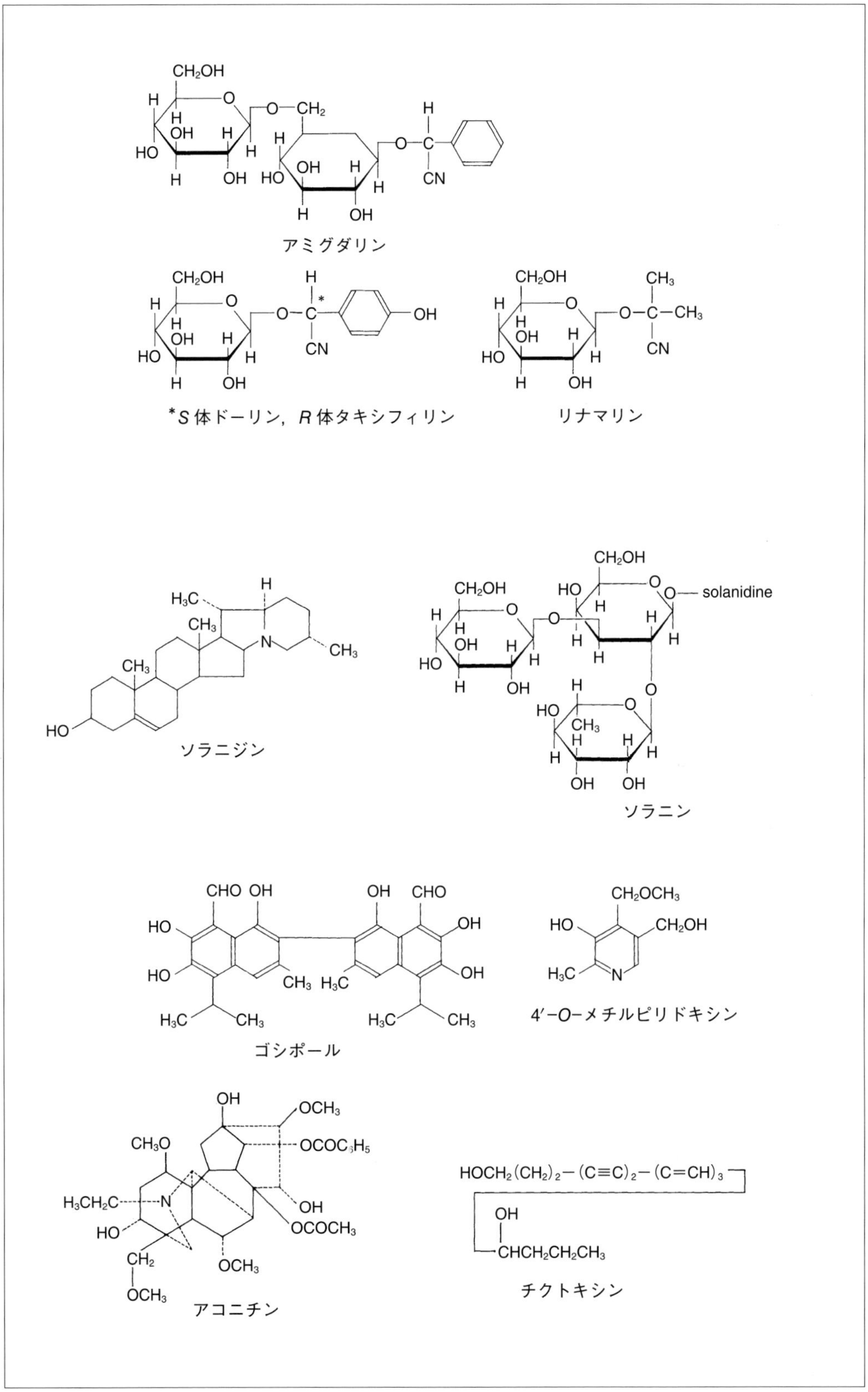

C. 植物性自然毒食中毒　169

図 6-2　主な植物性自然毒

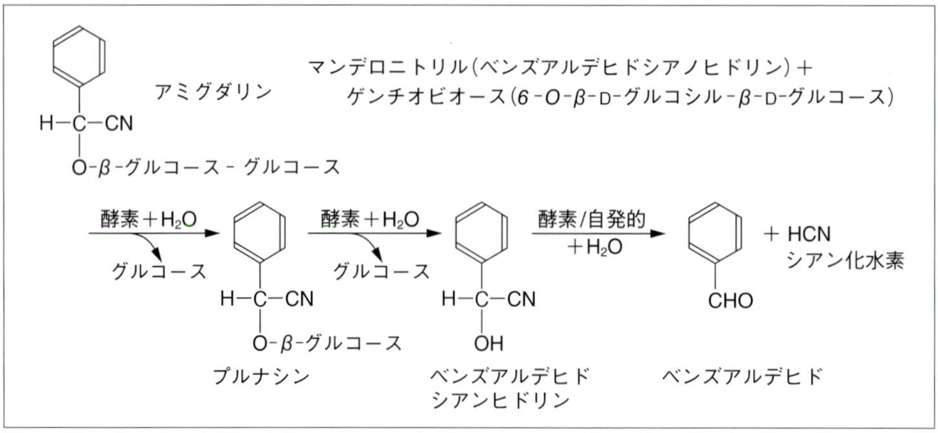

図6-3 アミグダリンの分解によるシアン化水素の生成

2) 脂肪族 α-ヒドロキシニトリル配糖体

i. リナマリン(ファゼオルナチン) linamarin(phaseolunatin)

　あおい豆(別名インド豆，リマビーン，*Phaseolus lunaatus*)などのマメ科植物，トウダイグサ科のタピオカ，アマ科アマの種子(亜麻仁)などに含まれる．生合成的には，アミノ酸のバリン由来の青酸配糖体である．α-ヒドロキシイソブチロニトリル-β-D-グルコシドであり，加水分解により，シアン化水素，アセトン，グルコースを遊離する(図6-2)．

b. アルカロイド

　アルカロイドとは一般に植物に含まれる含窒素・塩基性有機化合物の総称であるが，少量でヒトや種々の動物に顕著な薬理作用(ときに有害作用)を示すことが多い．わが国で比較的多いアルカロイドを含む植物での食中毒として，ジャガイモ，各種チョウセンアサガオ，ヤマトリカブト，ハシリドコロなどがある．

1) ジャガイモ毒　potato poison

　ナス科のジャガイモの芽の部分および緑化した皮の部分に含まれる有毒なステロイドアルカロイド配糖体である **α-ソラニン** solanine や **α-チャコニン** chaconine が中毒の原因物質である．いずれもアグリコン(非糖部)はソラニジン solanidine であり，その3位の水酸基の部分にβ-ソラトリオース(グルコース，ガラクトース，ラムノース)が結合したものがソラニン(図6-2)，β-チャコトリオース(グルコース，2分子のラムノース)が結合したものがチャコニンである．

　通常のジャガイモには100 g中，数mg～数十mgのソラニン類が含まれる．多いときは数百mg以上にも達するといわれ，中毒量は200～400 mgと推定されている．一般に，ジャガイモ中のソラニンとチャコニンの存在比は若干チャコニンのほうが多い．ジャガイモの発芽部や，光に当たり緑色化した部分にアルカロイド含量が高い．約150℃以下の加熱では，これらのアルカロイドの分解は不十分である．180℃以上での煮沸や電子レンジなどによる処理で分解が進行する．中毒症状は胃腸障害(下痢・嘔吐)，口や喉の熱感，無力感，悪心，めまい，縮瞳，痙攣などである．剥皮(皮むき)や芽の除去が不十分のために学校給食での集団食中毒の発生が報告されている．これらの症状は，ソラニン類による非特異的**コリンエステラーゼ阻害作**

用による．加熱処理によるソラニン類の分解は不十分であるため，有毒成分の存在する発芽部や緑色の皮部分を完全に除去することが確実な予防につながる．また，食品衛生法で，ジャガイモの発芽防止の目的に限り放射線照射（^{60}Coのγ線照射）が認められている．

2) チョウセンアサガオ

ナス科チョウセンアサガオ *Datura metel*，シロバナチョウセンアサガオ *D. stramonium*，ケチョウセンアサガオ *D. meteloides* などの全草に含まれるトロパン系アルカロイドのアトロピン atropine，スコポラミン scopolamine などが中毒の原因である．

中毒症状は副交感神経遮断作用による瞳孔散大，口渇，視力障害であり，興奮状態となり，心悸亢進や狂騒状態となる．主に，チョウセンアサガオの根をゴボウと，また種子をゴマと間違えて摂取することにより中毒を引き起こすことから，誤食に注意する．また，ナス科のハシリドコロ *Scopolia japonica* にも同様の成分が含まれており，葉をフキノトウと誤食すると中毒を引き起こす．

3) トリカブト毒　aconitum poison

キンポウゲ科のトリカブト *Aconitum japonicum* の全草に含まれる猛毒性ジテルペンアルカロイドのアコニチン aconitine 類（図6-2）が中毒の原因成分である．中毒は，同じキンポウゲ科の山菜のニリンソウと間違えて摂取する場合と，ハチミツに混入した花粉中の毒成分による場合がある．中毒症状は口唇・腹部・皮膚などに灼熱感または蟻走感を覚え，よだれを流し，嘔吐，めまい，下痢，さらに知覚および中枢麻痺を起こし歩行困難となり，呼吸がひっ迫し昏睡状態となる．1～2時間で死亡する．致死量はトリカブトの根でおよそ2～4 g，アコニチンで約5 mgである．

4) バイケイソウ　*Veratrum grandiflorum*

ユリ科の大型多年生草本で，若芽は美味にみえ，山菜のギボウシと誤食される．有毒成分として，ステロイド系アルカロイドのベラトラミンなど一群のベラトラムアルカロイドが知られている．

c. グルコシノレート（チオ配糖体）　glucosinolate

アブラナ科植物のクロガラシ *Brassica nigra* の種子やワサビ *Wasabia japonica* などに含まれるシニグリンは，オキシム基とエステル結合した硫酸基を有する一種の塩であり，S-配糖体の代表的な構造をしている．植物中に共存する酵素で加水分解されると，非糖部分より刺激性イソチオシアナートが生成し，ヨウ素欠乏，低栄養状態で摂取し続けると甲状腺機能低下，甲状腺腫を引き起こすことがある．

d. 綿実油　cotton seed oil

ワタ *Gossypium indicum* の種子に含まれる赤色のポリヒドロキシナフタレン誘導体であるゴシポール（図6-2）が精製不十分の油中に含まれる．中毒時，心不全，心肥大，肝障害，黄疸，臓器出血などの症状が現れる．

e. ギンナン（銀杏）　ginkgo seed

イチョウ *Ginkgo biloba* の種子であるギンナンを小児が多食すると，嘔吐の後，意識喪失，激しいてんかん様の痙攣を繰り返し，ときには死亡することがある．原因物質は4'-O-メチル

ピリドキシン（ビタミン B_6 のメチル誘導体）（図6-2）であり，脳内の中枢神経系において，抑制性神経伝達物質の **GABA** の生合成に関与するグルタミン酸脱炭酸酵素の補酵素としてのピリドキサールリン酸（ビタミン B_6 の補酵素型）と競合的に拮抗し，GABA 生成抑制による中枢神経の異常興奮により，痙攣発作を起こすと考えられている．

f. グラヤノトキシン　grayanotoxin

ツツジ科のアセビ，ハナヒリノキ等に含まれるジテルペノイド系化合物である．ハナヒリノキを家畜の皮膚の駆虫剤として使用していたことから発見された．中毒症状は動物の心筋や骨格筋などの興奮性膜に作用し，刺激伝達を増大する．酩酊感，悪心，嘔吐，特異な痙攣を起こす．

g. ジギタリス

ゴマノハグサ科の**ジギタリス** *Digitalis purpurea* を茎葉が類似しているコンフリー（ムラサキ科 *Symphytum officinale*）と誤認して摂取し，中毒を起こすことがある．原因物質はジギトキシンなど**強心配糖体**で，これによる強心作用により，不整脈，心筋振戦から循環障害で死にいたる場合もあり注意が必要である．

h. ドクゼリ

セリ（セリ科 *Oenanthe javanica*）と間違えられて摂取する**オオゼリ**（セリ科：別名ヒロハドクゼリ *Cicuta virosa*）には脂肪族不飽和アルコールの**チクトキシン** cicutoxin（図6-2）が含まれており，中枢神経系の延髄および中脳を刺激し，強直性痙攣を起こす．食後，90〜120分で発症し，悪寒，嘔吐，めまい，意識障害，散瞳，呼吸困難などで24時間以内に死亡することがある．

2. キノコの有害成分

キノコによる食中毒を種別にみると，クサウラベニタケ（イッポンシメジを含む），ツキヨタケ，カキシメジによる中毒が多い．また死亡事例で原因キノコが判明したものとしては，ドクツルタケ（シロタマゴテングタケを含む）によるものが多い．ヨーロッパではタマゴテングタケが代表的で，致死率が高い（図6-4）．キノコは種の同定が難解なことが多く，中毒原因となるキノコの特定や原因物質の解明が困難な場合も多い．また最近は遺伝子配列による種の同定も行われている．

a. 中毒症状による分類

- 胃腸症状：ツキヨタケ，クサウラベニタケ，イッポンシメジなど
  嘔吐，腹痛，激しい下痢．
- コレラ様の激しい胃腸炎様症状ののち肝障害と腎障害：ドクツルタケ，タマゴテングタケ，ドクアジロガサタケなど
  コレラ様の症状に続き昏睡，痙攣ののち死亡，致死率は高い．
- 向精神作用を示す：ワライタケ，シビレタケ，ベニテングダケ，テングタケなど

異常興奮，狂騒状態，幻覚，昏睡，致死率は低い．
・副交感神経終末を興奮：アセタケなどムスカリンを含むもの
　発汗，心拍動緩慢，諸臓器の痙攣性収縮．

b. キノコの有毒成分

1) **アマトキシン類**　amatoxins（別名 amanitatoxins）

α-および β-アマニチン α-amanitin, β-amanitin はタマゴテングタケ，シロタマゴテングタケ，ドクツルタケ等から分離された 8 分子のアミノ酸からなる二環状ペプチド（図 6-4）で，作用は緩慢でマウスに大量投与しても死亡するまでに 15 時間以上を要する．RNA ポリメラーゼによる RNA 鎖延長反応を特異的に阻害する．

嘔吐，コレラ様下痢，痙攣，昏睡を経て死亡する場合もあり，致死率が高い．肝臓や腎臓障害を起こす．

2) **ファロトキシン類**　phallotoxins

ファロイジン phalloidin はアマトキシン類同様，タマゴテングタケなどに含まれるアミノ酸 7 分子からなる二環状ペプチド（図 6-4）で，アマニチンと比較し，毒性は速効性がある．肝細胞膜や細胞間のタンパク結合を破壊する．経口では毒性はなく，キノコ中毒の主体ではないと考えられている．

3) **ムスカリン**　muscarine

ムスカリンはベニテングタケ Amanita muscaria，テングタケに含まれる第四級アンモニウム化合物（図 6-4）であり，コリン作動性神経に作用する．食後 30〜120 分後に，一過性の特徴的な発汗，流涎，流涙，下痢，腹痛，瞳孔収縮，視力障害，血圧低下などを伴う症状が現れる．ムスカリン以外の多様な毒が混在しているため症状が複雑である．ムスカリン様症状の場合は，硫酸アトロピンを静注する．

なお，ベニテングタケの主要毒成分はイボテン酸（グルタミン酸受容体のアゴニスト活性）およびムッシモール（GABA のアゴニスト）である．

4) **ムスカリジン**　musucaridine

ムスカリジンはクサウラベニタケ Rhodophyllus rhodopolius の有毒成分であり，副交感神経麻痺作用がある．中毒症状は，食後 1〜2 時間後に消化器官に異常が生じ，散瞳，妄想，筋硬直などアトロピン様症状が起こる．イッポンシメジ Rhodophyllus sinuatus とクサウラベニタケは形状が類似しており，区別が付きにくいが，イッポンシメジのほうがやや小型である．

5) **シロシビンとシロシン**　psilocybin, psilocyn

シロシビン（別名サイロシビン）およびシロシン（別名サイロシン）はシビレタケ属 Psilocybe やアイゾメヒカゲタケ属 Copelandia，ヒカゲタケ属 Panaeolus などのキノコに含まれるインドール化合物（図 6-4）で，中枢神経に作用して幻覚を起こす．シロシンはシロシビンの脱リン酸化化合物であり，同様に幻覚を起こす（コラム参照）．

6) **アクロメリン酸**　acromelic acid

アクロメリン酸は肢端紅痛症状を起こすドクササコ Clitocybe acromelalga（別名ヤブシメジ）から見出された成分で，強力なグルタミン酸アゴニストである（図 6-4）．中毒との関連性は不明である．クリチジン clitidine も報告されているが，これも毒の本体かどうかは不明である．食後，4〜8 日後，手足の指先が赤く腫れ，焼き火箸を刺されるような激痛におそわれ，

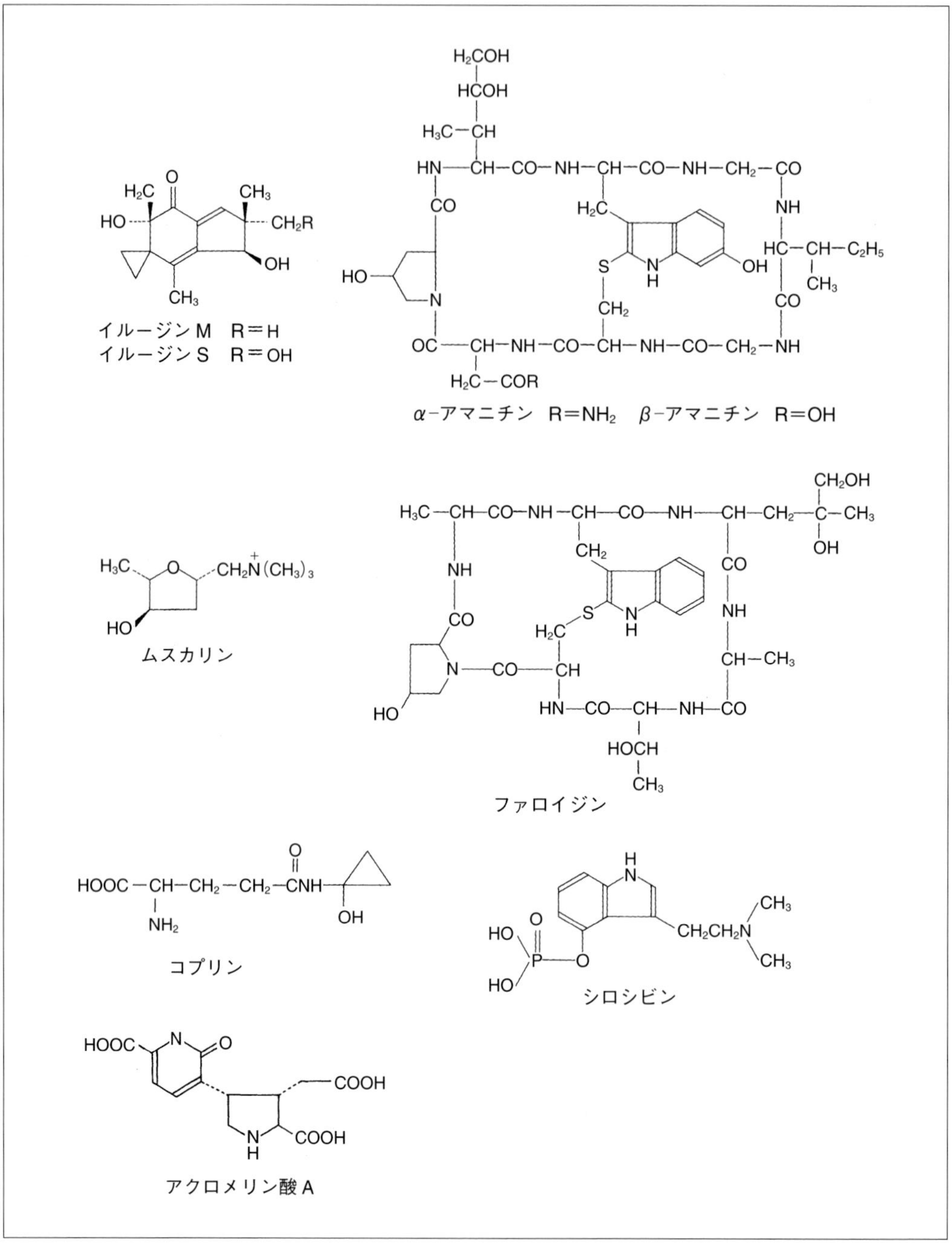

図6-4 主なキノコの有害成分

激痛は1ヵ月以上も続くが，致命的ではない．

7) コプリン coprine

コプリンはアルコール飲料とともに摂取すると，まもなく発汗，顔面紅潮し，呼吸が苦しく，心拍が激しくなり，血圧低下，頭痛，めまい，嘔吐などの症状を引き起こす(アンタビュース様作用)（図6-4）．

> **幻覚性キノコ**
>
> 　幻覚作用を持ち，麻薬に指定されているシロシビンとシロシンを含むキノコ，いわゆる「マジックマッシュルーム」が2002年5月から麻薬に指定された．対象となる主なキノコは，*Psilocybe cubensis*（ミナミシビレタケ），*Copelandia cyanescens*（アイゾメヒカゲタケ），*Psilocybe tampanensis* の3種．幻覚成分含有率は，*P. cubensis* で，0.02～1％．米国中毒管理センター American Association of Poison Control Center の報告では，2001年の幻覚性キノコ中毒者数は，667人で，そのうち456人が病院で治療を受けている．なお，キノコ中毒全体では，8,483人で，治療を受けた患者数は2,800人．
>
> 　このような幻覚性のキノコは，わが国でも自生している．たとえば，沖縄県では2000年，牛放牧場の牛糞の上に *P. cubensis* や *C. cyanescens* の大量発生がみられた．幻覚成分の含有量は，キノコの種類や産地，生育条件等によって大きく変動するため，人体に与える影響もかなり異なる．ヒトの健康に影響を与えるこのような「乱用薬物」に対しても，衛生・環境薬学はさらなる社会的な貢献が期待されている．
>
> 久米島で自生していた *C. cyanescens*　　オランダで市販されていた幻覚性キノコ
> （写真提供　近畿厚生局麻薬取締部木本鑑定官）

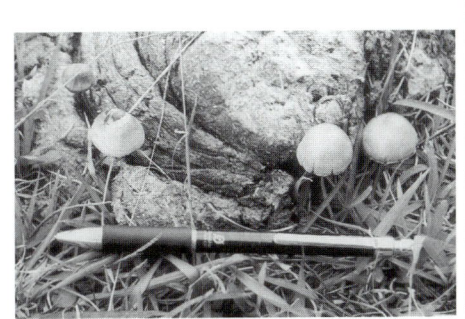

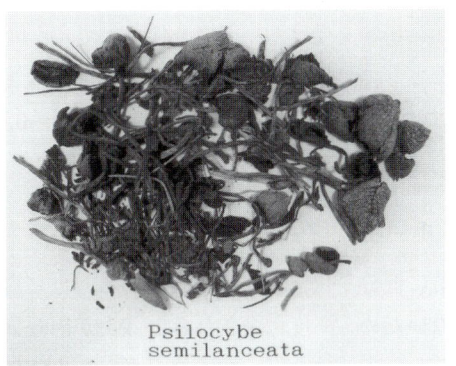

ヒトヨタケ *Coprinus atramentarius* から見出された成分で，生体内で加水分解を受け，1-アミノシクロプロパノールとグルタミン酸になる．前者は，アルデヒドデヒドロゲナーゼ活性を強く阻害するため，コプリン存在下でアルコールを摂取すると，血中アセトアルデヒド濃度が上昇し，強い二日酔いの症状を呈する．

8) **イルージン S**　illudinn S（別名ランプテロール）

　イルージンSはブナの木の古木に群生する**ツキヨタケ** *Lampteromyces japonicus* に含まれる成分である（図6-4）が，中毒の本体であるかどうかは不明である．中毒は食後30分～3時間後に胃腸炎症状が現れ，悪心，腹痛，嘔吐，下痢，脱水症状，血圧低下が起こる．

9) **ファシキュロール類**　fasciculols

　ファシキュロールEおよびFは悪心，嘔吐，痙攣など胃腸炎症状を引き起こすニガクリタケ *Naematoloma fasciculare* の毒成分で，トリテルペン誘導体である．

10) **ロリジン，サトラトキシン（トリコテセン類）**

　カエンタケ *Podostroma cornudamae* の中毒原因物質で，摂取後短時間（10数分～30分程度）で腹痛，嘔吐，下痢を呈し，その後，手足のしびれ，全身皮膚のびらん，腎不全，循環器不全などから死にいたる．致死率が高い．

D. マイコトキシン mycotoxin

　真菌類が産生する低分子の二次代謝産物で，ヒトおよびその他の動物に病変または異常な生理作用を誘発する有毒物質を総称してマイコトキシンと呼ぶ．別名，カビ毒，真菌毒素ともいう．"myco-"はギリシャ語でカビを意味する"Mykes"に由来する．
　カビは，主に土壌中に生息するものが多いが，水中や空中を含めさまざまな環境中で生存している．従属栄養であるために，農産物類はカビにとっては良好な栄養源であり，汚染された食品による健康被害が問題となっている．

1. マイコトキシンの産生条件

　マイコトキシンの産生には，カビが生育・増殖する環境条件と，カビの栄養源（農産物など）の種類に影響を受ける．環境条件として，一般に水分が15％以上，温度は20〜30℃といわれ，栄養源としては炭水化物に富んだ穀物類に産生する場合が多い．基質（農産物など）のpHの影響（好酸性のものが多く，生育最適pH 5.0〜6.0）を受ける場合もある．

2. マイコトキシンの性質

　一般に低分子化合物で耐熱性である．カビ自体は熱に弱いが，産生する毒素は分解・除去ができないため，一度汚染されると除去が困難であり，マイコトキシンからの被害を防ぐには廃棄するしか方法はない．マイコトキシン自体は非感染性であり，毒性は主に，慢性毒性とくに発がん性という点で，細菌性食中毒や毒キノコ中毒と異なる．一つの菌から二つ以上の毒素を産生することもある．一方，一つの毒素を二つ以上の菌が産生することもある．また，1種の食品に複数のカビが生育することによって，複数のマイコトキシンによる汚染が起こる可能性がある．これをマイコトキシン混合（または複合）汚染と呼ぶ．

3. マイコトキシンの汚染防止と規制

　マイコトキシンの汚染を防止するには，食料や飼料が生産される場でのカビの一次汚染防止と，適切な貯蔵管理によるカビ毒産生の阻止が重要である．世界各国で食品や飼料中のマイコトキシンの規制値が設けられているが，国によって規制するマイコトキシンの種類や規制値に差がある．
　わが国のマイコトキシンの規制については，食品衛生法に基づき総アフラトキシン（食品全般：10 ppb），デオキシニバレノール（玄麦：1.1 ppm），パツリン（りんご加工品：50 ppb）の残留基準値が設定されている．対象食品は，落花生，ピスタチオナッツ，アーモンド，ブラジルナッツ，チリペッパー，ナツメグ，米国産トウモロコシなどであり，それぞれ生産国でのマイコトキシン産生カビが存在している可能性があるものが主な対象となる．マイコトキシン産生カビとしてはアスペルギルス属（コウジカビ），ペニシリウム属（アオカビ），フサリウム属（アカカビ）に多い．

4. マイコトキシン各論

a. アフラトキシン　aflatoxins

1960年，英国で七面鳥のヒナが胆管細胞増殖を伴う肝臓壊死を起こし大量に死ぬ事故が発生し，七面鳥X病 Turkey X disease と名付けられた．アフラトキシンは Aspergillus flavus が産生する毒素であり，Aspergillus parasiticus もアフラトキシンを産生する．アフラトキシンには約20種の誘導体がある．ビスジヒドロフラン環とクマリンの誘導体であり（図6-5），紫外線照射下，蛍光が紫青色を B_1, B_2（B：ブルー），黄緑色を G_1, G_2（G：グリーン），紫色を M_1, M_2（M：metabolite—乳中，尿中代謝物）と蛍光の色で分類されている．アフラトキシン産生菌は，地球上の南北緯度16度以内の地域に広く分布している．

急性毒性はアフラトキシン B_1 が最も強い．高感受性のアヒルヒナ，七面鳥ヒナから，抵抗性のマウスやめん羊など感受性は幅がある．感受性の最も高いアヒルのヒナの経口投与では，LD_{50}：B_1 (240 μg) ＞M_1 (320 μg) ＞G_1 (784 μg) ＞M_2 (1,230 μg) ＞B_2 (1,700 μg) ＞G_2 (3,450 μg) である．慢性毒性はラットに15 ppb を含む飼料で68〜82週間以内に100%肝がんを発症し，発がん性が強い．肝ミクロソームでシトクロム P450 の代謝を受け，反応性の高いエポキシド体が生成，これが染色体 DNA と不可逆的な共有結合を形成することによる典型的な2次発がん物質であり，高率で肝がんや肝障害を発症する．

わが国では，アフラトキシン産生菌の自然分布がほとんど報告されていないため，輸入穀物やナッツ類が問題となる．食品衛生法に基づきアフラトキシン輸入検査は，国や，自治体の研究機関，食品衛生法に基づく指定検査機関などで実施されている．最近，ミニマムアクセス米の事故米によるマイコトキシン汚染が問題視されている．なお，アフラトキシン B_1 以外の G_1 なども汚染の相対比率が高くなる傾向にあり，2011年度より「総アフラトキシン量」の基準値が定められる予定である．

b. ステリグマトシスチン　sterigmatocystin

Aspergillus versicolor が産生するマイコトキシン．同カビの別名が Sterigmatocytis versicolor にちなんで，ステリグマトシスチンと名付けられた．ビスジヒドロフラン環とキサントンの誘導体である（図6-5）．ラットの肝障害，アヒルヒナの胆管過形成が知られている．ラットへの長期投与により，肝がん発生と皮下注射による皮下肉腫の発生が認められた．ラットの急性経口毒性は低いが肝障害を起こす．アフラトキシンより急性毒性が低い理由として，溶解性が低いことがあげられ，アセチル化した O-アセチルステリグマトシスチンはアフラトキシン B_1 に匹敵する毒性がある．アフラトキシンと同様，生体内で代謝活性化され，生じるエポキシド体が発がん性を示す．

わが国のステリグマトシスチン汚染は農作物，とくに穀類からの検出頻度が高い．日本でも広く分布する菌であり，マイコトキシン産生能を有しているため，汚染に注意が必要である．

c. オクラトキシン　ochratoxins

Aspergillus ochraceus および Penicillium viridicatum が産生するマイコトキシン．

オクラトキシン A, B, C の3種の他，関連物質が3種ある．オクラトキシン A はクロルイソクマリンとフェニルアラニンが結合した構造（図6-5）で，毒性が強い．バルカン地方のヒト流

178   6．食品に存在する天然の有害物質による健康障害

アフラトキシン B₁ 　紫青色蛍光
アフラトキシン G₁ 　黄緑色蛍光
アフラトキシン M₁ 　紫色蛍光
ステリグマトシスチン

クマリン誘導体　　キサントン誘導体

オクラトキシン A：R¹＝Cl, R²＝H
オクラトキシン B：R¹＝H, R²＝H
オクラトキシン C：R¹＝Cl, R²＝C₂H₅

イソクマリンカルボン酸誘導体

ルテオスカイリン：R＝OH
ルグロシン　　　：R＝H

イスランジトキシン

ゼアラレノン

シトレオビリジン

シクロクロロチン

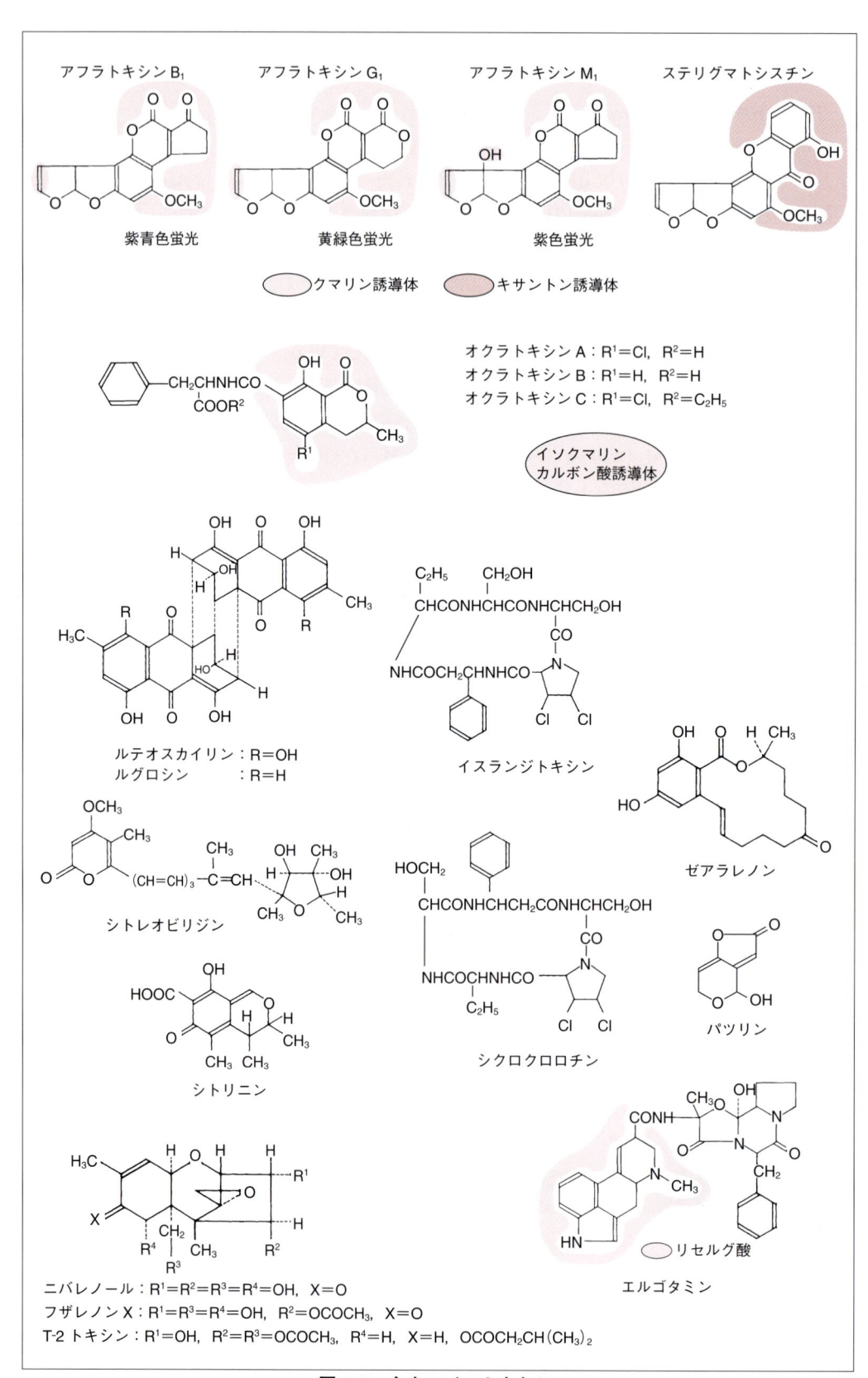

パツリン

シトリニン

ニバレノール：R¹＝R²＝R³＝R⁴＝OH, X＝O
フザレノン X：R¹＝R³＝R⁴＝OH, R²＝OCOCH₃, X＝O
T-2 トキシン：R¹＝OH, R²＝R³＝OCOCH₃, R⁴＝H, X＝H, OCOCH₂CH(CH₃)₂

リセルグ酸
エルゴタミン

図 6-5　主なマイコトキシン

行性腎臓病，家畜のブタの腎炎の原因といわれている．

　肝臓，腎臓障害を起こし，発がんも報告されている．アヒルヒナにおける毒性は，A＞C＞Bの順である．腎臓の近位尿細管に壊死を起こし，腎機能障害を起こす．

d. 黄変米毒素　yellowed rice toxins

　第二次世界大戦中および戦後，日本における食料不足を解消するために東南アジアや欧州，米国，エジプトなどから米の輸入が行われた際，黄色を呈する変質米が認められた．原因は，*Penicillium* 属の有毒カビにより黄色に染まったもので，黄変米にさまざまなマイコトキシンの汚染が検出された．

1) イスランジア黄変米

　エジプト米から発見されたもので，*Penicillium islandicum* が寄生した米から，ビスアントラキノン系のルテオスカイリン luteoskyrin，含塩素ペプチドのイスランジトキシン islanditoxin とシクロクロロチン cyclochlorotine（図6-5）が単離されている．いずれも肝臓障害を引き起こし，肝がんを発症する．

- **ルテオスカイリン**：実験的には，投与後2～3日後に肝小葉中心細胞の壊死，脂肪変性が認められ，長期投与により肝がんが発症する．東南アジア産の米から多く検出される．
- **イスランジトキシン**：発がん物質であり，実験的には急性毒性で肝小葉周辺部での著しい変性がみられ，中毒肝ではグリコーゲンの減少，糖質合成阻害が認められる．長期投与では，肝の線維化，肝硬変，肝がんが発症する．
- **シクロクロロチン**：イスランジトキシンと物理的，化学的，生物学的特徴がきわめて類似しており，構造も構成アミノ酸の配列順が異なるのみである．

2) トキシカリウム黄変米（別名台湾黄変米）

　台湾米から発見された *Penicillium citreo-viride*（*P. toxicarium*）により汚染された米に検出されるマイコトキシンは，実験動物に対し運動神経麻痺を起こす．

- **シトレオビリジン** citreoviridin：中枢神経に対する強い毒性を示し，後肢麻痺から全身麻痺，次いで呼吸困難から，痙攣を起こし死亡する神経毒である（図6-5）．

3) シトリナム黄変米（別名タイ国黄変米）

　タイ国から輸入された米に *Penicillium citrinum* が寄生し，マイコトキシンが検出された．発見当時，*P. citrinum* は同定されていなかったため，トキシカリウム黄変米と区別するためタイ国黄変米と仮称したが，現在でも一部別名として使用されている．

- **シトリニン** citrinin：腎臓毒．腎糸球体に障害を起こし，尿細管での水の再吸収低下，尿量の増加，ネフローゼ，腎肥大を起こす（図6-5）．

e. *Penicillium* 属のカビが産生するその他のマイコトキシン

- **ルブラトキシン A, B** *P. rubrum*：家畜のカビトウモロコシ中毒症原因物質．肝，腎障害を起こす．
- **パツリン** patulin：*P. patulum* と *Aspergillus clavatus* が産生する．中枢神経を侵す神経毒で，生産菌の分布が広い．1952年京阪神の乳牛の集団中毒死事件原因物質（パツリン中毒症）である．リンゴおよびリンゴ加工品にパツリン汚染が知られており，2004年にリンゴジュースに基準値が設定された．

・シクロピアゾン酸：*P. cyclopium* が産生する．神経毒．肝臓，腎臓，腸管にも障害を引き起こす．
・グリセオフルビン griseofulvin：*P. griseofulvum*, *P. janczewski* が産生する．抗カビ剤だが，皮膚の血管神経浮腫，発赤，じん麻疹，嘔吐などの副作用を引き起こす．肝臓や骨髄への障害も報告がある．

f. *Fusarium* 属のマイコトキシン

Fusarium 属は植物病原菌として古くから有用植物への罹病性が問題となっていた．また，穀物への汚染，それを摂取したヒトや家畜の中毒が知られている．

産生されるマイコトキシンは，化学構造から，トリコテセン系（12,13-エポキシトリコテセン系），マクロライド系，その他に分類される．

[トリコテセン系マイコトキシン]（図 6-5）

1) ニバレノール　nivalenol

F. nivale が産生する．タンパク合成阻害作用による毒性を示し，嘔吐，腹痛，下痢などの症状を呈する．慢性では摂食障害，成長抑制および免疫毒性が知られている．デオキシニバレノールのみ暫定基準値が設定されている（デオキシニバレノール：ニバレノールの $R^2 = H$：図 6-5）．

2) フザレノン-X　fusarenon-X

F. nivale などが産生する．農産物への自然汚染はほとんどみられず，中毒の原因物質かどうかは不明確．強い経口毒性を有する．

3) T-2 トキシン　T-2 toxin

F. tricinctum が産生する．嘔吐，下痢，消化器粘膜の出血や壊死および白血球減少がみられる（食中毒性無白血球症）．

[マクロライド系マイコトキシン]

4) ゼアラレノン　zearalenone

F. graminearum あるいはその不完全世代である *Gibberella zeae* の産生するマイコトキシン．中毒症状は，ブタの外陰部肥大，乳腺肥大，腟脱，直腸脱などがみられた．一種のエストロゲン様作用を持つ．

g. 麦角アルカロイド　Ergot alkaloids（図 6-5）

大麦，小麦，ライ麦に麦角菌 *Claviceps purpurea* が寄生し，黒紫色の菌核を形成し，この中にリゼルグ酸誘導体として，エルゴタミン，エルゴクリスチン，エルゴクリプチン，エルゴメトリンなどのアルカロイドが含まれている．

・エルゴタミン ergotamine：子宮収縮，血管収縮，交感神経遮断作用を示し，産婦人科領域では陣痛促進，子宮止血剤として利用されるが，穀類などに混入し，摂取されると，嘔吐，腹痛，下痢，知覚異常を起こし，妊婦は流産する．

5. 真菌中毒症の予防

マイコトキシンは熱に安定なものが多く，普通の食品加工上の加熱や調理では分解されにくい．汚染された食品や飼料は実用的な解毒法がない．したがって，マイコトキシン中毒症の予

防には以下の収穫，貯蔵，輸送，保管に注意が払われている．
　①農産物のカビによる侵害を防止する．
　②穀類の貯蔵は乾燥した状態で低温で保存する．
　③食品加工には原料の厳選，安全な場所に保管する．
　④食品加工の過程で食品にカビを繁殖させないよう注意する．
　⑤危険度の高い食品に対するモニタリングと消費者に配慮する．

7 食品に存在する変異原・発がん物質と抗変異原・抗発がん物質

　紀元前1000年頃のペルーの遺跡，また福島県から縄文時代のがんに侵された人骨がみつかっていることを考えると，がんは昔からあった病気であるといえる．わが国の2009（平成21）年度の人口統計によると，がんによる死亡者はおよそ34万人で死亡者総数の30％にあたり，1981（昭和56）年以降，すでに30年あまりがんが死亡原因の第1位を占めている（図2-13）．近年の食生活の変化，医療技術の進歩，早期発見・早期治療の推進策（二次予防），リハビリテーションを含む予後対策（三次対策）などにより，がんの種類や発生率，死亡率が大きく変わってきた．現在では，国民の健康長寿志向が高まり，医療費の高騰とも相まって，食生活などの生活習慣を改善することにより，がん予防を積極的にすすめる施策（一次予防）が提唱されている．
　本章では，ヒトの発がんに大きく関与している食品中に存在している発がん物質とそれに対して抑制的に働く食品中の物質について解説する．

A. 食物と発がん性の関係

1. がんの発生

　がんは遺伝子の病気であり，生殖細胞などに由来する一部のものを除いては遺伝しないといわれている．体細胞の中心にあり遺伝子であるDNAは，アデニン，チミン，グアニン，シトシンの四つの塩基の組み合わせにより各種遺伝情報を調節している．しかし，化学的・生物的・物理的因子により，その遺伝情報が乱されると突然変異が起こり，この突然変異を起こす性質を変異原性という．突然変異を発がんの第一段階の**イニシエーション** initiation（開始反応）といい，次いで，細胞膜や細胞質の酵素代謝を通して細胞を異常増殖させる第二段階の**プロモーション** promotion（促進反応）を迎える．さらに第三段階の**プログレッション** progression（増殖反応）に到達すると細胞は悪性化し，増殖能，浸潤能，転移能を有するがん細胞へと変化する．この間に *ras, myc, erb* などのがん遺伝子や，p53, Rb, BRCA1 などのがん抑制遺伝子が複合的に関わっていることが明らかになっている．
　このように，発がんはいくつかの過程を通して起こることから多段階説が一般的なものとなっている（図7-1）．この多段階のイニシエーションを誘導する物質をイニシエーターinitiator，プロモーションを誘導する物質をプロモーターpromoterと呼んでおり，私たちが日常生活の中で摂取する可能性が高いイニシエーターおよびプロモーターを表7-1にまとめた．
　実際に一つの正常細胞に突然変異が起こり，増殖などを経て，臨床所見でがんと診断される

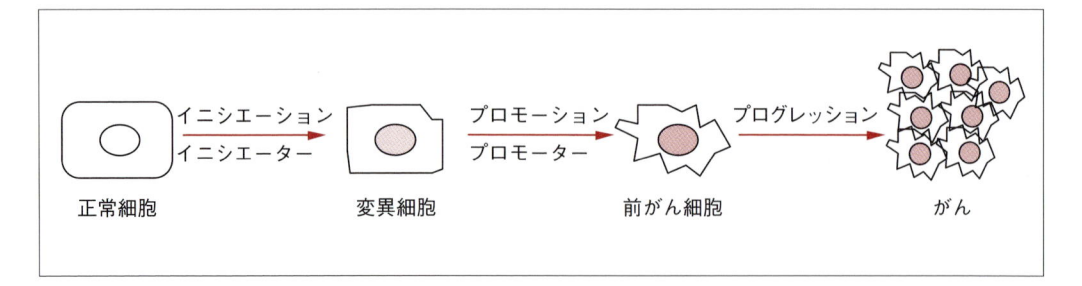

図 7-1 がんの発生過程（多段階説）

正常細胞 →（イニシエーション／イニシエーター）→ 変異細胞 →（プロモーション／プロモーター）→ 前がん細胞 →（プログレッション）→ がん

表 7-1 がんの原因物質と作用様式および標的臓器

	危険因子	原因物質	作用様式	標的臓器
化学的要因	カビ毒	アフラトキシン	I.P	肝
	肉魚の焦げ	ヘテロサイクリックアミン	I.P	肝ほか
	ワラビ	プタキロシド	I	胃
	フキノトウ	アルカロイド	I	胃
	くん製	ベンゾ[a]ピレン	I	肝・胃
	発色剤	ジメチルニトロソアミン	I	食道・胃
	食塩	塩化ナトリウム	P	胃
	甘味料	サッカリン	P	膀胱
	胆汁酸	デオキシコール酸	P	胃・大腸
	タバコ	タール	I.P	肺
	タバコ	ベンゾ[a]ピレン	I.P	肝・胃
物理的要因	電波放射線	(DNA障害)	I	白血病
	紫外線	(DNA障害)	I	皮膚
	アスベスト	(炎症)	I	肺
	熱い粥	(火傷)	I	食道・胃

I：イニシエーター，P：プロモーター，I.P：イニシエーター，プロモーター両方の作用を持つもの．

までに10〜30年かかるとされている．それゆえ，がん年齢といわれる40〜50歳になってから，がん予防を考えることは得策ではない．なお，がんはヒトやネズミだけでなく，クマ，トラ，シカ，カンガルーなどのほ乳類のほか，魚，カエル，ヘビにも見出されていることから，地球上の脊椎動物種に共通な病気であるといえる．

2. がんの原因物質

ヒトのがんの場合，環境中に存在する化学物質が最も主要な原因であると考えられており，その寄与率は80〜90％と高い．実際に，食事を含めた生活習慣に差がみられる地域間で，胃がん，肺がん，乳がん，大腸がんなどの発生率が異なることがこれまでに実証され，生活環境中に微量に存在する発がん物質が食品，飲料水，大気，喫煙を通して日常的にヒトの生体に取り込まれているものと考えられている．Dollらは米国人のがんを発生させる各要因の寄与率を，食事(35％)，タバコ(30％)，ウイルス(10％)と報告するとともにアルコールや紫外線などを要因としてあげており，現在でもこの説が一般的に認められている(図7-2)．

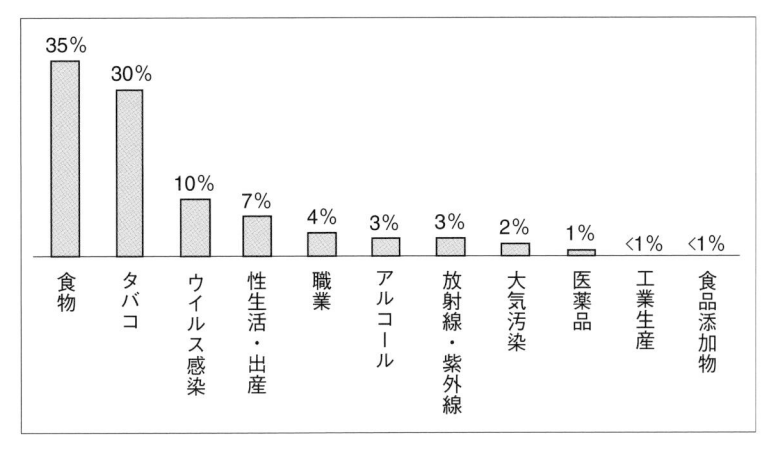

図7-2 米国における死亡者のがん発生要因の寄与率
(R.Doll ら: Nature, 265: 589, 1977)

3. がんの疫学調査

われわれの生活環境中に存在する化学物質が，がんの発生に重要な役割を演じていることが明らかになり，これまでにいくつかのがんに関する疫学調査が行われている．その中でも厚生労働省研究班による多目的コホート研究は1990年から現在も続いている大規模な追跡調査であり，日本人のさまざまな生活習慣(喫煙，飲酒，食事，栄養，運動習慣など)と各種疾病の発症との関連を検証している．喫煙と飲酒は，とくに健康への影響が強い生活習慣であり，喫煙により，また1日2合以上の飲酒により，全がんリスクが増大する．また，食塩摂取量および塩分濃度の高い食品(みそ汁，漬物，塩蔵魚介類など)の摂取量と胃がんの発生率との関連を調べたところ，食塩，塩分含量が高い食品を多く摂取しているグループでは胃がんリスクが高いことが明らかになっている．これは，食塩が胃の内壁を胃酸などから保護している粘液層を破壊することにより胃がんの発生を促進するプロモーターとして作用していることを示している．さらに胃がんの原因として知られているヘリコバクター・ピロリ菌の感染が高まることも報告されている．さらに近年，獣肉の摂取量や脂肪の摂取量が増加しているわが国において，大腸がんや乳がんの発生率が増加しており，欧米での疫学調査の結果においても脂肪の摂取量と大腸がんや乳がんの死亡率との間に高い相関が認められている(図7-3)．また，日本人が米国カリフォルニアへ移住した場合，胃がんや肝臓がんの死亡率が1世，2世と次第に減少するのに対して，大腸がんや前立腺がんの発生率は逆に上昇し，いずれも米国人の発生率に近づくことも知られている(図7-4)．

日本人の食生活パターンを「伝統型」「健康型」「欧米型」の3タイプに分けて，胃がん，大腸がんとの関連も調べられている．「伝統型」とは，塩蔵魚卵，漬物，魚の干物，みそ汁，米，魚介類などを多く摂取し，逆にパンやバターなどを摂取しない食事型である．「健康型」はさまざまな種類の野菜，果物，海藻，ジャガイモ，ヨーグルト，キノコ，大豆製品，牛乳，卵などを多く摂取し，「欧米型」はベーコン，レバー，牛肉，豚肉，鶏肉，パン，バター，チーズ，マヨネーズ，ドレッシング，炭酸飲料，果汁，野菜ジュース，インスタントラーメン，コーヒー，紅茶などの摂取量が多いパターンである．その結果，男女ともに伝統型に近いほど，胃がんの

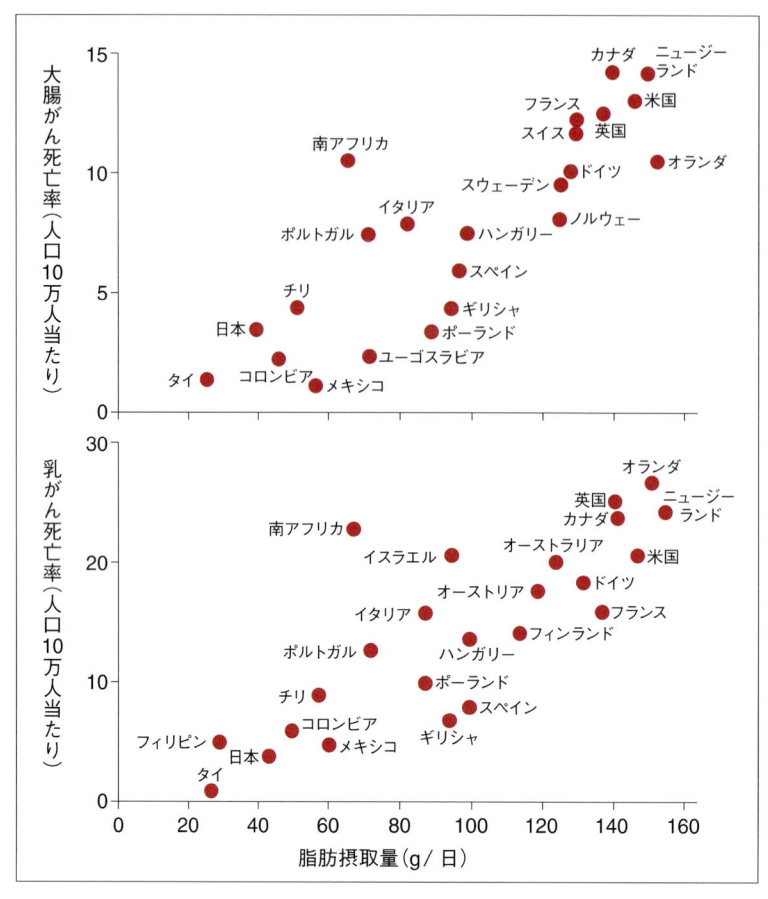

図 7-3 各国における大腸がんおよび乳がんの死亡率と脂肪摂取量の関係
（松原聰：がんの生物学，裳華房，1996）

リスクが高くなることが確認されており，また女性の大腸がんにおいては，伝統型および欧米型でリスクが高くなる傾向が確認されている．

B. 食品中の変異原・発がん物質

われわれが食品を通して，微量ながら日常的に摂取している変異原・発がん物質を図7-5に示した．それらの多くは食品汚染物質として経口的に摂取されている．とくに焼魚や焼肉に含まれる**多環芳香族炭化水素** polycyclic aromatic hydrocarbons や**ヘテロサイクリックアミン** heterocyclic amines，穀類や香辛料に付着したカビが産生するカビ毒である**マイコトキシン** mycotoxins，二級アミンと亜硝酸塩との反応で生成する**ニトロソアミン**があげられる．ニトロソアミンは生体内，とくに胃内酸性条件下で食品中の含量の10〜100倍量が生成する可能性が指摘されている．また，最近，炭水化物およびアスパラギンを多く含む原材料を高温で加熱調理したポテトチップス，フライドポテト，ビスケットなどの食品中にアクリルアミドが生成することが報告されている．さらに植物中には，ソテツ *Cyas revoluta* の実中の**サイカシン**

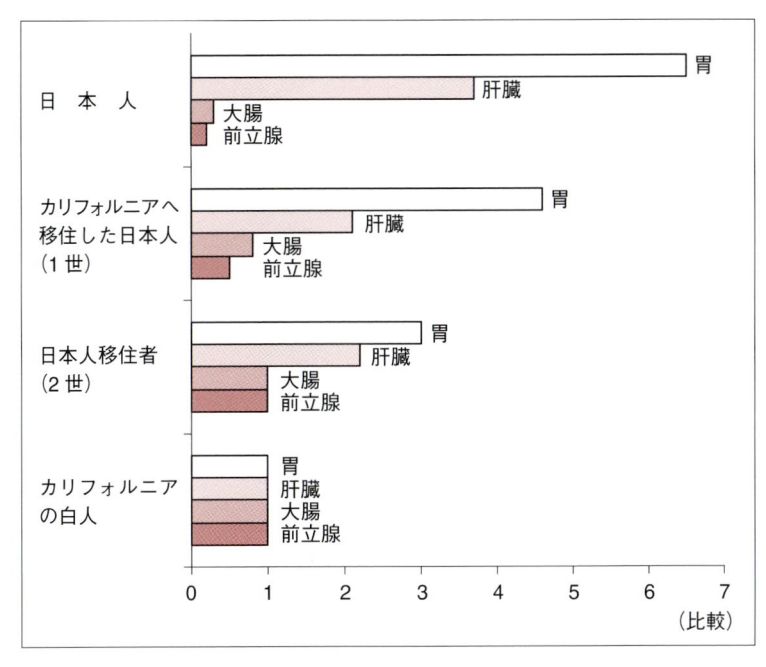

図 7-4　日本人の米国への移住によるがん発生率の変化
(菱田明：がんに挑む，静岡新聞社，2001)

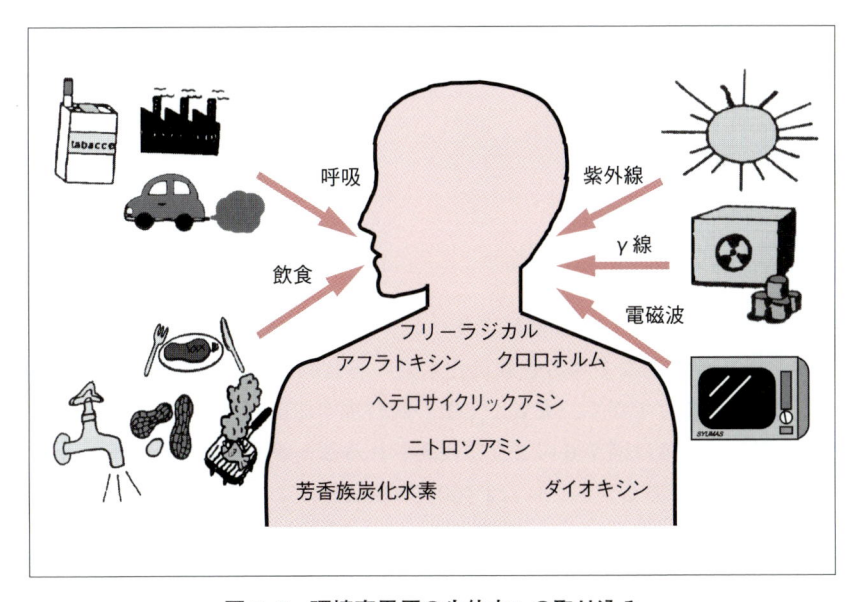

図 7-5　環境変異原の生体内への取り込み

cycasin，ワラビ *Pteridium aquilirum* に含まれる**プタキロシド** ptaquiloside などの発がん物質が存在することが明らかとなっている．われわれはこれら変異原・発がん物質を食品を通して日常的に摂取しており，さらに喫煙によりタバコタールを，車の排気ガスからはニトロピレン類などを体内に取り込んでいる．また紫外線や放射線，電磁波などにも曝露されていることから，これら化学的・物理的因子単独の影響のみならず，それらの複合作用について明らかに

表 7-2 食品中の多環芳香族炭化水素の含量

食品	ベンゾ[a]ピレン (μg/kg)	ベンゾ[a]アントラセン (μg/kg)	クリセン (μg/kg)
穀物	0.25-0.84	0.4-6.8	0.8-14.5
ホウレンソウ	7.4	16.1	28.0
トマト	0.22	0.3	0.5
精製油脂	0.9-15	0.5-13.5	0.5-129
焼いた肉, 魚	0.2-11.2	0.2-31	0.5-25.4
肉, 魚のくん製	0.2-107	0.02-189	0.3-123
コーヒー	0.1-4	0.5-14.2	0.6-19.1
紅茶	3.9-21.3	—	4.6-6.3
加熱魚肉			
サバ	1.8-7.5	1.0-3.9	ND-8.4
イワシ	1.0-1.9	1.3-2.4	ND-5.0
サンマ	0.7-0.8	0.6-0.7	ND
アジ	0.1-0.6	ND-0.7	ND-6.0
カマス	0.5-1.0	ND-0.2	5.0-8.0
ウナギ	0.1-0.2	ND	ND

—：未測定, ND：検出されない.

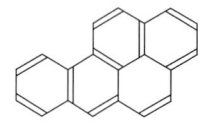

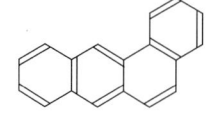

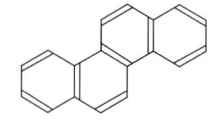

ベンゾ[a]ピレン　　　　ベンゾ[a]アントラセン　　　　クリセン

する必要がある.

1. 多環芳香族炭化水素

　焼肉, 焼魚, コーヒーなどには加熱によりベンゾ[a]ピレンを含む十数種類の多環芳香族炭化水素が生成する. 代表的な多環芳香族炭化水素の各食品中の含量を表 7-2 に示した. ベンゾ[a]ピレンは食品中だけでなく, 大気, 土壌, 飲料水中に広く分布しており, 変異原性や発がん性が強く, 動物体内では図 7-6 のように代謝されることが明らかになっている. ベンゾ[a]ピレンは薬物代謝酵素であるシトクロム P450（CYP1A1）により 7,8-エポキシド体となり, エポキシド水解酵素で 7,8-ジオール体に変化する. 7,8-ジオール体は再び CYP1A1 により酸化され, 生成する 7,8-ジオール 9,10-エポキシド体が究極の活性体となり, DNA のグアニンあるいはアデニン残基と付加体を形成する. なお, 6-オキシラジカル体を経由して生成する 1,6-キノン体や 3,6-キノン体も DNA 損傷を起こすことが明らかとなっている.

2. ヘテロサイクリックアミン

　1977 年, 杉村らは焼魚や焼肉中にはベンゾ[a]ピレンなどの多環芳香族炭化水素とは異なる強い変異原・発がん物質ヘテロサイクリックアミンが存在することを確認し, それらがアミノ酸やタンパク質の加熱分解により生成することを明らかにした. 現在までに約 20 種のヘテ

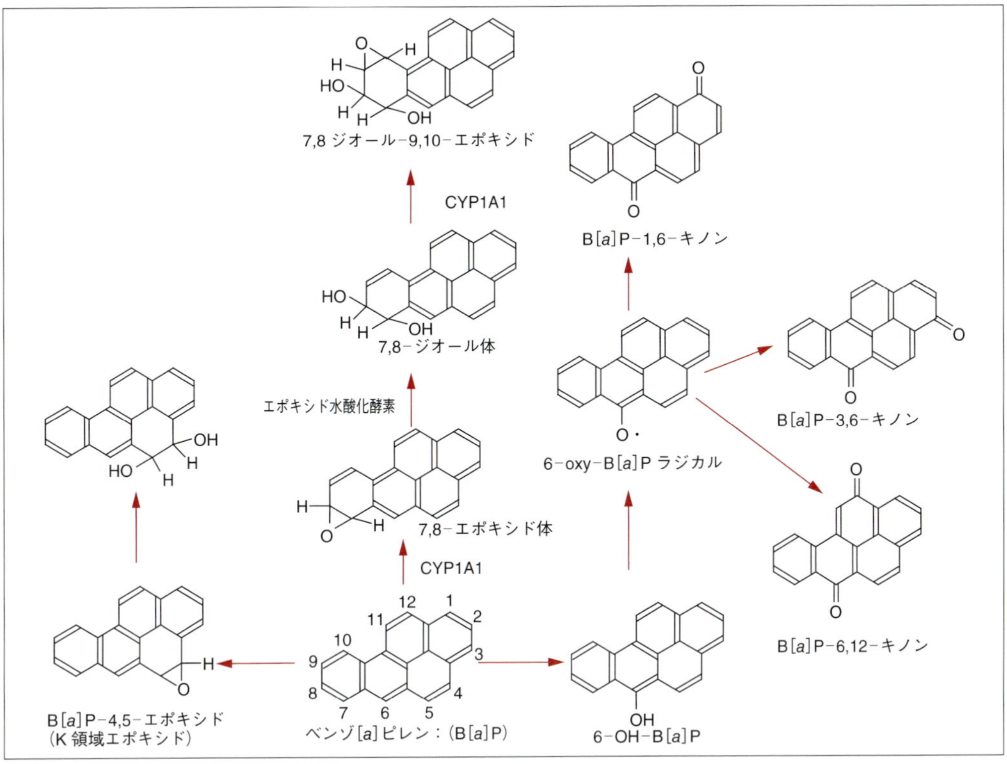

図7-6 ベンゾ[a]ピレンの生体内代謝

ロサイクリックアミンが分離・同定されており，その主な種類の化学構造を図7-7に示した．ヘテロサイクリックアミンのサルモネラTA98に対する変異原性と，マウス，ラットに対する発がん性を表7-3に示した．また，加熱食品中のヘテロサイクリックアミン含量を表7-4，表7-5に示した．ヘテロサイクリックアミンは一般に薬物代謝酵素（CYP1A2）で代謝され，N-水酸化体を経て，o-アセチル体およびo-スルホン体となり，DNAと付加体を形成すると考えられている（図7-8）．また，その変異原性の強さとDNA付加体形成能が相関することも明らかにされている．加熱食品中に含まれるヘテロサイクリックアミンの中でも，PhIPが最も多く，発がんへの関与が問題となっている．しかし，ヘテロサイクリックアミンの1日の摂取量は，MeIQxでは日本人で0.3〜3.9 μg，PhIPでは0.05〜0.30 μg，また米国人ではそれぞれ0.1 μg，0.9 μgであることを考えると，これらヘテロサイクリックアミン単独でヒトのがんが発生する可能性はきわめて低いものと考えられる．

3. ニトロソアミン

日本人は，欧米人と比較して胃がんによる死亡率が高い．その原因として，食塩とともに硝酸塩，亜硝酸塩の摂取量が多いことが考えられている．硝酸塩の摂取量と胃がんの死亡率との間には正の相関が認められている（図7-9）．わが国では，硝酸塩（Na, K）や亜硝酸塩（Na）は食肉の発色剤として用いられているが，実際に，経口的に摂取するその大部分は野菜類に由来する．野菜や加工食品中に含まれる硝酸塩，亜硝酸塩量をそれぞれ表7-6，表7-7に示した．ま

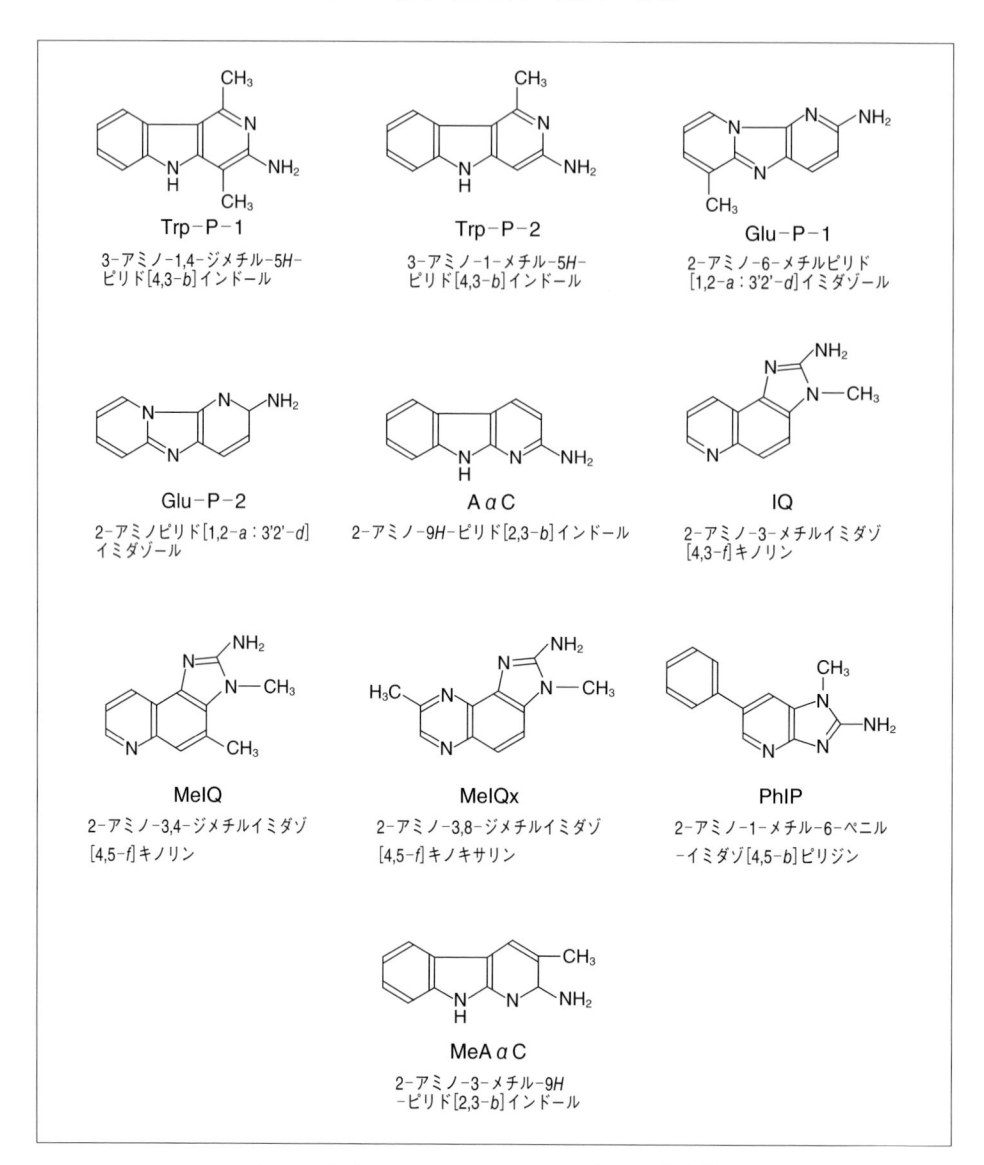

図7-7　主なヘテロサイクリックアミンの化学構造

- Trp-P-1：3-アミノ-1,4-ジメチル-5H-ピリド[4,3-b]インドール
- Trp-P-2：3-アミノ-1-メチル-5H-ピリド[4,3-b]インドール
- Glu-P-1：2-アミノ-6-メチルピリド[1,2-a:3'2'-d]イミダゾール
- Glu-P-2：2-アミノピリド[1,2-a:3'2'-d]イミダゾール
- AαC：2-アミノ-9H-ピリド[2,3-b]インドール
- IQ：2-アミノ-3-メチルイミダゾ[4,3-f]キノリン
- MeIQ：2-アミノ-3,4-ジメチルイミダゾ[4,5-f]キノリン
- MeIQx：2-アミノ-3,8-ジメチルイミダゾ[4,5-f]キノキサリン
- PhIP：2-アミノ-1-メチル-6-フェニル-イミダゾ[4,5-b]ピリジン
- MeAαC：2-アミノ-3-メチル-9H-ピリド[2,3-b]インドール

た，二級アミンは主として魚肉中に存在し（表7-8），生臭さの原因物質であるトリメチルアミンオキシドが加熱により分解して二級アミンを生じるため，その含量がさらに増加する．食品中に硝酸塩が存在して摂取された場合，生体内で硝酸塩は唾液や胃液により容易に還元されて亜硝酸塩となり，胃内などpH2〜4の酸性条件下で二級アミンと反応してニトロソアミンが生成する．また，食品の中にはジメチルニトロソアミンがすでに含まれているものがある（表7-9）．多くのニトロソアミン類は，魚類からほ乳動物にいたる生物種にがんを誘発すること，また臓器特異性を有すること，環境由来の10〜100倍量のニトロソアミン類が生体内で容易に生成することが指摘されている．脂肪族および環状のニトロソアミンは，肝臓，食道，膀胱にがんを誘発するのに対して，ニトロソ尿素やニトロソグアニジンは前胃がんを誘発する．また，ニトロソアミンは経胎盤発がん効果を有することも明らかになってきており，ヒトへの影響が

表 7-3　加熱分解物より分離されたヘテロサイクリックアミンの突然変異原性と発がん性

化合物	加熱原料	変異原性*(TA98 コロニー数/μg)	発がん性 マウス(CDF$_1$)	発がん性 ラット(F344)
IQ	丸干しイワシ	433,000	肝, 前胃, 肺	肝, 小腸, 大腸, ジンバル腺, 陰核腺, 皮膚
MeIQ	丸干しイワシ	661,000	肝, 前胃	大腸, 乳腺, ジンバル腺, 皮膚, 口腔
MeIQx	牛肉	145,000	肝, 造血系, 肺	肝, ジンバル腺, 陰核腺, 皮膚
4,8-DiMeIQx	クレアチニン, グルコース, スレオニン	183,000	不明	不明
7,8-DiMeIQx	クレアチニン, グルコース, アラニン クレアチニン, グルコース, グリシン	163,000	不明	不明
PhIP	牛肉	1,800	リンパ性組織	大腸, 小腸, 乳腺, ジンバル腺, 膵臓, 皮膚, リンパ性組織, 前立腺
Trp-P-1	DL-トリプトファン	39,000	肝	肝
Trp-P-2	DL-トリプトファン	104,000	肝	膀胱, リンパ性組織
Glu-P-1	L-グルタミン酸	49,000	肝, 褐色脂肪組織, 血管	肝, 小腸, 大腸, ジンバル腺, 陰核腺
Glu-P-2	L-グルタミン酸	1,900	肝, 褐色脂肪組織, 血管	肝, 小腸, 大腸, ジンバル腺, 陰核腺
AαC	大豆グロブリン	300	肝, 褐色脂肪組織, 血管	肝, 褐色脂肪組織
MeAαC	大豆グロブリン	200	肝, 褐色脂肪組織, 血管	肝

* S9mix 添加.

表 7-4　加熱食肉中のヘテロサイクリックアミンの分析値

	IQ	MeIQx	4,8-DiMeIQx	PhIP	Trp-P-1	Trp-P-2	AαC	MeAαC
牛肉	0.19	2.11	ND	15.7	0.21	0.25	1.2	ND
ハンバーグ	ND	0.64	0.12	0.56	0.19	0.21	ND	ND
鶏肉	ND	2.33	0.81	38.1	0.12	0.18	0.21	ND
羊肉	ND	1.01	0.67	42.5	ND	0.15	2.50	0.19
丸干しイワシ	ND				13.3	13.1		

加熱試料 1g 当たりの ng 数. ND：検出されない.

(高橋真ら：環境変異原研究, 8：51, 1986. Wakabayashi, K. et al：*Cancer Res.*, 52：1992)

大きい化学物質と考えられている．それゆえ，わが国で発生率，死亡率がともに高い胃がんの発生にはニトロソ化合物が深く関与していると考えられる．ニトロソアミンは薬物代謝酵素 P450(CYP2E1)または CYP2A6 により酸化されると，メチルカチオン(CH_3^+)が生成し，それが DNA をメチル化して突然変異やがんを誘発するものと推定されている(図 7-10)．

4. アクリルアミド

2002 年にスウェーデン政府が加熱食品中に変異・発がん物質であるアクリルアミドが含ま

表 7-5　調理食品中の 3 種のヘテロサイクリックアミン含量

食　品	調理法	調理加熱時の表面温度(℃)	調理時間(分)	含量(ng/g−調理した肉)		
				PhIP	MeIQx	IQ
ポーク，ベーコン	フライ	170	12−16	ND−53	0.9−27	ND
ポーク，フィレ	フライ	150−225	7	ND−13	ND−4.6	ND
ホットドッグ	グリル	232−260	5−15	ND	ND	ND
ビーフ，ステーキ	グリル			14	6	ND
ビーフ，ステーキ	フライ	180−191	6−20	ND−23	1.3−8.2	ND−1
ビーフ，ヒキニクパティ	フライ	150−230	4−20	ND−32	ND−7.3	ND−0.7
鶏肉	ブロイル	不明	2−6	13−226	5−110	0.01−5
鶏肉，胸	グリル	180−260	10−43	27−480	ND−9	ND
鶏肉，胸	フライ	197−211	14−36	12−270	1−3	ND

ND：検出されない．

(Felton ら：*J. Natl. Cancer Inst.*, 92, 2000．長尾美奈子：FFI ジャーナル, 194, 2001)

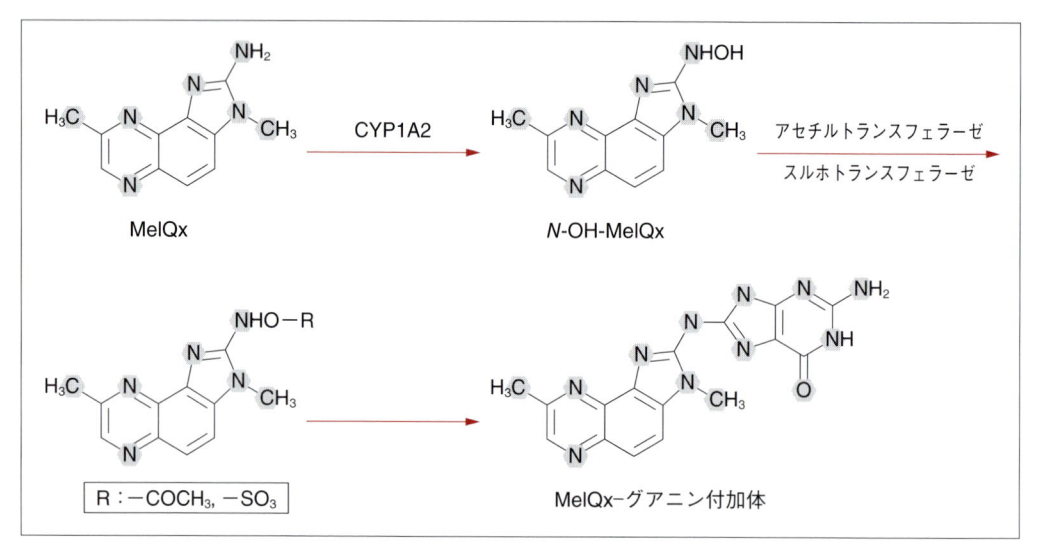

図 7-8　MeIQx の代謝経路

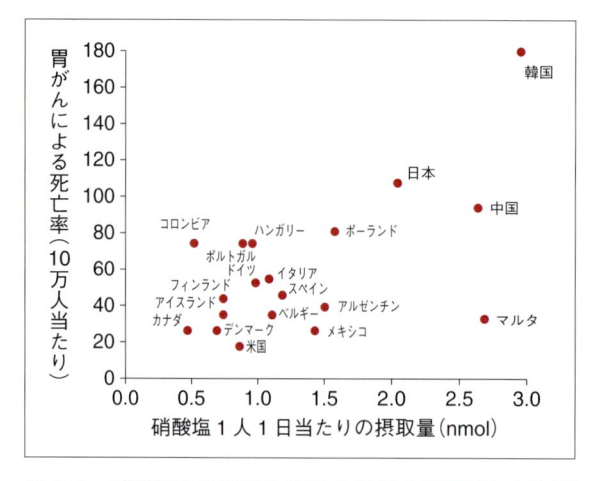

図 7-9　硝酸塩の摂取量と男性の胃がん訂正死亡率の関係(1996 年)

表 7-6 野菜の亜硝酸塩および硝酸塩含量

野菜	亜硝酸塩 (ppm)	硝酸塩 (ppm)
ハクサイ	0.50	1,817
ホウレンソウ	0.45	2,171
キョウナ	0.76	4,605
コマツナ	0.59	3,650
セロリ	0.51	2,851
カラシナ	0.50	1,478
キャベツ	0.64	559
ジャガイモ	0.31	83
サツマイモ	0.34	78
ダイコン	−	1,923
ニンジン	0.35	216
ゴボウ	−	1,846
ナス	0.55	428
キュウリ	−	163
トマト	0.25	20
グリーンオニオン	0.16	568
タマネギ	0.27	9

表 7-7 加工食品の亜硝酸塩および硝酸塩含量

加工食品	検体数	亜硝酸塩 (ppm)	硝酸塩 (ppm)
食肉製品	129	12.7	145
	13	17.5	192
	25	12.2	145
	62	1-71	34
	84	14.2	1,840
	347	21.3	56
魚肉ソーセージ	122	0.9	
魚肉ハム	51	5.6	
塩タラコ	33	1	
チーズ	64	0.5	11

表 7-8 魚および魚加工品中の二級アミン含量

	二級アミン (ppm)			二級アミン (ppm)	
	生のもの	焼いたもの		生のもの	焼いたもの
ニシン	13.0	30.6	塩鮭	12.1	24.4
サンマ	3.2	55.5	メザシ	14.8	20.8
マグロ	5.4	6.8	アジの干物	14.4	18.9
サバ	2.3	24.3	干ダラ	237.5	
メカジキ	5.9	10.4	煮干し	37.0	
ブリ(幼魚)	2.8	15.8	イカくん製	155.3	
スズキ	0.3	5.4	カツオ節	174.8	
メヌケ	2.2	16.2	サバ節	126.6	
キチジ	0.8	3.1	スルメ	237.4	
ホッケ	3.1	11.3	イカ塩辛	86.8	
タラコ(マダラ)	163.0	114.0	こうじ入りイカ塩辛	106.9	
アイナメ	5.4	14.4			
カナガシラ	1.8	6.3	カツオ塩辛	51.3	
タラ	8.1	21.6	ウニ	3.6	
カレイ	0.1	22.5	スジコ	2.3	
イワシ	5.9	48.6	揚げはんぺん	8.9	10.8
エビ	4.0		白はんぺん	54.4	78.6
カニ	0.3	1.9	揚げボール	8.4	9.4
ヤリイカ	0.4	6.8	かまぼこ	7.0	
アワビ	0.3	1.6	ちくわ	8.2	
ホヤ	3.3		赤でんぶ	27.2	
タラコ(スケトウダラ)	116.6	205.7	茶色でんぶ	3.0	

表7-9 食品中のジメチルニトロソアミンの含量

食品群	検出濃度(ppb)
海産魚類(桜エビ)	3.0-3.3
ぶし類(カツオ節)	2.0-6.8
加工魚介類(アジ干物,煮干し,イカくん製)	ND-36.8
魚肉練り製品(かまぼこ,はんぺん)	ND-1.7
焼魚(焼干魚)	0.6-152.0
貯蔵肉	ND-0.9
野菜,魚,肉缶詰	0.2-12.2
冷凍食品	0.7-1.3
調味料(しょうゆ,みそ,香辛料,塩)	ND-2.3
マーガリン	0.1-2.9
ふりかけ	1.0-5.1
ビール	ND-6.2
日本酒	ND
ウィスキー	ND-2.0

ND：検出されない．

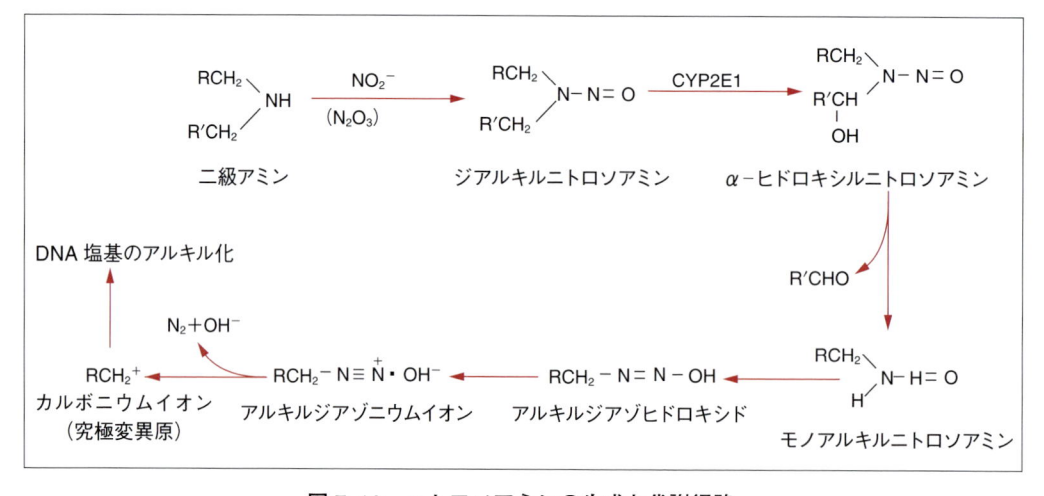

図7-10 ニトロソアミンの生成と代謝経路

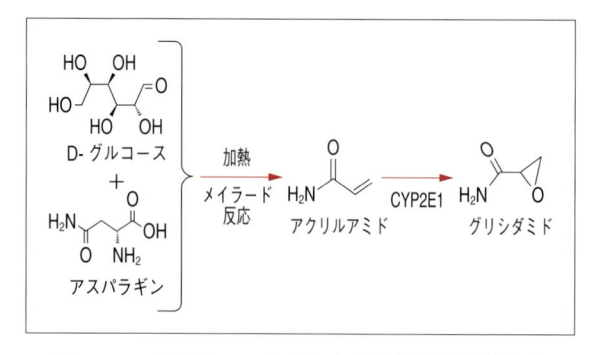

図7-11 アクリルアミドの生成機構と代謝活性化

表 7-10 食品中のアクリルアミドの濃度

食品群	アクリルアミド含量(g/kg)	
	最小価	最大価
ポテトチップス	170	2,510
ジャガイモ(生)	<10	<50
ジャガイモ(ゆでたもの)	<4	<50
フライドポテト	59	12,800
コーンスナック	120	220
ケーキ, パイ類	24	364
パン	<10	130
トースト	25	1,430
ビスケット, クラッカー	18,650	650
シリアル	22	1,400
クリスプブレッド	<30	1,900
インスタント麺類	11	581
コーヒー豆(焙煎)	45	374
茶(葉)	142	567
麦茶(粒)	210	578
チョコレート製品	<2	909
ナッツ	28	339

れていることを報告した．アクリルアミド acrylamide (図 7-11) は炭水化物およびアスパラギンを多く含む原材料を高温 (120℃以上) で加熱調理した食品 (ポテトチップス，フライドポテト，ビスケットなど) や，コーヒー豆，ほうじ茶葉，煎り麦のような高温で焙煎した食品に含まれている (表 7-10)．また，一般家庭で食品を調理した際にもその材料や方法により生成し，さらにタバコの煙中にも含まれている．アクリルアミドの生成メカニズムは，食品を高温で加熱処理することで，食品中のグルコースやフルクトースなどの還元糖とアミノ酸であるアスパラギンが反応する，いわゆるメイラード反応 (8 章参照) によると考えられている．また，アスパラギン酸より生成したアクリル酸がアンモニアと反応する経路，脂質の分解物であるアクロレインの酸化を経て生成する経路などがある．食品を介してアクリルアミドが経口的に摂取されると，肝臓で代謝されて各臓器に移行する．アクリルアミドは薬物代謝酵素である CYP2E1 により酸化されてエポキシド体のグリシダミドに変化する．アクリルアミドおよびグリシダミドは血中でヘモグロビンと結合して付加体を形成するが，グリシダミドは DNA と付加体を形成することが報告されている．グリシダミドは各種遺伝毒性試験において，アクリルアミドよりも強い毒性を示すことから，アクリルアミドを摂取することにより発現する遺伝毒性はアクリルアミドの代謝物であるグリシダミドによって誘導されると考えられる．アクリルアミドの発がん性に関して，国際がん研究機関 (IARC) は「ヒトに対しておそらく発がん性を示す」グループ 2A に分類している．

5. アフラトキシン

カビが産生する毒素は，**マイコトキシン** mycotoxins といわれており，その中で発がん性を有する物質としてアフラトキシンが知られている．コウジカビ (*Aspergilus flavus, Aspergillus prasiticus*) が産生するカビ毒の**アフラトキシン** aflatoxin は肝臓を標的臓器として肝障害

196   7. 食品に存在する変異原・発がん物質と抗変異原・抗発がん物質

表 7-11　アフラトキシン摂取量と肝がん発生率(疫学調査)

調査地域	アフラトキシンの 1日推定摂取量 (mg/kg)	肝がん発生率 (10万人当たり/年)
ケニヤ(高地)	3.5	0.7
タイ(ソングクラア)	5.0	2.0
スワジランド(高草原)	5.1	2.2
ケニヤ(中地)	5.9	2.5
スワジランド(中草原)	8.9	3.8
ケニヤ(低地)	10.0	4.0
スワジランド(レボンボ)	15.4	4.3
タイ(ラトブリ)	45.0	6.0
スワジランド(低草原)	43.1	9.2
モザンビーク	222.4	13.0

(Van Rensburg ら, 1985, 粟飯原景昭, 内山充編著：食品の安全性評価, 学会出版センター, 1983を一部改変)

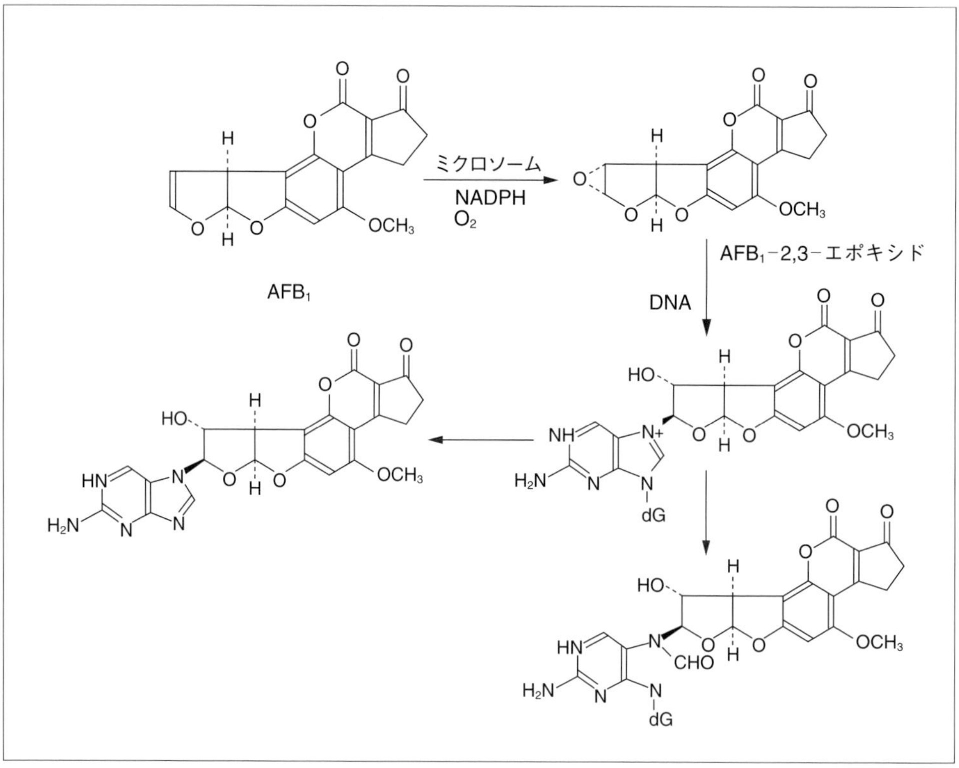

図 7-12　アフラトキシン B_1 (AFB_1) の代謝経路

を起こし, 肝がんを誘発する. とくにアフリカや東南アジアの住民の間では, アフラトキシンの摂取量と肝がんの発生率が正の相関を有すること(表 7-11)から, 穀類や香辛料中のカビ汚染が大きな社会問題となった. アフラトキシンのうち, アフラトキシン B_1 は薬物代謝酵素 CYP3A4 で代謝されると, それぞれアフラトキシン M_1, アフラトキシン P_1, アフラトキシン Q_1, また DNA と付加体を形成するエポキシドに代謝されると考えられている(図 7-12). ア

```
            CHO
H₃C-CO-CHO   |         CH₃CO-CO-CH₃
            CHO
メチルグリオキサール   グリオキサール   ジアセチル
```

図7-13 食品中の変異原性を示すカルボニル化合物の化学構造

表7-12 日常食品の亜硝酸処理による変異原性の変化

食品群	亜硝酸処理前 His$^+$revertants/day		亜硝酸処理後 His$^+$revertants/day	
	−S9mix	+S9mix	−S9mix	+S9mix
1 米類	0	0	705	235
2 穀類・いも類	0	0	22,046	8,046
3 砂糖・菓子類	0	0	6,349	3,340
4 油脂類	166	365	4,432	1,693
5 豆類	10,285	0	61,710	23,656
6 果実類	24,024	5,880	83,664	2,856
7 緑黄色野菜類	4,574	1,723	46,213	18,890
8 白色野菜・海藻類	20,924	15,792	212,994	92,778
9 調味嗜好飲料類	13,978	5,376	79,834	59,136
10 魚介類	170,476	161,644	188,692	136,528
11 肉・卵類	92,476	79,788	150,551	101,893
12 乳類	1,154	385	3,078	1,732
13 加工食品類	623	0	3,183	1,557
計	338,680	270,953	863,451	452,340

(木苗ら:食品衛生学雑誌, 21:369, 1983)

フラトキシンB_1はDNAへの結合力を示すことから,強い肝がん誘発性を有すると推察できる.

6. その他の変異原・発がん物質

a. ジカルボニル化合物

焙煎したコーヒー豆,インスタントコーヒー,みそ,しょうゆ中にメチルグリオキサール methylglyoxalやグリオキサール glyoxal,ジアセチル diacetyl などのジカルボニル化合物が含まれることが明らかにされている.それらは弱いながら変異原性を示すこと,メチルグルオキサールにおいては発がん性を有することが報告されている.これらは,還元糖あるいは脂質が分解して生成するものと考えられている(図7-13).

b. 亜硝酸処理により変異原性を示す化合物および食品

二級アミンが酸性で亜硝酸と反応すると,発がん性を有するニトロソアミンが生成することはすでに述べた.これは,日常的に摂取している食品,また含有成分が生体内で亜硝酸塩と反応して変異原物質を生成する可能性を示唆するものである.中国において,尿中のプロリンやサルコシンなどのニトロソ化合物排泄量と食道がんの発生率との間に相関関係があること,またコロンビアではソラマメの亜硝酸処理生成物が胃がん発生率と関連することなどが報告され

表7-13 亜硝酸処理による直接変異原物質の生成

食　品	もとの食品1g当たりの復帰突然変異体数
キュウリみそ漬	18,000　His⁺revertants / g
〃　ぬか漬	2,900
ダイコンぬか漬	3,100
〃　かす漬	1,900
ハクサイ塩漬	2,500
イワシ丸干し	2,400
ニシン干物	5,500
焼　鶏　肉	12,800
焼　牛　肉	7,400
焼　豚　肉	3,800
焼丸干しイワシ	17,900
炊　飯*	85

*TA100，-S9mix における生米1g当たりの復帰突然変異体数
(Hayatsu et al.：Jpn J. Cancer Res., 80, 1989, Wakabayashi K. et al.：Mutation Res., 158, 1984)

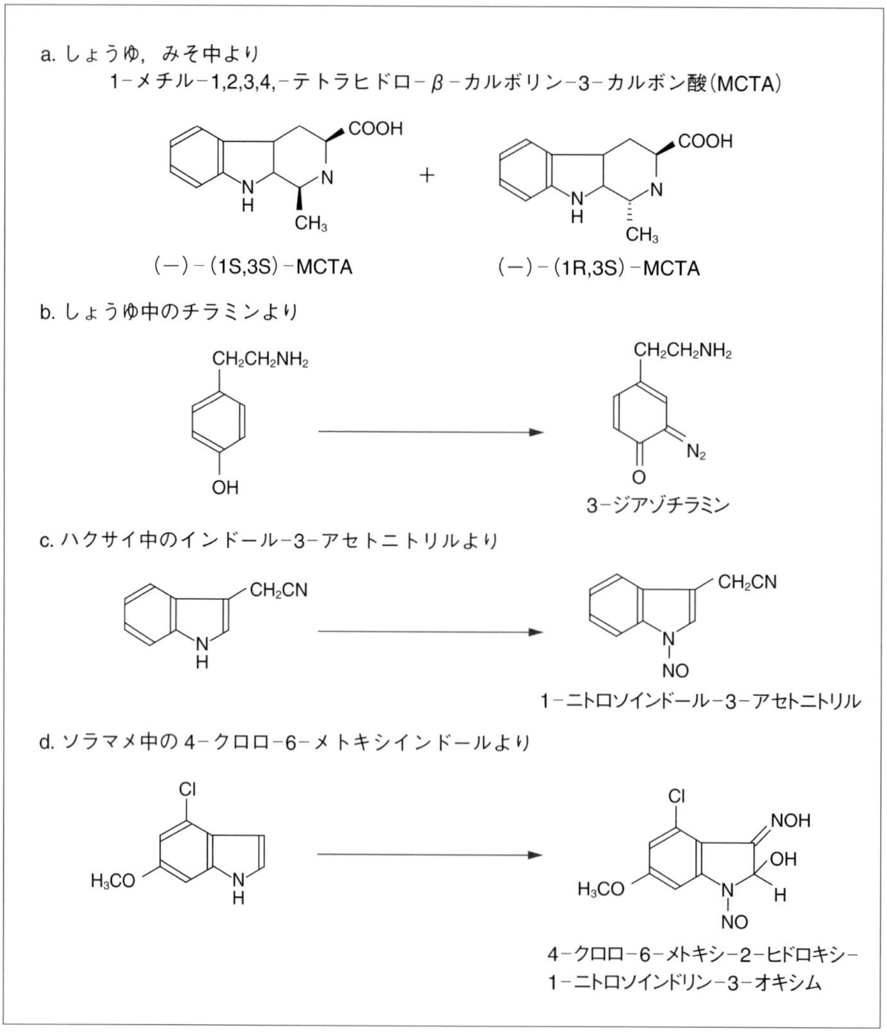

a. しょうゆ，みそ中より
1-メチル-1,2,3,4,-テトラヒドロ-β-カルボリン-3-カルボン酸(MCTA)

(−)-(1S,3S)-MCTA　　　(−)-(1R,3S)-MCTA

b. しょうゆ中のチラミンより

3-ジアゾチラミン

c. ハクサイ中のインドール-3-アセトニトリルより

1-ニトロソインドール-3-アセトニトリル

d. ソラマメ中の4-クロロ-6-メトキシインドールより

4-クロロ-6-メトキシ-2-ヒドロキシ-
1-ニトロソインドリン-3-オキシム

図7-14 食品中の変異原物質前駆体および亜硝酸処理後の生成物

ている．木苗らは，マーケットバスケット方式により日常食品を 13 群に分類して酸性下で亜硝酸処理し，その前後での変異原性を Ames 試験を用いて調べた．その結果，亜硝酸処理することにより 1 日に摂取する食品の変異原性は，代謝活性化を受けない場合(−S9mix, p 197 参照)で 2.5 倍，代謝活性化されると(＋S9mix, p 197 参照)1.7 倍に上昇することを報告している(表 7-12)．実際に，亜硝酸処理をした個々の食品の復帰変異コロニー数を調べたところ，キュウリのみそ漬けや焼鶏肉，焼丸干イワシで高いことが確認された．現在までに，亜硝酸処理後に変異原性を示す食品を表 7-13 に，また変異原物質前駆体と生成物の化学構造を図 7-14 に示した．

C. 変異原物質，発がん物質の分離検出

われわれの生活環境中には多種多様な化学物質が存在しており，それらの中から変異原・発がん物質を分離，同定，定量し，さらにその分解法や除去法を確立することは重要である．しかし，動物を用いる発がん実験は長期間を有することから，細胞，微生物，ショウジョウバエ，実験動物などを用いた変異原性を指標としたスクリーニング法が用いられている．現在，よく利用されている変異原性試験を表 7-14 に示した．それらの中で Ames 試験，染色体異常試験，小核試験，単一細胞ゲル電気泳動試験(コメットアッセイ)を用い，総合的に評価すると，発がん性ときわめて高い相関を示すことが明らかになっており，それらの試験系は医薬品，食品添加物，農薬，工業原料などの発がん性の一次スクリーニング法として利用されている．ここでは，Ames 試験とともに近年用いられるようになった小核試験，コメットアッセイおよび ^{32}P-ポストラベル法について述べる．

1. 変異原物質の分離と精製

日常食品中から変異原物質や発がん物質を分離するには，粉砕機やホモジナイザーで均一に

表 7-14 発がん物質の一次スクリーニングとしての変異原性試験

(1) 遺伝子突然変異誘発性を指標とする試験
 ① 細菌を用いる復帰突然変異試験(Ames 試験など)
 ② 細胞培養を用いる遺伝子突然変異試験

(2) 染色体異常誘発性を指標とする試験
 ① 培養細胞を用いる染色体異常試験
 ② 小核試験
 ③ 優性致死試験

(3) DNA 損傷性を指標とする試験
 ① 細菌を用いる DNA 損傷試験(Rec–assay)
 ② 単一細胞ゲル電気泳動試験[SCG(Comet)assay]
 ③ 不定期 DNA 合成(UDS)試験
 ④ 姉妹染色分体交換(SCE)試験

し，n-ヘキサンやエーテルで脱脂後，精製水や有機溶媒を用いて抽出する方法が一般的に行われている．しかし早津らは，銅フタロシアニンをアルカリ性で綿に吸着させた青色の吸着剤ブルーコットンを開発した．さらに綿の代わりにレイヨンやキチンを用いたブルーレイヨン，ブルーキチンが作製されている．これらの担体は食品などの混合試料に存在している平面構造を有する3員環以上の化合物を選択的に結合して，試料から分離させることができる．それゆえ，ブルーコットンなどのこれら吸着剤は，日常食品や水試料から多環芳香族炭化水素やヘテロサイクリックアミンなどの変異原・発がん物質を分離するのに繁用されている．

なお，飲料水や水分含量が高い食品から変異原物質や発がん物質を分離する場合には，Amberlite XAD樹脂を含む各種担体が開発されているので，それらの中から適当なものを選び，カラム法またはバッチ法で吸着させて，有機溶媒を用いて脱離抽出することにより分離・濃縮を同時に行うことができる．

2．変異原性試験

a. Ames試験

Ames試験は1970年代に，当時米カリフォルニア大学のB. N. Ames教授らにより開発された方法である．使用するサルモネラ菌はネズミチフス菌 *Salmonella typhimurium* の変異体 mutant で，ヒスチジン合成酵素の遺伝子に突然変異が起こり，**ヒスチジン要求性**(His^-)になっている．この菌が，遺伝子に作用する化学的，生物的，物理的因子に曝露されると，ある確率で，もともとあった変異部位に突然変異が起こり，野生型の**ヒスチジン非要求性**(His^+)へと変化する．このような菌を**復帰突然変異体** revertant といい，この復帰突然変異の変化を利用して被験物質の変異原性を調べる方法がAmes試験である．Ames試験では，一般的に復帰突然変異コロニー数で用量作用曲線が得られること，また定量的増加などが要求されている．

1）使用菌株について

遺伝子中の変異部位の違いにより，用いる菌株を選択する必要がある．**フレームシフト** frameshift **型**の突然変異を検出するためには，TA1573, TA1538, TA98（TA1538にアンピシリン耐性のプラスミドpKM101を導入したもの）が用いられる．一方，**塩基対置換** base-pair change **型**の突然変異を検出するためには，TA1535にプラスミドを導入したTA100（TA1535に同様にPKM101を導入したもの）が用いられる．これらの菌株はヒスチジン合成酵素を欠損しており，さらに紫外線によるDNA損傷を除去修復する能力を失っている（uvrB）．また細胞表面のリポ多糖類を欠損し（rfa），被験物質が透過しやすくなっている．最近，塩基対置換型の変異を調べるTA102株や，分子内に酸素を含む化合物の変異原性を検出できるTA104株のほか，アセチル転移酵素やニトロ還元酵素の活性を上昇させたYG株や，反対に欠損している菌株などが開発され，目的に応じて適宜利用されている．

2）定量試験と判定

定量試験とは，いろいろな濃度（通常3〜4点）の試料について変異原性の強さを検査し，量的関係を調べるために行うものである．菌と試料を混ぜてすぐ寒天培地上にまくプレート法（Amesの原法）と，菌と試料の懸濁液を37℃で一定時間反応させてからまくプレインキュベーション法がある．

この場合，被験物質の代謝活性化による変異原性の有無についても検討することができる．

食品表示法および食品表示基準の概要

　食品衛生法，JAS法（農林物資の規格化及び品質表示の適正化に関する法律）及び健康増進法の食品の表示に関する規定を統合した食品表示法が2013年に成立，2015年より施行された．以下に食品表示法ならびに食品表示基準の概要を示す．

食品表示法の概要

（平成25年6月，消費者庁より一部改変）

食品を摂取する際の安全性及び一般消費者の自主的かつ合理的な食品選択の機会を確保するため，食品衛生法，JAS法及び健康増進法の食品の表示に関する規定を統合して食品の表示に関する包括的かつ一元的な制度を創設．	・整合性の取れた表示基準の制定 ・消費者，事業者双方にとって分かりやすい表示 ・消費者の日々の栄養・食生活管理による健康増進に寄与 ・効果的・効率的な法執行

【目的】　消費者基本法の基本理念を踏まえて，表示義務付けの目的を統一・拡大

【新制度】
・食品を摂取する際の安全性
・一般消費者の自主的かつ合理的な食品選択の機会の確保

【現行】
・食品衛生法…衛生上の危害発生防止
・JAS法…品質に関する適正な表示
・健康増進法…国民の健康の増進

○ 基本理念（3条）
・食品表示の適正確保のための施策は，消費者基本法に基づく消費者政策の一環として，消費者の権利（安全確保，選択の機会確保，必要な情報の提供）の尊重と消費者の自立の支援を基本
・食品の生産の現況等を踏まえ，小規模の食品関連事業者の事業活動に及ぼす影響等に配慮

【食品表示基準】（4条）
○ 内閣総理大臣は，食品を安全に摂取し，自主的かつ合理的に選択するため，食品表示基準を策定
　① 名称，アレルゲン，保存の方法，消費期限，原材料，添加物，栄養成分の量及び熱量，原産地その他食品関連事業者等が表示すべき事項
　② 前号に掲げる事項を表示する際に食品関連事業者等が遵守すべき事項
○ 食品表示基準の策定・変更
　〜厚生労働大臣・農林水産大臣・財務大臣に協議／消費者委員会の意見聴取

【食品表示基準の遵守】（5条）
○ 食品関連事業者等は，食品表示基準に従い，食品の表示をする義務

| 指示等 | （6条・7条）

○ 内閣総理大臣（食品全般），農林水産大臣（酒類以外の食品），財務大臣（酒類）
　～食品表示基準に違反した食品関連事業者に対し，表示事項を表示し，遵守事項を遵守
　すべき旨を指示
○ 内閣総理大臣～指示を受けた者が，正当な理由なく指示に従わなかったときは，命令
○ 内閣総理大臣～緊急の必要があるとき，食品の回収等や業務停止を命令
○ 指示・命令時には，その旨を公表

| 立入検査等 | （8条～10条）

○ 違反調査のため必要がある場合
　～立入検査，報告徴収，書類等の提出命令，質問，収去

| 内閣総理大臣等に対する申出等 | （11条・12条）

○ 何人も，食品の表示が適正でないため一般消費者の利益が害されていると認めるとき
　～内閣総理大臣等に申出可
　⇒内閣総理大臣等は，必要な調査を行い，申出の内容が事実であれば，適切な措置
○ 著しく事実に相違する表示行為・おそれへの差止請求権
　（適格消費者団体～特定商取引法，景品表示法と同様の規定）

| 権限の委任 | （15条）

○ 内閣総理大臣の権限の一部を消費者庁長官に委任
○ 内閣総理大臣・消費者庁長官の権限の一部を都道府県知事・保健所設置市等に委任（政令）

| 罰則 | （17条～23条）

○ 食品表示基準違反（安全性に関する表示，原産地・原料原産地表示の違反），命令違反等
　について罰則を規定

食品表示基準の概要

（平成27年3月，消費者庁）

| 食品表示基準の策定方針 | ―現行58本の基準を1本に統合―

● 消費者の求める情報提供と事業者の実行可能性とのバランスを図り，双方に分かりやすい
　表示基準を策定する
1　原則として，表示義務の対象範囲（食品，事業者等）については変更しない
　・例外として，食品衛生法とJAS法の基準の統合に当たり，加工食品と生鮮食品の区分
　　などを変更
2　基準は，食品及び事業者の分類に従って整序し，分かりやすい項目立てとする
　・食品について，「加工食品」，「生鮮食品」，「添加物」に区分
　・食品関連事業者等について，「食品関連事業者に係る基準」，「食品関連事業者以外の販
　　売者に係る基準」に区分

3 2の区分ごとに，食品の性質等に照らし，できる限り共通ルールにまとめる
4 現行の栄養表示基準を，実行可能性の観点から義務化にふさわしい内容に見直す
・対象成分，対象食品，対象事業者等について規定
5 安全性に関する事項に係るルールを，より分かりやすいように見直す
・例えば，アレルギー表示のうち，特定加工食品（※）に係る表示（例えば，原材料として「マヨネーズ」と表示した場合に，「卵」を含む旨の表示を省略できるとするもの）の見直し
※一般的にアレルゲンを含むことが知られているため，それを表記しなくても，アレルゲンを含むことが理解できると考えられてきたもの（例：マヨネーズ（卵），パン（小麦））

旧制度からの主な変更点

1 加工食品と生鮮食品の区分の統一
JAS法と食品衛生法において異なる食品の区分について，JAS法の考え方に基づく区分に統一・整理
【新たに加工食品に区分されるもの】
現行の食品衛生法では表示対象とはされていない，軽度の撒（さん）塩，生干し，湯通し，調味料等により，簡単な加工等を施したもの（例：ドライマンゴー）についても，「加工食品」として整理．その結果，新たに，アレルゲン，製造所等の所在地等の表示義務が課される．

2 製造所固有記号の使用に係るルールの改善
・原則として，同一製品を2以上の工場で製造する場合に限り利用可能
・製造所固有記号を使用する場合には，次のいずれかの事項を表示
　①製造所所在地等の情報提供を求められたときに回答する者の連絡先
　②製造所所在地等を表示したＷｅｂサイトのアドレス等
　③当該製品の製造を行っている全ての製造所所在地等
・ただし，ルールの改善の対象については，業務用食品を除くこととする．

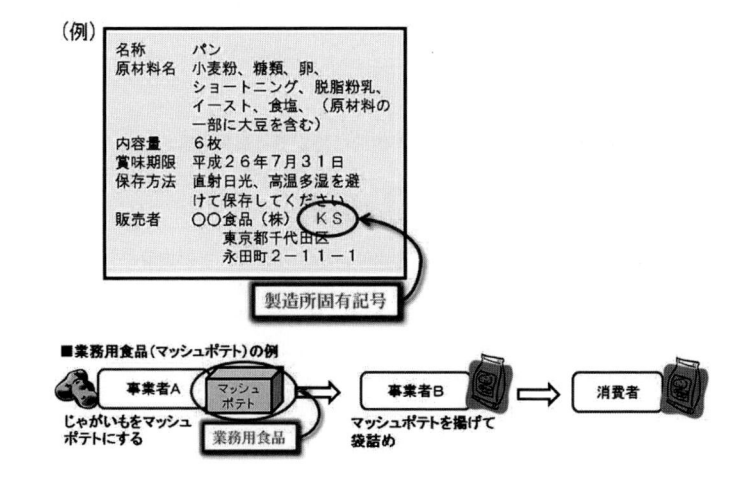

（例）
名称　パン
原材料名　小麦粉、糖類、卵、ショートニング、脱脂粉乳、イースト、食塩、（原材料の一部に大豆を含む）
内容量　6枚
賞味期限　平成26年7月31日
保存方法　直射日光、高温多湿を避けて保存してください
販売者　○○食品（株）　ＫＳ
　　　　東京都千代田区永田町2－11－1

製造所固有記号

■業務用食品（マッシュポテト）の例
事業者A　じゃがいもをマッシュポテトにする　→　マッシュポテト（業務用食品）　→　事業者B　マッシュポテトを揚げて袋詰め　→　消費者

3 アレルギー表示に係るルールの改善
(1) 特定加工食品(注1)及びその拡大表記を廃止することにより，より広範囲の原材料についてアレルゲンを含む旨の表示を義務付け
(2) アレルギー患者の商品選択の幅を広げるため，個別表示を原則とし，例外的に一括表示を可能とする．
(3) 一括表示する場合，一括表示欄を見ることでその食品に含まれる全てのアレルゲンを把握できるよう，一括表示欄に全て表示（現行は，例えば，「卵」や「小麦」が原材料として表示されている場合や，「たまご」や「コムギ」が代替表記(注2)で表示されている場合は，改めて一括表示欄に表示しなくともよいが，今後は，「卵」，「小麦」も一括表示欄に改めて表示が必要）
等

4 栄養成分表示の義務化
食品関連事業者(注3)に対し，原則として，全ての消費者向けの加工食品及び添加物への栄養成分表示を義務付け
【義務】エネルギー，たんぱく質，脂質，炭水化物，ナトリウム（「食塩相当量」で表示(注4)）
【任意（推奨）】飽和脂肪酸，食物繊維
【任意（その他）】糖類，糖質，コレステロール，ビタミン・ミネラル類

5 栄養強調表示に係るルールの改善
(1) 相対表示（コーデックスの考え方を導入）
・低減された旨の表示をする場合（熱量，脂質，飽和脂肪酸，コレステロール，糖類及びナトリウム）及び強化された旨の表示をする場合（たんぱく質及び食物繊維）には，基準値以上の絶対差に加え，新たに，25％以上の相対差(注5)が必要（栄養強調表示をするための要件の変更）
・強化された旨の表示をする場合（ミネラル類（ナトリウムを除く．），ビタミン類）には，「含む旨」の基準値以上の絶対差に代えて，栄養素等表示基準値の10％以上の絶対差（固体と液体の区別なし）が必要（絶対差の計算方法の変更）
(2) 無添加強調表示（コーデックスの考え方を導入．新規）

(注1) 特定加工食品
　表記に特定原材料名又は代替表記を含まないが，一般的に特定原材料等を含むことが予測できると考えられてきた表記
　（例：マヨネーズ→「卵を含む」を省略可，パン→「小麦を含む」を省略可）
(注2) 代替表記
　表記方法や言葉が違うが，アレルゲンを含む食品と同一であるということが理解できる表記
　（例：たまご→「卵を含む」を省略可，コムギ→「小麦を含む」を省略可）
(注3) ①消費税法第9条に規定する小規模事業者（課税期間に係る基準期間における課税売上高が1000万円以下の事業者（当分の間は，課税売上高が1000万円以下の事業者又は中小企業基本法第二条第五項に規定する小規模企業者（おおむね常時使用する従業員の数が20人（商業又はサービス業に属する事業を主たる事業として営む者については，5人）以下の事業者）），②業務用食品を販売する事業者及び③食品関連事業者以外の販売者は，栄養成分の量を表示しなくともよい．
(注4) ナトリウム塩を添加していない食品に限って，任意でナトリウムの量を表示することができる．この場合において，ナトリウムの量の次に，括弧等を付して食塩相当量を表示することが必要．
(注5) ナトリウムについては，食品の保存性及び品質を保つ観点から，25％以上の量を低減することが困難な食品については，相対差についての特例を認める．

食品への糖類無添加に関する強調表示及び食品へのナトリウム塩無添加に関する強調表示（食塩無添加表示を含む）は，それぞれ，一定の条件が満たされた場合にのみ行うことができる．

6 栄養機能食品に係るルールの変更
(1) 対象成分の追加
　栄養成分の機能が表示できるものとして，新たに「n-3系脂肪酸」，「ビタミンK」及び「カリウム(注6)」を追加．なお，β-カロテンに関する規定が削除され，ビタミンAとして扱うこととなった（過剰摂取に関する注意喚起が必要となった）．
(2) 対象食品の範囲の変更
　鶏卵以外の生鮮食品についても，栄養機能食品の基準の適用対象とする．
(3) 表示事項の追加・変更
　・栄養素等表示基準値の対象年齢（18歳以上）及び基準熱量（2,200kcal）に関する文言を表示
　・特定の対象者（疾病に罹患している者，妊産婦等）に対し，定型文以外の注意を必要とするものにあっては，当該注意事項を表示
　・栄養成分の量及び熱量を表示する際の食品単位は，1日当たりの摂取目安量とする．
　・生鮮食品に栄養成分の機能を表示する場合，保存の方法を表示

7 原材料名表示等に係るルールの変更
(1) パン類，食用植物油脂，ドレッシング及びドレッシングタイプ調味料，風味調味料について，他の加工食品同様，原材料又は添加物を区分し，それぞれに占める重量の割合の高いものから順に表示
(2) 複合原材料表示について，それを構成する原材料を分割して表示した方が分かりやすい場合には，構成する原材料を分割して表示可能とする．
(3) プレスハム，混合プレスハムに関し，原材料名中のでん粉の表示に「でん粉含有率」を併記していた点について，「ソーセージ」，「混合ソーセージ」同様，「でん粉含有率」の表示事項の項目を立てて表示　　　　　　　　　　　　　　　　　　等

8 販売の用に供する添加物の表示に係るルールの改善
(1) 一般消費者向けの添加物には，新たに，「内容量」，「表示責任者の氏名又は名称及び住所」を表示
(2) 業務用の添加物には，新たに，「表示責任者の氏名又は名称及び住所」を表示

9 通知等に規定されている表示ルールの一部を基準に規定
(1) 安全性の確保の観点から，指導ではなく，表示義務を課すべき表示ルール（フグ食中毒対策の表示及びボツリヌス食中毒対策の表示）
(2) 分かりやすい食品表示基準を策定するという観点から，食品表示基準と通知等にまたがって表示ルールが規定されるのではなく，基準にまとめて規定すべき表示ルール（例えば，栄養素等表示基準値，栄養機能食品である旨及び当該栄養成分の名称の表示の

(注6) カリウムについては，過剰摂取のリスク（腎機能低下者において最悪の場合，心停止）を回避するため，錠剤，カプセル剤等の食品は対象外とする．

方法等）

10　表示レイアウトの改善
(1) 表示可能面積がおおむね30cm^{2}以下の場合，安全性に関する表示事項（「名称」，「保存方法」，「消費期限又は賞味期限」，「表示責任者」，「アレルゲン」及び「Lフェニルアラニン化合物を含む旨」）については，省略不可
(2) 表示責任者を表示しなくてもよい場合（食品を製造し，若しくは加工した場所で販売する場合，不特定若しくは多数の者に対して譲渡（販売を除く.）する場合又は食品関連事業者以外の販売者が容器包装入りの加工食品を販売する場合）には，製造所又は加工所の所在地（輸入品にあっては，輸入業者の営業所所在地）及び製造者又は加工者の氏名又は名称（輸入者にあっては，輸入業者の氏名又は名称）も省略不可
(3) 原材料と添加物は，区分を明確に表示

11　経過措置期間
経過措置期間（食品表示基準の施行後，新基準に基づく表示への移行の猶予期間）は，加工食品及び添加物の全ての表示について5年，生鮮食品の表示については，1年6か月とする．

機能性表示食品制度の創設

1　定義
(1) 名称は機能性表示食品
(2) 疾病に罹患していない者（未成年，妊産婦（妊娠を計画している者を含む.）及び授乳婦を除く.）に対し，機能性関与成分によって健康の維持及び増進に資する特定の保健の目的（疾病リスクの低減に係るものを除く.）が期待できる旨を科学的根拠に基づいて容器包装に表示をする食品．ただし，特別用途食品，栄養機能食品，アルコールを含有する飲料，ナトリウム・糖分等を過剰摂取させる食品は除く．
(3) 当該食品に関する表示の内容，食品関連事業者名及び連絡先等の食品関連事業者に関する基本情報，安全性及び機能性の根拠に関する情報，生産・製造及び品質の管理に関する情報，健康被害の情報収集体制その他必要な事項を販売日の60日前までに消費者庁に届け出る．

2　表示事項
横断的な義務表示事項のほか，以下に関する表示を義務づける．
・機能性表示食品である旨
・科学的根拠を有する機能性関与成分及び当該成分又は当該成分を含有する食品が有する機能性
・一日当たりの摂取目安量
・一日当たりの摂取目安量当たりの栄養成分の量及び熱量
・一日当たりの摂取目安量当たりの機能性関与成分の含有量
・届出番号
・食品関連事業者の連絡先として，電話番号
・機能性及び安全性について，国による評価を受けたものでない旨
・摂取の方法

- 摂取する上での注意事項
- バランスのとれた食生活の普及啓発を図る文言
- 調理又は保存の方法に関し特に注意を必要とするものにあっては当該注意事項
- 疾病の診断，治療，予防を目的としたものではない旨
- 疾病に罹患している者，未成年，妊産婦（妊娠を計画している者を含む．）及び授乳婦に対し訴求したものではない旨（生鮮食品を除く．）
- 疾病に罹患している者は医師，医薬品を服用している者は医師，薬剤師に相談した上で摂取すべき旨
- 体調に異変を感じた際は速やかに摂取を中止し医師に相談すべき旨

株式会社　南江堂
（2015 年 12 月）

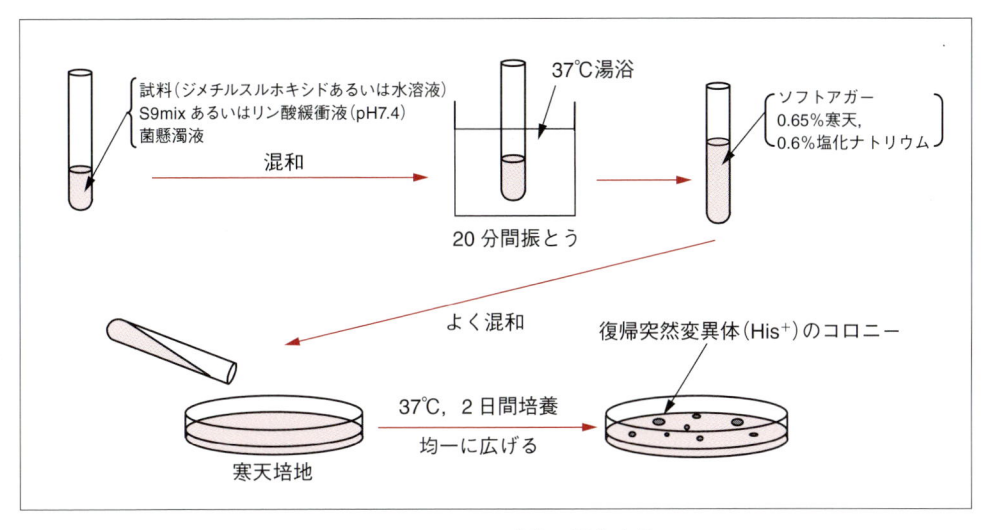

図 7-15 Ames 試験の操作方法

物質によっては，主として肝臓などの臓器中の各種酵素によって構造変化を受けて，DNA と反応しうる活性型になるものがある．この過程を**代謝活性化** metabolic activation と呼ぶ．変異原性検出法でよく用いられる酵素画分として，エスナイン S9mix が用いられる．S9mix とは，主にラットやハムスターにフェノバルビタールと β-ナフトラボンを同時投与し，肝臓を摘出後にホモジネートした細胞液を 9,000×g で遠心分離した上清である S9 に，塩化マグネシウムや塩化カリウム，グルコース 6-リン酸，NADPH, NADH, ATP を添加して緩衝液で pH 調整したものをいう．凍結した S9mix は使用直前に融解させ，一度融かしたものは使い捨てにする．

プレインキュベーション法による実際の実験操作を図 7-15 に示した．プレート法の場合，37℃で 20 分間の振とうをせず，試料と菌懸濁液を S9mix 存在下，あるいは非存在下（緩衝液のみ）で混ぜた後，直ちに寒天培地上にまいて，2 日間培養した後，コロニーを計数する．強い発がん物質であるジメチルニトロソアミンなどはプレート法では変異原性は検出されないが，プレインキュベーション法によって活性が観察される．また-S9mix の場合には，4-ニトロキノリンオキシド(4NQO)や AF-2 が，+S9mix の場合には，ベンゾ[a]ピレンや 2-アセチルアミノフルオレンが陽性対照物質として用いられている．食品中の既知変異原・発がん物質の TA98, TA100 株に対する S9mix 存在下での変異原活性を表 7-15 に示した．

b. 小核試験　micronucleus test

小核試験は MacGregor らによって開発されたもので，細胞中に形成された小核を観察して被験物質の染色体異常誘発能を間接的に検定するもので，動物や魚類のリンパ球，培養細胞，個体がそれぞれ *in vitro* および *in vivo* 試験で用いられる．正常細胞では分裂中期に染色体が赤道面上に集まり，後期に二つの染色分体に分裂して両極に移動する．しかし，細胞が化学物質や放射線などの染色体異常誘発物質の作用を受けると，分裂中期の染色体が切断され，紡錘糸着糸点を持たない無動原体断片や無動原体染色体を形成し，あるいは紡錘体の機能障害を生

表 7-15 食品から分離された主な変異原・発がん物質の変異原活性

加熱分解物	変異原活性 (rev/μg)		主要発がん物質	変異原活性 (rev/μg)	
	TA 98	TA 100		TA 98	TA 100
MeIQ	661,100	30,000	AF-2	6,500	42,000
IQ	433,000	7,000	AFB_1	6,000	28,000
MeIQx	145,000	14,000	B[a]P	320	660
Trp-P-2	104,200	1,800	DEN	0.02	0.15
Orn-P-1	56,800	—	DMN	0.00	0.23
Glu-P-1	49,000	3,200			
Trp-P-1	39,000	1,700	*4NQO	970	9,900
Glu-P-2	1,900	1,200			
AαC	300	20			
MeAαC	200	120			
Lys-P-1	86	99			
Phe-P-1	41	23			

AF-2:2-(2-フリル)-3-(5ニトロ-2-フリル)アクリル酸アミド
AFB_1:アフラトキシンB_1,B[a]P:ベンゾ[a]ピレン
DEN:ジエチルニトロソアミン,DMN:ジメチルニトロソアミン
*4NQO:ニトロキノリン-1-オキシド(陽性対照物質)

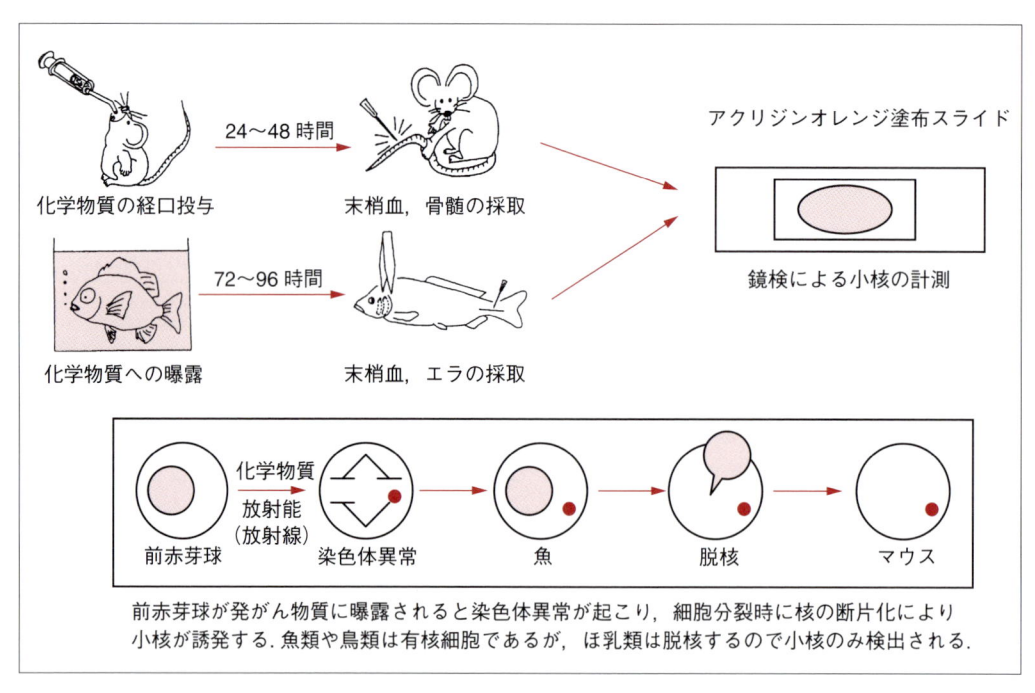

図 7-16 赤血球成熟過程と小核試験

じて,分裂後期に染色体やその断片が分裂極に移動できず,赤道面付近で小核を形成する.マウス骨髄中の赤血球成熟過程における染色体異常と小核形成の模式図および試験方法の概略を図 7-16 に示した.

本法の利点として次のことがあげられる.①どのような核型を持つ生物にも応用できる.②信頼性が高い判定ができる.③染色体異常を検出できる時間が長い.④バックグラウンドが安

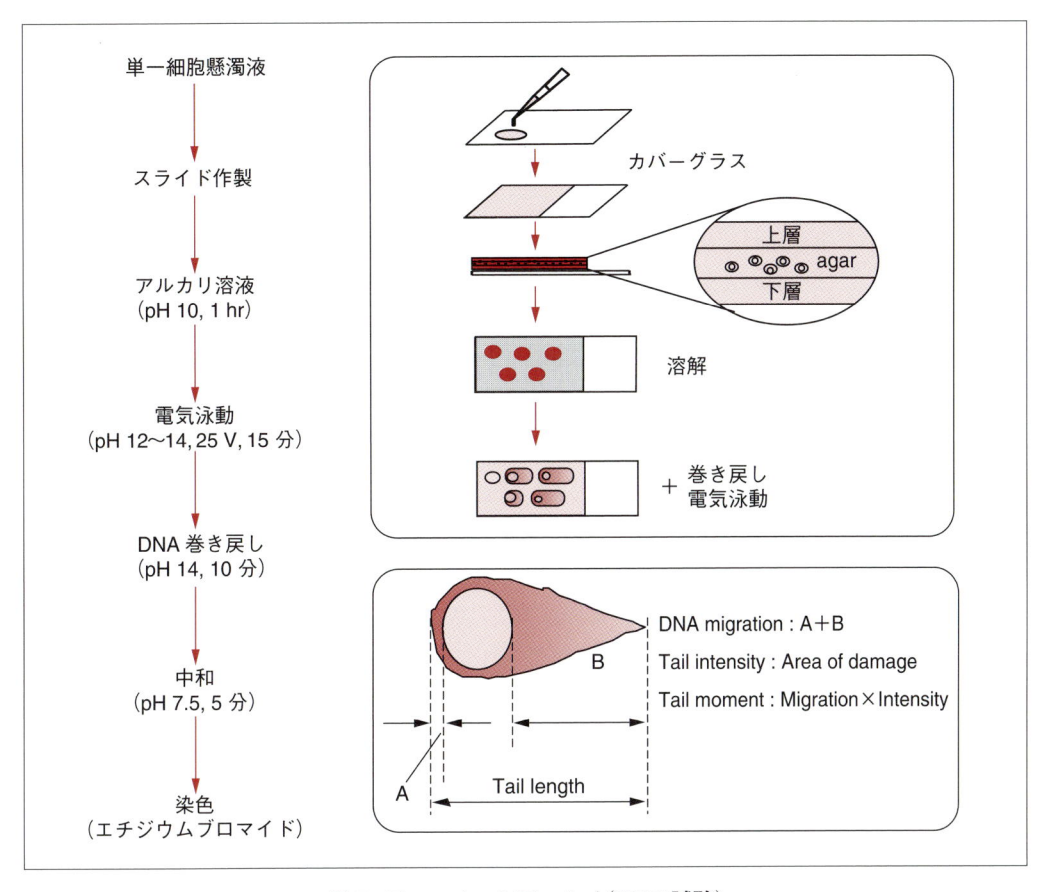

図7-17 コメットアッセイ（SCG試験）

定している．しかし，染色体異常の種類や型を鑑別することができないことや，しばしば擬似小核が出現し，判定しにくい場合があるので，注意する必要がある．

c. **コメットアッセイ** single cell gel electrophoresis（SCGアッセイ）

コメットアッセイはSinghらによって開発されたもので，主に単一細胞を用いてDNA鎖損傷を測定する試験法である．本法は，分離した単一細胞を界面活性剤と高濃度の塩を含むアルカリ溶液で溶解した後，アルカリ条件下でDNAの巻戻しと電気泳動を行い，中和した後エチジウムブロマイドやサイバーグリーンなどの染色剤で染色し，蛍光顕微鏡でDNA損傷を観察するものである．また，DNA移動距離は損傷の大きさに比例して増加するものと考えられている．コメットアッセイの利点としては，①DNAの検出感度が高い，②個々の細胞レベルでデータを採取することにより，細胞集団による平均的な反応では検出不可能な統計解析が可能である，③非常に少ない細胞サンプルで，短時間(5～6時間)で試験が終了する，④いずれの有核細胞も解析の対象となること，があげられる．それゆえ，現在最も関心を持たれている試験法である．試験方法の概略と，泳動パターンから求められるテールインテンシティ tail intensity，テールモーメント tail moment，テール長 tail length の算出法を図7-17に示した．また，最近，酸化的DNA損傷を検出する方法として，コメットアッセイとピリミジンやプリ

ン塩基に生じた酸化的変異を認識・除去するエンドヌクレアーゼⅢおよびホルムアミドピリミジングリコシラーゼを組み合わせた方法も開発されている．

3. 発がん性試験

変異原性試験を組み合わせて発がん性を予想することはできるが，真に発がん物質であるか否かを断定するには，発がん性試験を実施する必要がある．多くの発がん物質は変異原性を示す genotoxic carcinogen であるが，最近，変異原性を示さない p,p'-DDE や 17β-エストラジオールなどの変異原性を示さない発がん物質，non-genotoxic carcinogen が存在することが明らかになった．この試験では，マウス，ラットを用いるが動物愛護の点を考慮しながら実験を行う必要がある．

まず，予備実験として急性毒性試験や亜急性毒性試験を行って，致死量，中毒量を確認する．次いで，致死量より発がん性実験に用いる投与量を決定する．本試験では，2種以上の雌雄動物を用いて1群50匹程度として発がん性試験を行う．化学物質全般については，OECDが1981年にガイドラインとして提出した毒性試験法，WHOが1978年に提出した「化学品毒性評価の原理と手法」などが標準手法として利用されている．詳細についてはそれらを参照されたい．

4. 変異原・発がん物質の同定

変異原性や発がん性を示した化学物質の化学構造を明らかにするには，カラムクロマトグラフィーや高速液体クロマトグラフィーなどにより精製した後，質量分析を適用するLC/MS/MS法やGC-MS法を用いて行う．化学物質のDNA付加体を検出するには，^{32}P-ポストラベル法を用いて発がん物質を結合したヌクレオチドと正常なヌクレオチドを分離し，付加体の種類や量が調べられている．また，最近LC/MS/MS法を用いて，DNA付加体の検出も行われている．

D. 食品成分中の抗変異原・抗発がん物質

1. 抗変異原作用

正常細胞が化学物質（変異原・発がん物質）や，紫外線，放射線，特定のウイルスなどに曝露されると，まずDNAが損傷を受け，遺伝情報が乱され（イニシエーション），次いでその変異が固定され，潜在的ながん細胞の増殖を促進して前がん状態の腫瘍細胞に変化する（プロモーション）．さらに各種遺伝による変化を受け，無制限に増殖を繰り返し，他臓器へ転移する能力を有する悪性腫瘍細胞（いわゆるがん）を形成する（プログレッション）．大量曝露の場合を除くと，1個の正常細胞が突然変異を起こし，臨床がんとして検知されるまでに10～30年と，長期間を必要とするとされている．それゆえ，がんを予防するには，できるだけ早い時期に変異原物質を分解・除去するか，変異した細胞を修復して正常細胞に戻すことが必要である．食

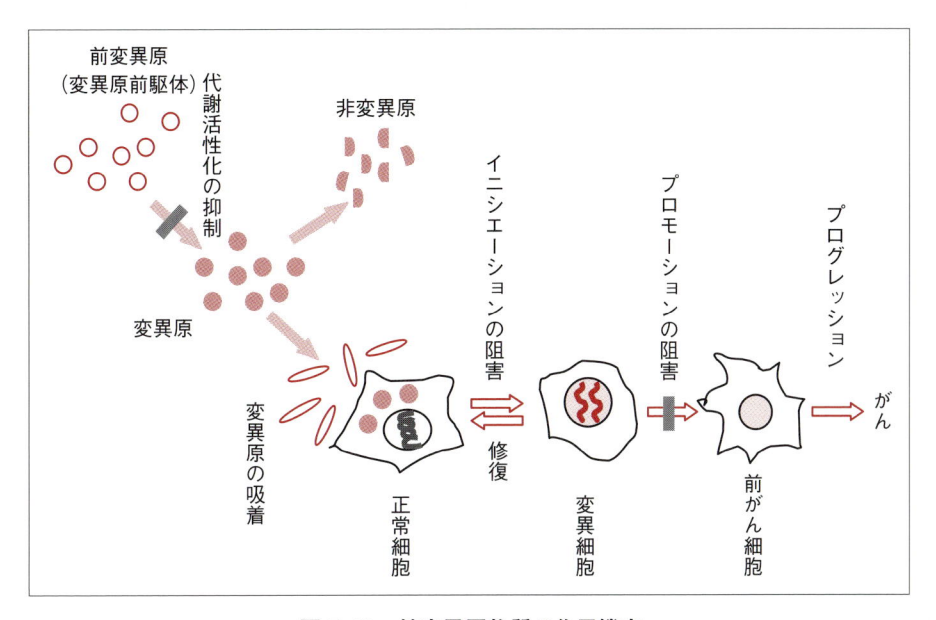

図 7-18 抗変異原物質の作用機序
(黒田行昭ら：抗変異原・抗発がん物質とその検索法, 講談社, 1995)

品の抗変異原作用は, ある特定の化学物質あるいは植物成分を加えることにより, 突然変異の頻度を減少させる場合と, 細胞が有する遺伝的背景に変化を起こさせる場合がある. また細胞内と細胞外とで作用するものに分けて考える場合がある(図 7-18).

なお, 賀田は細胞外で作用する抗変異原を消変異原 desmuagen, 細胞内で作用する抗変異原を生物的抗変異原 bioantimutagen と呼んでいる. De Flora と Ramel は, 各種抗変異原・抗発がん物質を, 作用メカニズムにより表 7-16 のように分類している. 細胞内で作用するものとして, アスコルビン酸や植物ポリフェノール, グルタチオンなどのイオウ酸化物(SO_x)が知られている. また, 細胞外で作用するものとしては, ニトロソ化合物の生成を阻害するアスコルビン酸, α-トコフェロール, タンニン酸, クロロゲン酸が知られている. さらにキャベツ, ゴボウ, ダイコンなどの野菜ジュースが Trp-P-2, Glu-P-1 などの変異原性を不活性化することが見出されている. なお, 抗変異原性の検定には従来変異原性の検定に用いられている遺伝子突然変異を指標とする試験(サルモネラ菌や大腸菌を用いる遺伝子突然変異試験, ほ乳動物の培養細胞を用いる遺伝子突然変異試験), 染色体異常を指標とする試験(ほ乳動物の培養細胞を用いる染色体異常試験, げっ歯類を用いる小核試験), DNA 損傷を指標とする試験(ほ乳動物の細胞を用いる不定期 DNA 合成や姉妹染色分体交換試験, コメットアッセイ)などが応用されている. 抗変異原の中で, 作用機構が明らかにされたものを次に述べる.

a. 直接変異原の不活性化

ソルビン酸を亜硝酸塩と反応させると, 変異原性を有する 1,4-ジニトロ-2-メチルピロールが生成する. この反応系にアスコルビン酸を共存させると, 5 員環に縮合するニトロ基が還元されて変異原性が消失することが知られている(図 7-19).

木苗らは, 沢ワサビ抽出物やその辛味成分の 3 種の ω-メチルスルフィニルアルキルイソチ

表7-16 突然変異および発がんの抑制物質のメカニズム

1. 細胞外で作用する変異原の抑制物質(desmutagen, Kada ら, 1982)(Stage 1 抑制物質, Ramel ら, 1986)
  (1) 変異原またはその前駆物質の取り込みの抑制
    ① 変異原の浸透を妨げるもの
      a. 生物体へ　　　　　　　　　　　　　　　　　体の被覆, 洗浄
      b. 細胞内へ　　　　　　　　　　　　　　　　　脂肪酸, プトレッシン, 芳香族アミノ酸, ヨード
    ② 変異原の除去を助けるもの　　　　　　　　　　繊維
  (2) 変異原の内在的生成の抑制
    ① ニトロ化反応の抑制　　　　　　　　　　　　　アスコルビン酸, トコフェロール, フェノール
    ② 微生物の腸内フローラの変化　　　　　　　　　発酵食品
  (3) 変異原の不活性化
    ① 物理的反応によるもの　　　　　　　　　　　　体液の生理的 pH の維持
    ② 化学的反応によるもの　　　　　　　　　　　　チオール, 抗酸化剤
    ③ 酵素的反応によるもの　　　　　　　　　　　　ペルオキシダーゼ活性のある野菜

2. 細胞内で作用する変異原の抑制物質(Stage 2 抑制物質, Ramel ら, 1982)
  (1) 代謝の修飾因子(blocking 因子, Wattenberg 1981)
    ① 細胞複製の抑制　　　　　　　　　　　　　　　チオール
    ② 前変異原の活性化の抑制　　　　　　　　　　　フェノール, チオール
    ③ 解毒機構の誘導
  (2) blocking 反応分子(blocking 因子, Wattenberg 1981)
    ① 求電子物質との反応
      a. 化学的反応によるもの　　　　　　　　　　　イオウ酸化物
      b. 酵素的反応によるもの　　　　　　　　　　　Phase II 反応の誘導物質
    ② DNA の nucleophile 部を防護する　　　　　　　エラグ酸, レチノイド
  (3) DNA 複製または修復の修飾因子
    ① DNA 傷害の修復を助けるもの　　　　　　　　　ケイ皮アルデヒド, クマリン

3. イニシエーションした細胞またはがん細胞に対して作用する阻害剤(Suppressing 因子, Wattenberg 1981)
  (1) がんのプロモーションの修飾因子
    ① 遺伝毒性の阻害　　　　　　　　　　　　　　　1 および 2 を参照
    ② フリーラジカルの除去　　　　　　　　　　　　種々の抗酸化剤
    ③ 細胞増殖の阻害, 細胞分化の誘導　　　　　　　レチノイド, グルココルチコイド
  (2) がんのプログレッションの修飾因子
    ① 遺伝毒性の阻害　　　　　　　　　　　　　　　1 および 2 を参照
    ② ホルモンまたは成長因子に対する作用　　　　　ホルモン処理, ドーパミン抵抗作用, プロテアーゼ阻害剤
    ③ 免疫系に作用する　　　　　　　　　　　　　　イムノレギュレーター(レチノイド, モノクローナル抗体)
    ④ 物理的, 化学的または生物学的抗がん物質　　　放射線, インターフェロン

(S. DeFlora, C. Ramel, Mutat. Res., 202, 285, 1988, 黒田行昭ら：抗変異原・抗発がん物質とその検索法, 講談社, 1995 より改変)

オシアネートが水道水中の有機塩素化合物である 3-クロロ-4-ジクロロメチル-5-ヒドロキシ-2(5H)-フラノン(MX)の変異原性を低下させること, その作用機構として有機塩素化合物の酸化分解が考えられると報告している.

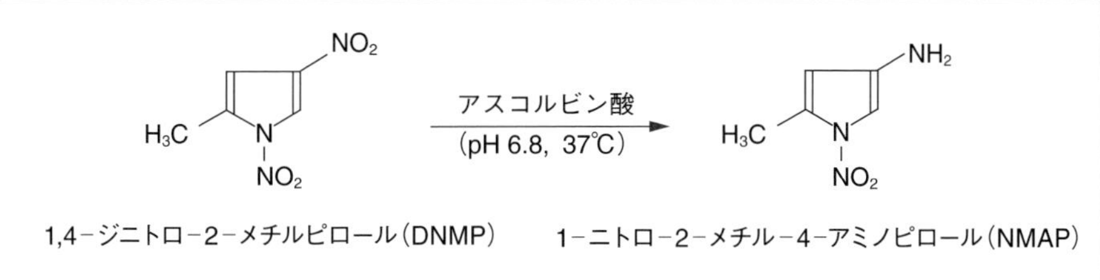

図 7-19　アスコルビン酸によるジニトロメチルピロールの不活性化機構
(Osawa et al. : Biochem. Biophys. Res. Commun., 95, 1980)

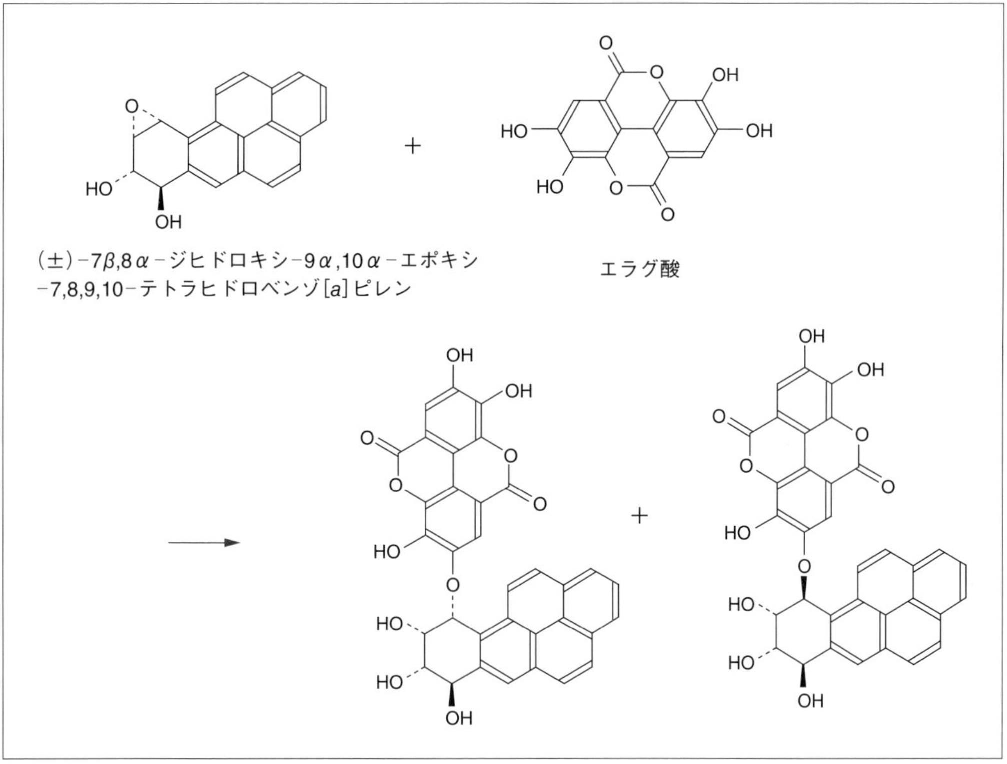

図 7-20　エラグ酸によるベンゾ[a]ピレンジオールエポキシドの不活性化機構
(黒田行昭ら：抗変異原・抗発がん物質とその検索法，講談社，1995)

b. 間接変異原の不活性化

経口投与した後，代謝を受けて変異原性を示す間接変異原としては，ベンゾ[a]ピレンがよく知られている．この系にエラグ酸を加えると，その活性体である究極の発がん物質 ultimate carcinogen である 7,8-ジオール-9,10-エポキシド体と縮合反応を起こし，DNA との付加反応を阻害するため，変異原性や発がん性が消失するものと思われる（図 7-20）．

c. ニトロソ化反応およびメイラード反応の抑制

二級アミンと亜硝酸塩が酸性下で反応すると，ニトロソアミンが生成することはすでに述べた．二級アミンとしては，ジメチルアミン，ジエチルアミン，プロリン，チオプロリンなどが考えられるが，アスコルビン酸や α-トコフェロールを実験系に添加することによりニトロソ

図 7-21 アスコルビン酸, α-トコフェロールのニトロソ化阻害機構
(中村良ら:食品機能化学, 三共出版, 1990)

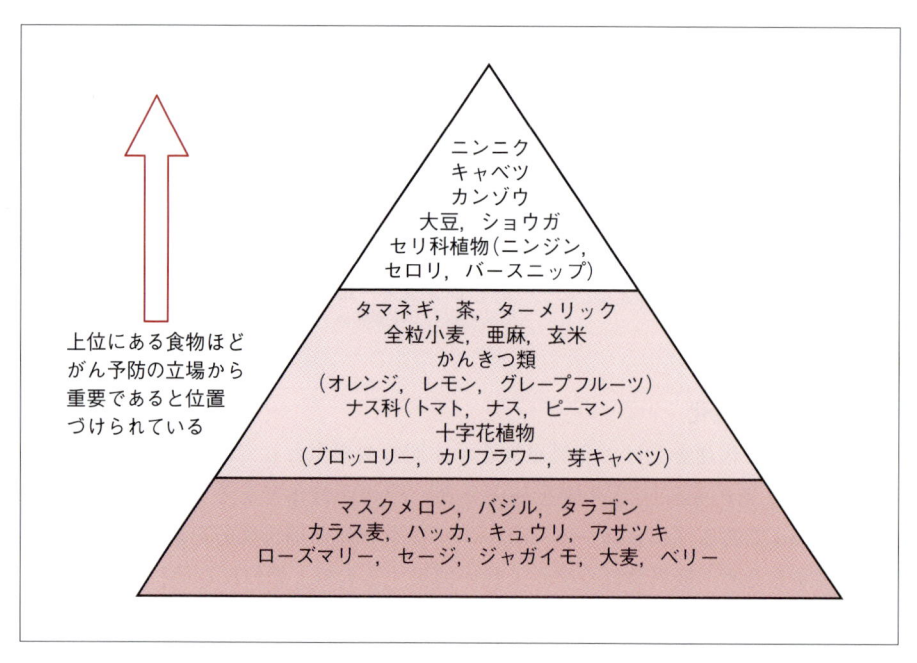

図 7-22 がんの予防効果が期待できる植物性食品
(デザイナーフーズ・プログラム 1995, 米国)

上位にある食物ほどがん予防の立場から重要であると位置づけられている

ニンニク
キャベツ
カンゾウ
大豆, ショウガ
セリ科植物(ニンジン, セロリ, パースニップ)

タマネギ, 茶, ターメリック
全粒小麦, 亜麻, 玄米
かんきつ類
(オレンジ, レモン, グレープフルーツ)
ナス科(トマト, ナス, ピーマン)
十字花植物
(ブロッコリー, カリフラワー, 芽キャベツ)

マスクメロン, バジル, タラゴン
カラス麦, ハッカ, キュウリ, アサツキ
ローズマリー, セージ, ジャガイモ, 大麦, ベリー

表 7-17 野菜，果物中の抗変異原・抗発がん物質の作用機構

化学物質	主たる野菜・果物	作用
カロテノイド		
β-カロテン	ニンジン，カボチャ	抗酸化作用
α-カロテン	トマト	白血病細胞分化
リコペン		抗プロモーター作用
テルペノイド		
グリチルリチン	カンゾウ	抗酸化作用
リモネン	オレンジ	抗プロモーター作用
フェノール類		
エラグ酸	イチゴ，ブドウ	抗酸化作用
エピガロカテキン	緑茶	抗プロモーター作用
フラボノイド		
ビオカニン	グレープフルーツ，ナッツ	抗プロモーター作用
ダイゼイン	大豆	抗エストロゲン作用
ゲニステイン	大豆	チロシンキナーゼ阻害
含硫化合物		
ジアリルジスルフィド	ニンニク，タマネギ	第二相酵素誘導
ジチオールチオン	キャベツ，芽キャベツ	発がん物質無毒化
シアン含有物	プラム，青梅	第一相酵素阻害
クロロフィル	緑色野菜	抗酸化作用

化反応が阻害される．その作用機構としては，いずれの化合物も亜硝酸から生成する N_2O_3 を捕捉して NO に還元することで自身はキノン体に酸化されるものと考えられている（図 7-21）．

また，MeIQx や IQ のようにメイラード反応（還元糖とアミノ酸の縮合反応）で生成するヘテロサイクリックアミンも上記還元剤やブチルヒドロキシアニソール（BHA）などの抗酸化剤添加で生成阻害を起こすことが明らかになった．同様にアクリルアミドもメイラード反応により生成するが，緑茶やワサビ，さらにそれらの含有成分であるカテキン類，イソチオシアネート類がその生成を抑制することも明らかになっている．

d. 植物中の酵素による変異原性の抑制

現在までに，野菜や果物においてペルオキシターゼ peroxidase，カタラーゼ catalarse などの酵素の存在が明らかとなっており，Trp-P-1, IQ などのヘテロサイクリックアミンに対して，活性酵素を生成することでそれら変異原物質を酸化分解することが報告されている．最近，究極発がん物質を不活性化する Phase II 解毒酵素の存在が注目されており，ブロッコリーから単離されたスルホラファン sulforaphane やベンジルイソチオシアネート benzylisothiocyanate がその酵素誘導物質であることが明らかとなった．なお，野菜や果物に含まれる食物繊維が多くの変異原を不可逆的に吸着し，不活化することも知られている．

表 7-18　がん予防のための 15 ヵ条

1. 食事内容：野菜や果物，豆類，精製度の低いデンプン質などの主食食品が豊富な食事をする．
2. 体重：BMI [体重 kg/(身長 m)^2] を 18.5〜25 に維持し，成人期の体重増加は 5 kg 未満にする．
3. 身体活動：1 日 1 時間の速歩を行い，1 週間に合計 1 時間は強度の強い運動を行う．
4. 野菜と果物：1 日 400〜800 g，または 5 皿以上（1 皿は 80 g 相当）の野菜類や果物類を食べる．
5. その他の植物性食品：1 日に 600〜800 g，または 7 皿以上の穀類，豆類，イモ類，バナナなどを食べる．
6. 飲酒：飲酒はすすめられない．飲むなら 1 日男性は 2 杯（＝日本酒 1 合），女性は 1 杯以下とする．
7. 肉類：赤身の肉（牛肉，羊肉，豚肉）を 1 日 80 g 以下に抑える．魚，鶏肉を勧める．
8. 総脂肪量：動物性脂肪を控え，植物油を使用して総エネルギーの 15〜30％ の範囲に抑える．
9. 塩分：塩分は 1 日 6 g 以下に抑える．調味に香辛料，ハーブ，酢を使用し，減塩の工夫をする．
10. カビの防止：常温で長時間放置したり，カビがはえた食物は食べない．
11. 冷蔵庫での保存：腐敗しやすい食物の保存は，冷蔵庫で冷凍か冷却する．
12. 食品添加物と残留物：添加物，汚染物質，その他の残留物は，適切な規制下ではとくに心配はいらない．
13. 調理法：黒こげの食物を避け，直火焼きの肉や魚，塩干くん製食品は控える．
14. 栄養補助食品：このガイドラインを守れば，あえてとる必要はない．
15. タバコを吸わない．吸い始める年齢が低く，吸う量が多いほどリスクは高い．

（米国がん研究財団，1972）

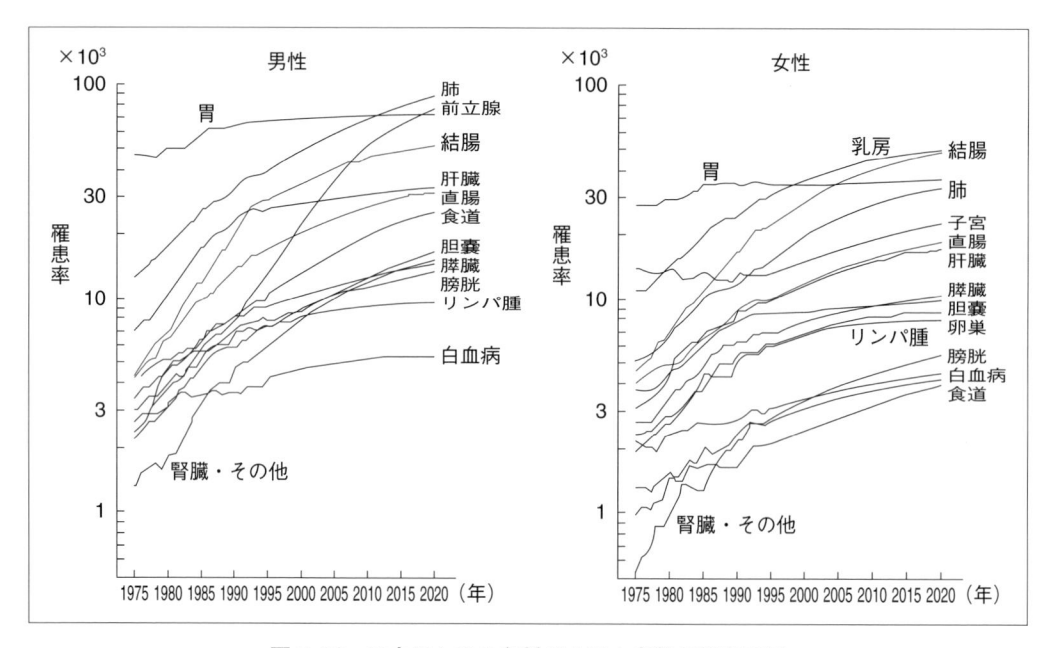

図 7-23　日本における各種がん死亡者数の将来予測
（大島明，黒石哲生，田島和雄編：がん・統計白書—罹患／死亡／予後—2004，篠原出版新社，2004）

2. 植物成分によるがん予防

　米国では，1980 年代までがん治療を中心としたがん撲滅運動が展開されていた．しかし，1990 年代に米国国立がん研究所 National Cancer Institute（NCI）が中心となって「デザイナーフーズ・プログラム」を策定し，野菜や果物，香辛料，嗜好飲料などの植物性食品によるがん予防研究が開始された．5 年間にわたり，疫学的，薬理学的研究が行われ，がん予防に対する重要性から，図 7-22 に示すようなピラミッド型モデルを作成した．その後，これらの食品から多くの抗変異原・抗発がん物質が単離されている（表 7-17）．

　わが国では，がん研究振興財団により，「がんを予防するための 12 ヵ条」が昭和 60 年に提

出されているが，がん予防のための数値目標までは唱えていない．1997年，世界がん研究財団と米国がん研究財団では，「がん予防のための15ヵ条」を策定し，その実行を促している（表7-18）．この条文の中では，毎日野菜350 gと果物200 gを摂取することを奨励している．また，その他の食習慣を含む生活習慣についても，数値でわかりやすく述べている．さらに，21世紀における国民健康づくり運動として，健康日本21が行われている．これは従来よりも健康を増進して，発病を予防する一次予防に重点をおき，食生活などの各自の自主的な生活習慣の改善を促す新しい国民健康づくり運動のことであり，がんなどの病気の早期発見や治療だけでなく，「すべての国民が健康で明るく元気に生活できる社会」の実現を図っている．

　わが国のがん死亡者数の将来予測を図7-23に示した．2015年に上位を占めるとみられるがんは，男性では肺がん，肝がん，胃がん，結腸がん，膵がんが，女性では肺がん，胆道がん，膵がん，胃がんなどであることが予測された．それゆえ，今後の対策としては植物を含む食事成分を活用して，がんの一次予防をさらに推進する必要があると考えられている．

8 食品の変質による有害物質の生成

　ヒトは生命維持のために食品から必要な栄養素をバランスよく摂取する必要がある．食品は毎日摂取することから，栄養的な価値とともに安全性も重要である．食品中の成分は，その調理過程や製造工程において種々の物理的，化学的および生物学的要因によって変化を受け変質することがある．変質の結果，有害物質が生成すれば食品としての機能が損なわれるばかりでなく安全性も問題となる．さらに，変質した食品が市場に流通すれば安全性の問題のみならず，その処理による甚大な経済的損失が懸念される．

　本章では，食品中の栄養素の変質（腐敗，変敗）による有害物質の生成とその予防法について解説する．

　食品中のタンパク質，糖質，脂質およびその他含有成分は，温度，酵素，酸素，光，微生物などの作用により化学的変化を受け食品としての適性を失うことがある．この現象を**変質** spoilage という．この中で主にタンパク質を含む含窒素化合物が微生物により分解され異臭を発する現象を**腐敗** putrefaction という．

　腐敗の過程には微生物中の酵素が関与し，タンパク質が分解されて生成したアミノ酸が，さらに脱炭酸，脱アミノ化などの化学変化を受けて種々の分解産物を生成する．

```
                  プロテアーゼ            ペプチダーゼ
タンパク質  ─────────→  ペプチド  ─────────→  アミノ酸
           細菌酵素
       ─────────→ 含窒素化合物，含硫化合物，有機酸，アルコールなど
```

　糖質や脂質が変質する現象を**変敗** deterioration という．この中で糖質が微生物により分解されてアルコールや有機酸などの有用な化合物を生成する過程は**発酵** fermentation といい，脂質が空気中の酸素により変質することをとくに**酸敗** rancidity という．食品はその製造，加工工程における加熱処理の過程においても，非酵素的にタンパク質，アミノ酸，糖質などが分解され，種々の有害物質を生成することがある．

A. 腐　敗

1. 腐敗に影響する因子

　腐敗に影響する因子としては，温度，水素イオン濃度（pH），酸素，水分活性などがあげられ，いずれも腐敗細菌の増殖条件に関連している．表8-1に腐敗に関与する細菌についてまとめる．

表 8-1　腐敗に関与する細菌の属

グラム陰性菌	グラム陽性菌
Achromobacter 属	*Bacillus* 属（*B. subtilis*, *B. cereus* など）
Escherichia 属（*E. coli* など）	*Clostridium* 属（*Cl. butyricum*, *Cl. sporogenes* など）
Flavobacterium 属	*Micrococcus* 属
Proteus 属（*Pr. morganii*, *Pr. rettgeri* など）	*Saricina* 属
Pseudomonas 属（*Ps. areruginosa*, *Ps. fluorescens* など）	
Serratia 属（*S. marcescens* など）	

a. 温度

　一般細菌の生育最適温度は，15～40℃であり，10℃以下では活動が弱まり，冷蔵保存により，菌の増殖を抑制できる．しかし，*Proteus rettgeri* は 5℃でも増殖することが確認され，*Micrococcus* 属，*Pseudomonas* 属のなかにも低温下で増殖するものが知られており，冷蔵保存下でも問題となる．

b. pH

　腐敗に関与する一般細菌の生育最適 pH は 6～7 である．しかし，乳酸菌やカビの中には pH 5 以下でも増殖するものがあり注意を要する．酢漬けにより食品の保存性が向上するのは，低い pH では，一般に細菌の増殖が抑制されるからである．

c. 水分活性

　細菌の増殖には水分が必須であり，食品中の水分含量は腐敗の重要な因子となる．微生物は食品中のすべての水分を利用できるわけではなく，遊離の形で存在する**自由水** free water のみを利用できる．タンパク質や糖質などと化学的に結合あるいは吸着している**結合水** bound water は，細菌が利用できない．したがって，食品の腐敗に影響を与えるのは自由水の含量である．食品中の自由水の含量は**水分活性** water activity（Aw）で表され，次式で示される．

$$Aw = P/P_0$$

　　Aw：水分活性，P：食品の水蒸気圧，P_0：純水の蒸気圧

　水分活性の測定には，蒸気圧法（マノメーター法，電気湿度計法）と重量平衡法（グラフ挿入法，簡易コンウェイ・ユニット法，平衡水分吸着法）があり，コンウェイ拡散器を用いるグラフ挿入法が最も一般的である．

　水分活性の最大値は，純水の 1.0 であり，最小値は無水物の 0 である．一般微生物の増殖最適水分活性は，0.90～0.99 の範囲にある．細菌は 0.90，酵母は 0.88，カビは 0.80 以上の条件が発育に必要とされ，水分活性が 0.60 以下では，微生物の増殖が阻止される．食品を乾燥し水分活性を低下させることは，保存法として有用である．表 8-2 に各種食品の水分活性をまとめる．

　食品中に砂糖や食塩のような水溶性物質を添加すると，自由水の一部がこれらの溶解に使われるため，水分活性が低下する．その結果として，微生物の増殖が抑えられ食品の保存性が向

表 8-2　食品の水分活性

食品	水分活性	水分(%)	食塩(%)	糖分(%)
卵	0.97	75		
アジの開き	0.96	68	3.5	
チーズ	0.96	約40		
パン	0.93	約35		
塩タラコ	0.91	62	7.2	
ハム・ソーセージ	0.90	56–65		
ウニの塩辛	0.89	57	12.7	
塩鮭	0.88	60	11.3	
イカの塩辛	0.80	64	17.2	
オレンジマーマレード	0.75	32		66
ケーキ	0.74	25		55
カツオの塩辛	0.71	60	21.1	
干しエビ	0.64	23		
クラッカー	0.53	5		70
チョコレート	0.32	1		

上する．砂糖漬けや塩蔵は，水分活性の低下を利用した食品の保存法である．

2. 腐敗の識別法

　食品衛生上，腐敗の初期段階で識別することは重要であるが，構成成分の異なる多くの食品について単一の方法のみで腐敗の有無を判別するのは困難である．感覚試験，微生物学的試験，化学的試験の結果を総合して判定する必要がある．以下にいくつかの判定方法を示す．

a. 感覚試験

　ヒトの感覚には個人差があり，腐敗の識別に客観性を持たせるには難点がある．しかし，熟練した検査員によれば客観性を持たせることも可能となる．感覚試験の検査項目の一つには臭気があり，腐敗臭は，食品の腐敗の初期段階で鋭敏に感知できるものの一つである．その他，食品の色調の変化，固体であれば弾力性，柔軟性，液体であれば濁度，発泡の程度，不溶性物質の生成などが指標となる．また，味の変化，刺激性なども感覚試験に入る．缶詰などは打診によっても調べることができる．

b. 微生物学的試験

　生鮮食品中に含まれる生菌数は鮮度の指標となる．食品の種類や保存状態により，腐敗時の生菌数には差異がみられるが，一般に食品中の生菌数が 10^8 cfu/g で初期腐敗にあるという．特定の食品(米飯など)では，生菌数のみで初期腐敗が判定できる．

c. 化学的試験

　食品成分の腐敗により生成する有機酸や塩基性物質を測定し，その程度を調べる．

1) 有機酸

　食品の腐敗の過程でアミノ酸の脱アミノ化反応により生成し，ギ酸，酢酸，酪酸などは悪臭

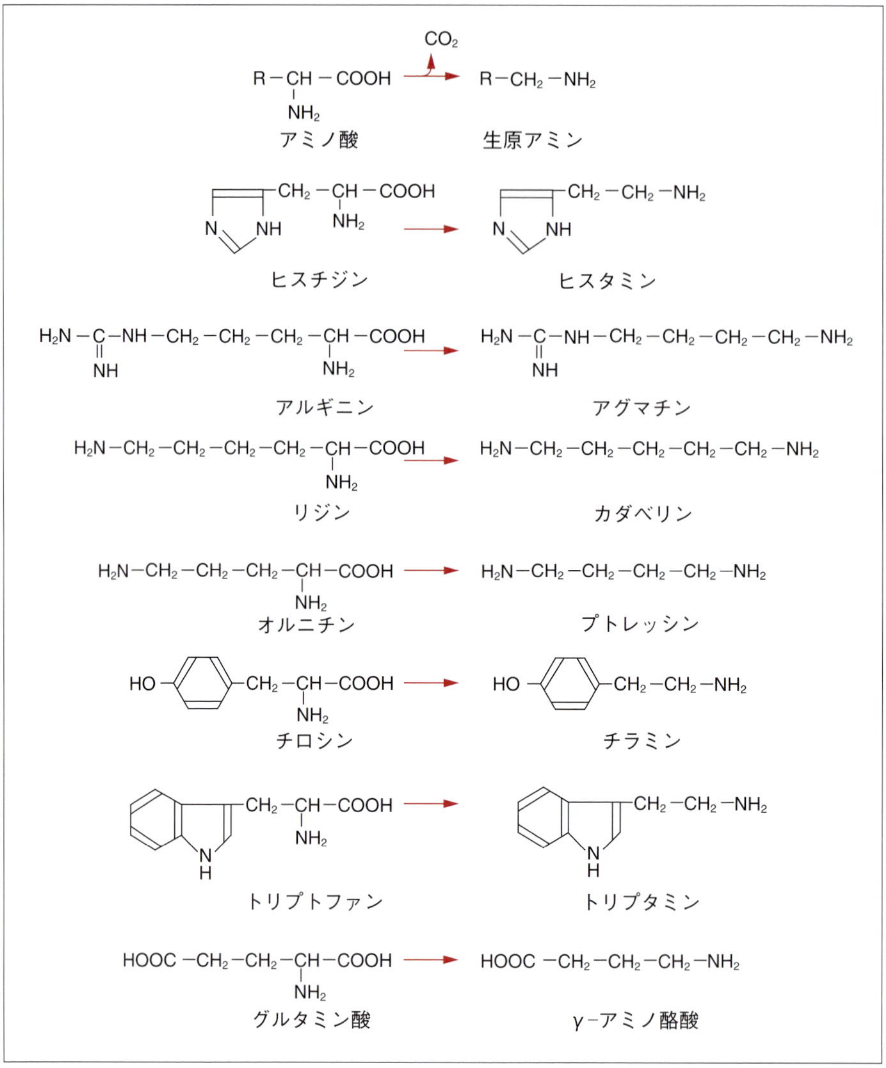

図 8-1 アミノ酸の脱炭酸と腐敗アミン

や異味の原因となる．デンプンやグリコーゲンなどの糖質を多く含む食品では，有機酸発酵によりpHは低下するが，タンパク質を多く含む場合は，有機酸と共にアンモニアやアミン類が生成するのでpHはむしろ上昇する．

2) 揮発性塩基窒素

魚介類や食肉などの腐敗では，アンモニア，ジメチルアミン，トリメチルアミンなどの揮発性塩基窒素 volatile basic nitrogen が生成する．これら窒素化合物の生成は，鮮度判定の指標の一つとなる．ただし，尿素含量の高いもの（サメなど）では，ウレアーゼを含有する菌により尿素が分解されて，新鮮なものでもアンモニア含量が高くなることがある．一般に揮発性窒素が食品中に 30 mg/100 g 程度で初期腐敗にあるといわれる．また，トリメチルアミンについては，4〜6 mg/100 g で初期腐敗とみなされる．

3) 腐敗アミン

食品の腐敗過程では，アミノ酸の脱炭酸により，ヒスタミン，カダベリンなどの**不揮発性腐**

> **アレルギー様食中毒**
>
> 　免疫反応により肥満細胞から起炎物質としてヒスタミンが放出されて引き起こされるアレルギーに対し，食品中に蓄積したヒスタミンが原因となる場合をアレルギー様食中毒という．ヒスタミンは，サバ，カジキ，マグロ，イワシなどの魚類に多く含まれるヒスチジン（7〜18 mg/g）が腐敗細菌（*Morganella morganii*, *Proteus morganii* など）の酵素により脱炭酸され生成する．アレルギー様食中毒は，衛生状態が悪かった1950年頃までは主要な食中毒原因の一つであった．近年は大規模な中毒事例は減少しているものの，毎年中毒事例が散見される．厚生労働省食中毒統計資料によると，平成20〜21年度では400〜500名の中毒患者数があり，主な原因食はカジキマグロの竜田揚げやムニエルである．ヒスタミンは，殺菌処理や加熱調理によってもほとんど分解せずに残ることから，アレルギー様食中毒の予防には，鮮度のよい魚介類を調理することはもとより食品製造工程での衛生管理が重要となる．

敗アミンを生じる（図8-1）．とくにヒスチジンから生成するヒスタミンは，**アレルギー様食中毒**と関係が深い．不揮発性腐敗アミンは，高速液体クロマトグラフィーにより定量できる．

4）ATP関連化合物

　ATPは魚介類に含まれ，死後時間経過に伴いイノシン，ヒポキサンチンへと分解される．したがって，ATPおよびこれら分解産物の含量は，初期腐敗の程度というよりも，新鮮度の判定に利用される．ATP分解物の総量に対するイノシンとヒポキサンチンの比が腐敗したものでは，60％以上になるという．

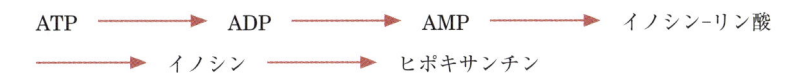

ATP ⟶ ADP ⟶ AMP ⟶ イノシン-リン酸 ⟶ イノシン ⟶ ヒポキサンチン

3. 腐敗の防止法

　食品の腐敗の主な原因は微生物であるから，微生物の増殖を抑えることによって，腐敗が防止される．主な防止方法を図8-2に示した．

B. 食品中の酵素，化学的活性物質による変質

1. 微生物の酵素による変質

　食品中のタンパク質は，既述のごとく微生物（*Pr. morganii* など）の産生するタンパク質分解酵素（プロテアーゼ Protease）およびペプチダーゼの作用を受けてアミノ酸を生じる．アミノ酸はさらに脱アミノ化酵素および脱炭酸酵素によりCO_2やアンモニアを脱離して種々の有機化合物に分解される．これらの中で，アンモニアを含めた含窒素化合物およびメルカプタンなどの含硫化合物は悪臭の原因となる．

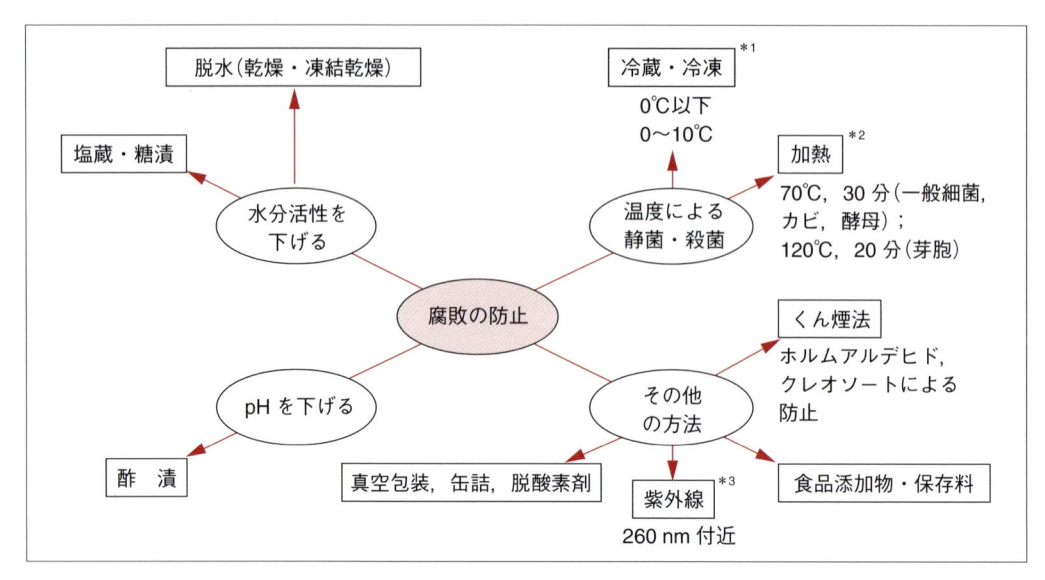

図 8-2 腐敗の防止法

*1 冷蔵によっても細菌は徐々に繁殖する．冷凍すれば細菌増殖はないが，解凍後は活発になる．
*2 牛乳の殺菌は63℃，30分(低温殺菌)，130℃，2 s(超高温殺菌，UHT)など．
*3 紫外線は調理台などの殺菌に用いる．食品の内部には届かない．

a. 脱炭酸反応

タンパク質が分解して生成したアミノ酸は，さらに脱炭酸反応により，CO_2 を脱離して種々のアミンを生成する．これらを総称して腐敗アミンといい，魚介類や食肉などのタンパク質を含む食品の鮮度の指標となる．このなかで L-ヒスチジンの脱炭酸反応により生成する**ヒスタミン** histamine は血圧下降，平滑筋収縮などの作用を有し，アレルギー反応や炎症に関与する生理活性物質であり，上述のようにアレルギー様食中毒の主な原因物質である．食品 1 g 当たりヒスタミン 4 mg 以上含有するもの，あるいはそれ以下でもアグマチン，アルカイン，メチルグアニジンなどのアミンは，ヒスタミンと相乗作用を示し，共存すればアレルギー様食中毒が危険視される．サンマ，サバ，イワシなどにはヒスチジンが多く含まれており，これらの加工食品に脱炭酸酵素含有菌が繁殖するとヒスタミンが生成する．

b. 脱アミノ化および脱炭酸反応

タンパク質の分解により生成したアミノ酸は，さらに脱アミノ化および脱炭酸反応により，α-ケト酸，オキシ酸，脂肪酸，アルコール，炭化水素を生じる(図 8-3)．

トリプトファンは脱アミノ化および脱炭酸反応により，スカトール，インドールのような悪臭を放つ含窒素化合物に分解される．

トリプトファン → スカトール → インドール

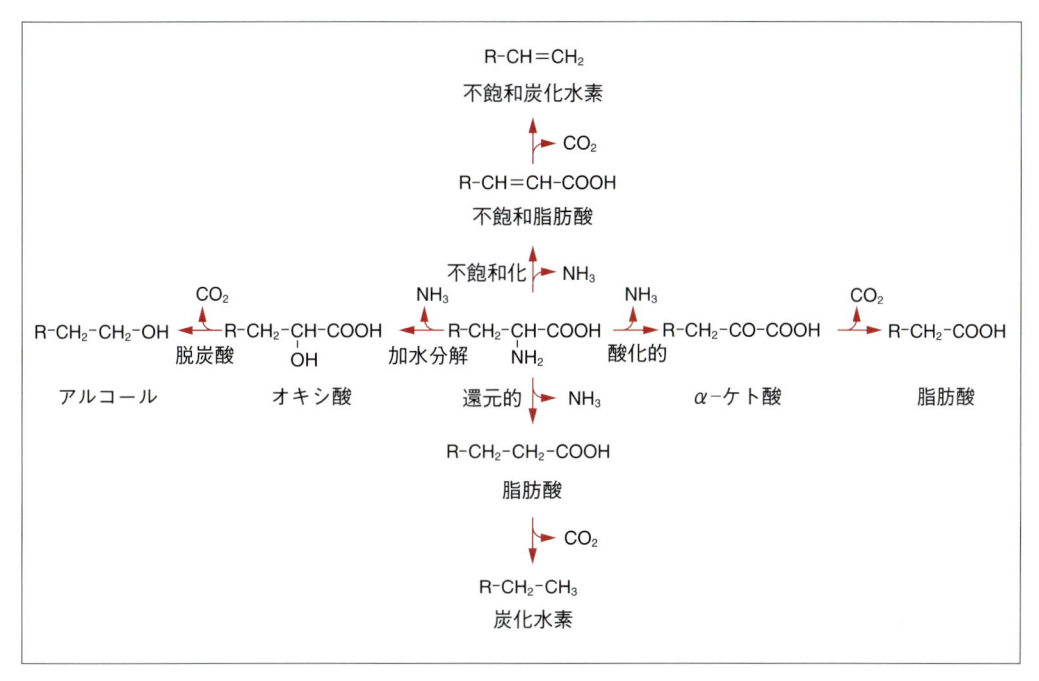

```
                    R-CH=CH₂
                    不飽和炭化水素
                         ↑ ⤵ CO₂
                    R-CH=CH-COOH
                    不飽和脂肪酸
              不飽和化 ↑ ⤵ NH₃
     CO₂           NH₃              NH₃              CO₂
R-CH₂-CH₂-OH ⤶ R-CH₂-CH-COOH ⤶ R-CH₂-CH-COOH ⤷ R-CH₂-CO-COOH ⤷ R-CH₂-COOH
              脱炭酸       OH    加水分解   NH₂   酸化的
  アルコール       オキシ酸         還元的 ⤵ NH₃      α-ケト酸         脂肪酸
                              R-CH₂-CH₂-COOH
                                 脂肪酸
                                    ⤵ CO₂
                              R-CH₂-CH₃
                                炭化水素
```

図8-3 アミノ酸の脱アミノ化および脱炭酸による各種有機化合物の生成

含硫アミノ酸のメチオニンからはメチルメルカプタン，シスチンおよびシステインからは硫化水素，エチルメルカプタンなどの悪臭を発する含硫化合物が生成する．

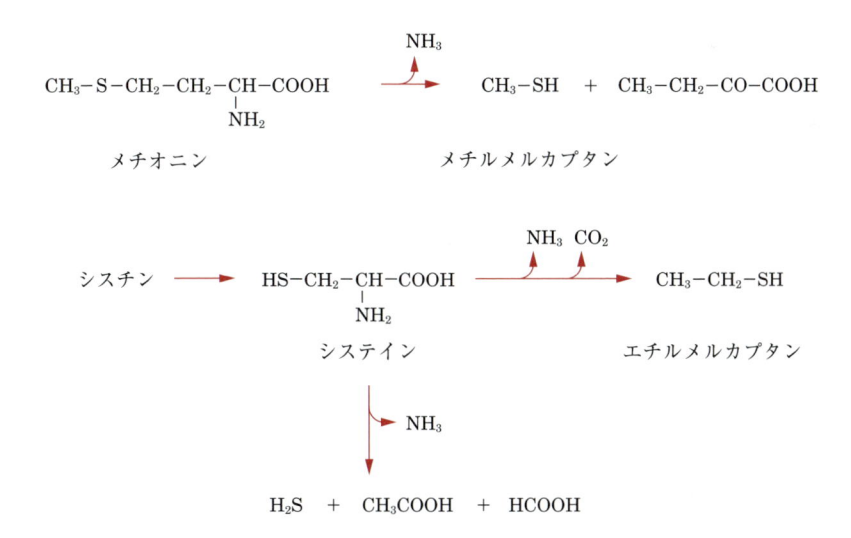

```
                             NH₃
CH₃-S-CH₂-CH₂-CH-COOH  ─⤵→   CH₃-SH  +  CH₃-CH₂-CO-COOH
              |
              NH₂
   メチオニン                  メチルメルカプタン

                                           NH₃ CO₂
シスチン  ──→  HS-CH₂-CH-COOH  ──⤵⤵→  CH₃-CH₂-SH
                     |
                     NH₂
              システイン                  エチルメルカプタン
                  ⤵ NH₃
        H₂S + CH₃COOH + HCOOH
```

2. 褐変現象

a. 酵素的褐変現象

リンゴ，バナナ，ジャガイモなどの果菜類にはポリフェノール化合物（クロロゲン酸，没食子酸，カフェ酸など）が含まれる．これらは酸素の存在下，植物由来の**ポリフェノールオキシダーゼ** polyphenol oxidase により酸化され，オルトキノン化合物となり，さらに重合してメラニ

ン色素を生成し褐変する．食品の種類によってフェノール化合物や酵素活性が異なるので変色の度合いは一様ではないが，一般にタンニン含量の多い食品で進行しやすい．食品を切った後，水に浸し空気に触れないようにするか，食塩水または熱湯に浸漬あるいは水蒸気で蒸す**ブランチング** blanching の処理を行えば，酵素活性を阻害し，褐変現象を抑制できる．褐変現象は，コーヒー，紅茶，リンゴジュースなどの食品の嗜好性を高めるためにも利用されている．

オルトジフェノール類 → (ポリフェノールオキシダーゼ, 酸素) → オルトキノン化合物 → (重合) → メラニン色素（褐変）
（クロロゲン酸，没食子酸，プロトカテキュ酸など）

このほか，豆類に含まれるリポキシゲナーゼ lipoxygenase は油脂の酸化分解を促進する．また食品中に，油脂およびデンプンを分解するリパーゼおよびアミラーゼが存在することが知られている．

b．非酵素的褐変現象

食品中の還元糖とアミノ酸，ペプチドまたはタンパク質の間で起こる代表的なものに**メイラード反応** maillard reaction がある．これはアミノカルボニル反応ともいい，還元糖のアルデヒド基とアミノ酸などのアミノ基がシッフ塩基を形成することにより開始される．さらに，**アマドリ転移** amadori rearrangement を経て，ケトアミン，α-ジカルボニル化合物を経由し，最終的にメラノイジン melanoidin を生成して褐変する現象である（図 8-4）．

タンパク質中のリジン残基の ε-アミノ基が本反応を受けると，必須アミノ酸としての有効なリジン含量の低下を招き栄養価が低下する．

メイラード反応はヒトの体内でも生じる反応であり，糖尿病患者では，ヘモグロビンとグル

食品のメイラード反応は発がん物質をつくる

アクリルアミド（$H_2C=CHCONH_2$）はポリアクリルアミドを製造するためのモノマーとして使用されるが，神経毒であり，発がん性もある．最近の欧米の研究によると，ポテトチップスに高濃度のアクリルアミドが含まれていることがわかった．ポテトチップスにこのような毒性のある物質ができる原因はメイラード反応であった．ジャガイモはアミノ酸のアスパラギンを多量に含んでいるが，180℃の高温でジャガイモを揚げると，ブドウ糖と反応して，メイラード反応が進行し，数段階の反応ののちにアクリルアミドができるという．収率も 2％と高い．アクリルアミドはスナック菓子，フレンチフライ，シリアル，コーヒー，ほうじ茶，麦茶などにも検出され，食品衛生上問題視されている．食品を煮る，ゆでるなど，水分のロスを伴わない条件では生成しないが，揚げ物など水分のロスを伴う調理で生成するという．

焼肉，焼魚に生成する発がん物質のヘテロサイクリックアミンもアミノ酸とブドウ糖のメイラード反応にさらにクレアチニンが反応して生成する．ヘテロサイクリックアミンも煮る，ゆでるなど水分のロスを伴わない調理では生成しない．メイラード反応はこのように，食品の褐変やアミノ酸含量の低下に関わるだけでなく，食品の加工や調理における発がん物質の生成にも関係している．

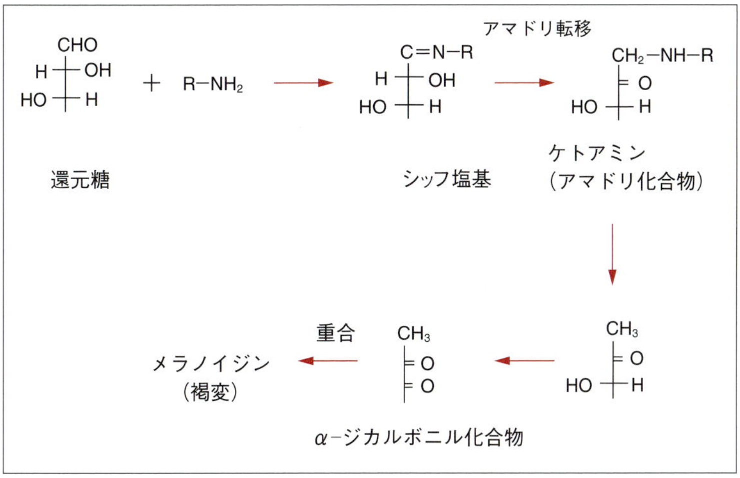

図8-4 メイラード反応によるメラノイジンの生成

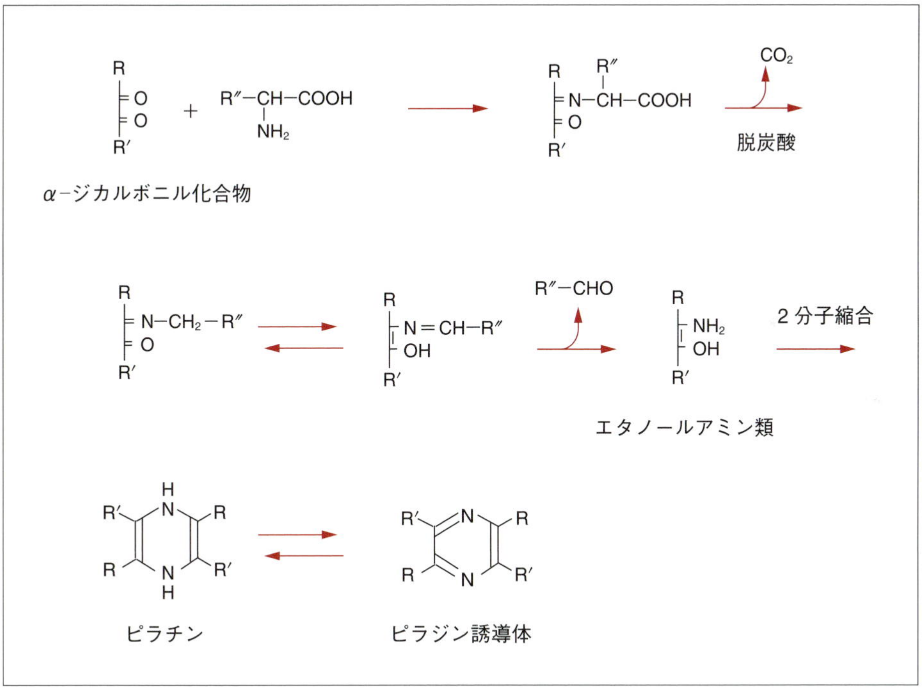

図8-5 ストレッカー分解

コースとの反応により生成するグルコシル化ヘモグロビンが正常人に比較して顕著に多くなる．また，糖尿病血管合併症の成因としてメイラード反応のアマドリ化合物がさらに分解して生成する終末糖化産物（AGE：Advanced Glycation Endproduct）が重要な因子であるといわれる．

メイラード反応により生成したジカルボニル化合物やポリフェノールオキシダーゼにより生成したオルトキノン化合物は，遊離アミノ酸と反応して，ストレッカー Strecker 分解（図8-5）により CO_2，アルデヒド，エタノールアミン類を生じる．エタノールアミン類は，さらに縮

合して食品に特有の芳香を与えるピラジン誘導体を生成する.

C. 酸素による変質

1. 油脂の変敗

　食品中の油脂は，空気中の酸素により酸化され変質し，色調の変化，粘度の上昇，不快臭の発生を伴い味も酸味を帯びてくる．この現象を変敗または酸敗 rancidity という．酸敗の主な要因は，油脂中の不飽和脂肪酸(リノール酸，リノレン酸，アラキドン酸など)の**自動酸化** autoxidation である．油脂の自動酸化は熱，光，放射線，重金属イオンなどにより促進される．自動酸化の過程は図 8-6 に示すように，大きく以下の 5 段階に分けられる．①二重結合にはさまれた活性メチレン基の水素引き抜きによるラジカルの生成(開始反応 initiation reaction)，②ラジカルと二重結合の移動，③酸素の付加(ペルオキシラジカル peroxy radical の生成)，④水素引き抜きと**ヒドロペルオキシド** hydroperoxide の生成(連鎖反応 propagation reaction)，⑤ペルオキシラジカルのアルデヒド，ケトン，アルコール，短鎖脂肪酸などへの分解．最初の水素引き抜き反応は起こりにくいことから，ここまでを誘導期という．

　ある程度ペルオキシラジカルが蓄積すると，これらは他の不飽和脂肪酸との連鎖反応により新しいラジカルを生成して自身はヒドロペルオキシドとなる．このように反応が連鎖的に起こり，過酸化脂質の量が急激に増加する．二重結合が 3 個以上ある不飽和脂肪酸においては，生成したペルオキシラジカルが分子内付加反応により，エンドペルオキシド endoperoxide を生成する．いったん生成したヒドロペルオキシドは比較的安定であるが，重金属イオンなどの触媒によって，再びペルオキシラジカル(R–OO・)，アルコキシラジカル alkoxy radical(RO・)となり，連鎖反応を引き起こす．これらの反応により生成したペルオキシラジカルは互いの反応によって停止する(停止反応 termination reaction，R–O–O–R の生成)ほか，二次反応生成物として，アルデヒド(マロンアルデヒドほか)，ケトン，アルコール，炭化水素，低級脂肪酸などを生成する．

　油脂の自動酸化に促進的に働くもののなかで，最も重要なものは酸素である．空気中の酸素(三重項酸素 $^3O_2$)は安定であるが，食品中に光増感作用を有する物質(クロロフィル，フェオフィチン，ヘモグロビンなど)が含まれると，きわめて反応性の高い一重項酸素($^1O_2$)を生成し，容易にラジカルを生成する．一重項酸素は放射線の照射によっても生じる．また，ヒドロペルオキシドと遷移金属の反応過程においてもラジカルや種々の活性酸素(O_2^-：スーパーオキシドアニオン，OH・：ヒドロキシラジカル)が生成し，自動酸化を促進する．一方，カロテノイド，トコフェロール，ジブチルヒドロキシトルエンなどの**ラジカル捕捉剤**およびクエン酸，エチレンジアミン四酢酸塩などの金属イオンとキレートを形成(**金属封鎖作用**)する抗酸化剤は，油脂の変敗を抑える．

　油脂が自動酸化により変敗すると，不飽和脂肪酸含量が低下し，栄養的価値が減じるほか，不快臭，粘度の上昇などの品質低下を招く．脂質過酸化物やその二次生成物を多量に含む食品を摂取すると，小腸，肝，腎などの組織壊死を起こし，嘔吐，下痢などの消化器症状を呈する．この他，過酸化脂質の二次生成物にアルデヒド類が知られ，主要なものとして**マロンアルデヒ**

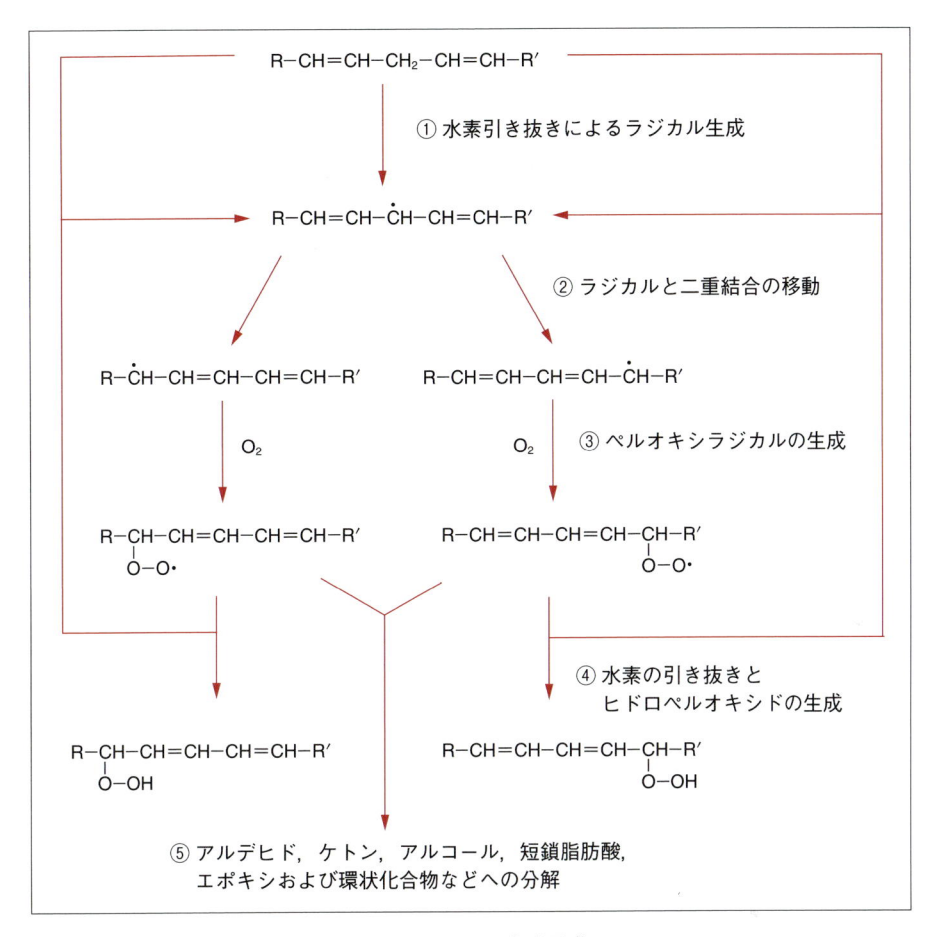

```
                    R–CH=CH–CH₂–CH=CH–R'
                              │
                              │ ① 水素引き抜きによるラジカル生成
                              ▼
                    R–CH=CH–ĊH–CH=CH–R'
                              │
                              │ ② ラジカルと二重結合の移動
                    ┌─────────┴─────────┐
                    ▼                   ▼
        R–ĊH–CH=CH–CH=CH–R'    R–CH=CH–CH=CH–ĊH–R'
                    │                   │
                 O₂ │                O₂ │ ③ ペルオキシラジカルの生成
                    ▼                   ▼
        R–CH–CH=CH–CH=CH–R'    R–CH=CH–CH=CH–CH–R'
           │                                   │
           O–O•                             O–O•
                                                │
                                                │ ④ 水素の引き抜きと
                                                │   ヒドロペルオキシドの生成
                                                ▼
        R–CH–CH=CH–CH=CH–R'    R–CH=CH–CH=CH–CH–R'
           │                                   │
           O–OH                              O–OH
                    │
                    ▼
        ⑤ アルデヒド，ケトン，アルコール，短鎖脂肪酸，
          エポキシおよび環状化合物などへの分解
```

図 8-6 油脂の自動酸化

ドがある．毒性上問題となるのがアクロレイン，**4-ヒドロキシアルケナール**であり，とくに 4-ヒドロキシノネナール 4-hydroxynonenal はタンパク質を修飾し，強い細胞毒性を示す．このような不飽和脂肪酸の酸化生成物は，生体膜の脂質の酸化によっても生成し，生体成分である脂質，糖質，タンパク質，核酸を標的分子として膜変性，酵素失活，DNA 鎖切断，DNA 塩基の修飾を引き起こし，炎症，発がん，動脈硬化，糖尿病など種々の疾患に関連するという説がある．

2. 油脂の変質試験

　油脂の酸素による変質の程度は，分解過程で生成する有機酸，ヒドロペルオキシド，アルデヒド，ケトンなどの量を測定することにより判定される．表 8-3 には，変質試験の定義と方法をまとめる．

a. 酸価　acid value

　酸価は，油脂中の遊離脂肪酸の量を示すものであり，加水分解や酸化などの変質過程に伴って上昇する．未精製の油脂には遊離脂肪酸が含まれるが，アルカリ処理により除かれるため，

表 8-3 油脂の変質試験法

変質試験(指標)	定義・方法	変敗進行による値の変化
酸価	油脂 1 g を中和するのに必要な KOH の mg 数. $$酸価 = \frac{a \times 5.611}{W}$$ W：油脂(g) a：0.1 mol/L KOH の滴定量(mL)	増加
過酸化物価	規定の方法により測定したとき，油脂 1 kg によって KI より遊離されるヨウ素のミリ等量数. $$過酸化物価(meq/kg) = \frac{a}{W} \times 10$$ W：油脂(g) a：0.01 mol/L $Na_2S_2O_3$ の滴定量(mL)	増加後，減少
カルボニル価	規定の方法により 2,4-ジニトロフェニルヒドラジンと反応させ，アルカリで呈色させ，油脂 1 g 当たりの 440 nm における吸光度で表す.	増加
チオバルビツール酸試験	油脂を規定の方法によりチオバルビツール酸と反応させ，生じる赤色色素を 530 nm で比色定量し，油脂 1 g から生成する赤色色素の μmol 数で表す.	増加
ヨウ素価	油脂 100 g に吸収されるハロゲンの量をヨウ素の g 数で表す.	減少

精製油脂では酸価はきわめて低い．保存状態が悪い油脂では，変敗により酸価は上昇する．

b. 過酸化物価　peroxide value

　過酸化物価は，油脂中に含まれる過酸化物の量を示すものである．主なものはヒドロペルオキシドであり，自動酸化の一次生成物でもあることから，変質の程度を知るのに重要な情報となる．過酸化物価は，変敗の初期には増加するが，ヒドロペルオキシドが各種分解物へと変換されるため，変敗が進行すると逆に減少する．

c. カルボニル価　carbonyl value

　油脂の変質過程で生成するヒドロペルオキシドは，さらに分解し二次生成物であるアルデヒ

ドやケトンを生成する．これらカルボニル化合物は，2,4-ジニトロフェニルヒドラジンとの反応により 2,4-ジニトロフェニルヒドラゾンとして測定される．揮発性のカルボニル化合物は，油脂の酸敗臭の主要成分である．カルボニル価は，油脂の変敗に伴って上昇する．

d. チオバルビツール酸試験　thiobarbituric acid test

　油脂の変敗により生じるヒドロペルオキシドの分解により生成する二次生成物のマロンアルデヒド，アルケナールおよびアルカジエナール類を測定する試験である．これらはチオバルビツール酸との反応により赤色色素を生成する．チオバルビツール酸試験の値は，油脂の変敗とともに上昇し，変質の程度を知るよい指標となる．$-(CH=CH-CH_2-CH=CH)-$の構造が多いほど変敗とともに値は高くなる．

e. ヨウ素価　iodine value

　ヨウ素価は，油脂中の構成脂肪酸の不飽和度を示すものである．規定の条件下では，不飽和結合1個に対して1分子のハロゲン（ヨウ素）が付加する．油脂中の不飽和脂肪酸は，変敗により酸化され減少することから，ヨウ素価は低下する．しかし，新鮮な油脂においても，構成脂肪酸の種類によりヨウ素価は異なることから，原油脂との比較により変質の指標となる．また，ヨウ素価の大きい油脂は，不飽和脂肪酸を多く含むため変敗しやすい．

D. 食品の加工，調理時に生成する有害性有機化合物

1. フェオホルビドおよびピロフェオホルビド

　アワビの中腸腺や塩蔵漬菜を食べた後，直射日光に当たると光過敏性皮膚炎を起こすことが知られている．その原因物質は，葉緑素分解産物の**フェオホルビド** pheophorbide および**ピロフェオホルビド** pyropheophorbide である．植物中の葉緑素の主成分であるクロロフィル a は，配位金属の Mg が脱離した後，植物酵素のクロロフィラーゼにより長鎖アルコールのフィトールが加水分解により脱離し，フェオフィチン a やクロロフィライド a の中間体を経て，フェオホルビド a となり，さらにピロフェオホルビド a へと分解される（図8-7）．この反応は，食品の加熱，酸処理などによっても起こる．

　これら葉緑素分解物を摂取すると，皮膚の紅斑，浮腫などを生じる．その機構はこれら物質が**光増感作用**を有するため，皮膚表面で励起され，活性酸素を生じる．活性酸素により細胞膜脂質中に過酸化物が生成し，血管透過性を高め，皮膚表面において炎症が惹起されると考えられる．ピロフェオホルビド a の光増感作用はフェオホルビド a より10倍強いといわれている．

2. メタノール

　メタノールは，果実酒のアルコール発酵による製造過程において生成する．したがって，ブドウ酒，リンゴ酒などには微量のメタノールが含まれる．これは，果実に含まれるペクチンを構成する D-ガラクツロン酸メチルエステルの加水分解により生成する．また，第二次大戦後

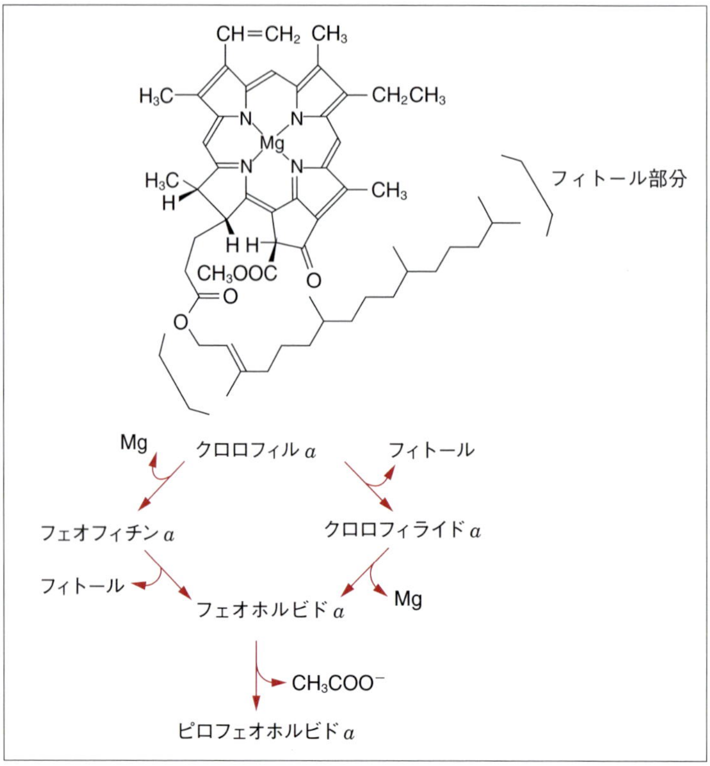

図8-7 クロロフィル a よりフェオホルビド a およびピロフェオホルビド a の生成

の混乱期にはメタノールを含む密造酒が出回り多くの中毒者や死者を出した．現在では，食品衛生法により 1 mg/mL 以上のメタノールを含有する酒類の販売は禁止されている．

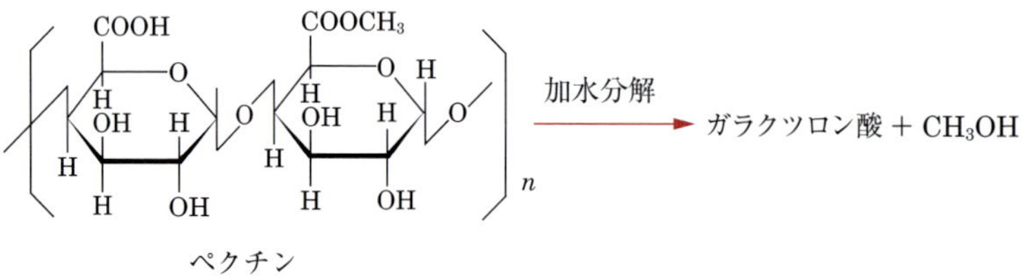

3. ヘテロサイクリックアミン

食品を加熱調理する過程で，アミノ酸，タンパク質，糖質などが分解・反応することにより種々の含窒素複素環化合物が生成する．これらの中には，変異原性や発がん性を示すものがある．（第 7 章参照）

9 食品を汚染する人為的有害物質と健康障害

　化学物質による食中毒は，食品の生産，加工や保存の過程で不注意や過失により毒性物質が混入した場合や故意に入れられた場合に発生するものである．食中毒統計に現れる化学物質を原因物質とする食中毒の発生件数は，細菌やウイルス性食中毒に比べるとはるかに少ないが，発生した場合には社会的な大問題を巻き起こし，大規模になるものが多い．1955年の**森永ヒ素ミルク事件**や1968年の**カネミ油症事件**など過去の事例は，化学物質による食中毒の社会に与える影響の大きさを物語っている．また，**イタイイタイ病**や**水俣病**も広い意味では食中毒事例であり，環境汚染物質が食材に取り込まれ，それを慢性的に摂取したことによる健康に対する影響も食品衛生学の重要な課題である．食の安全を考える上でとくに気をつけなければいけない人為的化学物質として，有機ハロゲン化合物，金属，内分泌撹乱化学物質，放射性物質があげられる．

　本章では，化学物質食中毒について概説し，食品に混入する可能性のある毒性物質の種類，物性，中毒症状および作用メカニズムなどについて解説する．

A. 有機ハロゲン化合物

1. ポリ塩化ビフェニル（PCB）

a. カネミ油症事件

　1968年末から1969年にかけて，北九州地方を中心に黒色の皮疹，歯肉・爪の変色，視力低下，浮腫，全身倦怠などを訴える患者が多発した．その後の調査で，原因物質はカネミ倉庫株式会社が製造した**米ぬか油**（**ライスオイル**）に含まれていたPCBとそれが過熱されてできるポリ塩化ジベンゾフラン（PCDF）であったことが明らかとなっている．この会社はライスオイルの脱臭過程で加熱媒体としてカネクロール400（テトラクロロビフェニルを中心としたPCB混合物の商品名）を用いていたが，これがステンレスパイプの微細な穴からもれて最終製品に混入し，消費者にPCB中毒を起こしたのである．このときのライスオイルに含まれていたPCB濃度は，1,500〜2,000 ppmといわれている．認定中毒患者は2006年末時点で1,906名にものぼり，そのうち132名が死亡するという大規模な食中毒事件となった．また，母乳を通して胎児にも移行したことが知られている．

ポリ塩化ビフェニル(PCB)
(m=1〜5, n=0〜5：209 異性体)

ポリ塩化ジベンゾフラン(PCDF)
(m=1〜4, n=0〜4：135 異性体)

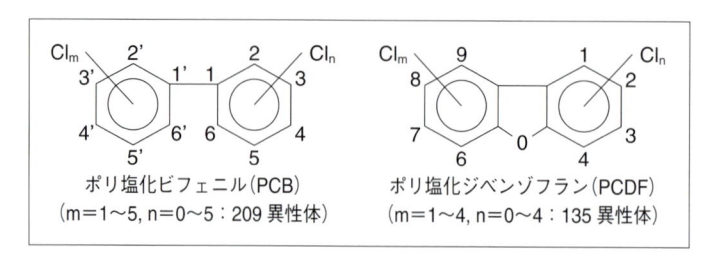

図 9-1　PCBs および PCDFs の化学構造とナンバリングシステム

b. PCB の物性

　PCB は，図 9-1 に示すようにビフェニルの 2-6 および 2′-6′ の水素が 2〜10 個の塩素に置換された化合物の総称で，置換塩素の数や位置によって 209 種の異性体や同族体が存在する．高耐熱性や不燃性など化学的安定性に優れるばかりでなく，電気絶縁性，高粘着性および油溶性にも優れた物性を持つので，加熱用媒体，トランスやコンデンサーなどの絶縁油として大量に使用された．また，潤滑油，不燃性プラスチック，ゴム，塗料，複写紙の溶剤としても用いられ，非常に幅広い産業分野に使用された．代表的な製品としてはカネクロール（日本），アロクロール（米国），クロフェン（ドイツ）などが知られており，いずれも多数の同族体およびその異性体の混合物である．生産量は 1960 年代から急増し，世界各国で生産された PCB は 155 万トンにものぼるといわれており，その多くが環境中に放散された．

　しかし，物理・化学的に安定であるという物性は諸刃の剣であり，一度環境中に放出されてしまえばいつまでも分解されず，生物濃縮と食物連鎖を通して蓄積されて，ヒトに健康被害をもたらす懸念がある．実際，PCB は土壌をはじめ，大気，湖や河川，河口水域に溜まった泥土，海などを汚染していることが環境調査から明らかになっており，魚，鳥，ヒトを含むほ乳動物にも検出されている．これほどまでに PCB が大量に使われた理由は，その産業面での有用性以外に，この物質が当時の安全性試験では危険性が少ないと考えられていたからである．しかし，カネミ油症事件で PCB のヒトに対するさまざまな毒性が判明すると，日本では 1972 年に行政指導という緊急避難的な措置で製造・輸入・使用を原則禁止し，翌 1973 年には「化学物質の審査及び製造等の規制に関する法律」（化審法）が制定され，法的な裏づけも行われた．この法律により PCB は第一種特定化学物質に指定され，製造，輸入，使用が原則禁止された．さらに，1976 年には米国が PCB の製造を中止し，その他の先進国もそれに追随することになった．また，2001 年に調印された国際条約の「残留性有機汚染物質に関するストックホルム条約」では，2028 年までに PCB を全廃することになっている．

c. 食品に含まれる PCB

　現在，先進国において PCB の製造と使用が行われていないため，カネミ油症事件のように多量の PCB が食品に混入する危険性はほとんどないと考えられる．しかし，すでに環境中に放出された PCB が環境生物の体内で濃縮されて食材に混入する危険性は排除できない．そのため，環境庁（現環境省）では 1978 年から生物モニタリング調査を実施している．そのうちの魚類と貝類についての年次推移を図 9-2 に示す．魚類や貝類に含まれる PCB 濃度は，一時期よりは減少しているものの，近年はおおむね横ばいで推移している．

　PCB の食品汚染は魚介類が最も大きく，厚生労働省は PCB の暫定 1 日許容摂取量を 5 μg/

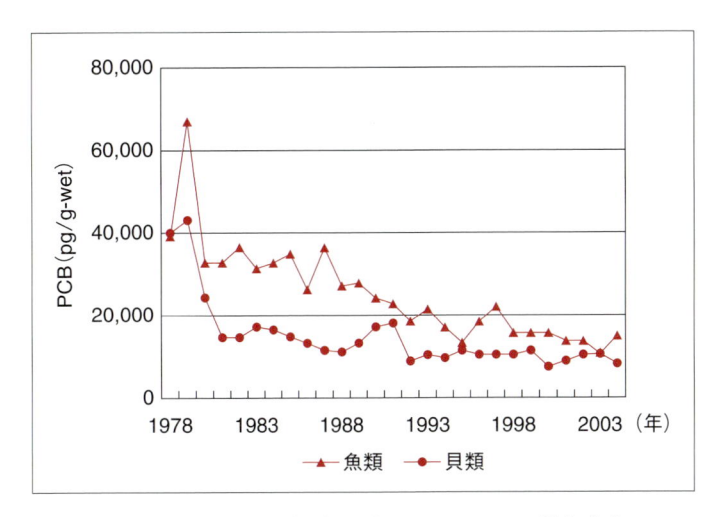

図 9-2　魚類および貝類に含まれる PCB の経年変化
（平成 17 年度版「化学物質と環境」（環境省）より改変）

表 9-1　食品衛生法における PCB の暫定基準値(ppm)

魚介類		育児用粉乳(全量中)	0.2
遠洋沖合魚介類(可食部)	0.5	肉類(全量中)	0.5
内海内湾(内水面を含む)魚介類(可食部)	3.0	卵類(全量中)	0.2
牛乳(全乳)	0.1	容器包装	5.0
乳製品(全量中)	1.0		

kg/日と評価し，これに基づいて遠洋沖合魚介類および内海内湾魚介類の暫定基準をそれぞれ 0.5 ppm および 3 ppm と定めた(表 9-1)．また，PCB は脂溶性が高く，乳汁排泄されるため牛乳，乳製品，育児用粉乳にも暫定基準が設定された．

2. ダイオキシン類

a. ダイオキシン類の物性

ダイオキシン類は人間が何らかの目的を持って製造する化学物質ではなく，比較的低温でゴミを焼却したときや他の化学物質の製造工程などで副産物としてできる**非意図的生成物**である．ダイオキシンは図 9-3 に示すポリ塩化ジベンゾ-p-ジオキシン polychlorinated dibenzo-p-dioxin（PCDD）の dioxin 部分の英語読みであるが，実際にはダイオキシンという言葉の範囲は一定していない．そのため，ダイオキシンによる健康被害を防ぐ目的で 1999 年に制定された「**ダイオキシン類対策特別措置法**」は以下のように定義している．

（参考：平成 12 年 1 月 15 日施行「ダイオキシン類対策特別措置法」より）
　第二条　この法律において「ダイオキシン類」とは，次に掲げるものをいう．
　一　ポリ塩化ジベンゾフラン
　二　ポリ塩化ジベンゾ-パラ-ジオキシン
　三　コプラナーポリ塩化ビフェニル
　なお，**コプラナーPCB（Co-PCB）** とは，二つのフェニル基の隣の位置（オルト位；2,2',6 お

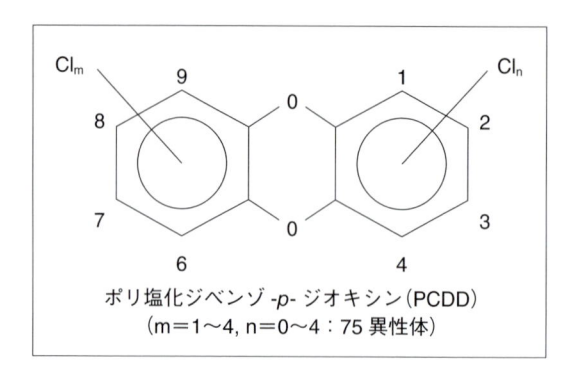

図9-3 PCDDsの化学構造

ポリ塩化ジベンゾ-p-ジオキシン（PCDD）
（m＝1～4, n＝0～4：75異性体）

および6′位）に塩素置換が0または1のPCBで，こういう構造体では二つのベンゼン環の自由回転が束縛されず，より安定な構造として二つのフェニル基が同一平面内に位置することが可能である．

これらダイオキシン類に共通する性質として，脂肪組織に蓄積されやすい脂溶性物質であること，環境中微生物によってほとんど分解されない難分解性物質であることがあげられる．また，PCDF，PCDD，コプラナーPCBそれぞれに塩素置換数と置換位置によって多くの異性体や同族体が存在し，異性体間で毒性が大きく異なる（図9-1，図9-3）．

b. ダイオキシン類の毒性

ダイオキシン類の中で最も毒性が強いのは **2,3,7,8-テトラクロロジベンゾ-p-ジオキシン（2,3,7,8-TCDD）** であり，表9-2に各種動物の半数致死量（LD_{50}）を示す．最も感受性の高いモルモットでは数μg/kgの2,3,7,8-TCDDを1回経口投与しただけで半数が死にいたるのに対し，感受性の低いハムスターではLD_{50}が1,000～5,000μg/kgで千倍近い違いがある．なお，ダイオキシン類の急性毒性の特徴として「遅延性致死毒性」があるが，ダイオキシン類を大量に投与しても1日や2日では死なず，実験動物では2～6週間かけて徐々に体重が減少しながら死んでいく．ダイオキシン類の毒性発現には，あとに述べる**芳香族炭化水素受容体** arylhydrocarbon receptor（**AhR**）が関与しており，感受性の種差とAhRのアミノ酸配列の種差にはある程度の関係があることが知られている．ヒトAhRのアミノ酸配列は感受性が低い動物のAhRと似ており，2,3,7,8-TCDDへの結合親和性も低いことが実験的に確かめられている．また，ヒトの場合，ダイオキシン類の急性中毒で短期間に死亡したケースはほとんど知られていない．

ダイオキシン類の毒性で注意しなければいけないのは，急性毒性よりむしろ慢性毒性のほうである．微量のダイオキシン類を長期間にわたって摂取した場合，催奇形性，発がん性，免疫機能低下症およびエストロゲン様作用に基づく生殖器官への影響が現れる．この中でとくに重要なのが**催奇形性作用**で，妊娠マウスに投与すると口蓋裂や水腎症などの奇形が新生マウスに見られる．ヒトについては，ベトナム戦争時に大量に散布された枯葉剤に不純物として含まれていたダイオキシン類と子供の奇形との関連が疑われているが，不明な点も多い．

ダイオキシン類には数多くの異性体が存在するが，それぞれ毒性の強さが異なるため，総量をあらわすようなときには**毒性等価係数** toxic equivalency factor（**TEF**）が用いられる．TEFは，同じ内容の毒性を示す物質が多種類存在するとき，基準物質に対するその他の類似物質の

表9-2 各種動物の 2,3,7,8-TCDD の半数致死量(LD_{50})

動物	半数致死量（$\mu g/kg$）
モルモット	0.6～20
ラット	20～60
ニワトリ	25～50
サル	70
イヌ	100～200
ウサギ	100～300
マウス	100～600
ハムスター	1,000～5,000

表9-3 ダイオキシン類の毒性等価係数（TEF）（WHO, 2006）

化合物	TEF	化合物	TEF
PCDDs		1,2,3,4,7,8,9-HpCDF	0.01
2,3,7,8-TeCDD	1	1,2,3,4,6,7,8,9-OCDF	0.0003
1,2,3,7,8-PeCDD	1	Non-Co-PCBs[*1]	
1,2,3,4,7,8-HxCDD	0.1	3,3',4,4'-TeCB(#77)	0.0001
1,2,3,6,7,8-HxCDD	0.1	3,4,4',5-TeCB(#81)	0.0003
1,2,3,7,8,9-HxCDD	0.1	3,3',4,4',5-PeCB(#126)	0.1
1,2,3,4,6,7,8-HpCDD	0.01	3,3',4,4',5,5'-HxCB(#169)	0.03
1,2,3,4,6,7,8,9-OCDD	0.0003	Mono-Co-PCBs[*2]	
PCDFs		2,3,3',4,4'-PeCB(#105)	0.0003
2,3,7,8-TeCDF	0.1	2,3,4,4',5-PeCB(#114)	0.0003
1,2,3,7,8-PeCDF	0.03	2,3',4,4',5-PeCB(#118)	0.0003
2,3,4,7,8-PeCDF	0.3	2',3,4,4',5-PeCB(#123)	0.0003
1,2,3,4,7,8-HxCDF	0.1	2,3,3',4,4',5-HxCB(#156)	0.0003
1,2,3,6,7,8-HxCDF	0.1	2,3,3',4,4',5'-HxCB(#157)	0.0003
1,2,3,7,8,9-HxCDF	0.1	2,3',4,4',5,5'-HxCB(#167)	0.0003
2,3,4,6,7,8-HxCDF	0.1	2,3,3',4,4',5,5'-HpCB(#189)	0.0001
1,2,3,4,7,8,9-HpCDF	0.01		

[*1] ノンオルトコプラナーPCBs. [*2] モノオルトコプラナーPCBs.
（　）内の数字は IUPAC No. を示す.

相対的な毒性強度を表す係数である．ダイオキシン類の場合，最も毒性の強い 2,3,7,8-TCDD を 1.0（基準物質）として他のダイオキシン類の毒性の強さを換算して評価している．たとえば，2,3,7,8-TCDD と比べて 10% の毒性ならば TEF は 0.1 となる．世界保健機関（WHO）は 1998 年に長期毒性，短期毒性，生体内および試験管内の生化学反応についての試験結果を異性体間で比較してダイオキシン類の TEF を設定し，その後の知見を踏まえ 2006 年に見直しを行った（表9-3）．また，それぞれのダイオキシン類の実測濃度に対応する TEF をかけて合計した値を**毒性等量** toxic equivalency quantity（TEQ）といい，これがダイオキシン類の総和として毒性評価に使われている．

c. 食品に含まれるダイオキシン類

ダイオキシン類は有機物が低温で燃えて発生する非意図的生成物であるため，農薬のように混入する食品がある程度予想されるわけではなく，あらゆる食品に混入する可能性がある．図9-4 は先進国でどのような食品からダイオキシン類を摂取しているかを示したグラフである．

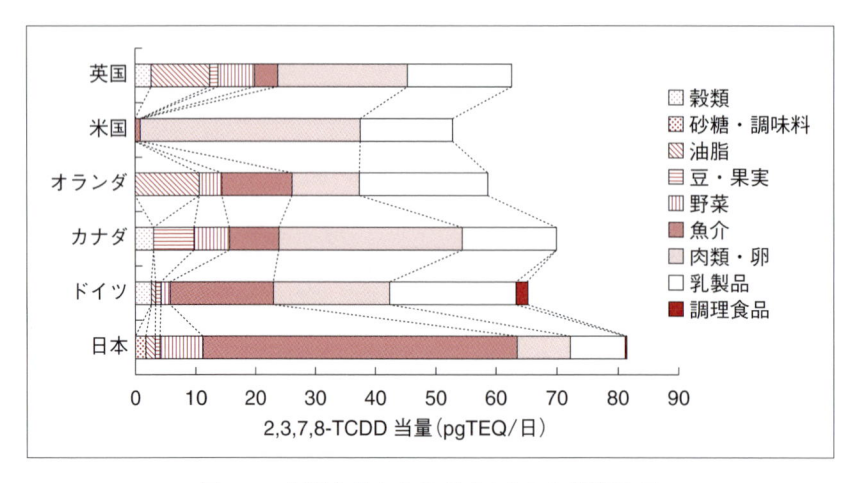

図 9-4 各種食品からのダイオキシン類摂取量

表 9-4 各国におけるダイオキシン類の耐容 1 日摂取量（TDI）

国名あるいは規制機関名	TDI（pg TEQ/kg/日）
日本	4（Co-PCB を含む）
WHO 欧州地域事務局	2.3*1（Co-PCB を含む）
オランダ	2*2（Co-PCB を含む）
スウェーデン	2*2（Co-PCB を含む）
ドイツ	2*2（Co-PCB を含む）
英国	2*2（Co-PCB を含む）
イタリア	2*2（Co-PCB を含む）
米国環境保護庁	1（Co-PCB を含む）

*1 実際の規制値である 70 pg TEQ/kg/月を 1 日当たりに換算した値．
*2 実際の規制値である 14 pg TEQ/kg/週を 1 日当たりに換算した値．

　穀物や豆・果実，野菜などの植物からの摂取は比較的少なく，肉類・卵，魚介類からの摂取が多い．ダイオキシン類は難分解性で脂溶性の高い物質であるので動物の脂肪部分に蓄積されると考えられるが，食習慣の違いで米国などでは肉類から，日本では魚介類からの摂取が多い．環境省がダイオキシン類による曝露経路を食事，大気，土壌に区分し，各経路別の平均的な曝露量を推計した結果では，平成 12 年のデータで個人総曝露量は 1.50 pg TEQ/kg/日であり，食事からの摂取が約 9 割を占め，魚介類からの曝露量が食事全体の 5〜7 割であった．

　1998 年に WHO はダイオキシン類の耐容 1 日摂取量（TDI）を 10 pg TEQ/kg/日から 1〜4 pg TEQ/kg/日に変更するとともに，PCDDs，PCDFs に Co-PCBs を加えた．Co-PCBs は，厳密には二つのフェニル基のオルト位に塩素置換がないものであるが，オルト位に 1 個の塩素置換を持つものにも弱いながら Co-PCBs に類する毒性を示すものがあり，モノオルトコプラナー PCB（mono-Co-PCB）として監視対象物質となっている（表 9-3）．WHO が基準値を変更した理由は，ダイオキシン類が従来考えられていたよりも微量で胎児毒性（精子数減少，免疫抑制，生殖器奇形，神経障害）や子宮内膜症を起こすことが明らかになったからである．WHO の改正を受けて，わが国でも TDI の基準値が検討され，1999 年に 10 pg TEQ/kg/日から 4 pg TEQ/kg/日に改正された（表 9-4）．しかし，その 2 年後の 2001 年 5 月，米国環境保護庁は基準値を 1 pg TEQ/kg/日に，また，7 月には EU 諸国も 2 pg TEQ/kg/日（実際は 14

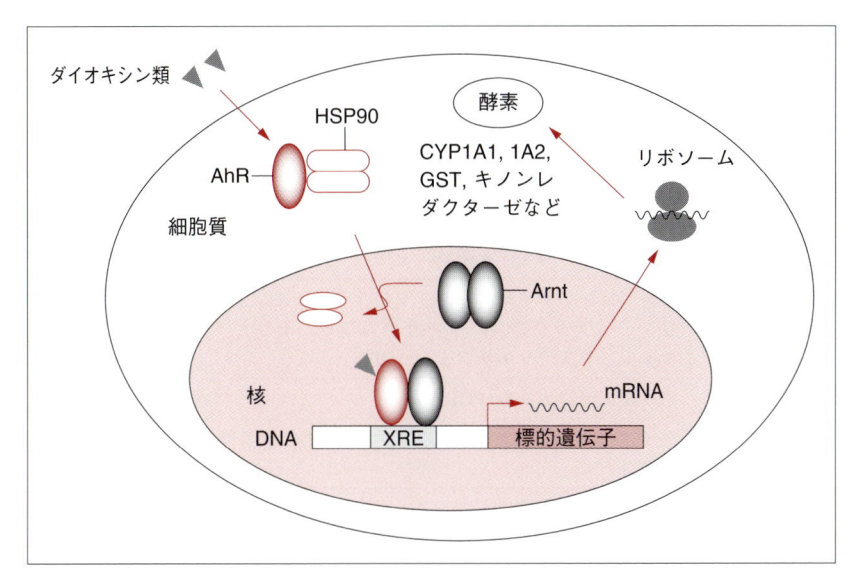

図 9-5 ダイオキシン類による遺伝子発現制御機構
芳香族炭化水素受容体(AhR)はダイオキシン類と結合したのち核へ移行し，パートナー分子の Arnt とヘテロ二量体を形成する．これが，標的遺伝子近傍に存在する転写制御領域(XRE)に結合し，遺伝子の転写を活性化する．

pg TEQ/kg/週)に設定した．さらに，WHO は FAO との合同委員会で検討を進め，2002 年 11 月，耐容 1 月摂取量を 70 pg TEQ/kg/月(2.3 pg TEQ/kg/日相当)に設定した．

d. ダイオキシン類の作用メカニズム

ダイオキシン類の毒性のほとんどは細胞内に存在する特異的受容体(芳香族炭化水素受容体，AhR)によって仲介されると考えられている．AhR は，DNA 塩基配列の違いを識別して結合する転写因子であり，ダイオキシン類と結合することにより三次元構造が変わり，標的遺伝子の発現を誘導するようになる(図 9-5)．AhR はダイオキシン類のない状態では細胞質中に存在し，熱ショックタンパク質(HSP90)などと複合体を形成している．細胞内にダイオキシン類が入り AhR に結合すると，AhR は構造変化を起こし，核へと移行する．このとき，AhR は HSP90 を解離し，核内でパートナー分子の Arnt(AhR nuclear translocator)とヘテロダイマーを形成し，DNA 結合型となる．AhR/Arnt ヘテロダイマーは，標的遺伝子近傍に存在する転写制御領域 xenobiotic responsive element(XRE)に結合して，転写を活性化する．AhR の標的遺伝子としては，CYP1A1, CYP1A2，グルタチオン S-トランスフェラーゼ(GST)，キノンレダクターゼなどの薬物代謝酵素を含め多くの遺伝子が知られているが，毒性との関わりについてはよくわかっていない．

3. 残留性有機汚染物質に対する国際的な取り組み

人類はこれまでに，医薬品，農薬，工業化学物質など有用性に富んだ多くの化学物質を創出してきた．その結果，現在までに 2,000 万種類以上の化学物質を生み出してきているといわれている．われわれの身近にあるだけでも，約 10 万種類(米国では約 86,000 種類，うち年間生

表 9-5　POPs の特徴

1. 難分解性	環境中で分解されにくい
2. 高蓄積性	食物連鎖などで生物体内に濃縮されやすい
3. 長距離移動性	長距離を移動して，極地などに蓄積しやすい
4. 長期毒性	ヒトの健康や生態系に対し有害性がある

表 9-6　POPs 条約で指定された化合物

農薬	アルドリン，ディルドリン，クロルデン，エンドリン，ヘプタクロル，ヘキサクロロベンゼン*，マイレックス，トキサフェン，DDT	製造・使用が原則禁止（DDT のみが原則制限）
工業化学物質	ポリ塩化ビフェニル（PCB）*	原則禁止
非意図的生成物質	ダイオキシン（PCDD），ポリ塩化ジベンゾフラン（PCDF）	排出削減

＊PCB，ヘキサクロロベンゼンは非意図的に生成することもある．

　産量が 1 万ポンド（4.53 トン）以上の化合物だけで約 15,000 種類）の化学物質が使用されており，現代生活のあらゆる場面に化学物質は浸透している．これら人為的に作られた化学物質は長年にわたり環境中に放出され，一方で大量に製造された消費材等が最終的に廃棄物として焼却処理される過程でダイオキシン類等の有害な非意図的化合物が生成し，環境汚染を引き起こしている．これらのうち，**難分解性**，**高蓄積性**，**長距離移動性**，**長期毒性**の四つの特徴を持つ化学物質は**残留性有機汚染物質** persistent organic pollutants（**POPs**）と呼ばれ，地球規模での汚染が問題となっている（表 9-5）．そのため，将来における環境汚染を防止するためには国際的な対策が必要であることから，2001 年 5 月に「POPs に関するストックホルム条約（通称 POPs 条約）」が採択され，50 ヵ国の批准により発効することに決められた．わが国は 2002 年 8 月に条約に加入し，2004 年 2 月 17 日に締約国数が 50 ヵ国に達したことを受け，その 90 日後の 2004 年 5 月 17 日に条約が発効している．この条約では，POPs の製造および使用の廃絶，排出の削減，これらの物質を含む廃棄物等の適正処理等を締結国が協調して行うべきことを規定している．

　POPs 条約では，PCB の製造・使用が原則禁止されたほか，有機塩素系農薬のアルドリン，ディルドリン，クロルデン，エンドリン，ヘプタクロル，ヘキサクロロベンゼン，マイレックス，トキサフェンも各国での製造，使用が禁止となった．また，殺虫剤の DDT（p, p'-dichlorodiphenyltrichloroethane）は，マラリアを媒介する蚊の駆除など特定用途に著効を示すことから，WHO の管理下，制限された条件での使用が認められているが，将来的には廃絶される方向である．また，非意図的生成物の PCDD や PCDF については，各国が排出の削減に対策を講ずることになった（表 9-6）．

B. 金属

1. ヒ素

a. ヒ素による食中毒事例

　毒物としてのヒ素の歴史は古く，中世ヨーロッパの支配層や富裕層の人たちが銀食器を使用していた理由の一つは，銀が食品中に混入されたヒ素と反応して変色することで中毒が回避できるからといわれている．ヒ素は，かつては農薬，木材防腐剤，殺鼠剤として使われ，身近にある毒物の一つであった．現在でも，発光ダイオード，半導体レーザー，半導体ガラスといった各種工業製品の原材料として使われている．

　日本におけるヒ素による大規模な食中毒事件として，1955年に岡山県を中心に西日本一帯で起こった森永ヒ素ミルク中毒事件があげられる．この事件は，森永乳業徳島工場における粉ミルク生産過程で使用されていたpH安定剤のリン酸水素二ナトリウムに不純物として3.8～9.1％の亜ヒ酸が混入していたことにより起こった．粉ミルク中に20～30 mg/kgの亜ヒ酸が含まれている状態で市販され，これを飲んだ多数の乳幼児がヒ素中毒症状を呈し，患者数は12,344人，死者数は138人にものぼる．この事件を契機に食品衛生法の大幅な改定が行われ，食品添加物の純度規格基準が定められた．また，厚生大臣は1957年に食品添加物の成分規格，使用・製造・保存などの基準を収載するための**食品添加物公定書**を編集することを決定し，1960年に第1版が出版された．その後のヒ素中毒事件としては1998年7月に和歌山県で起きたヒ素混入カレー事件が代表的である．この事件では，自治会の夏祭りで出されたカレーに亜ヒ酸が混入されていて，4人が死亡，63人の急性ヒ素中毒患者がでた．亜ヒ酸は毒性が強いうえ，無味無臭，溶液は無色のため混入に気づくのが困難で，悪用されやすい．

　食品生産上の過失や故意による中毒事例以外にも，自然界に存在するヒ素による慢性中毒も知られている．ヒ素は硫化物として地殻中に広く分布しており，現在，アジアや中南米を中心に，地下水などから低濃度ではあるが慢性的にヒ素を摂取して，5,000万人以上に健康被害が生じていると推測されている．わが国においても，鉱山操業において亜ヒ酸を生産する際に発生する煙害や工場廃水による河川の汚染から**慢性ヒ素中毒**が発生しており，宮崎県土呂久地区や島根県笹ヶ谷地区の住民に発症した中毒症は公害病に認定された．

b. ヒ素の毒性

　ヒ素の毒性は化学的形態で大きく異なり，**三価の無機態ヒ素**の毒性が最も強く，五価の無機態ヒ素がそれに続く．有機態ヒ素ははるかに低毒性である（図9-6）．亜ヒ酸は無機物質の中で最強の急性毒性を示すといわれており，マウスでのLD_{50}は10 mg/kgであり，ヒ酸の138 mg/kgに比べても14倍も強い．なお，亜ヒ酸のヒトでの急性致死量は70～80 mgと推定されている．自然環境中では，ヒ素は微生物によりメチル化されメチルアルソン酸やジメチルアルシン酸となることが知られている．海産食品には多量のヒ素を含有するものがあるが，その大部分は安定で無機化しにくい有機ヒ素化合物である．食用海藻のヒジキ，ワカメ，コンブにはジメチルヒ素と糖の結合したアルセノシュガー化合物が，エビやカニなどの甲殻類にはトリメチル体のアルセノベタインが高濃度に蓄積されているが，毒性は弱い（図9-6）．無機ヒ素のヒト体内での主用な代謝経路もメチル化であり，有機ヒ素に変換されることにより毒性が低下

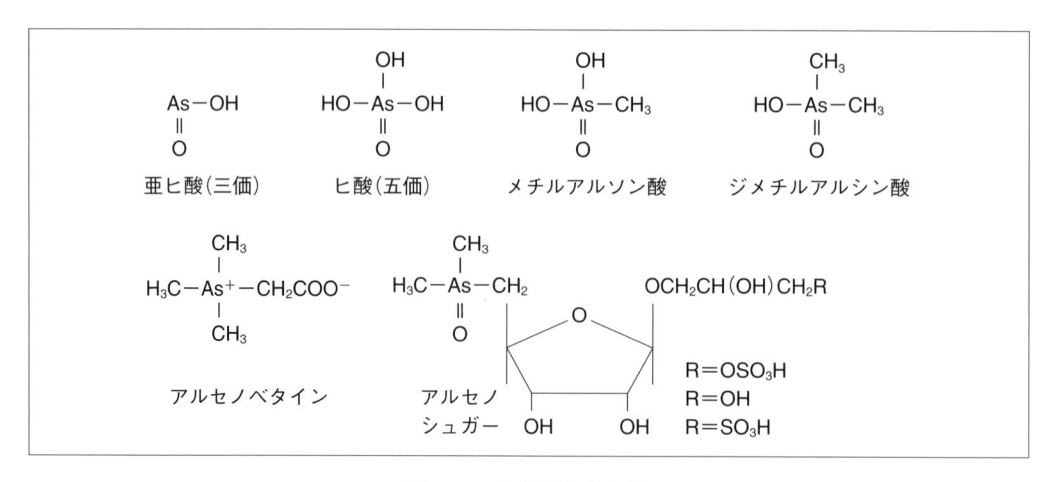

$$\text{亜ヒ酸(三価)}: \text{As-OH with =O and -OH} \quad \text{ヒ酸(五価)}: \text{HO-As-OH with =O and -OH} \quad \text{メチルアルソン酸}: \text{HO-As-CH}_3 \text{ with =O and -OH} \quad \text{ジメチルアルシン酸}: \text{HO-As-CH}_3 \text{ with =O and -CH}_3$$

図9-6 主なヒ素化合物

するので，解毒反応の一種と考えられている．

　ヒ素の急性中毒症状は嘔吐，下痢，頭痛でひどい場合はコレラ様の水様便があり，皮膚に紅疹，湿疹，丘疹などのヒ素疹と呼ばれる発疹が生じる．慢性中毒では皮膚の変質が顕著であり，ヒ素疹，色素沈着，角化，爪の変形，脱毛などが起こる．さらに，食欲不振，嘔吐，不眠，下痢と便秘を繰り返すとともに，手足のしびれ，貧血，白血球減少などの症状を呈する．また，ヒ素化合物の塗布により皮膚がんが発生することが動物実験により確かめられており，ヒ素取扱作業者に肺がん発生率が高いことも報告されている．このため，国際がん研究機関（IARC）はヒ素およびヒ素化合物をグループ1（ヒトに対して発がん性がある）に分類している．無機ヒ素は毛髪中のケラチンに含まれるチオール基と強く結合するので，毛髪中のヒ素濃度は慢性曝露の指標として利用される．

2. カドミウム

a. イタイイタイ病

　カドミウムによる慢性中毒事例として，富山県神通川流域に住む更年期以後の経産女性が多く罹患したイタイイタイ病がある．1940年から1950年代にかけて多発したが，大正時代からの報告もある．全身の疼痛，腎臓障害，骨軟化症および骨の弯曲と変形が特徴で，非常に強い痛みを伴い「痛い，痛い」と患者が訴えることから名づけられた．イタイイタイ病の原因は神通川上流の三井金属鉱業神岡鉱山からの鉱廃水に含まれていたカドミウムである．カドミウムは周期律表12属のいわゆる亜鉛属元素であり，化学的性質が亜鉛に似ていることもあり自然界では亜鉛鉱に含まれて存在する．神岡鉱山では亜鉛の精錬が行われていたが，精錬所から出された廃水中にはカドミウムも含まれていて，これが下流の水田に流入・蓄積していったと考えられる．土壌中のカドミウムは，pHが中性からアルカリ性では難溶のため植物に吸収されないが，酸性で水に溶解してイネの根から吸収され直接濃縮される．イタイイタイ病の原因も裁判の過程で「カドミウムを微量に含む精錬工場の排水に起因する高濃度汚染米を常食したこと」と結論づけられている．しかし，その後，カドミウム摂取だけではなく，ビタミンDの代謝異常やホルモンレベルの変動も関与していたと報告されている．イタイイタイ病は

1968年にわが国で初めて認定された公害病であり，行政措置として185名にのぼる認定患者の治療や土壌改良などの予防策が進められてきた．

　土壌中カドミウム濃度が高い地域は富山県神通川流域だけに限られない．日本各地には亜鉛・銅・鉛の鉱山や鉱床が多数あり，鉱山活動や精錬，あるいは自然に流出して土壌に蓄積してきた．群馬県，石川県，兵庫県，秋田県，長崎県などの一部地域はカドミウム濃度が高く，周辺住民に腎障害が通常より高い頻度で発生することが知られている．これはカドミウムが自然界では亜鉛などとともに広く分布しているため仕方ないことであるが，該当する地域では米などの農産物に対する注意が必要である．この対策として，わが国では食品衛生法でカドミウムが0.4ppm以上含まれる玄米の販売が禁止されており，基準値以上のカドミウムを含む農作物はすべて焼却処分となっている．また，イタイイタイ病の発生を受けて，1970年に「農用地の土壌の汚染防止等に関する法律」が制定され，水田などのカドミウム汚染土壌の交換，除去が定められている．

b. カドミウムの毒性

　カドミウムは多量摂取による急性中毒の事例はあまりなく，環境汚染による**慢性的障害**が問題になることがほとんどである．カドミウムは生物学的半減期が長い（20年以上）ことから一般的にヒトの組織中濃度は若年者より中年者のほうが高い．そのため，一度カドミウムに曝露されると長期間にわたってその毒性にさらされる危険性があり，無理に除去しようとすると必須微量金属の亜鉛も除去されてしまい亜鉛欠乏症による健康障害が現れる．体内に吸収されたカドミウムは腎臓（50％），肝臓（15％），筋肉（20％）に分布し，主に**腎障害**を起こしとくに近位尿細管からのカルシウムやリンの再吸収が阻害される．カルシウムやリンは骨の主要成分であるため，骨軟化症が惹起され骨折しやすくなりイタイイタイ病が発症したと推察されている．一方，活性型ビタミンDの生成には肝臓での25位の水酸化と腎臓での1位の水酸化が必要であるが，腎障害によって腎臓での水酸化が起きにくくなる．活性型ビタミンDは骨代謝に関係するホルモンであり，活性型ビタミンDの生成阻害と骨軟化症との関係も指摘されている．実際，大量のビタミンD投与によりある程度，イタイイタイ病の症状が和らぐとされている．

3. 水銀

a. 水俣病

　1950年代に熊本県の水俣湾周辺の漁村地区を中心に，ネコなどの不審死が多数見られ，同時に手足のしびれやふるえ，脱力，耳鳴りなど原因不明の神経症状を呈する患者が多く発生した．ひどい場合には言語，運動能力を失くし，発病から1ヵ月以内に亡くなるといった重症者もいた．このように狭い地域で，集団で同じような症状の奇病が発生した場合，微生物や寄生虫を介した伝染病や遺伝病なども疑われ，発症者はいわれのない差別を受けることもある．水俣病の原因解明も容易には進まず，公式見解として**メチル水銀化合物**が原因物質と断定されたのは1968年になってからである．事件当時，水俣湾沿岸では新日本窒素株式会社が工業用原料のアセトアルデヒドを製造しており，無機水銀を触媒として使用していた．無機水銀は製造工程の途中で，副生成反応により非意図的にメチル化され，これが工場排水として水俣湾に流出していたのである．海水中のメチル水銀は魚介類により生物濃縮され，それを日常的に摂取

した住民に有機水銀の典型的な中毒症状であるハンター・ラッセル症候群が現れたのである．また，妊婦が摂取したメチル水銀が胎盤を介して胎児に移行し，出生児の中枢神経系に異常が認められる胎児性水俣病も発生した．胎児期に曝露された場合も基本的な症状は成人と同じであるが，発育期に障害を受けるため，きわめて重度の知的障害や運動障害を合併する例が多い．イタイイタイ病に続いて水俣病も公害病に認定され，2009年現在，申請者数は24,776人，認定患者は2,271人にのぼっている．1964年頃には新潟県阿賀野川流域でも同様の患者の発生が確認され，新潟水俣病と呼ばれる．発生メカニズムは水俣病と同じで，アセトアルデヒドを製造していた昭和電工鹿瀬工場からの廃水中に含まれていたメチル水銀による．水俣病との類似点から第二水俣病との名称で公害病と認定され，認定患者数は690人あまりにのぼる．

b．水銀の毒性

　水銀の場合，食品衛生上，とくに気をつけなければいけないのは有機水銀である．無機水銀については，金属水銀蒸気を吸い込んだ場合には肺からの吸収がよく，手指のふるえや腱反射減弱などの末梢神経症状が見られる．しかし，無機水銀化合物を経口的に摂取した場合は腸管からはほとんど吸収されず，毒性は腹痛，下痢，腎臓障害などにとどまる．これに対し，有機水銀は脂溶性が高く，経口摂取してもほぼ90％以上が腸管で吸収され，全身に分布する．血液-脳関門の透過性もよく，脳内の蓄積濃度は吸収後経時的に増加し，長時間滞留するためメチル水銀特有の中枢神経障害が起こる．メチル水銀の中毒症状として有名なのがハンター・ラッセル症候群で，知覚障害，聴覚障害，言語障害，求心性視野狭窄，運動失調などを特徴とする．また，胎盤透過性もよく，妊娠中の母親から胎児に移行し，胎児の神経系に影響を与える．最近，胎児は成人に比べてメチル水銀による影響を5〜10倍も強く受けることが判明し，2003年 WHO/FAO は妊婦の耐用摂取量をより低く設定した．

　メチル水銀は自然環境中の水銀から細菌などの作用により自然生成されるので，食品中のメチル水銀は今なお食品衛生上の問題である．水銀はとくに魚介類にその含量が高く，魚介類には水銀の暫定基準値（湿重量あたり総水銀値0.4 ppm，メチル水銀値0.3 ppm）が設けられている．ただし，この基準はマグロ類，内水面水域の河川産の魚介類および深海性魚介類へは規制を除外している．マグロ類は総水銀として約1 ppm 程度含有し，そのうちメチル水銀が50％以上を占めることがある．水銀含量の高い魚はセレン含量も高く，こうした魚を食べても経験的に無害であり，セレンがメチル水銀による障害を防止しているのではないかと考えられている．

4．鉛

　鉛も他の金属同様，無機鉛化合物と有機鉛化合物で毒性に違いが認められる．鉛は加工のしやすさからさまざまな用途に使われており，われわれの身の回りにありふれた金属であり，自然環境中にも地球外殻に15 ppm，海水中に4〜5 ppm 含まれるとされている．したがって，農林産物，飲料水や大気などにも含まれているが，通常の鉛摂取量では健康影響は生じない．経口摂取した場合の消化管からの吸収率は5〜10％と低く，尿や糞便中に排泄される．しかし，排泄を上回る量の鉛を長期間摂取した場合には，体内に蓄積して毒性が現れる．とくに小児では約40％が吸収され，鉛に対する血液-脳関門の形成が十分でないため，中枢神経障害を呈し，

表 9-7 日本における鉛の年度別摂取量

年 度	1 日摂取量（μg/人/日）	体重当 1 週間摂取量（μg/体重/週）
1981-1984 平均	57.9	8.1
1985-1989 平均	53.6	7.5
1990-1994 平均	38.3	5.4
1995-1999 平均	34.7	4.9
2000-2004 平均	21.9	3.1
2005	20.9	2.9
2006	21.1	3.0
2007	32.0	4.5

（厚生労働省：トータルダイエットスタディ（1981-2007）より）

表 9-8 鉛の食品群別摂取量（2003-2007 平均）

食品群	1 日摂取量（mg/人/日）	総鉛摂取量に対する割合（%）
米	6.97	28.5
雑穀・イモ	2.55	10.4
砂糖・菓子	0.67	2.8
油脂	0.21	0.9
豆・豆加工品	0.77	3.2
果実	0.92	3.8
有色野菜	1.05	4.3
野菜・海藻	3.47	14.2
嗜好品	2.60	10.7
魚介	1.62	6.6
肉・卵	1.14	4.7
乳・乳製品	1.45	6.0
加工食品	0.91	3.7
飲料水	0.07	0.3
合 計	24.4	100.0

（表 9-7 と同出典）

知能や行動に影響が現れる．米国で小児が室内塗装に用いた鉛を含む落屑片を食べて急性脳症をきたした事例や，日本でも明治～大正時代におしろい中の塩基性炭酸鉛が原因で乳幼児に脳膜炎が発症したことがある．最近の日本人の鉛摂取量は，厚生労働省のトータルダイエット調査によると，1 日摂取量で約 20～30 μg/人/日である（表 9-7）．鉛の安全基準に関しては，1993 年に FAO/WHO 合同食品添加物専門家会議が提示した耐容週間摂取量（PTWI）として 25 μg/kg/ 週があるが，わが国の体重あたり 1 週間摂取量はこれを下回っている．日本での摂取量の内訳は，米類由来が 28.5％と最も多く，次に野菜・海藻が 14.2％と続き，鉛は主に農作物を経由して摂取されている（表 9-8）．

鉛は体内に取り込まれると毒性が強いため近年は利用が避けられる傾向にあるが，加工のしやすさやコストの面からいまだに根強い需要がある．そのため，鉛作業者の職業的曝露は労働衛生管理上の課題である．鉛の曝露量は血液中の鉛濃度で判定することが可能であり，成人の通常血中鉛濃度は 5～25 μg/dL であり，60 μg/dL 以上になると中毒症状が現れる．鉛のヒュームや粉じんを吸入した場合，肺から 30～40％と比較的よく吸収され，各組織に分布するが，

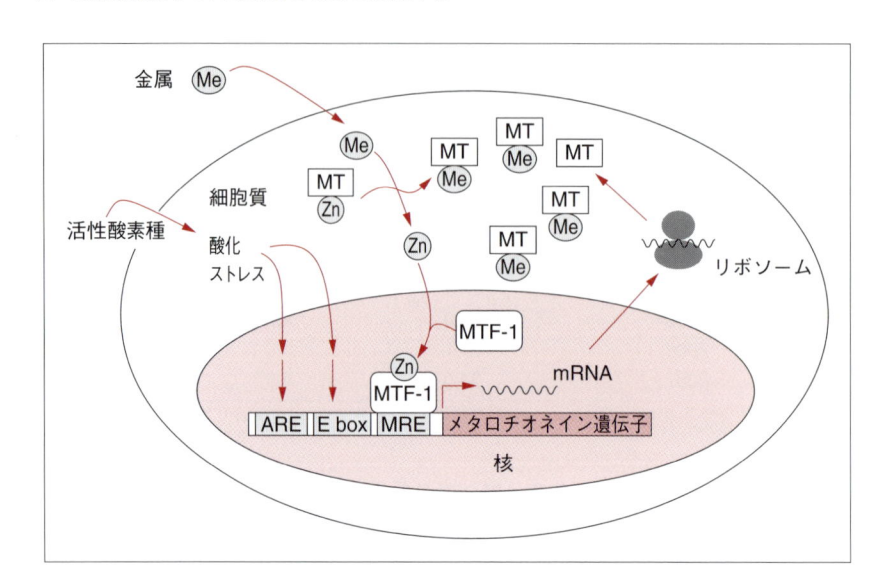

図9-7　金属によるメタロチオネインの遺伝子発現誘導モデル

メタロチオネイン遺伝子の上流にはMRE（金属応答配列）があり，ここにMTF-1（MRE結合転写因子）が結合し，mRNAの合成を増加させる．そして，タンパク質に翻訳されたメタロチオネイン（MT）が金属に結合して毒性を軽減させる．一方，活性酸素種によってもMTは誘導されるが，この場合には別のエンハンサー（AREやE box）が関与する．

最終的に骨組織に蓄積し，骨髄の造血機能を損傷する．鉛中毒の特徴である**貧血**は，ヘムの生合成におけるδ-アミノレブリン酸脱水酵素などの阻害と，これに伴うヘモグロビン合成の低下により起こる．δ-アミノレブリン酸からポルホビリノーゲンへの変換が阻害されるので，δ-アミノレブリン酸の濃度上昇が起こり「尿中δ-アミノレブリン酸濃度 6 mg/L 以上および血中δ-アミノレブリン酸濃度 0.6 mg/L 以上」が鉛中毒の診断基準として用いられている．鉛中毒の初期症状は，貧血による顔面の蒼白，易疲労，神経過敏，頭痛などである．重症になると，重度の貧血，歯肉鉛縁，腹部疼痛，伸筋麻痺，腎障害，不妊，流産などが起こる．

5. 重金属に対する生体防御因子

細胞内には，カドミウムや水銀などの毒性を軽減させる因子として**メタロチオネイン**が存在する．メタロチオネインは分子量がおよそ6,000～7,000の比較的小さなタンパク質で，構成アミノ酸の約1/3はシステインであるが，ジスルフィド結合はない．チオール基に親和性の高い重金属類はこのシステインに捕捉され，有害作用発現能が低下すると考えられている．メタロチオネインは種々の生物に広範に見られ，単一種内においても複数のアイソフォームが存在する．ヒトでは少なくとも15の遺伝子が存在するが，発現しているタンパク質で主要なものはMT IIで約50％を占める．メタロチオネイン遺伝子をノックアウトしたマウスにカドミウムを投与すると，致死性，肝障害および腎障害が増悪する．メタロチオネインノックアウトマウスにおける重金属毒性の増強は$HgCl_2$の投与でも観察されている．これらのことから，メタロチオネインが重金属毒性の軽減に寄与していることは明らかである．メタロチオネインに結合する金属には，カドミウム，水銀，亜鉛，銅，鉛，金，銀およびビスマスなどがあるが，それぞれの金属に対する親和性は異なる．亜鉛や銅との結合は，これらの過剰による生体障害

を防止するとともに，これら必須微量金属の貯蔵や生体内輸送に関わると考えられている．

メタロチオネインの合成は金属によって誘導されるが，これには遺伝子の転写制御領域にある金属応答配列 metal responsive element（MRE）が重要な役割を果たしている．MRE には転写因子の MTF-1（MRE binding transcription factor 1）が結合して，メタロチオネイン遺伝子の転写を活性化する（図9-7）．MTF-1 に直接結合できるのは亜鉛のみであるが，どうしてカドミウムなどの他の金属によってメタロチオネインの合成が上昇するのかについてはよくわかっていない．合成されたメタロチオネインは誘導した金属に結合して毒性を軽減させるので，これら一連の誘導反応は生体の重金属毒性に対する防御機構の一つと考えられている．

C. 内分泌撹乱化学物質

1. 内分泌撹乱化学物質とは

1962年，カーソン（Rachel Carson）は『**Silent Spring（沈黙の春）**』を著し，自然環境中に大量に放出された殺虫剤や除草剤が生物濃縮で体内に蓄積されていき，食物連鎖の頂点にいる鳥類の卵殻の薄化，未孵化などの繁殖障害を招いていることを指摘し「小鳥がさえずるような春はもう来ないだろう」と化学物質による環境破壊に警鐘を鳴らした．それ以後，欧米先進国では環境問題が大きくクローズアップされることになり，1970年代以降 DDT など多くの農薬や化学物質の使用が制限されるようになった．このような取り組みにもかかわらず，それから30年以上たった時点においても，多くの地域で多種類の野生生物に生殖器官の異常，繁殖能力の異常，免疫不全，成長異常などが報告された．これらの原因として，1996年にコルボーン（Theo Colborn）らは『**Our Stolen Future（奪われし未来）**』において，環境中に放出された化学物質には性ホルモンに似た活性を持つものがあり，これが野生生物の内分泌系を撹乱させて生殖異常などの原因となっているという説を提唱した．この本は，当時の米国副大統領の Albert Gore が序文を書き，『Silent Spring』に匹敵するほど重要な書物と高く評価したこともあり大きな話題となった．この本は内分泌撹乱性という新しい概念の毒性を提起したという意味では重要であるが，野生生物における生殖異常と化学物質との因果関係に関しては現在においてもなお議論の余地があるところである．内分泌撹乱化学物質の定義に関しても研究者の間で統一されているわけではなく，米国環境保護庁は1997年の特別報告で「内分泌撹乱化学物質とは，生物の恒常性，生殖・発生，もしくは行動を司っている生体内の天然ホルモンの合成，分泌，輸送，結合，作用あるいは除去に干渉する外因性物質である」として調査・研究に乗り出した．わが国においては，1998年に環境省が公表した対応指針（環境ホルモン戦略計画 SPEED'98）の冒頭で「外因性内分泌撹乱化学物質とは動物の生体内に取り込まれた場合に，本来，その生体内で営まれている正常なホルモン作用に影響を与える外因性の物質」とした．当初，内分泌撹乱化学物質は環境問題として注目を集めたが，プラスチック容器から溶出するビスフェノール A などにも女性ホルモン様の作用があり食品衛生上も問題視されている．

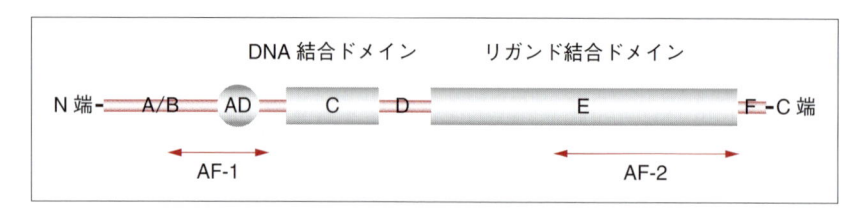

図9-8 核内受容体の構造的特徴

核内受容体は，ステロイドホルモン，甲状腺ホルモン，脂溶性ビタミン，脂肪酸，胆汁酸などの広範な低分子脂溶性生理活性物質の受容体群であり，DNAに直接結合して転写を制御するリガンド依存性の遺伝子発現調節タンパク質である．その構造・機能ドメインは高度に保存されており，AからFの六つのドメインに分割できる．このうちCは"Zinc Finger"と呼ばれるアミノ酸配列モチーフで構成されるDNA結合ドメインであり，Eはさまざまなリガンドを識別，結合するために必要なリガンド結合ドメインである．転写活性化ドメインは，通常2箇所ありN端側にリガンド非依存的に転写を活性化するAF-1が，C端付近にリガンド依存的に転写を活性化するAF-2がある．

2. 内分泌撹乱化学物質の作用機構

　内分泌系とは，多細胞生物が個体内の互いに離れた組織間で連絡を取り合うための手段であり，神経系や免疫系とともに生体の全体的な統御を担っているシステムである．内分泌系は内分泌腺から放出される**ホルモン**と標的器官に存在する**ホルモン受容体**によって構成され，恒常性の維持，エネルギー代謝，発育と成長，性の分化と生殖に関わっている．内分泌撹乱化学物質問題の源流は野生生物の生殖異常であり，性の分化と生殖に関係するホルモンとして**エストロゲン**とアンドロゲンが着目された．これらのホルモンはステロイド骨格を持つ脂溶性低分子物質であり，その作用は核内受容体によって仲介される（図9-8）．ステロイドホルモンの作用機構は，図9-5に示したダイオキシン類の作用機構と似ており，細胞質に存在する受容体に結合し，これが核内に移行して転写を活性化する．しかし，AhRはArntとヘテロダイマーを形成してDNAに結合するのに対し，ステロイドホルモン受容体はホモダイマーとして応答配列に結合する．内分泌撹乱化学物質はホルモンと構造が似ているなどの理由から，誤って核内受容体に結合すると考えられている．核内受容体に結合して生じる反応には，本来のホルモンと類似の作用がもたらされる場合（アゴニスト作用）と逆にホルモンの受容体への結合を阻害する場合（アンタゴニスト作用）がある．また，ホルモンは極微量でその作用を発揮するため，必要なときに必要な量だけ合成され，必要なくなれば代謝されて活性がなくなったり，体外に排出されたりする．しかし，外因性の化学物質は生体内のホルモンレベルを調節している代謝系では制御されない可能性が高く，絶えずホルモン刺激を生体に送り続けたり，あるいは永続的に阻害することにより内分泌系を撹乱すると考えられる．つまり，内分泌撹乱性は受容体を介する毒性と捉えることが可能であり，実際，想像以上に多くの化学物質が性ホルモン受容体に結合する．しかし，このような物質群の生体全体に対する影響に関しては不明な点も多く，今後の調査・研究が必要である．

3. 内分泌撹乱性が疑われている化学物質

a. ビスフェノールA

　ビスフェノールAはプラスチックからの溶出が疑われている．エストロゲン作用を持つ化

学物質である．プラスチックとは原料の塩化ビニルモノマーやビスフェノールAが重合してポリマーになったものであるが，ポリカーボネート樹脂やエポキシ樹脂からは未反応のビスフェノールAが溶出する．ビスフェノールAが体内に取り込まれる主な経路としてはポリカーボネート製の食器・容器等から飲食物に移行するケースや，食品缶詰や飲料缶内面に防蝕塗装として施されたエポキシ樹脂からの溶出がある．しかし，国内で製造されるこれらの食品用器具・容器包装については代替品への切り替えや技術改良が進んでおり，飲食を通じて摂取する可能性のあるビスフェノールAは微量である．また，ほ乳びんを加熱する過程でのビスフェノールAの溶出が疑われたが，わが国で販売されているほ乳びんは，ガラス製などのポリカーボネート以外のものがほとんどである．ビスフェノールAのヒトに対する耐容1日摂取量については各種毒性試験に基づき50 μg/kg/日と設定されており，これに基づいて食品衛生法の規格基準においてポリカーボネート製器具および容器・包装からの溶出試験規格を2.5 ppm以下と制限された．

しかし，内分泌撹乱作用は従来の毒性試験で有害影響がないとされた量に比べてきわめて低用量から作用するといわれており，とくに胎児や乳幼児は発達途上のため，微量の曝露でも影響が残る可能性がある．ビスフェノールAについても，耐容1日摂取量より低い2.4〜10 μg/kgの曝露を胎児期に受けると，神経や行動，乳腺や前立腺への影響が認められることが報告されている．これらの動物実験における現象がヒトにも起こりうるかどうかについては，国際的にも議論があるところであり，いまだ不明な点も多い．

b．フタル酸エステル類

フタル酸エステルの主な用途はプラスチックの可塑剤で，とくに塩化ビニルの可塑剤として用いられている．塩化ビニル樹脂そのものは非常に硬く水道のパイプや窓のサッシなどの用途に限られるが，ここに可塑剤を加えることにより柔軟で使いやすい材料となり，子供用玩具，食品包装用フィルム，衣類包装用フィルム，農業用フィルム，テーブルクロス，医療器具（輸液用バッグ，チューブ）などに用いることができる．しかし，可塑剤は樹脂に結合しているわけではないので時間とともに溶出してくる可能性があり，乳幼児のおしゃぶりや治療時の医療器具などを通してヒトが摂取する危険性が指摘されている．フタル酸エステル類は動物実験で，雄ラットの精子数減少，前立腺重量低下，精巣重量低下，雌ラットで性周期延長，排卵阻害，雌雄ラットで妊娠率低下が報告されており，生殖系への影響が疑われている．とくに発達中の組織が最も影響を受けやすく，欧州では早くから3歳児以下の乳幼児を対象とした玩具についてフタル酸エステル類の使用を規制していた．わが国では，2002年に食品衛生法の規格基準が改正され，**フタル酸ジ-2-エチルヘキシル（DEHP）**を添加したポリ塩化ビニルの容器，包装，おもちゃへの使用が禁止された．さらに，乳幼児が口に接触することを本質とするおもちゃ（おしゃぶり，歯がため等）については，フタル酸ジ-イソノニル（DINP）を添加したポリ塩化ビニルの使用も禁止となった．

フタル酸エステル類は*in vitro*の試験ではエストロゲン受容体に結合しないことが知られており，生殖系への影響がどのようなメカニズムで起きるのかについてはよくわかっていない．

c．ノニルフェノール

ノニルフェノールは，約6割が界面活性剤のノニルフェノールエトキシレートを合成する

ための原料として用いられているが，そのほかにもフェノール樹脂の原料やゴムの酸化防止剤としても利用されている．環境中では，ノニルフェノールエトキシレートが下水処理あるいは河川中の微生物により好気的分解を受け，さらに続けて嫌気的分解を受けて生じる．ノニルフェノールには直鎖型と分岐型の構造異性体があるが，エストロゲン受容体への結合性が強いのは分岐型である．ノニルフェノールは魚類の雄にビテロゲニン(雌特有の卵黄タンパク質)産生を誘導し，雌化させるエストロゲン作用を持つ．1996年，ビテロゲニンを誘導する閾値が10 ppbであることが明らかにされ，安全係数として1/10を掛けて算出された1 ppbが各国で規制の目安として，規制やモニタリングが行われている．現在，世界先進国の河川，下水処理排水などから広範囲にノニルフェノールが検出されており，ノニルフェノールの入った洗剤は世界的に自粛する動きがある．河川水の調査結果は，日本 ND 〜21 μg/L，カナダ ND 〜4.3 μg/L，英国 ND 〜180 μg/L，米国 ND 〜0.64 μg/L である．2001年，環境省はノニルフェノールについて「現在の環境濃度を減少させる必要がある」との評価をとりまとめた．

d. 有機スズ化合物

　有機スズ化合物，とくにスズ原子にブチル基あるいはフェニル基が3個共有結合したトリブチルスズ化合物(**TBT**)あるいはトリフェニルスズ化合物(**TPT**)は，藻類および甲殻類などの多数の分類群の水生生物に対して強い毒性を示す．フジツボや海藻などの付着に対し高い防汚効果が期待されるため，1960年代より船底塗料や魚網の防汚剤として大量に使用されるようになった．その結果，広範囲な海洋汚染を引き起こし，水生生物に対する有害性が危惧されるようになった．とくに，巻貝類に対する影響は深刻で，TBTの場合には1 ng/Lという非常に低濃度でも巻貝にインポセックス(雌に雄性生殖器官が発達し不妊にいたる現象)を誘導する．このため，米国，英国などをはじめ先進国では1980年頃より各国独自で環境目標値を設定し，全長25 m以下の船舶への使用禁止，溶出量の制限などの規制を行った．日本では，1989年に「化学物質の審査及び製造等の規制に関する法律」において，トリブチルスズオキシド(TBTO)を第一種特定化学物質に，7種のTPT化合物と13種のTBT化合物を第二種特定化学物質に指定した．その結果，わが国においては開放系用途の生産および使用はほとんどなくなり，TBTやTPTの汚染状況は改善されていくものと思われる．しかし，未規制国・地域もあり，海洋汚染に国境がないことから，今後も有機スズによる環境汚染状況を監視していく必要がある．

　有機スズ化合物によるインポセックス誘導機構に関しては，これまでアンドロゲンをエストロゲンに変換する酵素のアロマターゼが阻害され，結果としてアンドロゲンの体内濃度が高くなり雄化するとの説が最有力の仮説として受け止められてきた．しかし，近年のさまざまな生物種でのゲノム解析により軟体動物である巻貝類にアンドロゲン受容体は存在しないことが明らかとなり，アロマターゼ阻害説はその根拠を失った．最近，巻貝類から核内受容体のレチノイドX受容体(RXR)がクローニングされ，これにTBTやTPTが非常に低い濃度から作用することが明らかになり，インポセックッス誘導へのRXR関与説が有力視されるようになった．

D. 放射性物質

1. 放射性物質による汚染

　高いエネルギーを持った電磁波や粒子線は，物質に当たるとそれを構成している原子の中から電子をはじき飛ばして，正の電荷を帯びた陽イオンと負の電荷を帯びた電子を作り出す．物質をイオン化する能力を持つ放射線を**電離放射線**と総称し，これにはα線やβ線などの荷電粒子線と，γ線やX線などの電磁波や中性子線のような非荷電粒子線がある．荷電粒子線は原子を直接的に電離することができるが，非荷電粒子線は最初に原子の束縛電子や原子核と相互作用して荷電粒子線を発生させ，二次的に発生した荷電粒子線が電離作用を及ぼす．そして，自発的に電離放射線を放出する能力を放射能といい，放射能を持つ物質が放射性物質である．放射性物質が生体に影響を及ぼす経路には，体外から放射線を浴びる外部被曝と食物や飲料水を通して体内に放射性物質を取込み，それから発せられる放射線を受ける内部被曝がある．外部被曝の影響は放射性物質の近くにいるときだけに限られるが，内部被曝は放射性物質が体内に存在する限り続くのでこちらのほうが生体影響は大きい．

　われわれが普通に生活する環境中にも放射性物質は存在し，起因別に**天然放射性核種**と**人工放射性核種**に大別できる（表9-9）．天然放射性核種はさらに2種類に分けられ，宇宙線起源核種と原始放射性核種がある．宇宙線起源核種は宇宙線と大気成分との相互作用によって生じるもので，ヒトに対する線量寄与の大きいものに^{3}H，^{7}Be，^{14}C，^{22}Naがある．たとえば，^{14}Cは大気上層で^{14}Nに中性子が照射され陽子を放出してできるもので，現在も生成され続けている．これに対し，原始放射性核種は46億年前に地球が誕生したときより存在するもので，物理学的半減期が地球の歴史と同程度に長いので現在も地球上に残っている核種である．原始放射性核種には，^{238}Uを親核種とするウラン系列，^{232}Thを親核種とするトリウム系列や壊変系列を持たない^{40}Kや^{87}Rbがある．このなかで^{40}Kは全カリウム中の構成比が0.012％と高く，食品を通じて摂取されるので通常の体内からも検出され，核分裂による汚染の指標とはならない．

表9-9　放射性核種の種類と半減期

起因	起源	核種	物理的半減期
天然放射性核種	宇宙線起源核種	^{3}H	12.3 年
		^{14}C	5,730 年
		^{22}Na	2.60 年
		^{7}Be	53.3 日
	原始放射性核種	^{238}U	4.47×10^9 年
		^{232}Th	1.41×10^{10} 年
		^{40}K	1.18×10^9 年
		^{87}Rb	4.48×10^{10} 年
人工放射性核種		^{90}Sr	28.7 年
		^{137}Cs	30 年
		^{106}Ru	1.02 年
		^{144}Ce	285 日
		^{95}Zr	64 日
		^{131}I	8.05 日

天然放射線による人体の被曝線量は，地域によって異なるが，実効線量で表すと1年間に平均2.4 mSv である．その内訳は宇宙線からおよそ0.39 mSv，大地から0.48 mSv，食物の摂取で0.29 mSv，空気中の ^{222}Rn の吸入により1.26 mSv である． ^{222}Rn はウラン系列のなかほどにある半減期が3.8日の放射性核種で，希ガスなので地殻中から空気中にも出てきており，吸入により人体に取り込まれる．このように，われわれは日常生活の中で常時，天然放射線を浴びているわけであるが，年間200 mSv 以下の被曝線量では放射線障害の臨床的知見はなく，健康に影響を与えることは少ないと考えられている．

食品衛生上で問題となるのは主に人工放射性核種で，過去にも核実験や原子力発電所の事故で大気圏中にまき散らされた核分裂生成物が降下した**放射性降下物**（フォールアウト）による飲料水や食品の汚染が問題になった．核実験は1980年まで大気圏内で行われ，1954年から1960年にかけて行われた核爆発実験では多量の放射性下降物を生じた．とくに1954年に太平洋マーシャル群島ビキニ環礁で行われた実験では濃厚な放射性降下物によって，近くで操業していた日本漁船が被害を受け犠牲者を出しただけではなく，マグロなどの魚類の汚染を招き大きな問題になった．また，1986年に旧ソ連邦キエフ近郊のチェルノブイリ原子力発電所で炉心溶融による大規模な放射性物質による環境汚染が発生し，事故に由来する放射性物質はヨーロッパをはじめ地球規模で拡散し，日本にも到達した．事故により大気中に飛散した核分裂生成物は，雨とともに地上に降下し，農作物，水，土壌を汚染し，また間接的に農作物や魚介類なども汚染した．さらに，牧草，飼料作物，魚介類を飼料とする家畜や野生動物の肉や卵，およびそれらの加工品も汚染された．このため，事故後，ヨーロッパでは主に ^{131}I と ^{137}Cs を対象とした食品の販売，輸入などに規制値が設けられた．わが国でもチェルノブイリ事故由来の放射性物質で汚染された食品の流入が懸念されたことから，当時の厚生省は輸入食品中の放射能規制暫定限度を食品全般に設定し， ^{134}Cs および ^{137}Cs 濃度として370 Bq/kg 以下と定めた．

2. 放射性物質の生体への影響

^{235}U や ^{239}Pu の原子核が核分裂反応で分裂すると300種類を超える核分裂生成物が生じる．これらはそれぞれ異なる物理学的半減期を持つ放射性同位体であり，半減期が非常に短い（1秒以下）核種もあるが，数ヵ月から数年間に及ぶ半減期を持つ核種もある（表9-9）．これらのなかでヒトへの健康が強く疑われる核種は， ^{90}Sr, ^{95}Zr, ^{106}Ru, ^{131}I, ^{137}Cs, ^{144}Ce などである．とくに ^{90}Sr は核分裂生成物として生成量も多いうえにカルシウムに化学的性質が類似しているので問題が多い．カルシウムは骨の構成成分であるので吸収された ^{90}Sr は骨に集積し，生物学的半減期も50年ときわめて長い．このため長い年月および骨髄などを照射し続け造血機能を障害する． ^{137}Cs はカリウムに性質が類似しており消化管から完全に吸収され全身に分布するが，筋肉細胞は内部にカリウムを多く蓄えているのでとくに筋肉に分布しやすい． ^{131}I は体内に入るとチロキシンやトリヨードチロニンに取り込まれ，主に甲状腺に集積する（表9-10）．チェルノブイリ事故では，その後の調査で，ロシア，ベラルーシ，ウクライナの3ヵ国で小児甲状腺がんの発症率が顕著に増加するとともに，白血病や肺，消化器，腎臓，乳腺のがん発症率も上昇していることが示された．

放射線障害には，一定の線量（閾値）を超えなければ影響が現れない確定的影響と，閾値がなく，どのような低線量でも被曝量と影響の間に直線関係が認められる確率的影響の二つがある．

表 9-10 内部被曝した場合の組織集積性

集積臓器	放射性核種
甲状腺	^{123}I, ^{125}I, ^{131}I
骨	^{32}P, ^{45}Ca, ^{90}Sr, ^{226}Ra
脾臓	^{59}Fe
全身	^{3}H, ^{14}C, ^{137}Cs（とくに筋肉）

白血球やリンパ球の減少，白内障，脱毛などの急性障害はすべて確定的影響であり，白血病やがん，遺伝的影響などの長期的な影響が確率的影響である．分子レベルでの電離放射線の標的は主にDNAであり，直接的にDNA鎖を切断する場合（直接作用）と放射線が水分子に作用することにより水酸基ラジカル，水素ラジカル，過酸化水素などが生成し，これらがDNAに損傷を起こす場合（間接作用）がある．DNAが損傷を受けても，細胞が持つDNA修復系によってほとんどが修復され，修復不可能なDNAを含む細胞はアポトーシスによって排除されるのでDNAの変化がそのまま固定されるわけではない．しかし，ごくまれに生じる修復されなかった変化や修復過程での誤りが固定され，がんなどの原因となる．これらは確率的な影響であり，被曝線量がゼロにならない限りリスクもゼロにならない．

3. 食品への放射線照射

放射性物質は人体への悪影響というマイナスの側面だけでなく，医療領域での利用や食品保存のための有効な手段としてのプラスの側面もある．1952年，放射線を植物に照射することが発芽抑制に大きな効果を持つことが発見されて以来，殺菌と発芽抑制という両輪を備えた照射処理がクローズアップされることになった．わが国でも，国際的な食品研究の動きを受けて原子力平和利用の一環として，1967年「食品照射研究開発基本計画」を設置し，その中でジャガイモ，タマネギ（発芽抑制），米，小麦（害虫防除），ミカン（表面殺菌），ウィンナーソーセージ，水産練り製品（殺菌）を対象に照射効果と安全性の両面から検討が行われた．これらのうち，ジャガイモについては，^{60}Coの密封線源を用いたγ線照射が許可され，1974年以降照射ジャガイモが市販されている．ジャガイモの発芽したものは，その緑色皮部や発芽部周辺にソラニンなどの有毒アルカロイドの含量が上昇するため，発芽抑制によるベネフィットが放射線照射によるリスクを上回ると判断された．諸外国では，ジャガイモ，タマネギ，ニンニクの発芽抑制，穀類などの害虫防除，食肉などの殺菌に放射線照射が許可されているが，わが国では食品衛生法によりジャガイモ以外の食品への利用は禁止されている．

10 残留農薬・飼料添加物の安全性

　農薬とは，農作物を害する菌，線虫，ダニ，昆虫，ネズミその他の動植物またはウイルスの防除に用いられる殺菌剤，殺虫剤その他の薬剤および農作物などの生理機能の増進または抑制に用いられる成長促進剤，発芽抑制剤その他の薬剤すべてを含むものである．農薬は使用量の多少にかかわらず農作物に残っており，その残った農薬を残留農薬という．農薬は農作物や土壌だけでなく，河川，海などの環境へ流出し，それらの影響は人や家畜，魚介類などの生物までに及ぶことが知られている．そのため，農薬はその製造，輸入から販売，使用にいたるすべての過程が厳しく規制されている．また，登録制度によって審査された農薬は定められた使用方法を遵守することでその安全性が確保される．

　本章では，残留農薬（飼料添加物および動物用医薬品を含む）について概説し，農薬の種類およびその使用と規制などについて解説する．

A. 農薬の使用とその規制

　第二次世界大戦（1941～1945 年）中に，人為的に作られた化学物質が農薬として開発された．それ以来農産物の増産，疾病の蔓延を防止するため，多くの農薬が製造，使用され，農薬は近代農業に必須なものとなった．その後，化学物質を農薬として濫用することへの警告の書として，1962 年米国の生態学者**カーソン**が『**Silent Spring**（沈黙の春）』を発刊して以来，化学物質としての農薬に対する批判は手厳しいものになった．さらにまた，1996 年米国の生態学者**コルボーン**が『**Our Stolen Future**（奪われし未来）』を発刊して，農薬を含む化学物質が生殖に対する影響を持つことを指摘して以来，その批判はより厳しいものとなった．農薬は本来ヒトのからだに馴染まないものであり，使用しないにこしたことはないが，食料の安定した確保，農産物の増産との板挟みの間で苦渋の選択がなされている．

　現在の農薬は，**収穫前農薬** pre-harvest pesticide の**殺虫剤** insecticide，**殺菌剤** fungicide，**除草剤** herbicide と**収穫後農薬** post-harvest pesticide の殺虫剤，殺菌剤がある．その他に植物成長調整剤，殺鼠剤，誘引剤も農薬の範疇に入る．

　農薬は，その使用および残留について，すべて法律に基づいた農薬行政によって管理されているが，食品衛生上，農薬は複雑な問題を提供している．現在使用されているか，あるいは過去に使用された農薬の農作物への残留，諸外国で使用される収穫後農薬の輸入農作物への残留，農場やゴルフ場に散布することによる土壌や水環境を汚染することなどが問題になっている．同じ化学物質が，国により農薬であったり，食品添加物であったり，扱いが異なっているのも

問題を複雑にしている．さらに，最近の農薬に耐性をもつ遺伝子を導入した遺伝子組換え食品の登場は，食料の増産を目的にしているとはいえ，農薬の使用を助長しているなどの問題を提起している．

1. 農薬取締法と食品衛生法

わが国の農薬はすべて**農薬取締法**と**食品衛生法**［いずれも 1948（昭和 23）年施行］に基づく農薬行政で管理されているが，農薬取締法は農薬の使用を許可する法律であり，食品衛生法は農薬の使用を制限する法律といえる．

農薬の使用は，農薬の製造業者が農薬取締法に基づいて，国に申請し登録されること（**農薬登録制度**）から始まる．製造業者が農薬の効力，残留性，毒性に関する資料を国に提出し，農林水産省，環境省，厚生労働省で審査したのち，農林水産大臣の登録票（3 年間有効）を受けることで，国内での販売が認められる．2009（平成 21）年現在，登録農薬は約 480 成分，約 4,000 薬剤である．安全性に問題がある農薬は登録が失効される．

農林水産省では農薬使用者の安全をはかるための使用基準，都道府県では作物別に農薬の使用時期や回数を定める防除基準を作成している．環境省では，農薬の**登録保留基準**を定めて登録農薬の使用を管理しており，作物残留，土壌残留，水産動植物に対する毒性，水質汚濁に関する基準を設けている．また，食品衛生法に基づく農薬残留基準が設定されていない農薬に関しては，農薬取締法のなかで残留基準を設定している．しかし，農薬取締法は農薬について登録制度を設けその販売や使用を規定する法律であり，登録保留基準を超えた農薬が残留している農作物がみつかっても，その農薬の流通販売を制限することはない．また，登録されていない物質を農薬として使用した場合は農薬取締法違反になるが，2002（平成 14）年，一部の業者が登録のない農薬を輸入，販売していた事態が発覚し，同年末まで 44 都道府県で 10 種類の無登録農薬を販売したことが判明した．この結果，消費者の国産農産物への信頼を著しく損なっただけでなく，農作物の出荷自粛等の事態を招いた．

厚生労働省では食品衛生法に基づいて**農薬残留基準**を農作物別，かつ農薬別に設定し，この残留基準に適合しない農作物の流通販売は認めないことにしている．1956（昭和 31）年，戦後の日本における農薬使用の急増に伴い，初めてリンゴに対しヒ素，鉛，銅および DDT について農薬残留基準が設定された．その後，1968（昭和 43）年，食品衛生法に基づき現在の形式による BHC，DDT，鉛，パラチオンおよびヒ素の 5 農薬の最大残留基準が，キュウリ，トマト，ブドウ，リンゴの 4 農産物に対し設定された．1978（昭和 53）年までに 26 種の農薬についての残留基準を設定していたが，新規農薬の開発，輸入農作物の増加に対応するために，農薬残留基準の追加整備を進め，1999（平成 11）年には，登録の有無や，収穫前農薬か収穫後農薬かを問わず，また輸入農作物であるかないかを問わず，残留実態のあった農作物，農薬に残留基準を設定した．2005（平成 17）年までに残留農薬基準が設定された農薬等（農薬，飼料添加物，動物医薬品）は 283 品目であった．このように，わが国のこれまでの残留農薬等の規制は，限られた農薬等について残留基準を設定し，それを超えた食品の流通・販売等を禁止するというネガティブリスト制度であった．しかし，この方式では残留基準が設定されていない農薬等については，基本的に規制ができない仕組みであった．2003（平成 15）年の食品衛生法の改正により，2006（平成 18）年 5 月 29 日からポジティブリスト制度（図 10-1 http://www.mhlw.go.jp/

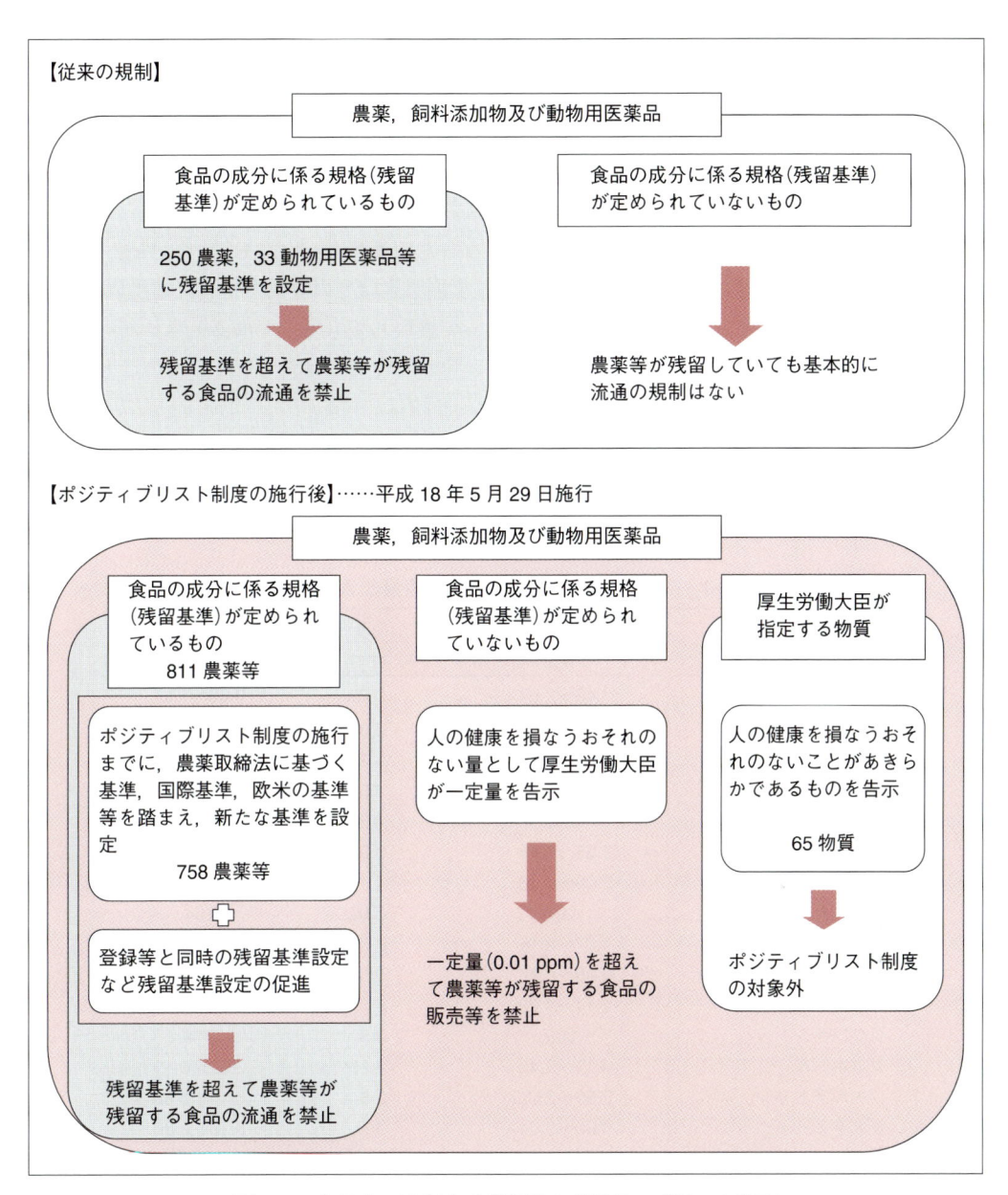

図 10-1 食品中に残留する農薬等のポジティブリスト制度
（食品安全委員会：食品の安全性に関する用語集，第 4 版，2008 より）

topics/bukyoku/iyaku/syoku-anzen/syouhisya/061030.html）が実施され，この制度では原則的にすべての農薬等に残留基準が設定され（国内外に基準のないものについても，人の健康を損なうおそれのない量として 0.01 ppm を一律基準値として設定），基準を超えて農薬等が残留した場合，その農産物の流通・販売等は全面的に禁止されることになった．対象となる食品は生鮮農作物に加えて畜水産物，加工食品である．無登録農薬が一定基準を超えて食品に残留することも規制できるようになり，食料生産に使用される全ての農薬等と食品の組み合せについて残留基準が設定されたことになる．この制度の波及には高度な分析技術が要求されている．

2. 農薬残留基準の設定

FAO/WHO 合同食品規格委員会およびその合同残留農薬会議において，国際的な農薬の1日許容摂取量（ADI）と最大残留基準が決められている．わが国では，国際的な最大残留基準をもとにして，ADI を超えないように残留基準が設定されている．

農薬の **ADI**（mg/kg/日）はその毒性試験から得られた**無毒性量**（**NOAEL**）（mg/kg/日）に安全係数 1/100 を乗じて得られるが，これに人の体重を乗じればその農薬の1日許容摂取量（mg）が求められる．その農薬はこの量を一生涯にわたって摂取しても安全であるとされている基準である．しかし，無毒性量の算出には，閾値のない発がん性などは含まれていないことに注目しなければならない．

人が毎日摂取する米の量（kg）に，米に含まれるその農薬の農薬残留基準（mg/kg）を乗じれば1日分の米に含まれるその農薬の残留量（mg）が算出される．摂取する米以外の農作物にもそ

表 10-1　わが国の残留農薬の1日摂取量と ADI の比較

調査対象農薬名	平均1日摂取量（μg）	ADI（mg/50kg/日）	対 ADI 比（%）
DDT	1.49〜2.97	0.25	0.60〜1.19
EPN	1.26〜2.82	0.07	1.80〜4.03
アジンホスメチル	1.38〜3.21	0.25	0.55〜1.28
アセフェート	1.37〜21.93	1.5	0.09〜1.46
イマザリル	6.46	1.25	0.52
エンドスルファン	2.35〜3.46	0.3	0.78〜1.15
カルバリル	2.09〜4.48	1	0.21〜0.45
クロルデン	1.91	0.025	7.64
クロルピリホス	1.07〜2.16	0.05	2.14〜4.32
クロルピリホスメチル	0.95〜2.17	0.5	0.19〜0.43
クロルプロファム	2.14〜4.22	5	0.04〜0.08
ジクロラン	1.89	0.5	0.38
ジコホール	1.17〜2.42	1.25	0.09〜0.19
ジペルメトリン	2.59〜21.62	2.5	0.10〜0.86
ジメトエート	1.60〜3.04	1	0.16〜0.30
臭素	6,037〜8,150	50	12.08〜16.30
チアベンダゾール	4.93	5	0.099
バミドチオン	20.89	0.4	5.22
フェナミホス	1.52	0.04	3.80
フェニトロチオン	0.77〜7.12	0.25	0.31〜2.85
フェントエート	1.26〜4.06	0.075	1.68〜5.41
フェンバレレート	2.13〜45.07	1	0.21〜4.51
フルフェノクスロン	4.17〜5.02	1.85	0.23〜0.27
プロパルギット	1.71	0.5	0.34
プロチオホス	1.26〜2.36	0.075	1.68〜3.13
ヘプタクロル	1.37	0.005	27.4
マラチオン	1.03〜2.16	1	0.10〜0.22
メタミドホス	1.37〜3.72	0.2	0.69〜1.86
メチダチオン	1.06〜1.16	0.05	2.12〜2.32
メトプレン	9.41	5	0.19

の農薬が含まれている場合は農作物の摂取量と農薬残留基準から農薬の摂取量を算出する．摂取するすべての農作物に含まれる残留農薬の総量を計算したとき，その農薬のADI以下であれば一応安全とみなされる．特定の農作物の特定の農薬の残留基準値は，このようにその農薬のADIを超えないように設定されている．

平均的な1日の献立を想定して材料を購入し，調理加工して，分析し，実際に口に入る残留農薬の量を調査（マーケットバスケット調査）し，ADIに照らし合わせた例（表10-1）がある．この調査でみる限り，主な残留農薬の摂取量はADIより低いという結果が得られている．

3. 輸入農作物の検査体制

厚生労働省では，輸入農作物の残留農薬などの監視，検査体制を強化し，輸入農作物の安全性を確保するよう努めている．輸入業者は，厚生労働大臣が指定する指定検査機関において，輸入農作物の検査を受けることになっている．横浜および神戸検疫所には輸入食品検疫セン

有機農作物

最近，わが国の農家では農薬を用いない農作物を育成することの努力が払われるようになり，農林水産省では農作物への表示の混乱を避けるため，また農薬を用いない農作物作りを奨励するため，1992（平成4）年に基準を作成した．**減農薬栽培**は農薬の使用を慣例の5割以下で栽培したもの，**無農薬栽培**は農作物を栽培する期間農薬を使用していないもの，**有機（オーガニック）農作物**は3年以上農薬および化学肥料を用いていない農場で栽培したものと区別をつけた．

安易にこれらの表示がなされるのを防ぐため，2000（平成12）年からJAS法の改正の一部として，有機農作物および有機農作物加工品検査認定表示制度が創設され，果樹などの多年農作物は3年，それ以外は2年以上化学肥料や農薬を使用していない土壌で栽培された農作物を有機農作物と称することになった．農林水産大臣から認可を受けた第三者認証機関が生産工程を検査し合格した農作物に対して下図に示したマークが付けられる．有機農作物加工品は材料の95％以上が有機農作物であるものに認証され図のマークがつけられる．

ところが，すでに2001（平成13）年には有機大豆を用いたという豆腐の偽装表示が発覚したり，2002（平成14）年には有機認定機関が認定した中国の農場産の農作物に残留農薬が検出されたり，有機認定機関の検査制度のあまさも露呈し，この制度がどこまで機能するか疑問視もされている．

このように，農作物の生産者の一部では有機栽培によって農作物を生産する努力が払われているが，このような農法が食料を安定供給できる農業として成り立つかどうか，試練に立たされているといえよう．

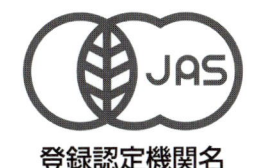

有機農産物，有機農産物加工食品に表示される「有機JASマーク」

ターを置いて，輸入貨物中の農作物の残留農薬の検査を行い，違反農作物を水際でくいとめる努力がなされている．残留農薬基準不適合，食品添加物違反，マイコトキシン検出などの農作物は，積み戻しまたは破棄の措置が講じられている．

しかし，全件の検査が行われているわけではなく，2002(平成14)年，中国産の冷凍ホウレンソウに残留基準を超えたジクロルピリホスがあり，市場に出回り問題となった．各都道府県の食品衛生監視員が店頭からサンプリングして違反がないかどうかも検査している．

B. 農薬の種類とその安全性

1. 有機リン系殺虫剤(図10-2)

1936年ドイツにおいて有機リン系化合物に殺虫作用があることが発見され，**パラチオン** parathione など初期の有機リン系殺虫剤が開発された．わが国でもイネの害虫ニカメイチュウやウンカの防除に大きな効果をあげた．パラチオンは接触毒であり，昆虫の体内で代謝されてチオリン酸エステル(チオン型，P=S)がオクソン型(P=O)となって，中枢神経系のコリン作動性シナプスで**アセチルコリンエステラーゼ(AchE)** のセリン部位を不可逆的にリン酸化して阻害する(図10-2)．ヒトに対しても同様な機序によって急性毒性を示し，アセチルコリンが蓄積してコリン作動性神経に対する刺激が過剰状態になり，縮瞳，痙攣，呼吸困難などの典型的症状がみられる．散布中または誤用による中毒事故が多く発生し，多くの人がこの農薬によって命を落とした．有機リン系化合物開発の当初から，神経を侵す揮発性で強力なガス化合物が得られており，タブン，ソマン，サリン，VXなどの化学兵器は同族の化合物である．

わが国では，強毒性のパラチオンに代わる低毒性の有機リン系殺虫剤の開発に努力が払われ，その結果として，1959(昭和34)年に**フェニトロチオン(MEP)**(商品名スミチオン)が開発された．フェニトロチオンの生産に伴い，パラチオンは生産中止となり，現在は使用されていない．諸外国でも低毒性の有機リン系殺虫剤，アセフェート，EPN，クロルピリホス，ジクロルボス(DDVP)，ジメトエート，ダイアジノン，ピリミホスメチル，マラチオンなどが開発され，フェニトロチオンとともに用いられている．これらは残留性が低いため，今日の農薬として重要な位置を占めている．各有機リン系殺虫剤は昆虫とヒトの代謝酵素活性の違いから，選択毒性に差がある．しかし，低毒性とはいえ，これらによる事故も多発しており，中でもフェニトロチオン，ジクロルボス，マラチオンによる不注意な事故が多発している．

これら有機リン系殺虫剤の中毒の治療法として，AchEに拮抗するアトロピンや，解毒薬としてAchEのリン酸化賦活薬**2-ピリジンアルドキシムメチル**(ヨウ化プラリドキシム)(**2-PAM**)が用いられる(図10-3)．

2. 有機塩素系殺虫剤(図10-4)

1939年にスイスで**DDT**(p,p'-dichlorodiphenyltrichloroethane)，1941年イギリスとフランスで**BHC**(hexachlorocyclohexane)が開発された．DDTはヒトには急性毒性が弱く，昆虫には毒性が強かったので，農作物の生産とペストを媒介するノミ，発疹チフスを媒介するシラ

図10-2　有機リン系殺虫剤
*は使用禁止.

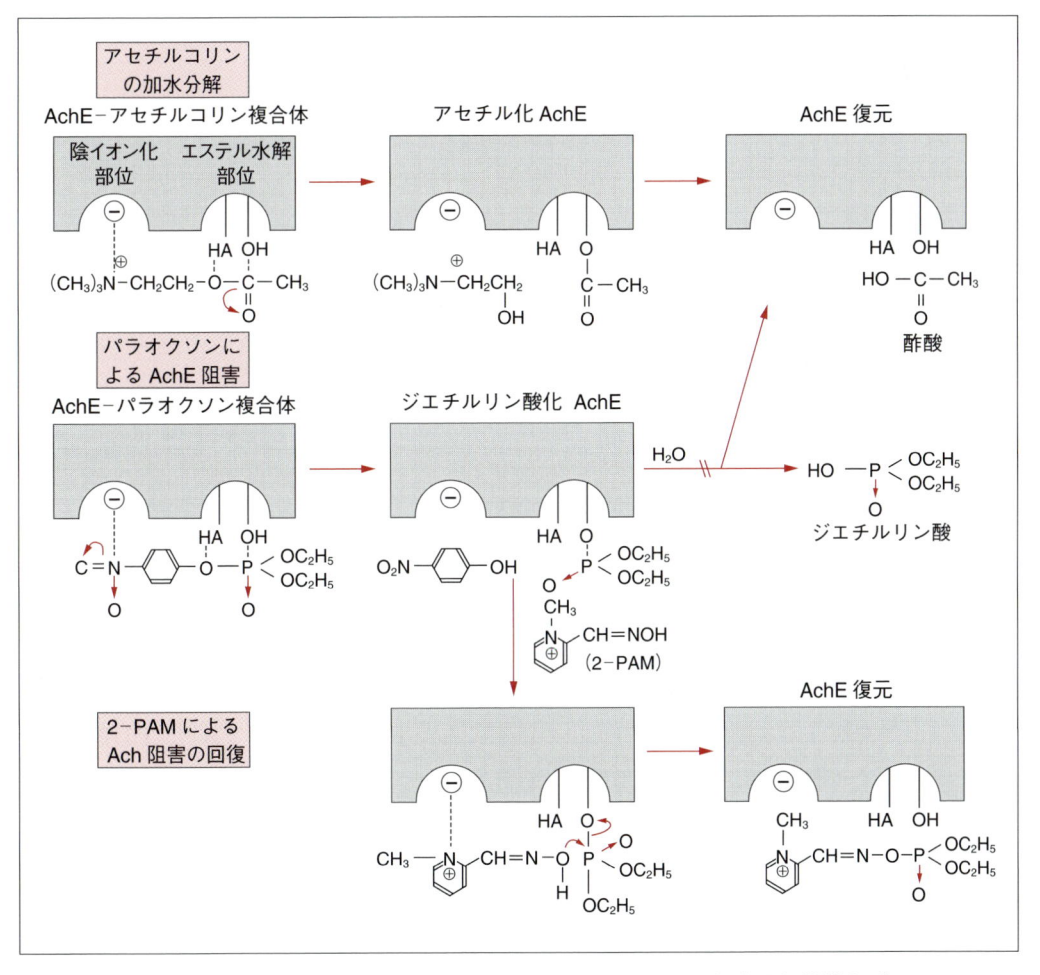

図10-3　アセチルコリンエステラーゼ(AchE)によるアセチルコリン加水分解機構とパラオクソンによるAchE阻害ならびに2-PAMによる阻害回復機構
AchEのAHは酸性基，OHはセリン水酸基.

不許可農薬の混入事件(中国製冷凍餃子へのメタミドホス混入事件)

2008(平成20)年1月,中国製冷凍餃子を食べた千葉県千葉市,市川市,兵庫県高砂市の3家族計10人が下痢や嘔吐などの中毒症状を訴え,食べた餃子を鑑定したところ,残留基準値を大幅に上回るメタミドホスが検出されたとの報道がなされた.その後相次いで中国製餃子類からメタミドホス,ジクロルボス,パラチオン,メチルパラチオンなどの有機リン系殺虫剤が検出された.メタミドホスは,分子量が141.12であり,純品は無色の針状結晶で刺激臭のある水溶性物質である.また,他の有機リン系殺虫剤と同様に強力なアセチルコリンエステラーゼ阻害作用を示す.わが国では毒性が高いと判断されて登録されておらず,農薬や殺虫剤として使用することはできないが,中国,米国,南米,オーストラリアなどでは,昆虫やダニ類にも効果が高いため殺虫剤として使用されていた.中国では1990年代から使用対象が制限されていたにもかかわらず,中国国内や香港などに出荷する野菜や果物から残留基準値を上回るメタミドホスが発見され,廃棄処分や中毒事件を起こす問題がたびたび発生した.この事態を受けて中国政府は2007(平成19)年よりその流通および使用を禁止し,2008年1月は一部例外を認めながら生産することも禁じた.

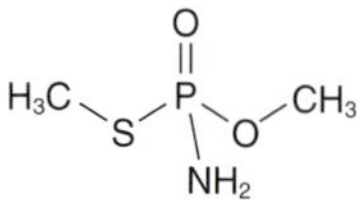

メタミドホスの構造式

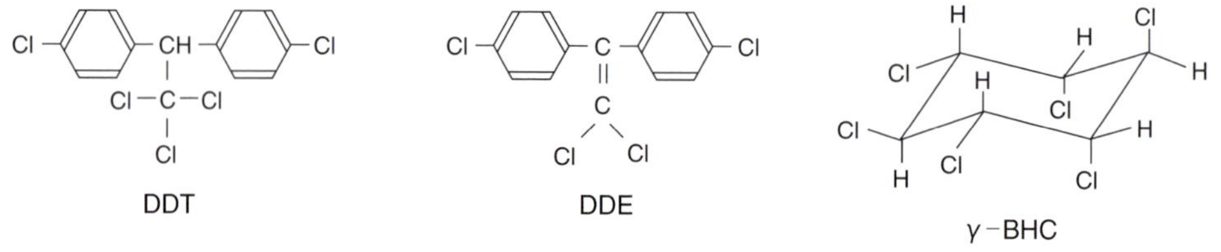

図10-4 有機塩素系殺虫剤
いずれも使用禁止.

ミ,マラリアを媒介する蚊などの媒介昆虫の駆除に大きな役割を果たしてきた.DDTは神経機能を撹乱する接触毒であるが,遅効性で残留性が高い.DDTの代謝物である脱塩化水素体**DDE**は蓄積性がさらに大きく,環境中のDDT汚染の指標とされる.わが国ではDDTはイネのニカメイチュウには効力が弱いため,水田への散布は少なく,汚染は免れた.

BHCは塩素の配位により七つの立体異性体が存在するが,γ-BHC(リンデン)だけが,速効性の接触毒性を示し,代謝排泄は速い.β-BHCは最も残留性が高い.α,β,γ-BHCを含むBHC製剤はウンカ,ニカメイチュウに効力があり,大量に散布された.その後開発されたいわゆるドリン剤のアルドリン,ディルドリン(アルドリンの代謝物),エンドリンも大量に散布された.同系統のクロルデン(ヘプタクロルなど類似化合物の混合物)は土壌害虫防除およびシロアリの駆除に多用された.

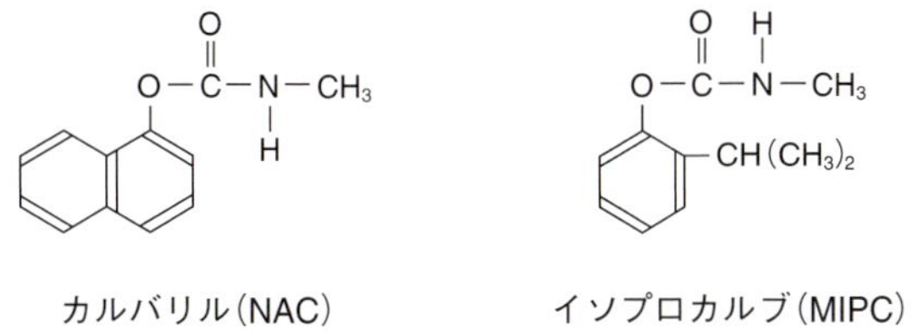

図 10-5 カルバメート系殺虫剤

1975（昭和50）年頃から有機塩素系殺虫剤のすべてが，わが国を含めて先進諸国で相次いで使用が禁止された．その理由は農作物への残留性が高いこと，人体では排泄が遅く脂肪組織に蓄積しやすいこと，慢性毒性が散発しはじめたことなどである．この性質は化学工業薬品のPCBの持つ性質と合致し，わが国においてはいわゆる「**化審法**」において，**PCB**とともに**第一種特定化学物質**に指定され，事実上の使用が禁止された．

DDTおよびDDEのヒトに対する新たな毒性として生殖毒性がクローズアップされている．DDTが女性ホルモンのエストロゲン受容体にアゴニストとして作用してエストロゲン様作用を示すこと，またDDEは男性ホルモンのアンドロゲン受容体にアンタゴニストとして作用して抗アンドロゲン作用を示すことがわかってきた．

発展途上国ではマラリアなど衛生害虫の駆除の目的でいまだにDDTが使用されている．DDTによる食物汚染は食物連鎖による生体濃縮が主な経路になっている．わが国では使用が禁止にはなっているものの，PCBとともに過去に製造されたものが多量に残っており，問題になっている．

3. カルバメート系殺虫剤（図10-5）

現在用いられている代表的なカルバメート系殺虫剤は，カルバリル（NAC），イソプロカルブ（MIPC），フェノカルブ（BPMC），エチオフェルカルブ，オキサミル，ピリミカーブ，ベンダイオカルブなどである．有機リン系殺虫剤と同様に，AchEの活性中心をカルバモイル化して阻害することにより殺虫効果を発揮するが，カルバモイル体が徐々に加水分解されるので有機リン系化合物より毒性は弱い．カルバメート系殺虫剤による不注意な事故もしばしば起こっている．対症療法としてアトロピンが有効であるが，2-PAMは効力がない．

4. ピレスロイド系殺虫剤（図10-6）

ピレスロイドは除虫菊の花に含まれる殺虫成分のピレトリンなどその類縁化合物の総称であり，蚊取線香などの家庭用殺虫剤として使用されてきた．天然ピレスロイドの構造改変によって幅広い殺虫スペクトルを持つ農薬としての殺虫剤が開発された．ピレトリン，ペルメトリン，シハロトリン，シフルトリン，シペルメトリン，デルタメトリン，トラロメトリン，フルシトリネート，フルバリネートなどがある．ピレスロイドの作用点は神経系にあり，昆虫の中枢および末梢神経細胞膜のイオン透過性を変化させてナトリウムとカリウムの活性化機構を阻害

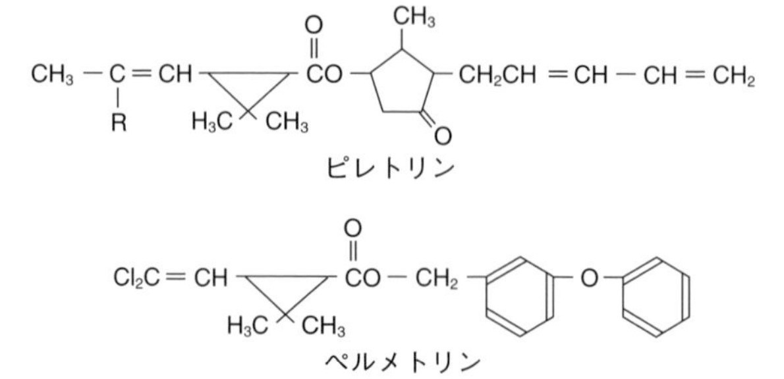

図10-6 ピレスロイド系殺虫剤

し，結果的に神経伝導が遮断され，昆虫は痙攣，麻痺を起こして死にいたる．有機リン系殺虫剤，カルバメート系殺虫剤とは異なる殺虫機構を持つので，これらの殺虫剤に抵抗性を持つ害虫に対しても高い殺虫効果を示す．

5. 殺菌剤（図10-7）

　種子消毒剤などとして数多くの殺菌剤が用いられている．酢酸フェニル水銀はイネのイモチ病に効果があり，米の増産に寄与したが，メチル水銀による水俣病の発生などを契機として使用が禁止された．

　ジチオカルバメート系殺菌剤は強い殺菌力を持つ一方毒性は弱く，農作物に対する薬害も少なく，広く野菜や果実の病害防除に用いられている．分子内に亜鉛，マンガンを持つジネブ，マンネブ，マンゼブなどがあり，黒斑病，べと病，炭疽病，灰色カビ病などに優れた効果を示す．これらはラットに対し発がん作用を示すが，その活性本体は代謝によって生じるエチレンチオウレアであろうと考えられている．

　有機塩素系殺菌剤の，イオウと塩素を持つキャプタン，ジクロフルアニドは，チオール基が菌体内酵素のチオール基やアミノ基と反応して効果を示し，クロロタロニル（TPN）はシアノ基が菌体内酵素のチオール基と反応したり，脱共役剤として酸化的リン酸化反応を阻害して作用する．イプロジオンも用いられる．

　いくつかのベンゾイミダゾール殺菌剤が用いられている．カルベンダゾール（MBC）は菌の微小管タンパク質と結合して有糸核分裂を阻害して効果を示す．加水分解してMBCを生成するチオファネートメチル，ベノミルも用いられている．チアベンダゾール（TBZ）も用いられる．有機リン系殺菌剤がイネのイモチ病に有効なため用いられている．イプロフェンホス，エディフェンホスが用いられている．糸状菌はエルゴステロールを合成するが，その生合成経路を阻害するエルゴステロール阻害剤が殺菌剤として用いられている．トリアジメホン，ビテルタノール，ヘキサコナゾール，トリフルミゾールなどがある．抗生物質，ブラストサイジンS，カスガマイシン，ポリオキシン，ストレプトマイシンも抗生物質系殺菌剤として用いられる．

6. 除草剤（図10-8）

　有機塩素系除草剤が用いられていたが，いずれも使用禁止になっている．酸化的リン酸化の

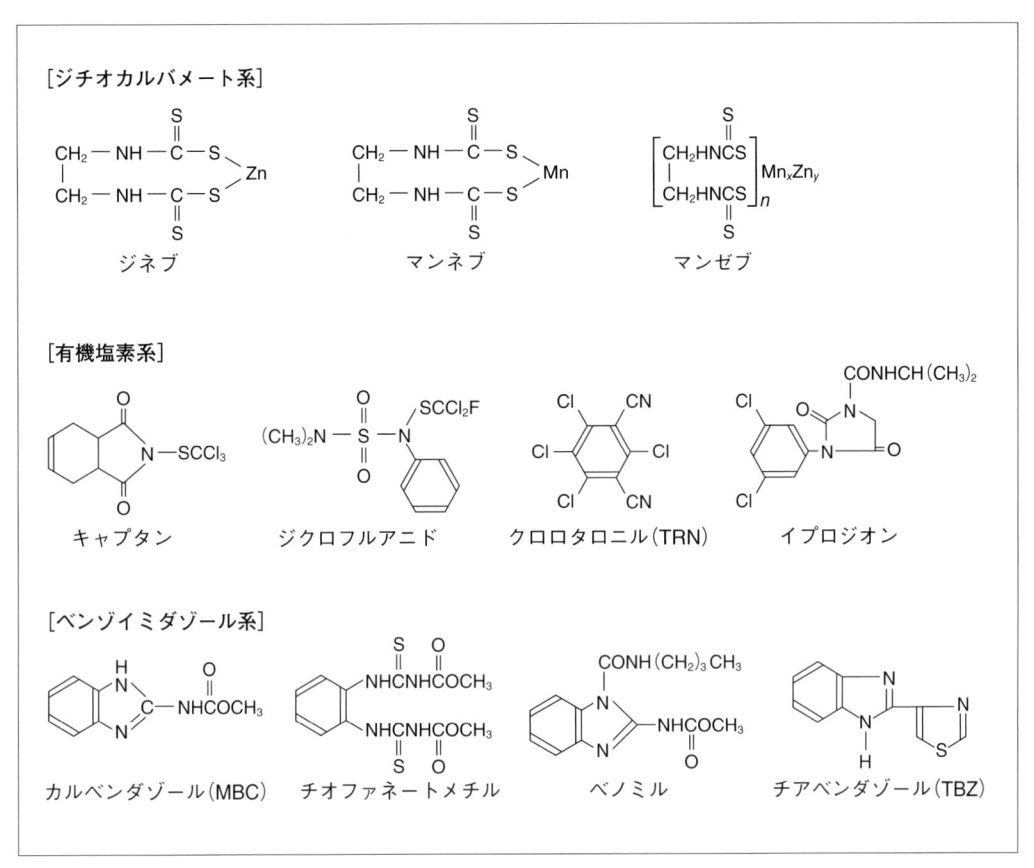

図 10-7　殺菌剤

阻害作用を持つペンタクロロフェノール (PCP) は水田の除草に用いられていたが，魚に対する毒性が強く使用禁止になった．植物成長ホルモンである 2,4-D および 2,4,5-T は優れた選択性を持つ除草剤であったが，2,4,5-T は催奇形性・発がん性を有するダイオキシンを副産物として含むために，わが国では 1971 (昭和 46) 年に使用禁止になった．一方，2,4-D は除草剤として広範囲に使用されている．

ジフェニルエーテル系除草剤が，クロロフィル生合成の最終段階を阻害して，プロトポルフィリノーゲンIXを蓄積してこれが光増感剤として働き，酸素から一重項酸素を発生し，植物を死滅させる．光要求型除草剤である．クロメトキシニル，ビフェノックスがある．

構造内にアミノ酸とリンを有する非選択的除草剤には，グリホサート，グルホシネートがあり，アミノ酸の生合成を抑える．近年の話題は，これら除草剤の耐性遺伝子を導入した遺伝子組換え大豆，ナタネが開発されたことである．わが国でも市場に登場しているが，表示問題，生態系問題など，さまざまな論議を呼んでいる (第 13 章)．

非選択的除草剤としてパラコート paraquat およびジクワット diquat が広く用いられている．植物の光合成電子伝達系において，一電子還元を受け，酸素の一電子還元を伴って，スーパーオキシドを生成して葉緑体を破壊する．これらはヒトでは経口，経皮的に吸収され，肺に運ばれてスーパーオキシドを発生し毒性を示す (図 10-9)．パラコート，ジクワットによる中毒事故は農薬中毒事故の中で最も多いが，よい治療法がないのが問題である．わが国では

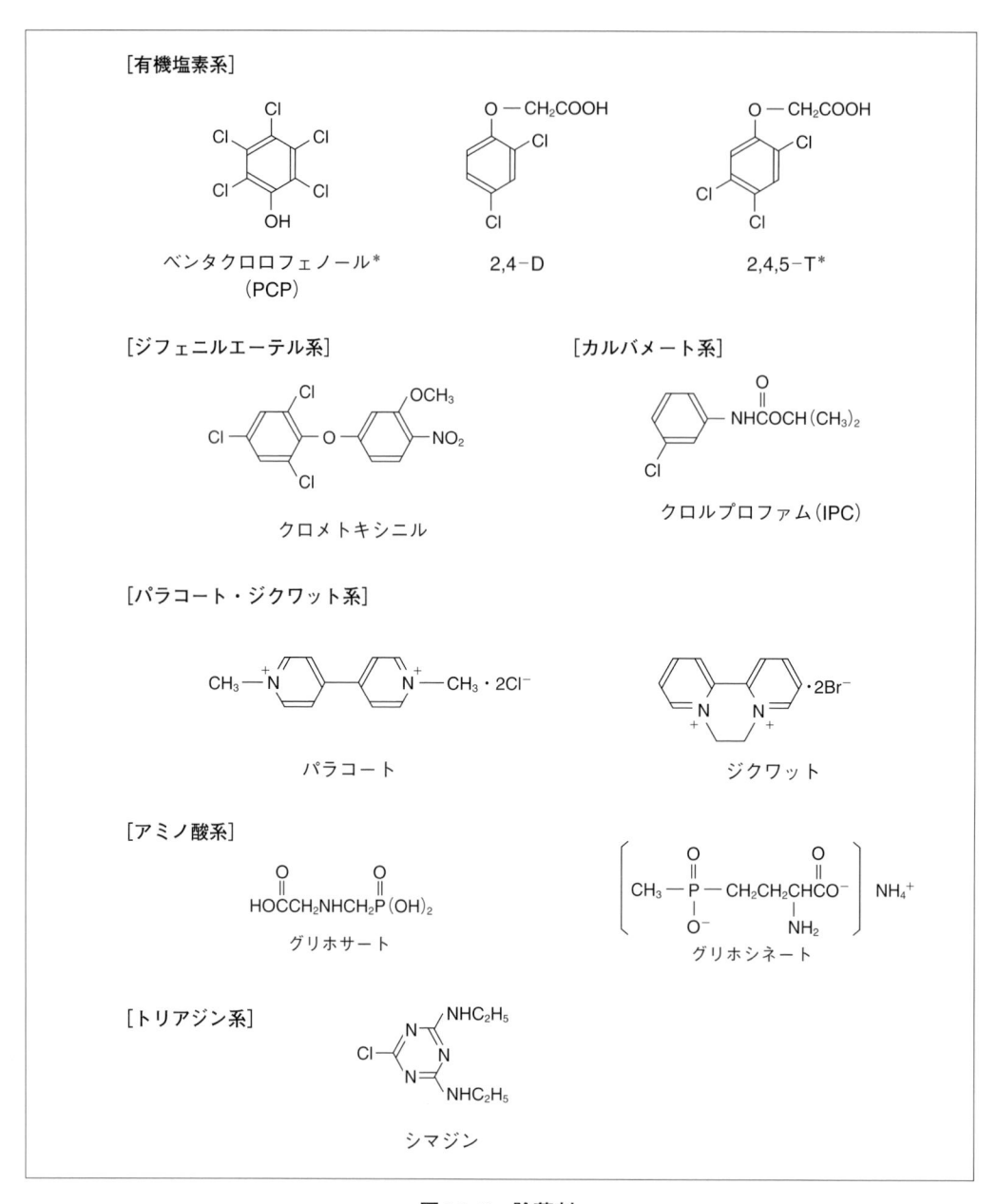

図 10-8　除草剤
*は使用禁止.

1979（昭和54）年に毒物に指定された.

　イネ栽培時に生じる雑草に対して有効なカルバメート系除草剤として，クロルプロファム（IPC），エスプロカルブなどが用いられており，これらはタンパク質の生合成を抑える．近年開発された必須分岐アミノ酸の生合成を阻害するスルホニル尿素系除草剤であるベンスルフロンメチル，イマズスルフロンなどが用いられている．非ホルモン型，非選択性除草剤で土壌に使用して効果を示す光合成阻害剤のトリアジン系除草剤として，シマジン，シメトリンが用いられている．尿素系除草剤にタンパク合成を阻害するダイムロンなどが用いられている．作用

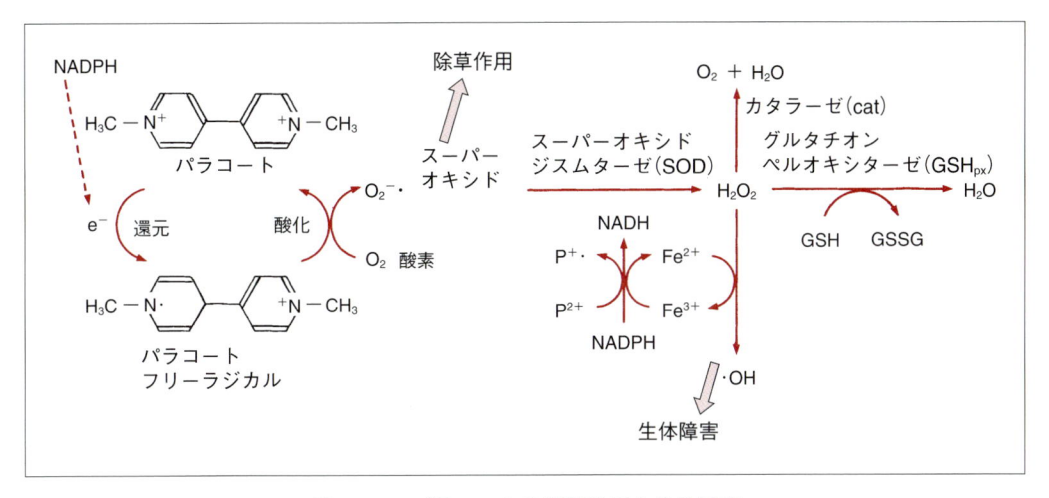

図10-9 パラコートの殺草作用と生体障害

点が異なる酸アミド系除草剤として，アラクロール，ブタクロールなどが用いられている．

7. 収穫後農薬（ポストハーベスト農薬）

収穫後農薬は国内では使用されていないが，諸外国で使用されているため，輸入食品が増大しているわが国において，食品衛生上大きな問題となっている．収穫後農薬はわが国では，①食品添加物として扱われその使用基準によって規制されるもの（第11章），②農薬として扱われ農薬残留基準で規制されるもの，③および規制基準のないもの，に分けられる．

諸外国でレモンやグレープフルーツなどのかんきつ類の収穫後農薬として用いられているオルトフェニルフェノール（OPP），チアベンダゾール（TBZ），ジフェニール（DP）およびイマザリルはわが国では防カビ剤として食品添加物に指定し，食品添加物としての残存量の基準設定がなされ，その基準に適合すれば輸入できることになっている．しかし，食品添加物として指定されている収穫後農薬の中には，発がん性や催奇形性など人体へ影響を与える疑いのある成分も含まれており，消費者は高濃度の残留農薬の付着した商品を手にしていると消費者団体等を中心にその危険性が指摘されている．これらの収穫後農薬は表示の義務があるが，防カビ剤以外の収穫後農薬（殺虫剤など）については，使われていても表示されていない．また，殺虫剤などの収穫後農薬のうち国内で使用が禁止されているものが検査でみつかったり，残留基準違反のものがみつかったりするなどが問題になっている．

諸外国で用いられている殺菌剤以外の収穫後農薬のエトキシキン（リンゴの日焼け防止，p 263），クロルプロファム（ジャガイモの発芽防止），マレイン酸ヒドラジド（ニンニクの発芽防止），臭化メチル，デルタメトリン，ピレトリン，フェニトロチオン，ペルメトリン，マラチオン，メトプレン，エトリムホスおよびジクロルボス（いずれも収穫穀物の殺虫剤），イプロシオン（サクランボの殺菌剤）については，農薬残留基準が設けられており，基準を満たすものは輸入ができる．

C. 飼料添加物および動物用医薬品

畜産動物は，その生産性の一層の向上をはかるため，高密度飼育の傾向が進んでいる．また，水産動物も資源の減少から養殖が一層進んでいる．このような畜水産業界の飼育形態の変化に対応して，飼料添加物や動物用医薬品の使用が増加してきている．しかし，飼料添加物は，農

表10-2 飼料添加物一覧　　（平成22年2月4日現在）

農林水産省令で定められている用途	種 別	指定されている飼料添加物の種類
飼料の品質の低下の防止（17種）	抗酸化剤（3種）	エトキシキン，ジブチルヒドロキシトルエン，ブチルヒドロキシアニソール
	防カビ剤☆（3種）	プロピオン酸，プロピオン酸カルシウム，プロピオン酸ナトリウム
	粘結剤（5種）	アルギン酸ナトリウム，カゼインナトリウム，カルボキシメチルセルロースナトリウム，プロピレングリコール，ポリアクリル酸ナトリウム
	乳化剤（5種）	グリセリン脂肪酸エステル，ショ糖脂肪酸エステル，ソルビタン脂肪酸エステル，ポリオキシエチレンソルビタン脂肪酸エステル，ポリオキシエチレングリセリン脂肪酸エステル
	調整剤（1種）	ギ酸
飼料の栄養成分その他の有効成分の補給（87種）	アミノ酸（13種）	（略）
	ビタミン（33種）	（略）
	ミネラル（38種）	（略）
	色素（3種）	（略）
飼料が含有している栄養成分の有効な利用の促進（53種）	合成抗菌薬☆（6種）	アンプロリウム・エトパベート，アンプロリウム・エトパベート・スルファキノキサリン，クエン酸モランテル，デコキネート，ナイカルバジン，ハロフジノンポリスチレンスルホン酸カルシウム
	抗生物質☆★（18種）	亜鉛バシトラシン，アビラマイシン，アルキルトリメチルアンモニウムカルシウムオキシテトラサイクリン，エフロトマイシン，エンラマイシン，クロルテトラサイクリン，サリノマイシンナトリウム，セデカマイシン，センデュラマイシンナトリウム，ナラシン，ノシヘプタイド，バージニアマイシン，ビコザマイシン，フラボフォスフォリポール，モネンシンナトリウム，ラサロシドナトリウム，硫酸コリスチン，リン酸タイロシン
	着香料（1種）	（略）
	呈味料（1種）	（略）
	酵素（12種）	（略）
	生菌剤（11種）	（略）
	その他（4種）	（略）
（合計　157種）		

☆抗菌性物質製剤．★特定添加物．　　　　　　　　　　　　　　　　　　　　（肥飼料検査所資料，2010）

飼料添加物エトキシキン

　エトキシキンは食品衛生法で規制する食品添加物としての認可はないが，動物の飼料を規制する飼料安全法においては飼料添加物として認可された抗酸化剤として，使用されている．エトキシキンは主に輸入される魚粉に添加されている．魚粉は貴重なタンパク源であるが，日本国内の生産量では需要を賄えないため，船舶を用いて何日も掛けて主にペルーやアルゼンチンから輸入しているのである．船倉内の魚粉に抗酸化剤を添加しないと，船倉内で発熱，発火して火災が起こる可能性がある．そこで，ペルーやアルゼンチン政府は魚粉の輸出の際には抗酸化剤を添加することを定めているのである．安定性が高く，他の抗酸化剤と比較して非常に安価なエトキシキンが使用されているのはこのような理由によるのである．なお，日本国内の配合飼料はFDAのデータに基づく飼料安全法に準じ，飼料中で150 ppm以下となるよう厳しく管理されている．

酸化防止剤のLD_{50}とADI

	LD_{50}（経口）	ADI
BHA	2.2 g / kg	0.5 mg / kg
BHT	2 g / kg	0.5 mg / kg
エトキシキン	1.7 g / kg	0.005 mg / kg

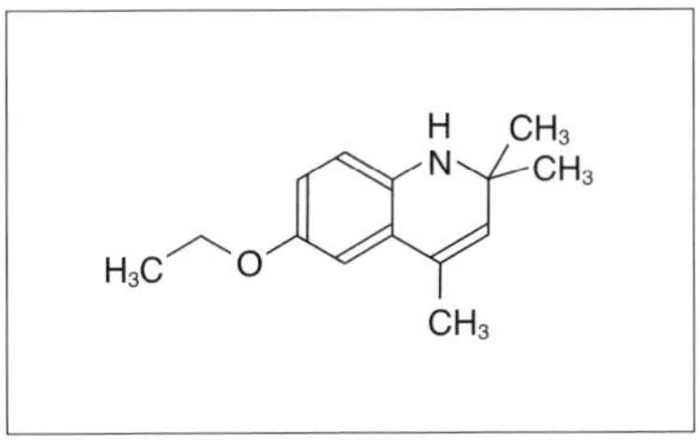

図10-10　エトキシキンの構造式

薬や食品添加物と同様な化学物質であり，ひいてはヒトが口にする畜水産物を汚染するものである．また，畜水産用医薬品としての抗菌薬の使用は，抗菌薬耐性菌の増殖を促すことにもつながり，食品衛生上重要な課題となっている．食品衛生法では，食品一般の成分規格として，抗生物質を含有していてはならないこと，また食肉，食鶏卵，魚介類は，抗生物質および合成抗菌薬を含んでいてはならないことと規定している．畜水産物の安全性が確保されるためには，飼料添加物や動物医薬品の使用が適正に行われなければならない．

　わが国で用いられる飼料添加物は，「飼料の安全性確保および品質の改善に関する法律」［1953（昭和28）年制定］に基づいて，農林水産大臣が指定する仕組みになっている．表10-2に示すように，2010（平成22）年現在，157種が指定されている．飼料の品質の低下の防止を目的とする抗酸化剤がエトキシキン，ブチルヒドロキシアニソール（BHA），ジブチルヒドロキシトルエン（BHT）の3種，防カビ剤がプロピオン酸とその塩類の3種，粘結剤の5種，乳化剤の5種，調整剤の1種の合計17種が認められている．これらのほとんどは食品添加物として指定されているものであるが，食品添加物として指定されていないエトキシキン（図10-10）も用いられている．飼料の栄養成分その他の有効成分の補給を目的とするものとして，ア

表 10–3　残留基準値が設定されている動物用医薬品（30 品目）

抗生物質または合成抗菌薬：16 品目
　　オキシテトラサイクリン / テトラサイクリン / クロルテトラサイクリン，ゲンタマイシン，スペクチノマイシン，ストレプトマイシン / ジヒドロストレプトマイシン*，スピラマイシン，スペクチノマイシン，セフチオフル，チルミコシン，ネオマイシン，ベンジルペニシリン，カルバドックス，サラフロキサシン*，スルファジミジン，ダノフロキサシン*，ナイカルバジン，ジクラズリル

内寄生虫駆除薬：12 品目
　　アルベンダゾール，イソメタミジウム，イベルメクチン，エプリノメクチン，クロサンテール，ジクラズリル，シロマジン，チアベンダゾール，トリクラベンダゾール，フルベンダゾール，モキシデクチン，レバミゾール

ホルモン剤：2 品目
　　ゼラノール，トレンボロンアセテート

* 平成 16 年 6 月 1 日から施行．

　ミノ酸，ビタミン，ミネラル，色素が 87 種，飼料が含有している栄養成分の有効な利用の促進を目的とするものとして，合成抗菌薬の 6 種，抗生物質の 18 種を含む 53 種が指定されている．

　このうち，合成抗菌薬，抗生物質の使用に関しては，薬事法に基づいて「動物用医薬品の使用の規制に関する省令」[1981（昭和 56）年実施]によって規制されている．それぞれの動物に対して与えられる量，休養の期間（禁止期間）—とさつまたは水揚げ前に与えることが禁止される期間—が設定されている．これらを飼料添加物として用いるのは，家畜が幼時にかかりやすい疾病を未然に防止することにより，家畜の成長促進と飼料効率の向上をはかるためである．たとえば，具体的には，オキシテトラサイクリンを飼料添加物として用いる場合は，家畜では牛，豚，鶏に使用が認められており，牛では 15 mg/kg 体重 / 日，とさつ前の禁止期間は 5 日である．いくつかの合成抗菌薬，抗生物質は，魚類に対し淡水や海水に添加または混和して浸漬する方法でも使用されている．

　畜水産物の生産性向上を目的とした過密飼育では疾病予防対策がきわめて重要であり，家畜や養殖魚の疾病の予防および治療を目的として抗生物質などの多くの動物用医薬品が使用される．畜水産物の生産量の増加に伴い，抗生物質などの使用量も増加している．この場合は，規制動物（牛，豚，馬，鶏，うずら，みつばちの 6 種の畜産動物と，ブリ，マダイ，コイ，ウナギ，ニジマス，アユの 6 種の養殖水産動物）に対して，規制医薬品が設定され，動物ごとに，投与方法，投与量，禁止期間が設定されている．

　使用された抗生物質などが畜水産物に残留することは，ヒトへの直接毒性や腸内細菌叢への影響，アレルギー発現の可能性，薬剤耐性菌の出現などが危惧される．そのため，食品衛生法ではこれらの薬剤が食品となる畜水産動物に残留することがないよう規制しているが，国際的整合性をとるために再評価され，現在では表 10–3 に示す 30 品目の動物用医薬品の残留が認められ，残留基準が設定されている．近年，輸入畜水産物にバンコマイシン耐性腸球菌（VRE）が発見されて問題となっているが，これは動物の成長促進のために用いられた抗生物質（アボパルシン）がその原因として強く疑われる事例となっている（第 3 章）．2006（平成 18）年施行されたいわゆるポジティブリスト制度によって，飼料添加物および動物用医薬品は，一定量（0.01 ppm）を超えて残留する場合，その食品の販売等が原則禁止されることになった．

11 食品添加物の有用性と安全性

A. 食品添加物総論

　食品の製造過程において必要であったり，きれいにみせるなどの目的で食品に添加物を使用することが昔から行われてきた．たとえば，豆腐製造時に使用される「にがり」や着色に使用される天然色素などがあげられ添加物としての有用性が認められてきた．その一方で，有害な食品添加物による健康被害も多く報告されてきたことから，食品添加物の有用性だけではなく，使用する上での安全性にも着目すべきである．

　本章では，食品添加物の法的規制，安全性の指標などについて概説するとともに，代表的なものを取り上げながら，食品添加物の有用性と安全性について解説する．

1. 食品添加物とは

　食料を確保し有効に利用するために食品添加物が用いられる．しかし，食物を通して多種類の食品添加物を摂取していることを考えると効果面とともに安全性の確保もきわめて重要な課題である．食品添加物という名称は1948（昭和23）年施行の「食品衛生法」で規定されたものである．

　食品添加物は食品衛生法において「添加物とは，食品の**製造**の過程においてまたは食品の**加工**もしくは**保存**の目的で，食品に添加，混和，浸潤その他の方法によって使用する物をいう」と定義されている．食品添加物には**化学的合成品**と**天然添加物**があるが，以前の「食品衛生法」においては化学的合成品は厳しく規制し，天然添加物は有害でない限り一般の食品と同様に扱われていた．しかし，1995（平成7）年に「食品衛生法」の改定により，天然添加物の扱いについて見直しがなされ，新たに用いられる天然添加物は化学的合成品と同様の規制を受け，1996（平成8）年から実施されている．

　化学的合成品および天然添加物を食品添加物として使用するに当たり，「食品衛生法」では指定された以外の添加物の使用を禁止している．厚生労働大臣が指定したものでなければ食品添加物として使用してはならない．いわゆる**指定制度** permitted list system がとられている．化学的合成品は1948（昭和23）年にはわずかに60品目であったのに，指定や削除が繰り返し行われて，2009（平成21）年現在約390品目になっている．指定制度の適用にいたっていなかった天然添加物は約1,000品目あり，双方を合わせるとおよそ1,400品目の食品添加物が使用されていることになる．1996年以降は天然添加物も指定の対象になったが，イチゴジュースな

どの一般に食品として供されるものであって添加物として使用されるもの，バニラなどの天然香料（約 600 品目）および既存添加物（約 400 品目）は除外されており，指定制度による規制は受けないことになっている．新たな添加物は，化学的合成品であれ天然物であれ，指定制度の適用を受ける．

2. 食品添加物の指定と基準

厚生労働大臣は食品添加物を指定するに当たって薬事・食品衛生審議会の意見をきいて指定の可否を決定する．薬事・食品衛生審議会では，消費者に対する利点，目的とする効果，安全性，および分析による確認を指定の判断条件としている．

食品添加物の成分規格および基準については 1960（昭和 35）年に定められた食品添加物公定書に収載されている．食品添加物公定書はその後繰り返し改定がなされ現在にいたっている．指定された食品添加物すべてについて品質，純度，定量法を規定した成分規格が定められ，ある種のものについては使用基準を定め，対象食品，使用目的，使用方法，使用量，残存量について制限を設定している．また分解しやすい β-カロテンに対しての保存基準や，かんすいの製造基準なども定められている．また，食品添加物には名称およびその製剤にはその成分と含量の表示が表示基準として定められている（香料製剤はその成分の記載は必要なく，香料とだけ記載する）．タール色素およびそれを含む製剤については製品検査が課せられており，ロットごとに製品検査をすることになっている．1987（昭和 62）年から自己認証に移行し，公的機関に検査を依頼して規格に適合しているものについては日本食品添加物協会の認定マークを貼付することになっている．食品添加物の製造と加工を行うものにあっては施設ごとに専任の食品衛生管理者を置くことが義務づけられている．

3. 食品添加物の安全性

食品添加物の安全性は実験動物を用いた毒性試験によって検討される．FAO/WHO の食品添加物専門委員会は 1957（昭和 32）年に「化学物質を食品添加物として使用するときの安全性確認法」を定め，毒性試験に関する基本的な原則を提唱した．この確認法に従って行う動物実験は，急性毒性試験，生化学試験，慢性毒性試験のほか，特殊試験（次世代影響試験，催奇形性試験，発がん性試験，変異原性試験，人体影響検査など）である．わが国の食品衛生調査会（当時）でも 1965（昭和 40）年安全性に関する審議の対象項目をまとめ，1974（昭和 49）年に「食品添加物の安全性評価に関する基準」として示した．また同時に「食品添加物などの遺伝的安全性検討の暫定基準」を定めて遺伝子突然変異の検定を行うための指針を示した．厚生労働省では 1979（昭和 54）年以来食品添加物の再評価を進めており，変異原性，発がん性試験などの検討がなされている．1996（平成 8）年に定められた「食品添加物の指定および使用基準改正に関する指針（ガイドライン）」（厚生省）によれば，安全性試験として，一般毒性試験，生殖発生毒性試験，催奇形性試験，発がん性試験，抗原性試験，変異原性試験，および一般薬理試験が規定されている．

発がん性以外の毒性は可逆的病変を示す閾値が認められる毒性であって，閾値の存在を前提としている．実験動物により急性毒性試験，慢性毒性試験，その他の生物学的試験を行って，

この結果をもとにヒトに対する安全性を評価している．実験動物の毒性試験結果は**無毒性量**（**NOAEL**）として表されるが，通常これを安全係数100で除して算出した**1日許容摂取量**（**ADI**）を用いて評価する．FAO/WHOの食品添加物専門家委員会では世界各国で使用されている食品添加物についてそれらの毒性資料を収集しADIを決める作業を行っている．毎日の食品添加物の摂取量がその添加物のADI以下なら一応安全ということになる．

　発がんは非可逆的病変であり，量-反応関係において閾値がない反応と考えられている．したがって，いずれかの条件で発がん性が認められた化学物質のうち，使用を禁止するより使用したほうが社会的利益が大きいと判断された物質については，発がんの確率をもとにその数値を設定することが行われている．このように，対象となる発がん性（化学）物質を，一生摂取し続けても発がんの危険度が一定の確率（10^{-6}～10^{-8}）以下になるように設定された1日曝露量を**実質安全量** virtually safe dose（**VSD**）という．

4. 食品輸入に関わる食品添加物の指定

　食品添加物は各国独自の規制をしているため，各国間での食品の流通を妨げていることが多い．わが国ではおよそ6割の食料を外国からの輸入にたよっているが，食料の輸入と食品添加物とは大きな関わりがある．

　各国間の食品添加物の不統一をなくそうとの検討がFAO/WHOの食品規格委員会で行われてきている．FAO/WHOではADIが規定されているか，安全性に問題がないことがわかっているもの339種［A(1)リスト］について世界各国ともに食品添加物として使用を認めるように勧めている．わが国の政府は，FAO/WHOの安全性評価を考慮しつつ，各国の要望を聴取したうえ，食品添加物を新たに指定または使用基準を改定することにした．諸外国ではかんきつ類の**防カビ**に**収穫後農薬**としてOPP，TBZおよびイマザリルが用いられているが，かつてOPPやTBZはわが国で食品添加物として認めていなかったため，表皮にこれらを含むレモンやグレープフルーツが輸入できず，日米間で貿易摩擦を生じた．わが国政府はこれら収穫後農薬を食品添加物に指定して，かんきつ類の輸入が可能になるようにしたいきさつがある．

5. 加工食品への食品添加物表示

　加工食品に食品添加物を用いた場合の**食品への表示**について，1991（平成3）年に食品衛生法の改定により表示規則を定めて実施している．食品に使用された添加物は化学的合成品か天然添加物かを問わず，原則としてすべてを表示することになった．食品に使用された添加物は原則としてすべて表示することが義務づけられているが，その表示方法には，用途と食品添加物名を同時に表示する場合，食品添加物名のみ表示する場合，一括名で表示する場合がある．

①表示の必要性の高い食品添加物は用途と物質名を併記する．甘味料，着色料，保存料，増粘剤（安定剤，ゲル化剤，糊料など），酸化防止剤，発色剤，漂白剤，防カビ剤・防ばい剤がこれに当たる．
　例）甘味料→甘味料（サッカリンNa）
　　　着色料→着色料（赤3，黄4号）など

②一括名による表示

> **香料事件**
>
> 　平成14年，ある食品メーカーが製造した香料製剤に食品添加物として指定されていない成分のアセトアルデヒド，2-プロパノール，ひまし油，2-メチルブチルアルデヒド，n-ブチルアルコールが含まれていることが発覚した．この香料製剤を用いて製造された多くの加工食品が回収されるなど大騒ぎになった．これらの成分は欧米で用いられているもので安全性に大きな問題はないであろうが，日本では食品添加物として指定していないので，食品衛生法違反となる．食品添加物製造業者は多数の成分をブレンドして香料製剤を製造し，加工食品業者が加工食品に添加使用する．
>
> 　この事件の背景には二つの法の盲点があった．食品添加物製造業者が製造する食品添加物およびその製剤は，食品添加物公定書における「表示基準」により，名称や，成分の名称と含量を容器包装に表示することになっているが，香料製剤に限り成分や含量の表示をしないでよいことになっている．加工食品業者が加工食品にこの香料製剤を用いる場合，用途名「香料」とだけ一括表示し成分名を併記する必要はないことになっている．したがって，香料製剤の成分がわかっているのは，食品添加物製造者だけで，食品加工業者も，消費者もわからない仕組みになっているのである．

　香料のように複数で非常に微量な食品添加物を調合したもの，飲み込むことのないチューインガムの基礎剤（ガムベース），食品中に常在する成分が食品添加物として用いられるなどの場合は一括名で表示できる

　例）イーストフード，ガムベース，かんすい，苦味剤，酵素，光沢剤，香料，酸味料，調味料，豆腐用凝固剤，乳化剤，pH調整剤，膨張剤

③表示の免除：食品表示が免除されるもの

・加工助剤：最終食品中に残らないもの．食品中に常在する成分であって，天然に存在する量を優位に増加させないもの．最終食品にごくわずかなレベルしか存在せず，その食品には何の影響も与えないもの．
・キャリーオーバー：原料から持ち越される場合．
・栄養強化の目的で用いられる食品添加物：栄養成分表示として示されるため添加物としての表示の必要はない．
・ばら売りの食品：容器包装に詰められていない食品．
・最終食品中に残留しないもの，残留しても影響のない食品．
・表示する面積がないもの．

B. 食品添加物各論

　食品添加物には大きく分けて化学的合成品と天然添加物があるが，ここでは化学的合成品についてその目的別に概説する．

1. 保存料

　食品中の細菌類やカビなどの微生物の発育，増殖を抑制し（静菌作用），食品の品質を維持す

表 11-1 保存料

名　称	構　造　式	特　徴
安息香酸，安息香酸ナトリウム	安息香酸（ベンゼン環-COOH）	酸型保存料．ヒト体内ではグリシンと抱合し馬尿酸として尿中に排泄．細菌や酵母に有効
ソルビン酸，ソルビン酸カリウム	$CH_3CH=CH-CH=CHCOOH$ ソルビン酸	酸型保存料ではあるが比較的高いpHでも有効．ナナカマドの未熟実の果汁にも存在．ヒト体内では脂肪酸と同様の代謝を受け，CO_2と，H_2Oになる．抗菌力は強くないがカビ防止に有効
デヒドロ酢酸ナトリウム	（デヒドロ酢酸ナトリウムの構造式：H_3C, $COCH_3$, ONa）	酸型保存料．多くの腐敗細菌，カビ，酵母に有効．日本独特の添加物
パラオキシ安息香酸エステル類	HO-（ベンゼン環）-COOR R＝エチル，プロピル，ブチル，イソプロピル，イソブチル	抗菌力はエステル部の炭素数が大きいほど大．カビ，酵母に強い抗菌力
プロピオン酸，プロピオン酸カルシウム，プロピオン酸ナトリウム	C_2H_5COOH プロピオン酸	酸型保存料．ヒト体内で脂肪酸と同様に代謝．カビ，細菌に有効

るために添加される物質である．食品を長持ちさせるために伝統的に行われてきた冷凍，冷蔵，乾燥，塩漬け，砂糖漬けなどに加えて，保存料や後で述べる酸化防止剤を併用することにより，食品のさらなる品質維持や広域流通が可能になり，食中毒防止にも役立つ．

保存料として具備すべき条件を以下に示す．
①細菌，カビ，酵母をはじめ，各種微生物の発育，増殖を抑制する．
②低毒性で，無味，無臭，無刺激性であること．
③酸素，光，熱などに安定で，その効果が食品のpHによる影響を受けにくい．

しかしながら，以上の条件をすべて満足する保存料は現在のところはないといえる．現在指定されている保存料は安息香酸とそのナトリウム塩，ソルビン酸とそのカリウム塩，デヒドロ酢酸ナトリウム，プロピオン酸とそのナトリウム塩，カルシウム塩，そしてパラオキシ安息香酸エステル類(エチル，プロピル，イソプロピル，ブチル，イソブチル)5種ならびに2005年に新たに指定されたナタマイシンの合計14品目である．ナタマイシンを除くそれぞれの構造式ならびに特徴を表11-1に示した．

これらのうち，酸型保存料である安息香酸，デヒドロ酢酸，ソルビン酸およびプロピオン酸はいずれもその分子が非解離型，つまりpHが酸性領域で抗菌力が強く，分子が解離型となる中性～アルカリ性領域では抗菌力が減弱あるいは激減するため，使用食品のpHを低くする必要がある．酸型保存料のなかでもソルビン酸，とくにソルビン酸カリウムはpHの影響を受けにくく，抗菌スペクトルも広いため多くの食品に使用されている．パラオキシ安息香酸エステ

表 11-2 食品添加物より削除された保存料

品　名	（構　造　式）	削除年	削除理由
ロダン酢酸エチル	CNCH$_2$COOC$_2$H$_5$	昭 27 (1952)	強毒性
メチルナフトキノン（メナジオン）		昭 39 (1964)	必要性低下
パラオキシ安息香酸セカンダリブチル		昭 46 (1971)	同上
サリチル酸		昭 50 (1975)	同上
ラウリルトリメチルアンモニウム-2,4,5-トリクロルフェノキサイド		昭 53 (1978)	同上
デヒドロ酢酸		平 3 (1991)	同上

表 11-3 保存料として不正使用される可能性のある薬品

品　名	使　用　例	毒　性
ホウ酸[H$_3$BO$_3$] およびホウ砂[Na$_2$B$_4$O$_7$]	食品の防腐，つや出しとしてハム，ベーコン，かまぼこに使用	各臓器に蓄積し障害を与える
ホルムアルデヒド[HCHO]	防腐効果が強く，酒類，しょうゆなどに使用される	毒性が強く，消化作用などを阻害
フッ素化合物[HF, NaF, H$_2$SiF$_6$]	防腐効果があるため，肉類，牛乳，アルコール飲料などに使用	強毒性
ヘキサメチレンテトラミン	（ホルムアルデヒドと同様）	
β-ナフトール	しょうゆの防カビに使用	強毒性，腎毒性
その他，スルファミン，モノブロム酢酸，パラクロル安息香酸，ギ酸，アジ化ナトリウム，チオ尿素など		

ル類は，抗菌力が強くしかも pH の影響はほとんど受けないものの，使い勝手の点からそれほど使用されてはいない．メチルエステルは毒性が強いために添加物としては指定されていない．ナタマイシンは，ポリエンマクロライド系抗生物質で，カビおよび酵母の生育を特異的に阻害する．わが国ではハードチーズ，セミハードチーズの表面への使用が認められている．保存料は微生物の発育阻止作用を有するものであるため，その量によっては当然ヒトにも何らかの影響を及ぼすおそれがあるため，すべての品目について使用基準が定められ，食品ごとに使用量が限定されている．

　かつて，保存料として指定されていたものの，安全性などの観点から削除された物質と保存

表 11-4 防カビ剤

名　称	構　造　式	備　考
ジフェニル(DP)		かんきつ類の防カビ(青カビ，緑カビ)に使用 貯蔵容器に入れる紙片に浸潤させて使用
オルトフェニルフェノール(OPP)，オルトフェニルフェノールナトリウム(OPP-Na)	オルトフェニルフェノール(OPP)	かんきつ類の防カビ(白カビ)に使用 溶液に浸漬する方法，または本品を混入したワックスでコーティングする
チアベンダゾール(TBZ)		かんきつ類の防カビ(緑カビ)に使用 ワックスコーティングまたは浸漬法
イマザリル(IMZ)		ミカンを除くかんきつ類 バナナ

料として不正使用された物質を表 11-2 および表 11-3 に示した．デヒドロ酢酸は安全性の問題ではなく，使用実績がなかったため削除された．

2. 防カビ剤

　かんきつ類の防カビ剤として，ジフェニル(DP)，オルトフェニルフェノール(OPP)とそのナトリウム塩(OPP-Na)，チアベンダゾール(TBZ)，およびイマザリル(IMZ)の 4 種，5 品目が指定されている(表 11-4)．このうち DP はかんきつ類への直接塗布は認められておらず，運搬容器などに入れる紙片に浸透させて使用することとされている．

3. 酸化防止剤

　食品，なかでも不飽和脂肪酸などの油性成分を多く含む食品は，空気中の酸素に曝されたままで長時間が経過すると変敗によりその可食性が失われるだけでなく毒性を示す場合さえもある．油脂の変敗ならびに酸化防止剤の作用機構については図 11-1 に示したが，油脂変敗経路のうちで，ラジカルやペルオキシラジカルを生成するまでのいわゆる誘導期間を過ぎるとその変敗は一気に加速される．ラジカルやペルオキシラジカルの生成には光，酸素，熱や，触媒としての金属の関与が明らかにされている．そのため，酸化防止剤としてはこれらのラジカル生成やそれに続いて起こる連鎖反応を阻止する作用を有する化合物が適している．酸化防止剤はその機能から，フェノール性水酸基を有するラジカルスカベンジャー，触媒金属の働きを停止させるキレート剤，そして還元剤に分類することができる．

　ラジカルスカベンジャーの作用を有する酸化防止剤としては，ジブチルヒドロキシトルエン(BHT)，ブチルヒドロキシアニソール(BHA)，dl-α-トコフェロール，没食子酸プロピル，ノルジヒドログアヤレチック酸，グアヤク脂がある．BHT と BHA は併用により相乗効果を示

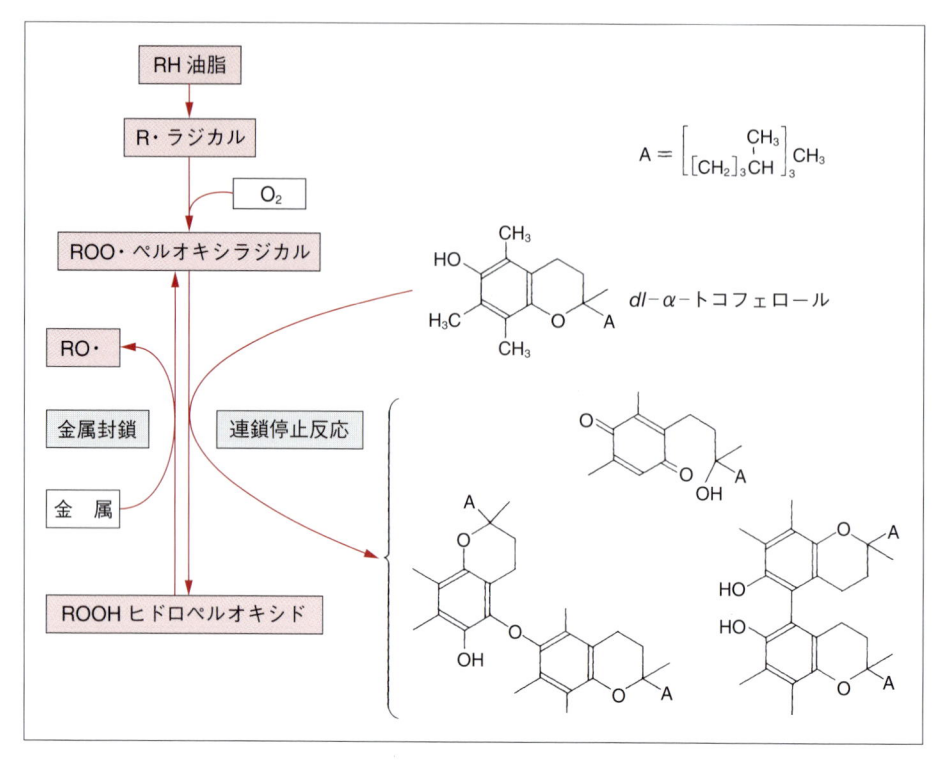

図 11-1 油脂の変敗と酸化防止剤の作用機構

すことが知られている．また，dl-α-トコフェロールは，ビタミン E として知られているが，食品添加物としては酸化防止剤としてのみ使用が許可されている．

　キレート作用を有する酸化防止剤としては，エチレンジアミン四酢酸二ナトリウム塩，エチレンジアミン四酢酸カルシウム二ナトリウム塩，クエン酸イソプロピルがある．このうち，クエン酸イソプロピルは異性体の混合物である．

　還元剤としての酸化防止剤には，エリソルビン酸およびそのナトリウム塩，L-アスコルビン酸およびそのナトリウム塩，L-アスコルビン酸のステアリン酸エステルならびにパルミチン酸エステルがある．このうちエリソルビン酸は L-アスコルビン酸の異性体であるがビタミンとしての活性は有していないため，酸化防止剤としてのみ使用が許可されている．

　酸化防止剤はそのほとんどが脂溶性であることから，その対象は脂溶性食品であり，またその使用量や使用食品が使用基準により厳しく制限されている．水溶性の酸化防止剤としてはエチレンジアミン四酢酸二ナトリウム塩，エチレンジアミン四酢酸カルシウム二ナトリウム塩，エリソルビン酸およびそのナトリウム塩，L-アスコルビン酸およびそのナトリウム塩がある．表 11-5 には酸化防止剤の名称，構造とその特徴を示した．

4. 殺菌料

　殺菌料は，文字どおり病原菌を殺す作用を有しており，その使用濃度によっては当然ヒトに対する影響も大きいと考えられる．このため，使用基準も厳しく設定されている．殺菌料には，酸素系殺菌料と塩素系殺菌料があり，前者に属する化合物としては過酸化水素だけである．過

表 11-5 酸化防止剤

分類		名称	構造式	備考
水溶性	酸化防止剤	L-アスコルビン酸, L-アスコルビン酸ナトリウム塩 エリソルビン酸, エリソルビン酸ナトリウム塩	L-アスコルビン酸　エリソルビン酸	エリソルビン酸はL-アスコルビン酸の立体異性体でビタミン作用はほとんどないが酸化防止効力はすぐれている．魚肉製品の発色助剤としての作用もある
	キレート剤	エチレンジアミン四酢酸二ナトリウム塩およびカルシウム二ナトリウム塩	EDTA Na$_2$ EDTA CaNa$_2$	缶詰またはびん詰の清涼飲料水に用いる
油溶性	フェノール性連鎖停止剤	ジブチルヒドロキシトルエン(BHT)	(構造式)	化学的合成品で石油やプラスチックの劣化防止にも用いられる．ラードなど動物油脂に有効
		ブチルヒドロキシアニソール(BHA)	(構造式)	化学的合成品で2種の異性体からなる．動物油脂に有効
		dl-α-トコフェロール	(構造式) $R = [CH_2)_3CH]_3 CH_3$	d型はビタミンEとして天然油脂中に存在．効力はBHT, BHAより劣る
		没食子酸プロピル	(構造式)	天然由来品．着色する欠点はあるが酸化防止効果大．植物油脂に有効
	キレート剤	クエン酸イソプロピル	CH$_2$-COOR^1 HO-C-COOR^2 CH$_2$-COOR^2 R^1：-CH(CH$_3$)$_2$ R^2：HあるいはR^1	キレート作用の他にフェノール性酸化防止剤の相乗剤にもなる
	アスコルビン酸誘導体	L-アスコルビン酸ステアリン酸エステルおよびL-アスコルビン酸パルミチン酸エステル	L-アスコルビン酸ステアリン酸エステル　L-アスコルビン酸パルミチン酸エステル	

酸化水素は漂白作用も有していることから，ウドン，ソバやかまぼこ製品に広く用いられてきたが，それ自身の有する発がん性が指摘されたことなどから，現在「最終食品の完成前に分解または除去すること」という使用基準のもとで使用が許可されている．後者には次亜塩素酸ナトリウム，高度サラシ粉があり，飲料水の殺菌，野菜，食器類の殺菌に用いられ，次亜塩素酸ナトリウムには使用基準がある．

殺菌料には，かつて食品添加物として指定されていたものの，安全性や必要性などの面から削除されたものも多く，クロラミン T, 2-(2-フリル)-3-(5-ニトロ-2-フリル)アクリル酸アミド(別名 AF-2)，次亜塩素酸などがある．

5. 漂白剤

食品中の色素をはじめとする有色物質を脱色するために用いられるもので，酸化漂白剤と還元漂白剤がある．酸化漂白剤としては過酸化水素と次亜塩素酸ナトリウムがあり，いずれも最終食品へ残留しないことという使用基準がある．還元漂白剤としては，亜硫酸ナトリウム(結晶あるいは無水)があり，ワインなどに添加されている．いずれも残留基準が決められている．

6. 着色料

食品の中には時間経過とともに変色あるいは退色し，商品価値が低下するものがある．また，食品によっては着色することにより嗜好性が向上する場合がある．このような場合に着色料の添加が許可されている．ただし，消費者を欺瞞する目的での使用は決してなされるべきではない．いいかえれば，着色料は基本的には使用しなくても食品自体の品質そのものにはほとんど影響がないものであるといえる．

着色料には化学的合成品と天然添加物があり，現在では天然添加物が圧倒的に多く使用されている．ここでは，前述したとおり，合成品についてのみ解説する．

合成着色料は大きくタール系色素とその他の色素に分けることができ，タール系色素で現在使用が許可されているのはいずれも酸性の水溶性色素である．許可されているタール系色素12種はその基本骨格に基づいて，モノアゾ系，キサンテン系，トリフェニルメタン系およびインジゴイド系の四つに分類することができる．それぞれの構造は図 11-2 に示した．また，脂溶性食品の着色目的のために，上記12種のうち8種についてはアルミニウムレーキが許可されており，食品中に分散させて使用する．タール色素には使用基準が設けられており，カステラ，きな粉などへの使用は禁止されているが，使用量については保存料のように特に制限は設けられていない．タール系色素はその製造原料自体ならびに，製造過程で不純物や有害物質が混入する場合が多いことから，製品自体の安全性のために製造ロットごとに製品検査を受けることが義務づけられている．タール系色素の使用量としてはタートラジン(黄色4号)が最も多い．タール系色素は安定性に優れしかも少量で鮮明に着色できるため不正使用されたものも多い．表 11-6 にはかつて食品添加物として指定されたことのある合成タール色素を示した．

その他の合成色素は，天然由来のものが多く，β-カロテン，水溶性アナトー，三二酸化鉄，鉄クロロフィリンナトリウム，銅クロロフィリンナトリウム，銅クロロフィル，二酸化チタン等がある．これらの特徴ならびに構造は表 11-7 および図 11-3 に示した．

モノアゾ系着色料

① 食用赤色2号（アマランス）
アルミニウムレーキ　R¹=SO₃Na, R¹=H

② 食用赤色102号（ニューコクシン）　R¹=H, R²=SO₃Na

③ 食用赤色40号（アルラレッドAC）
アルミニウムレーキ

④ 食用黄色4号（タートラジン）
アルミニウムレーキ

⑤ 食用黄色5号（サンセットイエローFCF）
アルミニウムレーキ

キサンテン系着色料

⑥ 食用赤色3号（エリスロシン）
アルミニウムレーキ　R¹=R²=R³=R³=I, R⁵=R⁶=R⁷=R⁸=H

⑦ 食用赤色104号（フロキシン）
R¹=R²=R³=R³=Br, R⁵=R⁶=R⁷=R⁸=Cl

⑧ 食用赤色105号（ローズベンガル）
アルミニウムレーキ　R¹=R²=R⁴=I, R³=H, R⁵=R⁶=R⁷=R⁸=Cl

⑨ 食用赤色106号（アシッドレッド）

トリフェニルメタン系着色料

⑩ 食用緑色3号（ファストグリーンFCF）
アルミニウムレーキ　R¹=OH, R²=SO₃Na, R³=H, R⁴=SO₃⁻

⑪ 食用青色1号（ブリリアントブルーFCF）
アルミニウムレーキ　R¹=R²=H, R³=SO₃⁻, R⁴=SO₃Na

インジゴイド系着色料

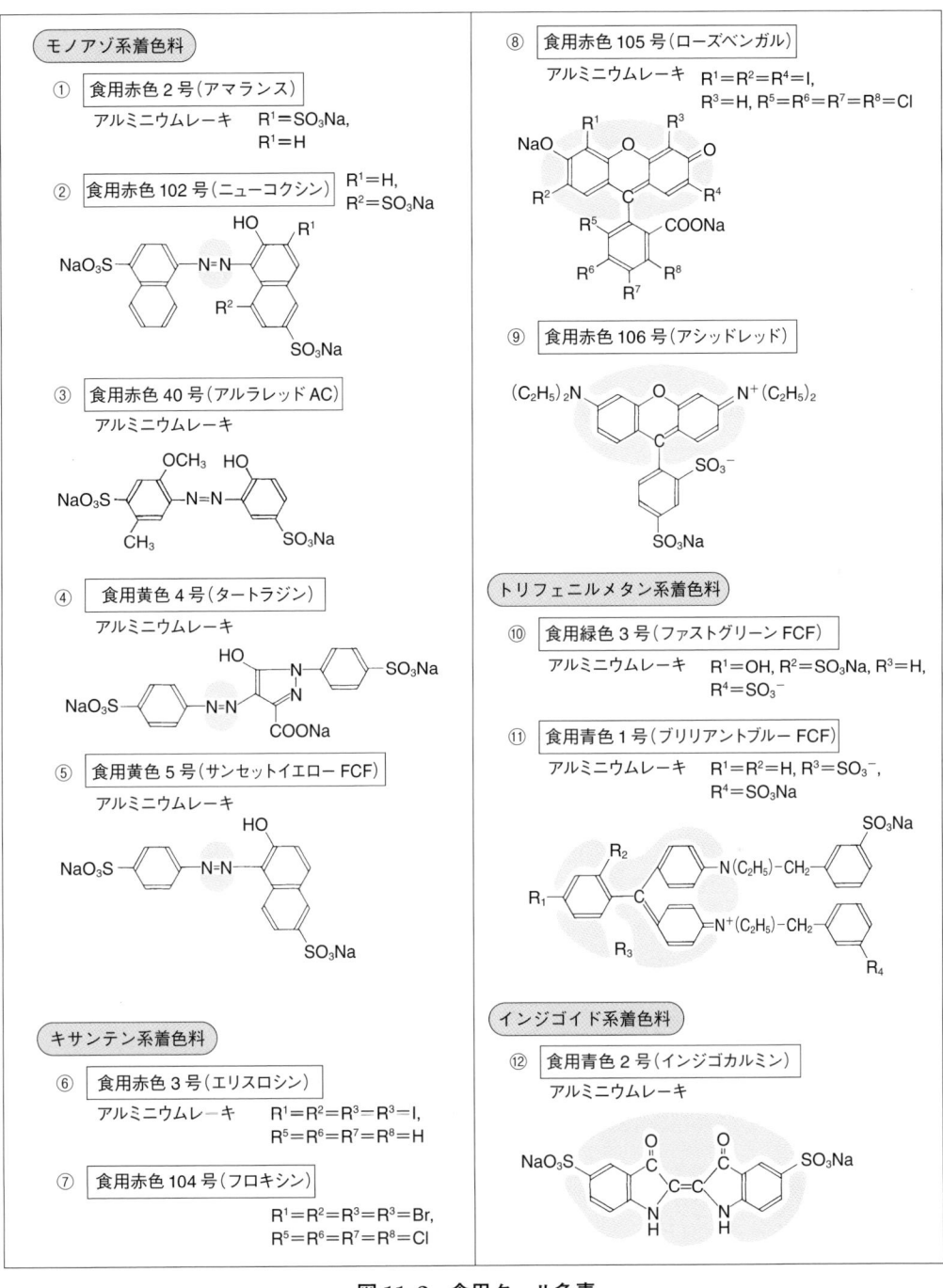

⑫ 食用青色2号（インジゴカルミン）
アルミニウムレーキ

図11-2　食用タール色素

7. 発色剤

　発色剤は，それ自身は無色で，食品中に含まれている色素と結合してその色を安定化する作用を有する添加物である．

　発色剤には亜硝酸ナトリウム，硝酸ナトリウム，硝酸カリウム，硫酸第一鉄があり，前3物

表 11-6　食品添加物より削除された食用タール色素

品　名	削除年	削除理由
食用赤色1号(ポンソー 3R)	昭40 (1965)	肝障害，肝癌
食用赤色101号(ポンソー R)	昭40	成長抑制，肝腺腫，腎変性
食用赤色4号(ポンソー SX)	昭41 (1966)	副腎球状帯の萎縮
食用赤色5号(オイルレッド XO)	昭41	成長率低下，肝・脾・心障害
食用だいだい色1号(オレンジ I)	昭41	腎臓充血
食用だいだい色2号(オイルオレンジ SS)	昭41	肝・心障害
食用黄色1号(ナフトールイエロー S)	昭41	結腸，盲腸に潰瘍，腎臓に障害
食用黄色2号(オイルイエロー AB)	昭41	成長抑制，貧血，皮下浮腫，心・肝等の障害
食用黄色3号(オイルイエロー OB)	昭41	成長抑制など，弱い発がん性
食用緑色1号(ギネアグリーン B) アルミニウムレーキ	昭42 (1967)	貧血，肝障害，肝腫瘍
食用緑色2号(ライトグリーン SF 黄口) アルミニウムレーキ	昭45 (1970)	安定性が低い，腫瘍の疑い
食用赤色103号(エオシン)	昭46 (1971)	安全性資料不足
食用紫色1号(アシドバイオレット 6B) アルミニウムレーキ	昭47 (1972)	発がん性の疑い

(Food Consmet Toxicol, 4：389, 1966)

表 11-7　天然由来の着色料

品　目	備　考
β-カロテン	β-カロテンは体内でビタミン A に変化するので栄養効果もある．油にとけて黄色を呈する(マーガリン，バター，チーズに使用)
水溶性アナトー (ノルビキシンカリウムおよびノルビキシンナトリウム)	ベニノキの種子に含まれるビキシンを加水分解して得られるノルビキシンが主成分．水に溶ける黄色色素(ウインナーソーセージ，チーズ，アイスクリームに使用)
鉄クロロフィリンナトリウム	葉緑素中の Mg を Fe に置換し，さらに水溶性にしたもの
銅クロロフィリンナトリウム 銅クロロフィル	葉緑素中の Mg を Cu に置換し，さらに水溶性にしたもの(コンブ，チューインガムに使用)
三二酸化鉄(ベンガラ) [Fe_2O_3]	赤色(バナナの果柄，コンニャクに使用)
二酸化チタン[TiO_2]	白色(チーズ，チョコレートに使用)
リボフラビン，リボフラビン酢酸エステル，リボフラビン-5′-リン酸エステルナトリウム	

質には使用基準が設けられている．

　食肉に含まれるヘモグロビンやミオグロビンは最初は鮮紅色であるが，空気中に放置すると酸化されて暗褐色のメトヘモグロビンやメトミオグロビンになる．亜硝酸ナトリウムなどの亜硝酸塩は，ヘモグロビンやミオグロビンをニトロソ化して安定なニトロソヘモグロビンやニトロソミオグロビンに変化させるとともに，この化合物が鮮紅色であるため本来の食肉の色調が保たれるわけである．図 11-4 に示したように，亜硝酸塩や硝酸塩は発色剤としての作用のほかに，食肉成分や生体成分と多様な反応を引き起こす．さらにこれらの化合物を加熱することにより生成するニトロソヘモクロモーゲンやニトロソミオクロモーゲンはより一層その色調を増し，いわゆる食肉加工色 cooked cure meat color となるのである．また，亜硝酸塩の発色効果は，アスコルビン酸やエリソルビン酸などの発色助剤の併用によりさらに増強される．

図11-3　天然由来着色料の構造式

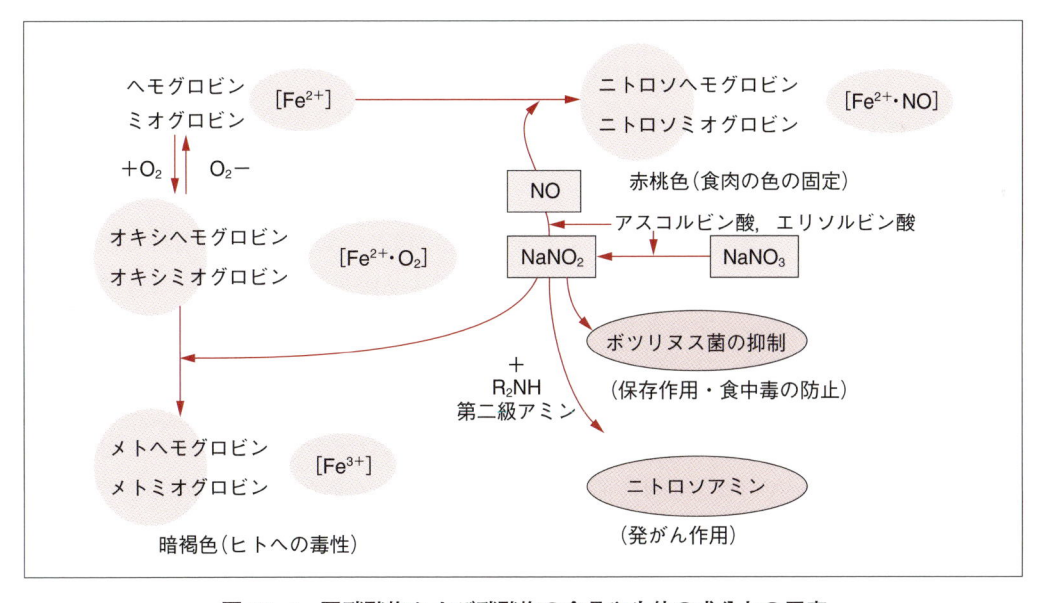

図11-4　亜硝酸塩および硝酸塩の食品や生体の成分との反応

　また，亜硝酸塩は，嫌気性の芽胞形成食中毒菌であるボツリヌス菌の増殖阻止作用を有するため，欧米諸国ではこの目的のためにもハム，ソーセージなどのくん製食品に添加されている．しかしながら，わが国における通常の添加濃度ではこの作用はほとんどないと考えられる．
　さらに，亜硝酸塩は，酸性条件下で食品中の二級アミンと容易に反応して発がん性のニトロソアミンを生成することが報告されており，このため，二級アミンが多く含まれる魚肉，魚卵

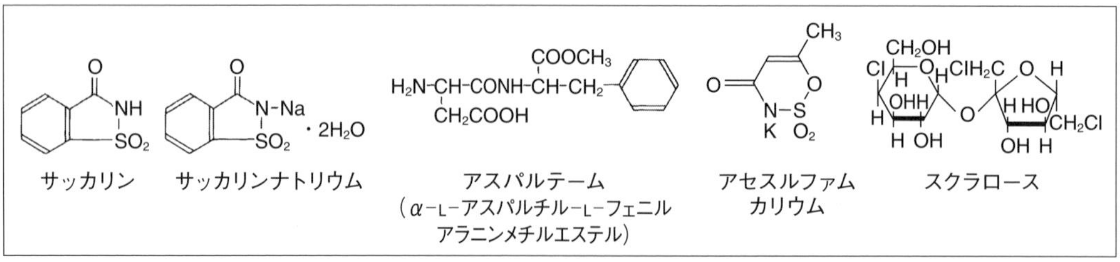

図11-5 人工甘味料の構造式

製品への添加量は厳しく制限されている．

硫酸第一鉄は，植物の色素成分であるアントシアニンと反応してその色調を安定化する作用を有しており，ナスなどの野菜の発色剤として用いられる．ただし，食肉類への使用は認められていない．

8. 甘味料

甘味料は少量で十分な甘味を付けるために用いられるものであるが最近では低カロリー食や糖尿病食での砂糖代用品としての使用が増大している．人工甘味料としてはサッカリンおよびサッカリンナトリウム，アスパルテーム，スクラロース，アセスルファムカリウムがあり構造は図11-5に示した．天然由来の甘味料にはD-ソルビトール，D-キシロース，キシリトール，グリチルリチン酸二ナトリウム，ステビオサイド，甘草エキスがある．

サッカリンは，砂糖の約500倍の甘味を有するが水に溶けにくいため，同程度の甘味を有する水溶性のサッカリンナトリウムも指定されている．サッカリンはチューインガムだけに使用が許可されている一方，サッカリンナトリウムは，使用基準があるものの種々の食品への使用が許可されている．

アスパルテームは，フェニルアラニンとアスパラギン酸とのジペプチドで甘味は砂糖の約200倍である．使用基準は設けられていないが，加熱により徐々に分解し，苦みを呈するジケトピペラジンを生成することからもっぱら清涼飲料水などへ使用されている．また，フェニルアラニン化合物であるため，フェニルアラニン代謝疾患であるフェニルケトン尿症患者への使用は不適当である．

アセスルファムカリウムは，米国，英国，ドイツなどでは以前から使用されている甘味料であるが，わが国においては安全性等の面から指定されていなかった．2000年に指定された甘味料で，砂糖の約200倍の甘味を有する．

人工甘味料の歴史を振り返ってみると，不正使用や，指定後に発がん性をはじめとした有害作用が判明して指定削除が行われるなどその入れ替わりはかなり激しいものがある．たとえば1948（昭和23）年に指定されたズルチンは，その後の研究で発がん性が認められたため，1968（昭和43）年に削除され，1961（昭和36）年に指定されたサイクラミン酸ナトリウムは，やはりその後の研究で代謝物のシクロヘキシルアミンに発がん性が認められたため1969（昭和44）年に指定削除となっている．

表11-8および表11-9にはかつて不正使用された人工甘味料とこれまでに指定削除された甘味料を示した．

表 11-8 不正使用されたことのある人工甘味料

品 目	構 造 式	毒 性
パラニトロオルトトルイジン (殺人糖)	(構造式: トルエンに NH₂ と NO₂)	肝, 腎毒性
パラニトロオルトアミノフェネトール	(構造式: OR, NH₂, NO₂ R:CH₃, C₂H₅, C₃H₇)	肝毒性
エチレングリコール	HO-CH₂CH₂-OH	体内でシュウ酸となり神経毒
ジエチレングリコール	HO-CH₂CH₂OCH₂CH₂-OH	エチレングリコールに同じ
ペリラルチン	(構造式)	腎毒性

表 11-9 食品添加物より削除された甘味料

品 目	構 造 式	削除年	削除理由
ズルチン	(構造式: OC₂H₅, NHCONH₂)	昭 43 (1968)	発がん性
サイクラミン酸ナトリウム	⌬-NHSO₃Na	昭 44 (1969)	発がん性
サイクラミン酸カルシウム	[⌬-NHSO₃]₂Ca·2H₂O	昭 44 (1969)	発がん性

9. 調味料

　調味料は，食品本来の持つ味を増したり，あるいは変えたりする目的で使用されるものであり，もともとは天然に含まれていた味覚成分を人工的に合成したものである．

　L-グルタミン酸ナトリウムは食品のタンパク質成分であり，一般に最も広く使用されている調味料であるといえる．通常の使用量ではまったく問題はないものの，かつて米国で，中華料理への L-グルタミン酸ナトリウムの大量添加が原因であると思われる Chinese restaurant syndrome が発生したことや，わが国においても味付け昆布への大量添加による同様の症例発生がみられたが，二重盲検法による交差試験では，上記症候群と L-グルタミン酸ナトリウムとの間に相関は見られなかったと報告されている．

　L-テアニンは L-グルタミン酸エチルアミドで，緑茶のうま味成分である．5′-イノシン酸二ナトリウムはカツオ節のうま味成分であり，5′-グアニル酸二ナトリウムはシイタケのうま味成分である．いずれも核酸由来の化合物である．これらは L-グルタミン酸ナトリウムとともに用いることによりうま味に相乗効果を示す．コハク酸一ナトリウムは貝のうま味成分である．塩化カリウムは減塩等の目的で塩化ナトリウムの代替として使用される．これらの調味料とそ

表 11-10 主な調味料

分 類	名 称	構 造 式	備 考
アミノ酸系	L-グルタミン酸ナトリウム(MSG)	HOOC－CH－CH$_2$CH$_2$COONa・H$_2$O ｜ NH$_2$	コンブのうま味
	L-テアニン	CH$_3$CH$_2$NHCOCH$_2$CH$_2$CH－COOH ｜ NH$_2$	緑茶のうま味成分
核 酸 系	5'-イノシン酸二ナトリウム	(構造式)	カツオ節のうま味
	5'-グアニル酸二ナトリウム	(構造式)	シイタケのうま味
有機酸塩系	コハク酸一ナトリウム	CH$_2$COONa CH$_2$COOH	貝のうま味
無機塩系	塩化カリウム	KCl	NaCl の代替品

の構造については表 11-10 に示した．

10. 酸味料

食品に酸味を付けるために使用されるが，pH 調製剤として使用されているものも多い．いずれも使用基準はない．図 11-6 に主な酸味料とその構造を示した．

11. 栄養強化剤

栄養強化剤は食品の栄養分のバランスをとるため，あるいは食品に特定の栄養成分を強化するために使用される．栄養強化剤は大きくビタミン類，アミノ酸類，ミネラル類に分けることができる．表 11-11 に栄養強化剤を示した．

ビタミン類のうち，ビタミン E は栄養強化剤としては用いられないことに留意する必要がある．

アミノ酸類では，ロイシンを除く必須アミノ酸が指定されている．

ミネラル類としては，カルシウム塩，鉄塩，銅塩，亜鉛塩が指定されている．

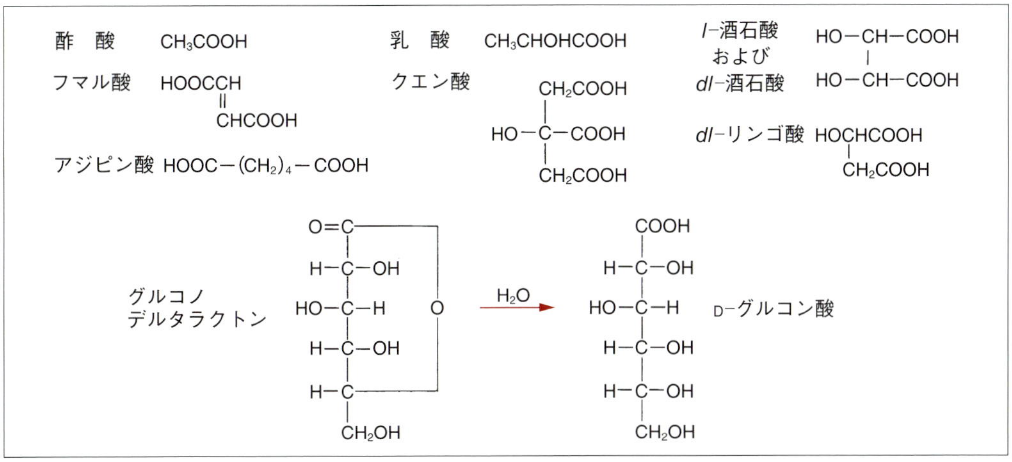

図 11-6 主な酸味料

表 11-11 栄養強化剤

ビタミン類	ビタミンA：ビタミンA，ビタミンA脂肪酸エステル，β-カロテン ビタミンD：エルゴカルシフェロール，コレカルシフェロール ビタミンB_1：ジベンゾイルチアミン，ジベンゾイルチアミン塩酸塩，チアミン塩酸塩，チアミン硝酸塩，チアミンセチル硫酸塩，チアミンチオシアン酸塩，チアミンナフタレン-1,5-ジスルホン酸塩，チアミンラウリル硫酸塩，ビスベンチアミン ビタミンB_2：リボフラビン，リボフラビン酪酸エステル，リボフラビン 5'-リン酸エステルナトリウム ビタミンB_6：ピリドキシン塩酸塩 ビタミンC：L-アスコルビン酸，L-アスコルビン酸ナトリウム，L-アスコルビン酸カルシウム，L-アスコルビン酸ステアリン酸エステル，L-アスコルビン酸パルミチン酸エステル ビタミンP：メチルヘスペリジン その他：ニコチン酸，ニコチン酸アミド，パントテン酸ナトリウム，パントテン酸カルシウム，葉酸
アミノ酸類	L-イソロイシイン，DL-トレオニン，L-トレオニン，DL-トリプトファン，L-トリプトファン，L-バリン，L-ヒスチジン塩酸塩，L-フェニルアラニン，DL-メチオニン，L-メチオニン，L-リシン-L-アスパラギン酸塩，L-リシン塩酸塩，L-リシン-L-グルタミン酸塩，L-アスパラギン酸ナトリウム，DL-アラニン，L-アルギニン-L-グルタミン酸塩，グリシン，L-グルタミン酸，L-グルタミン酸ナトリウム，L-テアニン，L-システイン塩酸塩
無機塩類	カルシウム塩：クエン酸カルシウム，グリセロリン酸カルシウム，グルコン酸カルシウム，ピロリン酸第二水素カルシウム，水酸化カルシウム，リン酸三カルシウム，リン酸一水素カルシウム，リン酸二水素カルシウム，炭酸カルシウム，乳酸カルシウム，塩化カルシウム，硫酸カルシウム 鉄塩：塩化第二鉄，クエン酸鉄，クエン酸鉄アンモニウム，クエン酸第一鉄ナトリウム，乳酸鉄，ピロリン酸第二鉄，グルコン酸第一鉄，硫酸第一鉄 銅塩：グルコン酸銅，硫酸銅 亜鉛塩：グルコン酸亜鉛，硫酸亜鉛

12. 防虫剤

ピペロニルブトキシドだけが指定されている．シトクロム P450 の阻害作用を有している．表 11-12 に構造を示した．本来は収穫後農薬であるが，わが国の法律では収穫後の農薬使用は認められていないことから当時の苦肉策として食品添加物として指定されたものである．

表 11-12　防虫剤

種類	品目・用途・使用基準など
防虫剤	ピペロニルブトキシドのみで穀類の防虫剤として用いられる（使用基準）

表 11-13　香料

種類	品目・用途・使用基準など
香料	食品添加物全品目の 30% を占め，最も品目が多い．インチオシアネート類，インドールおよびその誘導体，エステル類，エーテル類，ケトン類，脂肪酸類，脂肪族高級アルコール類，脂肪族高級アルデヒド類，脂肪族高級炭化水素類，チオアルコール類，チオエーテル類，テルペン系炭化水素類，フェノールエーテル類，フェノール類，フルフラールおよびその誘導体，芳香族アルコール類，芳香族アルデヒド類，ラクトン類に分類される．具体的にはバニリンやケイ皮アルデヒドがある．すべて着香の目的以外に使用してはならないとの使用基準がある．

13. 香料

食品添加物において多くの数が指定されている項目の一つである．すべて着香の目的以外に使用してはならないとの使用基準がある．表 11-13 には香料の一覧を示した．2002（平成 14）年に指定外の香料を使用していたことが判明し大々的な食品回収が行われた（p 268 コラム）．

14. その他の食品添加物

食品添加物には上記以外にも品質保持剤，乳化剤，醸造用剤などがあるが，それらについては表 11-14 に一括して示した．

C. 食品添加物の摂取量

食品添加物の安全性確保の一つとして，その摂取量を把握することが重要である．

わが国における食品添加物の摂取量については，厚生労働省がマーケットバスケット方式による 1 日摂取量実態調査を行った結果が公表されており，表 11-15 に主な食品添加物に関する 1999（平成 11）年度の結果および ADI を示した．

これより，摂取量が多い添加物としては，保存料のソルビン酸，品質保持剤のプロピレングリコール，甘味料のアスパルテームなどである．これらを日本人の成人平均体重 58.7 kg 当たりの ADI に対する割合でみると，ソルビン酸で 1.2%，プロピレングリコールで 0.7%，アスパルテームで 0.1% となり日常摂取量は最も多いものでも ADI の 1/80 にすぎないことがわかる．

表 11-14 その他の食品添加物

種　類	品目・用途・使用基準など
かんすい	中華ソバの製造に際し，風味を加えるためなどに用いる．炭酸ナトリウム，リン酸三ナトリウムなど 15 品目あり，使用基準はない
膨張剤	菓子類の製造に際し，味覚，消化を助けるため小麦粉の生地を膨張させるために用いる．炭酸カリウムなど使用基準のないものと，硫酸アルミニウムアンモニウムなど使用基準のあるものとがある
ガムベース	酢酸ビニル樹脂など 8 品目がチューインガムのみに認められている．フタル酸ジブチル(DBP)，ブチルフタリルブチルグリコレートは安全性に問題があり削除(昭和 47 年)．乳化剤も用いられる
醸造用剤	清酒，みそなどの製造に用いられる．コリンリン酸塩に使用基準があるが，硫酸アンモニウムなど 4 品目に使用基準はない
製造用剤	食品の製造，加工において，脱水，脱塩，ろ過，中和，加水分解などに使用されるもので，アンモニアなど 4 品目は使用基準がなく，塩酸，硫酸，アセトンなど 20 品目に使用基準がある
チューインガム軟化剤	プロピレングリコール，グリセリン，D-ソルビトールの 3 品目がある．プロピレングリコールには使用基準がある
消泡剤	食品の製造工程における泡消しに用いる．シリコン樹脂のみ(使用基準あり)
保水乳化安定剤	コンドロイチン硫酸がマヨネーズ，ドレッシングの保水安定のため用いられる(使用基準あり)
粘着防止剤	D-マンニトールがチューインガム，あめの粘着防止に用いられる(使用基準あり)
品質保持剤	プロピレングリコールが生めん，ぎょうざに指定されている(使用基準あり)
増粘剤	食品に滑らかな感じや粘り気を与えるもので，使用基準のないアルギン酸ナトリウムと，メチルセルロースなど使用基準のある 7 品目がある
乳化剤	食品の製造・加工において，水と油を均等に混和し，エマルジョンを安定化させるもの．ソルビタン脂肪酸エステルなど 4 品目(使用基準なし)，およびステアロイル乳酸カルシウムなど(使用基準あり)がある
結着剤	畜肉，魚肉の結着増強，ピロリン酸四ナトリウムなど 8 品目(使用基準なし)
発酵調整剤	チーズ，清酒製造における早湧き防止に用いる．硝酸カリウムと硝酸ナトリウムの 2 品目(使用基準あり)
離型剤	パンの離型を目的として用いる．流動パラフィン(使用基準あり)
豆腐用凝固剤	塩化カルシウムなど使用基準のあるもの 2 品目，塩化マグネシウムなど使用基準のないもの 3 品目がある
pH 調整剤	酢酸ナトリウムなど多くの品目がある(使用基準なし)
イーストフード	塩類が用いられる
固結防止剤	
色調調整剤	グルコン酸第一鉄などオリーブの色調調整に用いる
品質改良剤	L-システイン塩酸(使用基準あり)が用いられる
保湿剤	D-ソルビトールが用いられる
小麦粉処理剤	4 品目(使用基準あり)

表 11-15　わが国における主な食品添加物の ADI および 1 日摂取量

対象物質名	1日摂取量 (mg/人)	1日許容摂取量(ADI) (mg/kg体重)	成人の平均体重(58.7 kg)における1日当たりの許容摂取量(mg/日)	摂取量のADIに占める割合(％)
アスパルテーム	2.55	40	2348	0.1
サッカリンナトリウム	0.760	5.0	293.5	0.3
食用赤色 2 号	0	0.5	29.35	0.0
食用黄色 4 号	0.000671	7.5	440.25	0.0
亜硫酸	0	0.7	41.09	0.0
ソルビン酸	17.9	25	1467.5	1.2
ブチルヒドロキシアニソール (BHA)	0	0.5	29.35	0.0
オルトフェニルフェノール (OPP)	0	0.2	11.74	0.0
チアベンダゾール (TBZ)	0.001070	0.1	5.87	0.0
プロピレングリコール	10.6	25	1467.5	0.7

成人 (20～64 歳) における食品添加物の 1 日摂取量と 1 日摂取許容量 (ADI) との比較 (平成 11 年度).

12 器具・容器包装および洗剤

　食品衛生法第4条で,「食品衛生とは,食品,添加物,**器具および容器包装**を対象とする飲食に関する衛生をいう」と定義されていることから,器具・容器包装は,食品,添加物と並んで,食品衛生上の3本柱の一つとして位置づけられている.食品用の器具や容器包装は食品と直接接触するため,その原材料に含まれる種々の化学物質が食品に移行する可能性がある.したがって,食品用の器具や容器包装に用いられる各種合成樹脂,金属,ホウロウやガラス等には種々の規格や製造基準,試験法などが定められている.また,洗剤も同様に食品や食品用の器具などに直接接触するので,食品汚染やヒトへの影響を考える必要がある.容器包装は,このような食品衛生上の問題だけでなく,廃棄物として家庭から排出されるゴミの重量の約2～3割,容積で約6割を占めていることから,環境問題ともなっている.近年の環境や"エコロジー"への関心の高まりに伴って,国・自治体・消費者が包括的に,容器包装などの一般廃棄物から資源化廃棄物として分別・リサイクルを促進することで,廃棄物の減量化や資源の有効利用を推進している.
　本章では,食品衛生法に基づく,器具・容器包装および洗剤の規格や基準を解説し,さらに容器包装に用いられる合成樹脂の廃棄処理や合成洗剤の環境への影響についても考える.

A. 器具・容器包装の定義と食品衛生

　食品衛生法で,**容器包装**は「食品又は添加物を入れ,又は包んでいる物で,食品又は添加物を授受する場合そのままで引き渡すものをいう」と定義されている.また,**器具**は,「飲食器,割ぽう具その他食品又は添加物の採取,製造,加工,調理,貯蔵,運搬,陳列,授受又は摂取の用に供され,かつ,食品又は添加物に直接接触する機械,器具その他のものをいう.ただし,農業及び水産業における食品の採取の用に供される機械,器具その他の物は,これを含まない」と定義されている.つまり,容器包装は食品と直接接しているもので,例として,ビン,缶,プラスチックトレー,ラップフィルム,チューブ等があげられる.一方,器具は食品または添加物に直接触れるもののうち,容器・包装以外のもので,例として,はし,皿,しゃもじ,手袋,コンベア,鍋,ポット等があげられる.ただし,ラップフィルムは食品を包んで販売する場合には「包装」となるが,製造,陳列または家庭で使用する場合は「器具」となる.つまり,食品または添加物が譲り渡されるときにそのまま引き渡されるかどうかが,「包装」と「器具」の重要な相違点となる.
　ただし,食品と直接接触しない部分(個別包装された食品の外箱や装置,機械,器具の非接

表 12-1　器具もしくは容器包装またはこれらの原材料一般の規格

原材料	種類	規格
一　般	器具・容器包装	着色料：化学的合成品にあっては，食品衛生法施工規則別表第1掲載品目(ただし，着色料が溶出または浸出して食品に混和するおそれのない場合を除く)
ポリ塩化ビニル	油脂または脂肪性食品に接触する器具・容器包装	フタル酸ビス(2-エチルヘキシル)を用いてはならない(ただし，溶出または浸出して食品に混和するおそれのないように加工されている場合を除く)
金　属	器具	銅，鉛またはこれらの合金が削りとられるおそれのある構造でないこと
	メッキ用スズ	鉛：0.1％未満
	器具・容器包装の製造または修理に用いる金属	鉛：0.1％未満 アンチモン：5％未満
	器具・容器包装の製造または修理に用いるハンダ	鉛：0.2％未満．ただし，缶詰用の缶外部に用いる場合はサニタリー缶では98％以下，サニタリー缶以外は60％以下
	電流を直接食品に通ずる装置を有する器具の電極	鉄，アルミニウム，白金，チタンのみ使用可(ただし，食品を流れる電流が微量である場合はステンレスも使用可)

触部分)や農機具，漁具などは，器具および容器包装に含まれない．

　食品衛生法第4条で，「この法律で食品衛生とは，食品，添加物，器具および容器包装を対象とする飲食に関する衛生をいう」と定義されているように，器具・容器包装は，食品や食品添加物と同様に，食品衛生の三大要因の一つである．器具・容器包装は，ガラス，陶磁器，金属，プラスチック，ゴムなどの材質から作られているため，原料の未反応物，添加剤，不純物などが接触する食品へ移行し，その食品とともにヒトへ摂取される．したがって，器具または容器包装に起因する化学物質がヒトの健康を損なうことがないように，材質の種類，食品の性状，使用条件など，器具・容器包装の衛生性を確保する必要がある．食品衛生法では，厚生労働大臣が器具・容器包装もしくはこれらの原材料の規格やこれらの製造方法の基準を定め，その規格や基準に合わない器具・容器包装の使用や製造を禁止している．

　器具・容器包装に関わる規格基準は一般食品用と乳および乳製品用に大別され，さらに器具・容器包装の材質や用途によって細分される．そのため，器具・容器包装をどのような食品に使用するか，さらには，どのような材質であるかを確認することが必要になる．

1. 一般用途の器具および容器包装の規格基準

　表12-1に示す「器具もしくは容器包装またはこれらの原材料一般の規格」は，器具・容器包装全般の着色料，ポリ塩化ビニル製器具・容器包装，金属製器具・容器包装を規定している．器具・容器包装全般の着色料は食品添加物として指定された合成色素および既存添加物名簿に収載された天然色素は使用できるが，それ以外の着色料が溶出した場合は違反となる．また，ポリ塩化ビニル製器具・容器包装については，可塑剤として使用されるフタル酸ビス(2-エチルヘキシル)(DEHP)が動物実験で精巣毒性や生殖毒性を示したことから，その使用を規制している．DEHPは，油脂または脂肪を含有する食品に移行しやすいため，油脂または脂肪性食品を1種類以上含む食品ではその使用が禁止されている．さらに，金属製器具・容器包装

表 12-2　ガラス製，陶磁器製またはホウロウ引きの器具または容器の規格

器具・容器	用途	サイズ	溶出規格 カドミウム限度量	溶出規格 鉛限度量
ガラス製品	加熱調理用以外	深さ<2.5 cm	0.7 μg/cm²	8 μg/cm²
		深さ≧2.5 cm，容量<0.6 L	0.5 μg/mL	1.5 μg/mL
		深さ≧2.5 cm，容量≧0.6 L	0.25 μg/mL	0.75 μg/mL
		深さ≧2.5 cm，容量≧3 L	0.25 μg/mL	0.5 μg/mL
	加熱調理用器具		0.05 μg/mL	0.5 μg/mL
陶磁器	加熱調理用以外	深さ<2.5 cm	0.7 μg/cm²	8 μg/cm²
		深さ≧2.5 cm，容量<1.1 L	0.5 μg/mL	2 μg/mL
		深さ≧2.5 cm，容量<3 L	0.25 μg/mL	1 μg/mL
		深さ≧2.5 cm，容量≧3 L	0.25 μg/mL	0.5 μg/mL
	加熱調理用器具		0.05 μg/mL	0.5 μg/mL
ホウロウ引き	加熱調理用以外	深さ<2.5 cm	0.7 μg/cm²	8 μg/cm²
		深さ≧2.5 cm，容量<3 L	0.07 μg/mL	0.8 μg/mL
	加熱調理用器具	深さ<2.5 cm	0.5 μg/cm²	1 μg/cm²
		深さ≧2.5 cm，容量<3 L	0.07 μg/mL	0.4 μg/mL
	共通	深さ≧2.5 cm，容量≧3 L	0.5 μg/cm²	1 μg/cm²

では，貧血などの毒性をもたらす鉛の食品への移行を主に規制している．器具および容器包装の製造または修理に用いるハンダのうち，サニタリー缶(缶胴体部と蓋部を二重巻締法により接合させた気密性の高い缶)は，ハンダの露出面積が小さいため，高い鉛含量でも認められている．器具および容器包装への鉛の使用は極力低くすることが望ましく，近年食用缶には無鉛ハンダが使用されている．

2. 器具・容器包装の材質と規格

a. ガラス製，陶磁器製，またはホウロウ引きの器具または容器包装

　ガラス製品としては，コップ，グラス，皿などの食器，耐熱ガラスの鍋，コーヒーサーバーなどの調理器具，容器としてはジャムや飲料などのガラスびんがある．また，陶磁器製品としては，茶碗，皿，カップなどの食器，土鍋や強化磁器製鍋などの調理器具，びんや壺などの保存器具がある．ホウロウ引き製品としては，鍋，やかん，ボール，バット等の調理器具，マグカップ，保存容器などの器具類がある．

　ガラス，陶磁器およびホウロウ引き製品は，いずれもケイ酸塩を含む無機化合物を原料とし，製造過程で高温溶解や焼成が行われるので，一般に有機化合物は残存しない．また，光沢や軽量化のために酸化鉛を加えた鉛クリスタルガラスや金属の酸化物や炭酸塩などの無機顔料により着色された陶磁器やホウロウ引きは，カドミウムや鉛などの金属類を含有し，溶出する可能性がある．したがって，これらの器具および容器包装からのカドミウムと鉛の溶出量が規制されている．とくに食品と接触する部分に着色，絵付け，釉薬(うわぐすり)，金色の縁取りがあるもの，焼成温度の低いものやクリスタルガラスでは，鉛の溶出が見られる場合がある．ガラ

表12-3 合成樹脂の器具または容器包装の規格

規格	種類	材質試験		溶出試験	
		試験項目	規格	試験項目	規格
一般規格	合成樹脂一般	カドミウム	100 μg/g 以下	重金属	1 μg/mL 以下（Pbとして）
		鉛	100 μg/g 以下	KMnO$_4$ 消費量	10 μg/mL 以下
個別規格	フェノール樹脂，メラミン樹脂およびユリア樹脂			フェノール	5 μg/mL 以下
				ホルムアルデヒド	不検出
				蒸発残留物	30 μg/mL 以下
	ホルムアルデヒドを製造原料とするもので上記を除く			ホルムアルデヒド	不検出
				蒸発残留物	30 μg/mL 以下
	ポリ塩化ビニル（PVC）	ジブチルスズ化合物（二塩化ジブチルスズとして）	50 μg/g 以下	蒸発残留物	25℃，1時間ヘプタン浸出 150 μg/mL 以下
		クレゾールリン酸エステル	1 mg/g 以下		60℃，30分，エタノール，水，酢酸浸出 30 μg/mL 以下
		塩化ビニル	1 μg/g 以下		
	ポリエチレン（PE）およびポリプロピレン			蒸発残留物	25℃，1時間ヘプタン浸出 150 μg/mL 以下
					60℃，30分，エタノール，水，酢酸浸出 30 μg/mL 以下
	ポリスチレン（PS）	揮発性物質（スチレン，トルエン，エチルベンゼン，イソプロピルベンゼンおよびプロピルベンゼンの合計）	5 mg/g 以下	蒸発残留物	25℃，1時間ヘプタン浸出 240 μg/mL 以下
		発泡ポリスチレン（熱湯使用に限る）2 mg/g 以下 スチレン 2 mg/g 以下およびエチルベンゼン 1 mg/g 以下			60℃，30分，エタノール，水，酢酸浸出 30 μg/mL 以下

（次頁に続く）

ス製，陶磁器製またはホウロウ引きの器具または容器包装の規格を表12-2に示す．これらの規格は国際標準化機構（ISO）をもとに設定されている．

b. 合成樹脂の器具または容器包装

合成樹脂（プラスチック）とは，大別して熱硬化性樹脂と熱可塑性樹脂に分類される．**熱硬化性樹脂**は比較的低分子の物質が加熱により高分子の三次元架橋構造（網状構造）となるもので，一度硬化したあとは加熱しても再び軟化することはなく，火に近づけても燃えにくい性質を持ち，フェノール樹脂，メラミン樹脂，ユリア樹脂が含まれる．また，**熱可塑性樹脂**は線状構造であるため，加熱すると軟化し，冷却すると固化し，熱硬化性樹脂と違い再利用ができ，ポリ

(表12-3の続き)

規格	種類	材質試験		溶出試験	
		試験項目	規格	試験項目	規格
個別規格	ポリ塩化ビニリデン(PVDC)	バリウム	100 μg/g 以下	蒸発残留物	30 μg/mL 以下
		塩化ビニリデン	6 μg/g 以下		
	ポリエチレンテレフタレート(PET)			アンチモン	0.05 μg/mL 以下
				ゲルマニウム	0.1 μg/mL 以下
				蒸発残留物	30 μg/mL 以下
	ポリメタクリル酸メチル(PMMA)			メタクリル酸メチル	15 μg/mL 以下
				蒸発残留物	30 μg/mL 以下
	ナイロン(PA)			カプロラクタム	15 μg/mL 以下
				蒸発残留物	30 μg/mL 以下
	ポリメチルペンテン(PMP)			蒸発残留物	25℃, 1時間ヘプタン浸出 120 μg/mL 以下
					60℃, 30分, エタノール, 水, 酢酸浸出 30 μg/mL 以下
	ポリカーボネート(PC)	ビスフェノールA(フェノールおよびp-tert-ブチルフェノールを含む)	500 μg/g 以下	ビスフェノールA(フェノールおよびp-tert-ブチルフェノールを含む)	2.5 μg/mL 以下
		ジフェニルカーボネート	500 μg/g 以下	蒸発残留物	30 μg/mL 以下
		アミン類(トリエチルアミンおよびトリブチルアミン)	1 μg/g 以下		
	ポリビニルアルコール(PVA)			蒸発残留物	30 μg/mL 以下
	ポリ乳酸			総乳酸	30 μg/mL 以下
				蒸発残留物	30 μg/mL 以下

表12-4 合成樹脂の有害モノマー

合成樹脂	モノマー	モノマーの構造	有害性
ポリ塩化ビニル(PVC)	塩化ビニル	$\mathrm{CH_2=CHCl}$	発がん性(肝臓血管肉腫)
ポリ塩化ビニリデン(PVDC)	塩化ビニリデン	$\mathrm{CH_2=CCl_2}$	発がん性
フェノール樹脂, メラミン樹脂など	ホルムアルデヒド	HCHO	めまい, 頭痛, 吐き気, 腹痛
アクリル樹脂	アクリルニトリル	$\mathrm{CH_2=CH-CN}$	発がん性
ポリカーボネート(PC)	ビスフェノールA	$\mathrm{HO\text{-}C_6H_4\text{-}C(CH_3)_2\text{-}C_6H_4\text{-}OH}$	内分泌撹乱化学物質

表 12-5　ゴム製器具または容器包装の規格（材質試験）

種　類	材質試験		溶出試験	
	試験項目	規　格	試験項目	規　格
ほ乳器具を除く	カドミウム	100 μg/g 以下	フェノール	5 μg/mL 以下
	鉛	100 μg/g 以下	ホルムアルデヒド	不検出
			亜鉛	15 μg/mL 以下
	2-メルカプトイミダゾリン（塩素を含むものに限る）	不検出	重金属	1 μg/mL 以下（Pb として）
			蒸発残留物	60 μg/mL 以下
ほ乳器具	カドミウム	10 μg/g 以下	フェノール	5 μg/mL 以下
			ホルムアルデヒド	不検出
	鉛	10 μg/g 以下	亜鉛	15 μg/mL 以下
			重金属	1 μg/mL 以下（Pb として）
			蒸発残留物	40 μg/mL 以下

カーボネート，ポリエチレンテレフタレートなどがある．

　合成樹脂の規格には一般規格と個別規格がある（表 12-3）．一般規格はすべての合成樹脂の器具または容器包装に適用される一方，個別規格は，合成樹脂に有害な原料モノマーが残存し食品へ溶出する可能性のある主な汎用樹脂それぞれに対して個別に設定されたもので，それぞれの樹脂を主成分とする合成樹脂の器具または容器包装に適用される．表 12-4 に示す塩化ビニル，塩化ビニリデン，ホルムアルデヒド（フェノール樹脂，メラミン樹脂，ユリア樹脂），アクリロニトリルなどの**原料モノマー**は発がん性，ポリカーボネートの原料モノマーである**ビスフェノール A** は内分泌撹乱化学物質として問題になっている．また，合成樹脂にはその特性を向上させるために，安定剤，可塑剤，酸化防止剤などが添加されており，ポリ塩化ビニルの個別規格には，可塑剤のジブチルスズ化合物や安定剤のクレゾールリン酸エステルの溶出に規制が設けられている．

c. ゴム製の器具または容器包装

　ゴム製の器具または容器包装とは，基ポリマー中のゴムの含有率が 50% 以上のものをいい，天然ゴム，イソプレンゴム，ブタジエンゴム，シリコンゴムなどがある．ゴムは架橋剤，架橋促進剤，酸化防止剤，充填剤などの添加剤を数多く加えるため，添加剤のみならず，その不純物が混入する．そこで，材質試験としてカドミウムや鉛，さらに塩素を含有するゴムでは 2-メルカプトイミダゾリンが規定され，溶出試験としてフェノール，ホルムアルデヒド，亜鉛，重金属および蒸発残留物が規定されている．ゴム製の器具または容器包装としては，ほ乳器具，各種パッキング，ガスケット，へら，手袋，コンベヤベルトなどがあり，ほ乳器具とそれ以外に分けて規格が設けられている（表 12-5）．そのうち，ゴム製ほ乳器具とは，ほ乳びんに装着するゴム製乳首を指し，シリコンゴム，天然ゴム，イソプレンゴムなどを原料にする．一般のゴム製器具に比べ，ゴム製ほ乳器具は乳児が直接口に入れるものであるので，厳しい規格が定められている．ゴム製ほ乳器具には塩素系ゴムが使用されないので，2-メルカプトイミダゾリンが規定されていない．

表12-6 金属缶の規格[乾燥した食品(油脂および脂肪性食品を除く)を内容物とするものを除く]

種類	溶出試験	
	試験項目	規格
金属缶	ヒ素	0.2 μg/mL 以下(As$_2$O$_3$ として)
	カドミウム	0.1 μg/mL 以下
	鉛	0.4 μg/mL 以下
	フェノール	5 μg/mL 以下
	ホルムアルデヒド	不検出
合成樹脂で塗装されている場合	蒸発残留物	30 μg/mL 以下
	エピクロルヒドリン	0.5 μg/mL 以下
	塩化ビニル	0.05 μg/mL 以下

d. 金属缶

金属缶とは，通例その構造体が金属で構成されている容器包装をいう．缶の材質には，一般に鉄またはアルミニウムが用いられる．また，食品との接触面の塗装によって，全面塗装缶，部分塗装缶，無塗装缶があるが，ほとんどがエポキシ樹脂，フェノール樹脂，ポリ塩化ビニルなどによる全面塗装缶である．最近では，ポリエチレンテレフタレートフィルムを貼り合わせたラミネート缶が増加している．

　金属缶の規格は，内容物が液体状，ゲル状または容器包装の内面にほとんど接触する固形食品で，果実シロップ漬け，野菜水煮，清涼飲料水，サラダ油，ハチミツ，水飴，ジャム，ゼリー，ようかん，食肉加工品などの缶が対象となる．したがって，のり，ビスケット，コーヒー，ココア，茶，カツオ節，コーンスターチ，クラッカー，ドロップ，せんべい，あられなどの乾燥食品または内面との接触が少ない固形食品で，油脂および脂肪性食品以外の食品を内容とする缶は対象にならない．ただし，除菌，殺菌または滅菌され，長期間保存することを目的として製造される缶は対象となる．

　金属缶の規格はすべて溶質試験で，鉛，カドミウム，ヒ素はすべてに適用されるが，フェノール，ホルムアルデヒド，蒸発残留物，塩化ビニル，エピクロルヒドリンは塗装缶のみに適用される．金属缶[乾燥した食品(油脂および脂肪性食品を除く)を内容物とするものを除く]の規格は表12-6に示す．

3. 器具または容器包装の用途別規格

　器具および容器包装の用途により，安全性に関して特別な配慮が必要な場合では，材質，構造，強度に関する規格が定められている．その対象として，容器包装詰加圧加熱殺菌食品(缶詰食品またはびん詰め食品を除く)，清涼飲料水，氷菓，食品の自動販売機などがある．**容器包装詰加圧加熱殺菌食品**は主に**レトルトパウチ食品**で，プラスチックフィルムもしくは金属箔またはこれらを多層に合わせたものを袋状，あるいはその他に形成した容器に調理した食品を詰め，熱融解で密封し，加熱殺菌したものである．

　清涼飲料水とは，乳酸菌飲料，乳および乳製品を除く，酒精分が1%未満の飲料をいい，そ

表 12-7　器具および容器包装の製造基準

器具・容器包装の種類	規　格
銅製または銅合金製の器具および容器包装	その食品に接触する部分を全面スズメッキまたは銀メッキその他衛生上危害を生ずるおそれのない処置を施さなければならない（ただし，固有の光沢を有し，かつ，サビを有しないものを除く）
一般の器具または容器包装	化学的合成品たる着色料を使用する場合は，食品衛生法施行規則別表第1に掲げる着色料以外の着色料を使用してはならない（ただし，うわぐすり，ガラスまたはホウロウへ融和させる方法その他食品に混和するおそれのない方法による場合を除く）
	特定牛の脊柱を原材料として使用してはならない（ただし，特定牛の脊柱に由来する油脂を，高温かつ高圧の条件の下で，加水分解，ケン化またはエステル交換したものを，原材料として使用する場合を除く）
氷菓の紙製，経木製または金属箔製の容器包装	製造後殺菌しなければならない

の容器包装には，ガラス製容器包装，金属製容器包装，合成樹脂製容器包装，合成樹脂加工紙製容器包装，合成樹脂加工アルミニウム箔製容器包装または組合せ容器包装（金属，合成樹脂，合成樹脂加工紙または合成樹脂加工アルミニウム箔のうちから二つ以上を用いる容器包装）があり，それぞれ規格が定められている．氷菓とは，水，牛乳等に小豆，デンプン，果実，果汁，砂糖，蜜などの食品や着色料などの添加物等を加え，固形態に凍結させた食品で乳固形分3.0％未満のもので，氷菓の製造等に使用する器具について規格が定められている．食品の自動販売機（食品が部品に直接接触する構造を有するものに限る）の器具やそれに用いる容器，カートリッジ式給水タンクの規格が規定されている．

4. 器具および容器包装の製造基準

　器具および容器包装の製造基準は表12-7に示す．平成16年に**牛海綿状脳症（BSE）**の問題から，特定牛の牛骨から作られた活性炭などの使用が禁止された．しかし牛脂の加水分解により生成されるグリセリン，脂肪酸，およびこれらのエステル類については，製造段階で高温，高圧処理がなされているので，除外される．

5. 乳および乳製品の容器包装

　乳および乳製品に使用される器具および容器包装は，「乳および乳製品の成分規格等に関する省令　別表第四　乳等の器具もしくは容器包装またはこれらの原材料の規格および製造方法の基準」（乳等省令）において，前述した一般用途の器具および容器包装と異なる独自の規格基準が定められている．乳つまり牛乳は最も厳しい規格基準が設けられており，規定以外の容器包装を使用する場合は厚生労働省の承認を受けなくてはならない．牛乳等の内容物に直接接触する合成樹脂については，従来ポリエチレンとエチレン・1-アルケン共重合樹脂の2種類であったが，最近，乳製品（発酵乳，乳酸菌飲料および乳飲料）や調製粉乳に使用が認められているポリエチレンテレフタレート（PET）も使用できることになった．

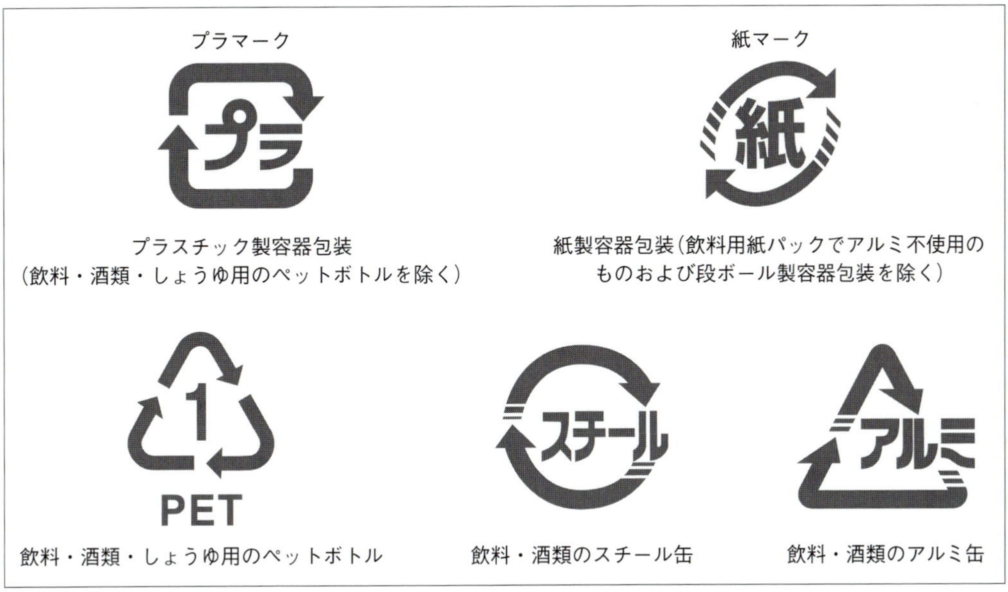

図12-1 容器包装の識別マーク

6. 容器包装の識別表示

　容器包装は，食品衛生の問題だけでなく，廃棄物として環境問題にもなっている．平成7年6月に「**容器包装に係る分別収集及び再商品化の促進等に関する法律**」（容器包装リサイクル法）が制定され，廃棄物の適正処理及び資源の有効利用を確保するために，容器包装廃棄物の分別収集と再商品化が促進された．対象は，ガラス製容器，ペットボトル（飲料・しょうゆ用）から紙製容器包装やプラスチック製容器包装の分別排出・分別収集へと拡大された．さらに廃棄物の発生抑制と再生資源の利用促進を目指した「資源の有効な利用の促進に関する法律」（資源有効利用促進法）が施行され，従来から識別表示が義務づけられていた飲料又は酒類用の鋼製またはアルミニウム製缶と飲料，しょうゆまたは酒類用のPET（ポリエチレンテレフタレート）製容器に加えて，紙製容器包装とプラスチック製容器包装についても分別排出・分別収集を促進するために識別表示が義務化された（図12-1）．

B. 洗　剤

1. 洗剤の分類と成分

　家庭用洗剤は，用途により洗濯用（衣類用），台所用，住宅・家具用などに分類され，成分では，家庭用品品質表示法で合成洗剤・石けんなど，主な洗浄作用が界面活性剤の働きによる場合「洗剤」，主な洗浄作用が酸，アルカリまたは酸化剤の化学反応による場合「洗浄剤」と分類している．

　台所用洗剤は，純石けん（長鎖脂肪酸のナトリウム塩およびカリウム塩）のみを界面活性剤と

表 12-8　台所用洗剤の分類と成分

分　類	主　剤	補助剤
台所用石けん	純石けん(長鎖脂肪酸塩)	キレート剤
台所用複合石けん	純石けんの含量が界面活性剤の総含有量の 60％以上 非イオン界面活性剤が 40％未満	―
台所用合成洗剤	陰イオン界面活性剤 非イオン界面活性剤 両性界面活性剤	安定化剤, 酵素

表 12-9　台所用洗剤に用いられる界面活性剤

分　類	種　類	例
陰イオン界面活性剤	直鎖アルキルベンゼンスルホン酸塩	デシルベンゼンスルホン酸ナトリウム
	アルキル硫酸エステル塩	オクチル硫酸ナトリウム
	アルキルエーテル硫酸エステル塩	ポリオキシエチレンラウリルエーテル硫酸ナトリウム
	α-オレフィンスルホン酸塩	テトラデセンスルホン酸ナトリウム
	アルカンスルホン酸塩	オクタンスルホン酸ナトリウム
非イオン界面活性剤	ショ糖脂肪酸エステル	ショ糖ステアリン酸エステル
	ソルビタン脂肪酸エステル	ソルビタンラウリン酸モノエステル
	ポリオキシエチレンソルビタン脂肪酸エステル	ポリオキシエチレンソルビタンラウリン酸エステル
	脂肪酸アルカノールアミド	N,N-ビス(2-ヒドロキシル)オレイン酸アミド
	ポリオキシエチレンアルキルエーテル	ポリオキシエチレンドデシルエーテル
	グリセリン脂肪酸エステル	オレイン酸ジヒドロキシプロピル
両性界面活性剤	アルキルアミノ脂肪酸塩	3-(ドデシルアミノ)プロピオン酸
	アルキルベタイン	オクタデシルベタイン

して用いる台所用石けん,純石けん分以外の界面活性剤を40％未満含有する台所用複合石けん,陰イオン界面活性剤など種々の界面活性剤を含有する合成洗剤に分類される(表12-8).これらの台所用洗剤以外に,界面活性剤のほか,アルカリビルダー,漂白剤,酵素などから構成される自動食器洗い機用洗剤,食器具類の黄ばみなどを取り除くための台所用漂白剤(酸素系,塩素系),二酸化ケイ素などの研磨剤に界面活性剤が配合されたクレンザー,界面活性剤に,アルカリ剤,溶剤が配合され,強力な洗浄力を持つ台所まわり用合成洗剤などがある.

　洗剤の構成成分は主に界面活性剤で,分子内に親水基と疎水基を持つ界面活性剤はイオン性界面活性剤と非イオン性界面活性剤に分類される.さらにイオン界面活性剤は陰イオン界面活性剤,陽イオン界面活性剤,両性界面活性剤に,一方,非イオン界面活性剤はその構造により,エステル型,エーテル型,エステル・エーテル型にそれぞれ分類される(表12-9).また,界面活性剤以外の洗剤成分には,ビルダー(助剤)や添加剤がある.ビルダーとは,それ自身は界面活性作用を持たないが,洗剤に配合されると洗浄力を著しく増強する物質で,アルカリ緩衝,水軟化,キレート,ミセルの増強等の作用を持つ.添加剤は洗剤の性能や付加価値の向上のために少量添加されるもので,漂白剤や香料などがある.

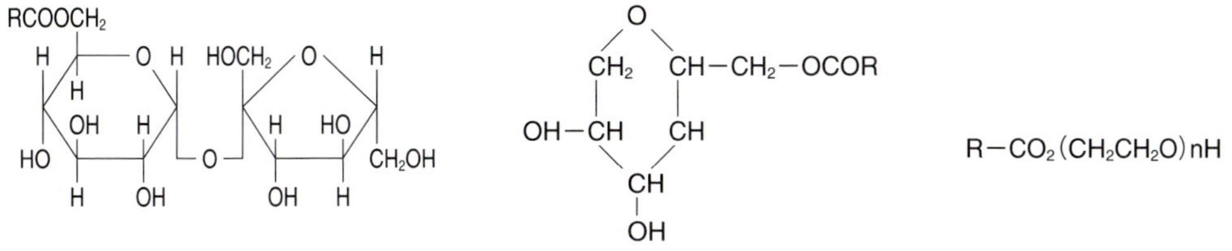

図12-2　食品衛生法で許可されている安全性の高い界面活性剤

2. 食品衛生法における洗剤

　台所用洗剤は一般家庭の食器具類や野菜・果物などの洗浄に用いられる．食品衛生法では，家庭用品品質表示法の場合と異なり，「洗浄剤であって野菜若しくは果実又は飲食器の洗浄の用に供されるもの」と定義され，成分規格と使用基準が設けられている．なお，食器洗い機用洗剤は，用途を「食器・調理具」に限定しているので，食品衛生法の成分規格の適用義務が免除される．

　食品衛生法の洗浄剤は，「脂肪酸系洗浄剤」と「非脂肪酸系洗浄剤」に区分される．**脂肪酸系洗浄剤**とは，長鎖脂肪酸塩（純石けん）と長鎖脂肪酸エステル系界面活性剤（ショ糖脂肪酸エステル，ソルビタン脂肪酸エステル，ポリオキシエチレン脂肪酸エステルなど）（図12-2）を有効成分とする洗浄剤で，**非脂肪酸系洗浄剤**とは，その他の界面活性剤を有効成分とする洗浄剤である．

　食品衛生法では，洗剤の成分規格として，「①重金属は1 ppm以下，②酵素および漂白剤は含んではならない」と定め，また，使用に関しては「①使用濃度は，非脂肪酸系で界面活性剤として0.1%以下，脂肪酸系で0.5%以下とする．②すすぎは，水道水の水質基準，もしくは食品衛生法で示した基準に適合した水を用いて，野菜，果実は流水で30秒以上，飲食器は流水で5秒以上，ため水の場合は水をかえて2回以上すすぐ．③浸漬時間として，野菜，果実は5分以上浸漬しないこと」と基準が定められている．

　しかし，食品衛生法では「台所用洗剤」の表示に関する規格はなく，台所用合成洗剤および台所用石けんについては，家庭用品品質表示法で表示が義務づけられている．

3. 洗剤と水環境

　洗剤は環境中，下水道に排出される化学物質の中で多いものの一つである．洗剤が含まれる台所排水や洗濯排水は水質汚濁を引き起こす原因の一つである．以前にこれらの排水は，湖沼や湾などの水域で窒素やリンなどの栄養塩類が増加する**富栄養化**をもたらし，植物性プランクトンの急速な繁殖によって生態系バランスを崩す原因になった．現在では，家庭用洗剤はほとんどすべて，リン酸塩を含まないが，合成洗剤に含まれる界面活性剤として，少量であるがリンを含むアルキルリン酸塩や，窒素を含むアミノ酸系，ベタイン系，アルキルアミンオキシドや脂肪酸アルカノールアミド，脂肪酸メチルグルカミドなどが使用されている．

> ### 食品の容器包装とゴミの減量・リサイクル
>
> 　一般廃棄物のうち，食品の容器包装が占める割合は，容積比で 61.3％，重量比で 23.3％に達している．その上，一般廃棄物のリサイクル率は産業廃棄物の約 1/4 にとどまっていることから，ゴミの減量には容器包装の分別廃棄，さらにリサイクルが不可欠である．高度経済成長期では，食品の容器包装はびんなどの返却容器が使用されていたが，携帯性や利便性が高いペットボトルのような使い捨て容器にほとんど取って代わられている．現在，従来から行われていたガラスびんの分別回収量はほぼ横ばい状態であるが，容器包装リサイクル法が施行され，ペットボトルやプラスチック製容器包装の収集量は急激に増加している．しかし，容器包装廃棄物の排出量はほぼ横ばいであり，回収した容器包装のリサイクル率は年々増加しているが，いまだ 20％にも達していない．
>
> 　2006（平成 18）年 6 月に改正容器包装リサイクル法が成立・公布され，①容器包装廃棄物の **3R（リデュース，リユース，リサイクル）** の推進，②リサイクルに要する社会全体のコストの効率化，③国・自治体・事業者・国民等すべての関係者の連携が基本方針として盛り込まれた．とくに，レジ袋の有償化やマイバッグなどの持参などを行い，容器包装廃棄物の排出抑制を国・自治体・事業者・国民等の関係者が連携して促進している．しかし，日本の容器包装リサイクル法では容器をそのまま再利用するのではなく，容器を破壊・融解して素材化し，再商品化することを行っていて，再商品化の処理能力やコストのため，リサイクル率の急激な増加にはいたっていない．さらに，使用済ペットボトルの一部が資源として，海外に輸出されていて，国内での円滑な再商品化に支障をきたしている．今後さらにプラスチック製容器包装が増加することが予測されることから，緊急避難的・補完的な対応として，プラスチック製容器包装を固形燃料等の原材料として利用することを再商品化手法として認めることとなった．国内ではほとんどの自治体で容器包装廃棄物の分別回収が行われていて，とくに日本のペットボトルの回収率は欧米諸国の 2〜3 倍と，高い水準である．資源の少ない日本がこれらの廃棄物を再利用し，資源化していくことは，環境問題だけでなく，日本経済にも大きな影響をおよぼす問題である．

　また，洗剤には，石けん，複合石けん，合成洗剤があり，すべてに純石けん（長鎖脂肪酸塩）と界面活性剤が含まれる（表 12-9）．長鎖脂肪酸塩は他の界面活性剤に比べ，生分解性や水生生物への急性毒性が比較的低い．一方，合成洗剤に含まれる界面活性剤のうち，陰イオン系界面活性剤のアルキルベンゼンスルホン酸塩は，分岐型（ABS）が自然界のバクテリアでの分解性が低いため環境問題を引き起こし，現在では ABS にかわり，生分解性がより高い直鎖型（LAS）やアルキル硫酸エステル塩等の界面活性剤を複数使用するようになった．また，近年非イオン界面活性剤の原料であるノニルフェノールやオクチルフェノールは内分泌撹乱作用が疑われている．さらに，有機物汚染，生分解性，水生生物への影響などの環境影響評価において，より優れた界面活性剤の開発がなされている．それと同時に，いかに洗剤の使用量を削減し，環境への排泄量を減少させるかも考えていかねばならない．

13 遺伝子組換え食品

■ A. 遺伝子組換え食品の概要

1. 遺伝子組換え食品の定義

　遺伝子組換え作物（GM 作物）とは，バイオテクノロジー技術*を応用した農産物の一種であり，ある生物あるいは植物の遺伝子を人為的な方法によって別の生物あるいは植物に入れる遺伝子組換え技術によって作られた農産物をいう．現在，種子植物に限って商品化されている．現在，わが国に輸入されている有名な遺伝子組換え作物としては，害虫抵抗性のトウモロコシや除草剤に強い大豆がある．英語では Genetically Modified Organisms（GMO）と呼ばれており，GM 作物およびそれを用いた加工食品を，総称して遺伝子組換え食品（GM 食品）という．

　GM 食品の第一の目的は，人口増加に伴う食糧不足対策である．現在のペースで世界の人口が増加すれば，数十年後には世界中が食糧不足になると予想されている．そのため食糧増産対策として寒冷地や砂漠のような厳しい環境でも生育する作物の開発が必要になってくる．そこで従来の品種改良では不可能であった二生物間の交配品種を，短期間に効率よく開発できる GM 技術が進められるようになってきた．

　GM 食品の開発や実用化は，米国やカナダを中心に急速に広がってきており，今後さらに新しい食品の開発が進むことも予想されるため，厚生労働省では安全性審査がされていないものが国内で流通しないよう，安全性審査を食品衛生法上の義務とすることとした．これにより，2001 年 4 月 1 日から，安全性審査を受けていない GM 食品は，輸入，販売等が法的に禁止されている．安全性審査が終了した GM 作物は厚生労働省遺伝子組換え食品ホームページ（http://www.mhlw.go.jp/topics/idenshi/index.html）を参照のこと．

---

*バイオテクノロジー技術とは
　生物の組織や細胞，遺伝子を活用して，有用な生物体を生産する技術であり，すでに実用化している分野には，医薬品，工業用酵素，試薬（実験や検査等に使う薬剤）がある．具体的には，ヒトの医薬品としてインターフェロンやインスリン，衣料用洗剤の酵素などがある．農林水産・食品の分野では，GM 食品に加え，他に細胞と細胞を人工的に融合させて両方の性質を持つ細胞を作る細胞融合技術食品や，植物の細胞や組織を栄養液に植え付け，植物を生長させる細胞・組織培養技術食品や，牛肉に代表されるクローン技術を用いた食品がある．

2. 遺伝子導入方法

a. アグロバクテリウム法

植物に腫瘍を引き起こす細胞であるアグロバクテリウムを利用する方法で，アグロバクテリウム中の環状DNAであるプラスミド(Tiプラスミド)を取り出し，制限酵素でその必要な部分だけを残し，これに別にクローニングした遺伝子を酵素でつなぎ合わせる．出来上がったこのプラスミドをアグロバクテリウムに戻し，目的とする作物などに感染させて，その植物細胞内にプラスミドを取り込ませる(図13-1)．

b. エレクトロポレーション法

植物細胞のプロトプラストに必要な遺伝子を直接電気パルスの力を借りて導入する技術である．目的とする作物のプロトプラストと動植物や微生物から取り出した必要な遺伝子とを混合し，その溶液に電圧パルスを掛けることにより，プロトプラストの細胞膜に穴が空き外部の遺伝子が細胞内に組み込まれる原理に基づいている．

c. パーティクルガン法

圧力を使って遺伝子を直接組織や細胞に撃ち込む方法である．金などの微粒子の表面に必要な遺伝子を着け，これを高圧ガスなどを用いて目的とする作物の組織や微生物に撃ち込み，新しい性質を有する作物を作り出す．

3. わが国における遺伝子組換え食品の安全性評価

わが国では，開発者からの遺伝子組換え食品に関わる安全性審査の申請に対し，安全性評価基準に沿ってGM食品の安全性の評価が専門家によりなされる．2003(平成15)年7月1日より食品安全基本法が施行され，内閣府に食品安全委員会が発足したことに伴い，GM食品の安全性評価は食品安全委員会で行われることになった．GM食品の安全性の審査は，図13-2に示す手続きに沿って行われている．

遺伝子組換えの遺伝子とは？

遺伝子組換えによって有用形質を発現させる「遺伝子」の正体は，DNA(デオキシリボ核酸)であるが，どのようなDNAの種類から構成されているのだろうか．たとえば除草剤耐性の遺伝子を微生物からクローニング(単離)したとする．その微生物は，遺伝子を持っているから，除草剤耐性であるのではなく，遺伝子の産物であるタンパク質がその微生物に除草剤耐性という「表現型」を与えている．したがって，除草剤耐性のタンパク質をコードしている塩基配列部分(ORF：Open Reading Frame)をとり，それを植物に導入してもその除草剤耐性のタンパク質は産生しない．そのためにはそのORFからmRNA合成を開始させるものとしてプロモーターが必要である．さらにmRNAが合成されたらORFの転写が終わったところで，それの終了を決めるターミネーターが必要になる．すなわち[プロモーター]−[ORF]−[ターミネーター]のセットが導入されて初めて目的のタンパク質が合成される．

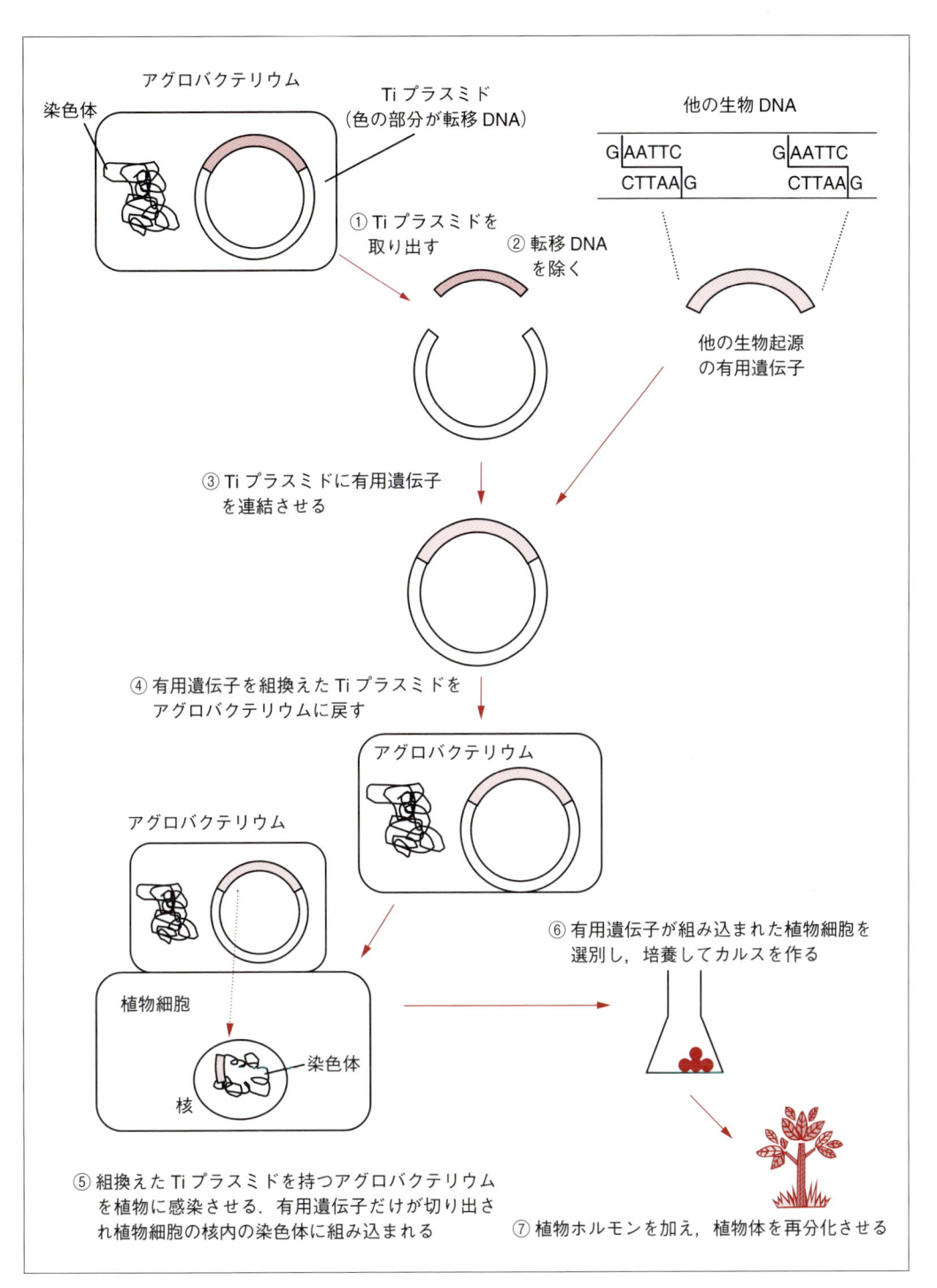

図 13-1　アグロバクテリウム法による遺伝子組換え
(三浦勝利：遺伝子組み換え食品の「リスク」, 日本放送出版協会, 2001 より一部改変)

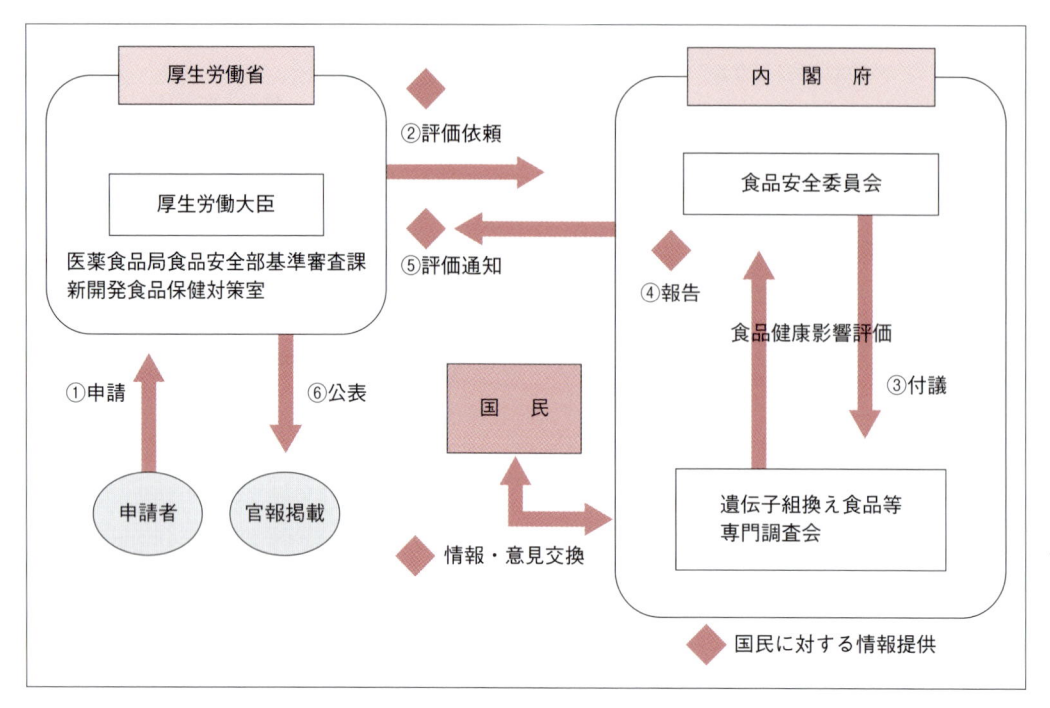

図 13-2　安全性審査の手続き

　GM 食品の安全性の評価は，専門家の審議を踏まえて策定された安全性評価の基準に基づいて科学的に実施されている．安全性評価の内容は，挿入遺伝子の安全性，挿入遺伝子により産生されるタンパク質の有害性の有無，アレルギー誘発性の有無，挿入遺伝子が間接的に作用し，他の有害物質を産生する可能性の有無，遺伝子を挿入したことにより成分に重大な変化を起こす可能性の有無などについて審査を行っている．

（厚生労働省医薬食品局食品安全部「遺伝子組換え食品 Q&A」より）

B. 遺伝子組換え食品の種類

1. 除草剤耐性農作物

　わが国で消費が一番多い GM 食品としては，除草剤耐性大豆（ランドアップレディー大豆）である．除草剤耐性大豆は，除草剤のグリホサート耐性を付与した作物である．グリホサート glyphosate は芳香族アミノ酸合成経路でシキミ酸経路にある 5-エノール-ピルビン酸-3-リン酸合成酵素（EPSPS）と特異的に結合し，その作用を阻害することにより作物を枯らす．本組換え作物は土壌細菌のアグロバクテリウム由来の *CP4EPSPS* 遺伝子を大豆に導入したもので，この *CP4EPSPS* 遺伝子はグリホサートの影響を受けずに生育できるようになる（図13-3）．

　除草剤耐性トウモロコシの中で，除草剤のグルホシネート glufosinate に対する抵抗性を付与した作物もある．グルホシネートは植物のグルタミンのグルタミン合成酵素を阻害し，アンモニアが蓄積されて植物が枯れる．本組換え作物では，グルホシネートの主成分であるホスフィノトリシンをアセチル化するホスフィノトリシンアセチルトランスフェラーゼ（PAT）の遺伝子を土壌細菌のストレプトマイセスより単離し，トウモロコシに導入したもので，グルホシネートは本酵素によりアセトアミド・メチルホスフィネート・ブチレート（AMPB）に代謝され，本作物はグルホシネート存在下でも生育できるようになる．

　これら除草剤耐性作物には除草作業の省力化，農薬散布回数の減少によるコストダウンと残

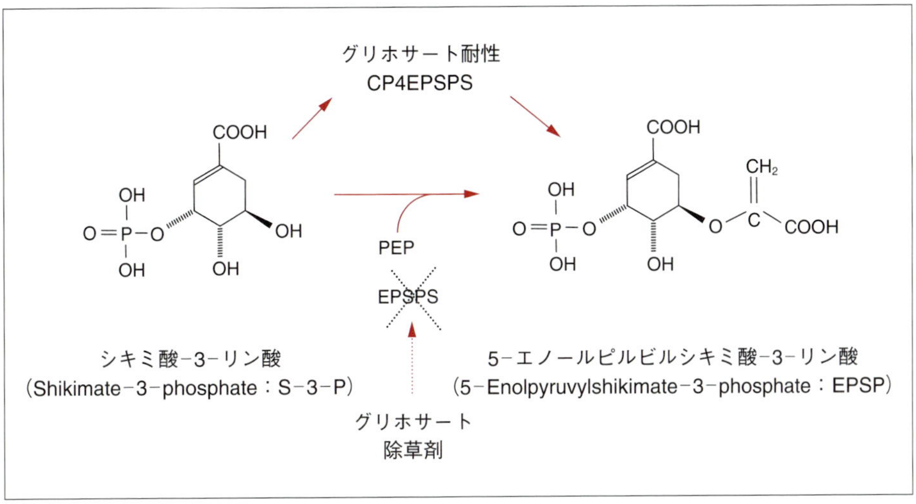

図13-3 除草剤グリホサート耐性GM大豆の作用機序

留農薬の減少, 作物の高品質化, 不耕起栽培が可能, 食品の安定供給などの長所があるといわれている.

2. 害虫抵抗性農作物

害虫抵抗性農作物の場合は, 微生物毒素といわれるBT剤の殺虫成分であるB.t.タンパクを植物体に導入している. すなわち*Bacillus*属の菌により生産される殺虫成分である*Bacillus thuringiensis*殺虫タンパク質の遺伝子をとり出し, 作物に導入し発現させている. 殺虫活性の原理は, その殺虫タンパク質が幼虫の消化管内のアルカリ性条件下で可溶化し, 中腸上皮の特異的受容体と結合して膜に侵入して陽イオン選択的小孔を形成することにより, 消化機能が阻害され死にいたる. 例としてチョウ目害虫であるアワノメイガ抵抗性の殺虫タンパク質であるCryⅠA(b)タンパク質の遺伝子, コウチュウ目害虫であるコロラドハムシ抵抗性の殺虫タンパク質であるCryⅢAタンパク質の遺伝子が作物に導入されている.

これら害虫抵抗性農作物は, 農作物にとり付いた害虫のみを駆除し, 益虫による害虫の駆除が期待され, 農薬の残留が少なく, 環境への影響も少ない長所があるといわれている.

3. 日持ちのよい農作物(トマト)

日持ちのよいトマトは米国で世界で初めて食用目的に作られた組換え作物である. トマトを完熟させるポリガラクチュロナーゼ遺伝子の発現が**アンチセンス法**と呼ばれる原理で抑えられている. すなわち, 遺伝子の**アンチセンス遺伝子**鎖からの転写RNAが, **センス鎖**からの転写RNAと複合体を形成し翻訳を阻害することを期待した方法であり, トマトのペクチンを分解するポリガラクチュロナーゼの生成を遺伝子レベルで抑制するために, ポリガラクチュロナーゼ遺伝子をアンチセンス側に導入したものである.

4. ウイルス病に強い農作物

　作物があるウイルスに感染すると，そのウイルスに似た種類のウイルスに感染しないことが知られている．このような現象を干渉作用といい，宿主は二重感染から保護される．それを利用してウイルスの特異的タンパク質を発現させた，ウイルス感染に強い作物が開発されている．具体例としては，ウイルス抵抗性のパパイヤ，ウイルス抵抗性のジャガイモなどがある．

5. 高栄養価農作物

　大豆中にある脂肪酸生合成系の，オレイン酸からリノール酸に変換する酵素の遺伝子を導入したものである．コ・サプレッション（共抑制）により，本来のオレイン酸をリノール酸へ変換する酵素を発現する遺伝子の働きが抑制され，結果としてもとの品種に比べオレイン酸量が4倍も多い組換え体が作られる．高リシントウモロコシはジヒドロジピコリン酸合成酵素タンパク質の遺伝子を導入し，トウモロコシ殻粒中での遊離リシン含有量を高めたもので，栄養価の高い家畜飼料用トウモロコシとしての利用が期待される．

6. 掛け合わせ品種（スタック品種）

　トウモロコシでは，害虫抵抗性と除草剤耐性のそれぞれ異なる特異性を持つ親を掛け合わせて，両親の特性をあわせ持つ品種（スタック品種）の開発が積極的に進められている．また，チョウ目害虫抵抗性とコウチュウ目害虫抵抗性の特性を合わせたものなども開発されている．

C. 表　示

　厚生労働省では，安全性未審査のものが国内で流通しないよう，食品衛生法に基づく食品の規格基準（厚生労働大臣告示）に規定を設けることにより，2001（平成13）年4月から安全性審査を法的に義務化することとなった．併せて安全性審査の義務化と一体のものとして，食品の内容を消費者に明らかにするために表示制度を開始した．また農林水産省では，改正JAS法（農林物資の規格化及び品質表示の適正化に関する法律）に基づき，遺伝子組換え農作物とその加工食品について表示が定められ，同様に2001（平成13）年4月より施行した．厚生労働省の表示については，食品衛生法の公衆衛生の観点から表示を義務づけ，農林水産省の表示については，JAS法の消費者の選択の観点から表示を義務づけた．具体的表示制度の内容は以下の通りである．2009（平成21）年9月より消費者庁発足に伴い，厚生労働省が所管していた食品衛生法および農林水産省が所管しているJAS法の食品表示に関する業務はそれぞれ消費者庁に移管された．

1. 従来のものと組成，栄養価等が同等のもの

　（例：除草剤の影響を受けないようにした大豆，害虫に強いトウモロコシなど）

表 13-1 GM 表示の対象となりうる加工食品

1. 豆腐	17. コーンスターチ
2. 凍豆腐,湯葉,それに準ずる豆腐加工品	18. ポップコーン
3. 納豆	19. 冷凍トウモロコシ
4. 豆乳	20. トウモロコシ缶詰(瓶詰め)
5. みそ	21. コーンフラワーを原料とする加工品
6. 大豆水煮	22. コーングリッツを原料とする加工品
7. 大豆缶詰(瓶詰め)	23. トウモロコシ(調理用)を原料とする加工品
8. 黄粉	24. 16~20 を原料とする加工品
9. 煎り大豆	25. 冷凍ジャガイモ
10. 1~9 を原料とする加工品	26. 乾燥ジャガイモ
11. 大豆(調理用)を原料とする加工品	27. ジャガイモデンプン
12. 大豆粉末を原料とする加工品	28. ポテトスナック
13. 大豆タンパク質を原料とする加工品	29. 25~28 を原料とする加工品
14. 枝豆を原料とする加工品	30. ジャガイモ(調理用)を原料とする加工品
15. 大豆もやしを原料とする加工品	31. アルファルファを主な原料とする加工品
16. コーンスナック	32. 調理用のてん菜を主な原材料とする加工品

①農産物及びこれを原材料とする加工食品であって,加工後も組換えられた DNA 又はこれによって生じたタンパク質が残存するものは以下の三つのタイプの表示内容に分類される.
　(1)分別生産流通管理が行われた GM 食品の場合
　　→「遺伝子組換え食品」である旨(義務表示)
　　　例)大豆(遺伝子組換え食品)
　(2)GM 食品と非 GM 食品の分別生産流通管理[Identity Preserved(IP)ハンドリング]*が行われていない場合
　　→「遺伝子組換え不分別」である旨(義務表示)
　　　例)大豆(遺伝子組換え不分別)
　(3)分別生産流通管理が行われている非 GM 食品の場合
　　→「遺伝子組換えではない」(任意表示)
　　　例)トウモロコシ(遺伝子組換えでない)
②組換えられた DNA およびこれらによって生じたタンパク質が,加工後に残存しない加工食品(大豆油,しょうゆ,コーン油,異性化液糖等)
　　　→「遺伝子組換えでない」,「遺伝子組換え不分別」等(任意表示)

2. 従来のものと組成,栄養価等が著しく異なるもの(例:高オレイン酸大豆)
　(JAS 法のみ義務表示)

　　　　→「大豆(高オレイン酸遺伝子組換え)等」(義務表示)

　表示の対象となる加工食品を表 13-1 に示す.表示が義務づけられている加工食品における主な原材料とは,すべての原材料中,重量で上位 3 品目の中に入り,かつ食品中に占める重

---
*分別生産流通管理[Identity Preserved(IP)ハンドリング]とは
　GM 作物または non-GM を農場から食品製造業者まで生産,流通および加工の各段階で相互に混入が起こらないよう管理し,そのことが書類等により証明されていることをいう.

量が 5% 以上のものとしている.

D. 遺伝子組換え食品検知法

食品中に存在する遺伝子組換え体を検知する手法としては，導入遺伝子から作られるタンパク質の抗体を利用してタンパク質量を検知する方法と，遺伝子組換えに使用された DNA の配列を **PCR（ポリメラーゼ連鎖反応** polymerase chain reaction）法で増幅して検知する方法がある.

厚生労働省では，2001（平成 13）年 4 月から食品衛生法に基づく表示について義務化するに伴い，医薬局食品保健部長通知として「組換え DNA 技術応用食品の検査方法について」*1) で組換え食品の検査方法を定めた. 本方法は，世界で初めて国が定める標準法として，安全性未審査組換え食品の検知法を規定し，さらに表示制度に対応した安全性審査済みの食品の定量法を規定したものである.

農林水産省では，農林物資の規格化及び品質表示の適正化に関する法律（JAS 法）の定める品質表示制度のもとで，安全性が確認された GM 農作物とその加工食品に対する表示を行うことを決定し，厚生労働省と歩調をあわせ 2001（平成 13）年 4 月より表示制度を実施し，これに対応し，東京農林水産消費技術センターで，JAS 分析試験ハンドブック「遺伝子組換え食品検査・分析マニュアル」*2) を作成している.

1. 系統と品種

開発者は染色体挿入部位とそのコピー数の違いから，多くの組換えイベント event を分離取得する. 組換え体は，そのイベントごとに増殖・分化されるが，この一つのイベント由来の後代植物を系統という. 系統ごとに特性評価および安全性評価が実施される. その後，導入形質を安定化させ，さまざまな気候で栽培できる品種を育成するために，開発者は一つの系統から多数の優良品種を育成している.

大豆の場合，閉花性の植物であることから，優良系統との交配，自殖を人為的に繰り返しながら選抜を行って，遺伝子をホモ homozygous で持つ GM 品種が育種されている. トウモロコシでは，一代限りの優良形質を持つ F1 ハイブリッド（雑種強勢品種）を種子として用いるので，GM 100% の種子同士で交配した場合，メンデルの法則に従って，1：2：1 に GM（ホモ），GM（ヘテロ），非遺伝子組換え non-GM と分布する. トウモロコシでは，最近になって異なる組換え系統を両親とする F1 ハイブリッド品種も育成されており，これはスタック stack 品種と呼ばれている.

---

*1) http://www.mhlw.go.jp/topics/idenshi/index.html
*2) http://www.famic.go.jp/technical_information/jashandbook/index.html

2. 組換えタンパク質を検知する方法

組換えタンパク質を検知する方法としては，多穴プレートを用いた **ELISA法**[*1]とラテラルフロー法[*2]がある．大豆並びにトウモロコシについてすでにいくつかの分析キットが販売されている．PCR法と比較して，ELISA法およびラテラルフロー法の最大の特徴は，簡便性で，とくにラテラルフロー法では，ほとんど設備がない場所で利用することができる．他方，キットが高価なため，消耗品ベースのランニングコストはPCR法（定性）より高い．また，ELISA法で定量分析を行う際には，タンパク質の抽出効率を一定化するため，試料の粉砕方法がとくに重要となる．

3. 組換えDNAを検知する方法

GM食品に導入されている外来遺伝子を直接検知する方法としては，PCR法が広く用いられている．PCR法は分子生物学の基礎的研究から遺伝子診断，犯罪捜査まで使われているDNA増幅技術である．PCRの原理を図13-4に示す．PCR法とは（1組）のプライマーで目的とするDNA領域をはさみこみ，チューブ内で連続的な酵素反応により増幅させる方法である．DNAポリメラーゼによる鋳型特異的なDNA合成を繰り返すことにより，目的のDNA断片を2^n単位で数十万倍にも増幅させることが可能である．

a. 定性PCR法

PCR法の場合，鋳型となるDNAの抽出が上手くいかないと良好な結果を得ることができない．セチルトリメチルアンモニウムブロマイド（CTAB）等を利用した方法や市販のDNA抽出用のキット（シリカ膜，イオン交換膜等を利用した方法）を用いる方法が推奨されている．

PCR反応を行う際には，コントロールとして対象作物に必ず含まれる内在性遺伝子のDNA配列のPCR（大豆であればレクチン遺伝子等，トウモロコシであれば*SSIIb*遺伝子等）を行う必要がある．PCR後の反応液は電気泳動したものをエチジウムブロマイドで染色し，紫外線照射下においてCCDカメラ等で写真撮影する．設計したプライマーにはさまれたDNAの長さと一致するバンドが検知されれば，該当するDNAが含まれていると判断する．例として，スナック菓子からのGMジャガイモの検知の電気泳動写真を図13-5に示す．

b. PCR用標準物質

農産物とその加工食品中からGM作物をPCR法により検知するためには，分析用の標準物質として，各GM作物系統を一定量だけ含むnon-GM作物の種子粉砕物またはそのゲノムDNAが必要になる．GM作物の混入率は，複数の混入率の標準物質から測定した検量線から計算することになる．しかしながら，一つのGM系統には多数の品種があり，またnon-GM作物の品種も多数あるため，測定結果は標準物質の調製に使用した品種の影響を受けることに

[*1] ELISA法：GM食品に発現しているタンパク質を免疫抗体による特異的な結合を利用して，抗体に結合された酵素と基質により発色させて測定する酵素免疫測定法である．

[*2] ラテラルフロー法：テストストリップの先の金コロイド標識一次抗体を含むパッドに検体溶液を浸し，ある一定のラインまで検体溶液が浸潤した際に，陽性であればバンドが検出される簡易法．

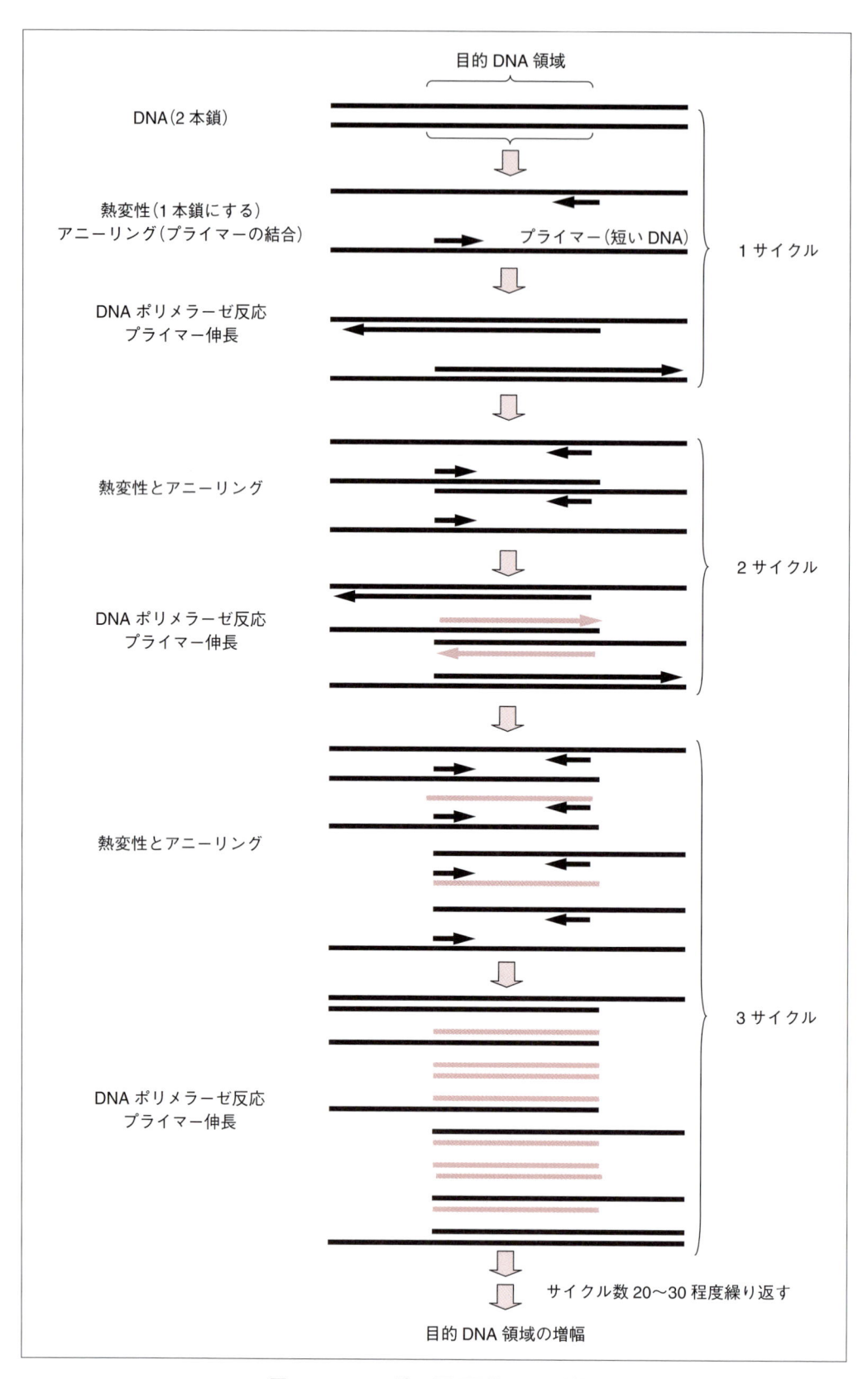

図 13-4　PCR 法の原理目的 DNA 断片
　　　── 目的 DNA 断片.

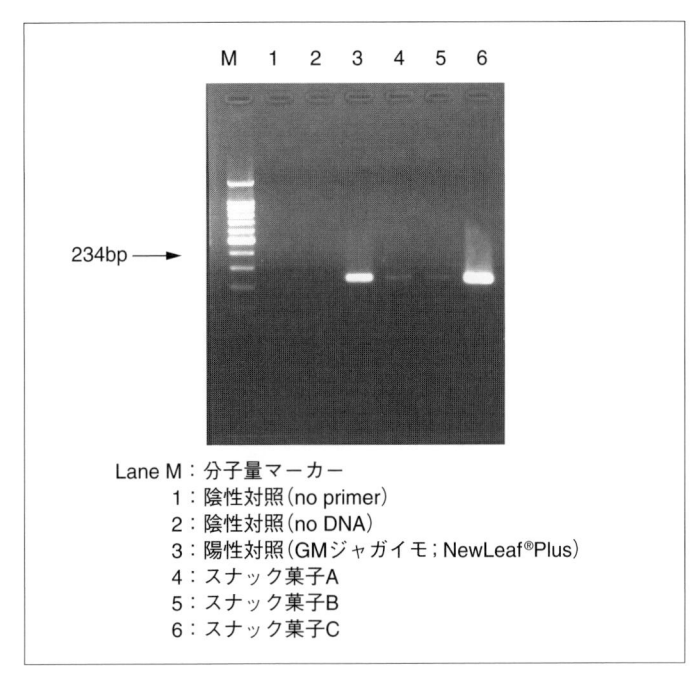

```
                M  1  2  3  4  5  6

234bp →

Lane M：分子量マーカー
     1：陰性対照（no primer）
     2：陰性対照（no DNA）
     3：陽性対照（GM ジャガイモ；NewLeaf®Plus）
     4：スナック菓子A
     5：スナック菓子B
     6：スナック菓子C
```

図 13-5　スナック菓子からの GM ジャガイモの検知

なる．公的機関等が同一品種の種子から標準物質を調製した場合でも，作物であるために生産地，年，気候によって組成等が変化するため，常に同品質の DNA が抽出できる試料を入手することは不可能である．このため，わが国の標準分析法は GM 大豆，各 GM トウモロコシに導入されている組換え DNA 断片を PCR により増幅し，その増幅産物をプラスミド上につなげた標準物質を採用している．この標準物質は大腸菌により一定の品質のものが大量生産できるので，誰でも GM 作物系統ごと，あるいは non-GM 作物の標準物質（種子）を手に入れなくても検査できるようになった．

c. 定量 PCR 法

　GM 作物の PCR 法を利用した定量は，該当する作物が必ず持っている内在性遺伝子に対する組換え遺伝子の存在比率から GM 作物が何パーセント存在するかを相対的に測定する．定量 PCR 法の原理を図 13-6 に示す．通常のポリメラーゼ反応用のプライマー間にはさまれた DNA 配列中の一部と相補的配列を持ち，かつ蛍光色素・消光色素を結合させた DNA プローブを準備し，ポリメラーゼ反応が繰り返されるに従って DNA プローブが分解され，それに伴って放出される蛍光の量を動力学的に測定することにより鋳型 DNA 量を定量する．

　定量 PCR 法では，あらかじめ純粋な GMO 系統の種子から抽出したゲノム DNA 中の内在性遺伝子に特異的に存在する DNA 配列に対する組換え DNA 配列のコピー数の比率（内標比）を知る必要があるが，わが国の標準分析法ではこの数値を複数機関における測定値の平均値を固定値として使用している．実際には，混入率が未知の試料について，抽出した DNA 中の「組換え DNA 配列／内在性遺伝子に特異的に存在する DNA 配列」の比率を測定し，その値を内標比で除し，100 を乗じたものが GM 作物の試料中の混入率となる．

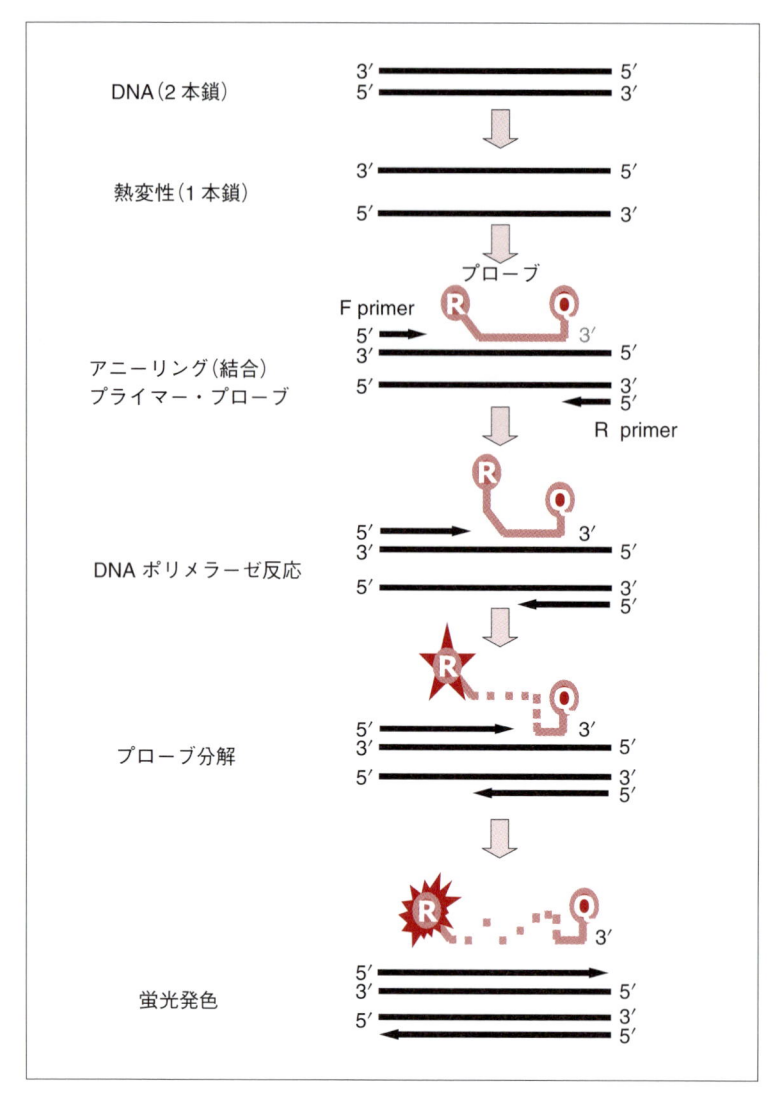

図中のラベル:
- DNA(2本鎖)
- 熱変性(1本鎖)
- プローブ
- F primer
- アニーリング(結合) プライマー・プローブ
- R primer
- DNAポリメラーゼ反応
- プローブ分解
- 蛍光発色

図 13-6　定量 PCR の原理

　わが国では，分別生産流通管理により，書類等により証明されている場合でも，非意図的な混入があることを考慮し，科学的な検知による行政上の判断の目安は5%以下と考えている．

d. スタック品種トウモロコシ混入試料に対する定量検知法の対応

　安全性審査が終了した GM 食品が年々多くなり，さらに生産効率の高さや低い開発コストなどの理由により，異なる系統由来の GM トウモロコシを掛け合わせたスタック品種トウモロコシ(たとえば害虫抵抗性と除草剤耐性の掛け合わせ)の開発が急速に進んでおり，わが国でも 27 種のスタック品種トウモロコシについて安全性審査がすでに終了している(平成 21 年 4 月現在)(表 13-1)．

　従来の単一系統のみのトウモロコシ系統を重量換算で混合した粉砕試料を，わが国の通知で定められている検査法による定量 PCR 法で分析すると，科学的にはほぼ同じ値の測定値にな

る．しかしスタック品種トウモロコシが試料に混入している場合，その粉砕物を定量 PCR で分析すると，スタック品種では 1 穀粒中に複数の異なった GM 遺伝子が挿入されているため，コピー数の多重計測が起こり，測定混入率が重量割合で測定した値より常に高く見積もられる．この問題を解決するために粒ごとの検査法の必要が生じ，トウモロコシの粒単位の GM 検査法（粒単位検査法）が確立された．この方法は現在までの表示閾値に則した考え方を大幅に修正することなく遵守できる．また従来の定量 PCR 法では，スタック品種混入による定量値のばらつき，トウモロコシにおける胚乳の核相（3n）と胚芽の核相（2n）が異なることから生じる定量値のばらつき，GM が父親由来か母親由来で種子（F1）の GM 遺伝子量が異なることから生じる定量値のばらつき，機種間による定量値のばらつき，DNA 抽出法による定量値のばらつき，などの問題が生じていた．粒単位検査法では，このような諸問題が大幅に解消される可能性がある．適切なサンプル数の検査を行えば，粒単位での GM 混入率を求めることができ，また定性 PCR と併用することにより，単一系統かスタック品種かの区別およびその系統判別が可能となった．本法は 2009（平成 21）年 8 月に厚生労働省食品安全部医薬食品局部長通知として示された．

E. 将来の展望

GM 食品の多くの利点が認識され，わが国ではその科学的な安全性評価が義務化されているが，消費者の間では依然としてそれを受け入れる体勢が整っているとはいえない．その一つの要因として，市民への情報提供の方法や不足から生じる不安や誤解がある．今後，情報提供や消費者との対話に関する方法（リスクコミニュケーション）について研究および実践を行い，消費者の GM 食品に関する理解が深まり，社会的受容（パブリックアクセプタンス）が進むことが重要であると考えられる．

また今までの GM 食品の開発は，除草剤耐性大豆や害虫抵抗性トウモロコシなどの自然環境に強く，食料の増産を可能にする食品の開発が主なものであり，消費者に直接的な利益をもたらすものではなかった．しかし，最近では高オレイン酸大豆や低アレルゲン米に代表される生活習慣病や細菌感染症の予防，あるいは健康の維持に効果が期待される第 2 世代の GM 食品や，乾燥耐性トウモロコシに代表される環境耐性，生産性維持の効果が期待される第 3 世代の GM 食品が開発されている．今後は，GM 食品を利用することで生じる利益が生産者のみならず，消費者や加工業者にまで拡大することが必要である．

日・米・欧での考え方の違い

　GM食品の安全性に関しては，米国，カナダおよびアルゼンチンと，EU(ヨーロッパ連合)とは対立した関係にある．米国，カナダ，アルゼンチンはGM作物の最大の輸出国であり，政府，民間企業ともGM食品の導入を積極的に推進している．一方，EU諸国ではGM食品の導入に慎重な意見が多く，拒否反応は強い．食品の輸入大国である日本は一応中立的な立場にあるが，GM食品が増えるにつれて，否応なく受け入れざるをえない状況である．2000年頃までは米国およびカナダ派とEU派との間でGM食品に対する意識が完全に異なることから，GM食品の安全性に関する国際的な基準作成は困難を極めていた．国連食糧農業機関(FAO)と世界保健機関(WHO)が合同で設立した食品規格委員会(CODEX委員会)で，日本が議長国となるバイオテクノロジー応用食品特別部会(CTFBT)が設置され，2004年にGM食品(植物と微生物)の安全性評価基準が作成され，2008(平成20)年にはGM動物由来の食品の安全性評価基準が作成された．GM食品の安全性評価基準にあたってバイオテクノロジー応用食品特別部会の議長国としての役割を果たした日本は，国際的に高く評価された．

14 食品に存在する有害物質の体内動態と代謝機構

　飲食物としてヒトが経口摂取する食品は栄養に必要な成分の供給源であるとともに，天然由来あるいは人工の非栄養成分である有害物質の媒体でもある．対象となる有害物質は自然毒，食品の変質により生成する有害物質，食品の加工・製造・包装過程で混入する汚染物質，食品中に残留する農薬・飼料添加物・動物性医薬品，食品添加物などさまざまであり，個々の化学物質によって発現する毒作用（健康障害）も多様である．これらの化学物質は生体常成分と異なるという意味で**異物** xenobiotics と呼ばれ，その毒性発現には摂取量（曝露量）および摂取期間の他に当該異物に対する生体系の作用，すなわち，吸収，分布，代謝，排泄という**体内動態**が重要な因子として関与している．

　本章では，食品中に存在する異物の有害作用と体内動態との関連について概説し，さらに，異物の解毒や異物の代謝活性化（有毒化）と密接に関連している代謝機構について解説する．

A. 異物の体内動態

　ヒトの健康は，生体の恒常性を維持する機構（免疫系，神経系，内分泌系など）が複雑に絡み合って保たれている．その調節機構が正常に機能するためには，生命活動に必要な栄養素が体内に摂取され（＝吸収 absorption），全身に必要量（濃度）が行き渡り（＝分布 distribution），必要なときにエネルギーおよび物質代謝に利用され（＝代謝 metabolism），老廃物は体外に排出されること（＝排泄 excretion）が必要である．この4過程は総称して体内動態と呼ばれ，英語表記の頭文字をとって ADME（アドメ）とも称される．

　栄養素以外の物質，すなわち，異物の体内動態は当該異物の生体系に対する毒作用（医薬品の場合は薬理作用）の発現に密接に関連しており，異物の毒性機序の解明や安全性評価において重要な情報を与えてくれる．ここでいう生体系とは，トランスポーター，受容体，酵素などの機能性生体内分子から細胞，組織，器官および臓器レベルまでを指している．これら生体系に作用する異物の感受性を決める大きな要因は，個々の異物の化学構造や物理化学的性質である．つまり，異物の化学構造や物理化学的性質の相違は，異物の体内動態における質的・量的な多様性を反映する．また異物の体内動態は異物およびその代謝物の体内濃度の変動を規定している．さらに，作用部位の感受性とその部位における毒性本体の濃度は，作用の発現を質的・量的に決定する因子である．

　図14-1には，異物の体内動態の模式図を示した．食品由来の異物吸収は主に経口吸収および吸入（経気吸収）である．

> **異物の膜輸送とトランスポーター transporter**
>
> 　膜に存在して促進拡散や能動輸送の輸送担体として機能するタンパク質を総称してトランスポーター transporter という．促進拡散および二次性能動輸送に関与する SLC（solute carrier）トランスポーターは物質の細胞内取り込みに関与しており，糖，アミノ酸，ペプチド，ある種のビタミンといった栄養素の吸収に関与する種々のトランスポーターが知られている．受動輸送機構による膜輸送効率が低い異物では，吸収のみならず分布や排泄過程において SLC トランスポーターが関与している．また，一次性能動輸送型の ABC（ATP binding cassette）トランスポーターも異物の体内動態に関与している．たとえば P-糖タンパク質 P-gp（P-glycoprotein，P は透過性 permeability）は，消化管においては，細胞内に移行した物質を管腔に排出するトランスポーターであり，消化管からの異物の吸収を低下させる．他に血液−脳関門，肝での胆汁排泄および腎臓での尿中排泄などにも関与している．これらトランスポーターには CYP のように複数のアイソ型が存在し，ある物質の輸送に複数のトランスポーターが関与する場合もある．また，輸送基質としての物質認識性が広いトランスポーターも存在し，輸送される物質間での競合阻害が起こる場合も知られている．さらに，異物の体内動態に対するトランスポーターの遺伝子多型の影響も重視されている．

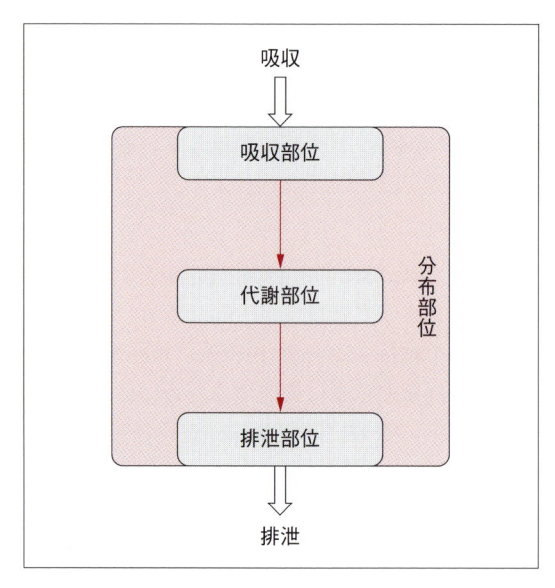

図 14-1　異物の体内動態

　経口の場合，多くの異物は小腸から門脈経由で主要代謝部位である肝臓に流入するので**初回通過効果**を受けるが，吸入の場合は吸収部位である肺から血流を介して全身の各組織に分布するので初回通過効果を受けない．一般に，脂溶性が高く代謝を受けにくい異物は，分布過程で脂肪組織などに蓄積しやすい．一方，代謝を受けて水溶性で排泄に適した代謝物に変換されやすい異物は，比較的速やかに体外に排泄される．

1. 吸収　absorption

　異物が外界から細胞膜を通過して体循環系（主に血液）に入るまでを吸収という．ヒトの主要

な吸収経路は経口（口腔から続く消化器官），吸入（鼻腔から続く呼吸器官）および経皮（主に皮膚）であるが，小腸は吸収に有効な表面積が広いため，経口摂取された異物の主要な吸収部位である．小腸絨毛の外層を構成する上皮細胞の腸管腔側に存在する微絨毛で形成される刷子縁膜が異物吸収の最前線である．異物の吸収量は，細胞膜を介した生体系の物質輸送機構と異物の化学構造および物理化学的性質の二つに大きく依存している．

a. 細胞膜輸送機構

微絨毛の細胞膜は脂質二重層構造となっており，他の上皮細胞や内皮細胞の細胞膜と同様に細胞内外の水系環境を隔てる油膜として，細胞内の恒常性を保つ役割を担っている．水溶性が高い糖やアミノ酸などの栄養素は細胞膜に親和性が低いため，細胞膜には栄養素など必要な物質を特異的に取り込み，また，不要な物質を細胞外に排出するための専用の出入口（担体輸送機構）がいくつか備えられている．異物の膜輸送において，脂質二重層に溶解拡散しやすい脂溶性の異物は，細胞内外の濃度差を駆動力とした受動的な単純拡散で細胞膜を通過する．一方，水溶性の高い異物は細胞膜の脂質二重層に親和性が低いため細胞膜を通過できないが，担体輸送機構に適合した性質を有する水溶性異物の場合はその輸送機構によって細胞膜を通過できる．

図 14-2 および表 14-1 に細胞膜輸送機構をまとめた．**受動輸送機構 passive transport** と **能**

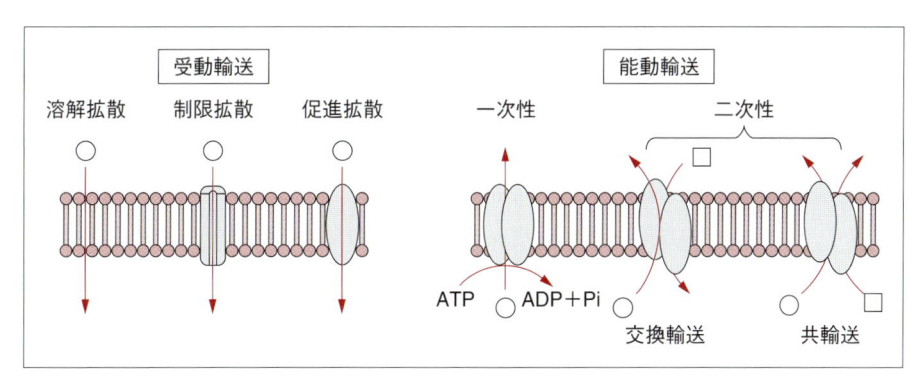

図 14-2　細胞膜輸送機構の模式図

表 14-1　細胞膜輸送機構

輸送機構の名称			輸送の駆動力	輸送機構の特徴
受動輸送	単純拡散	溶解拡散	細胞内外の異物の濃度差などの電気化学ポテンシャル	脂溶性，低分子量，無荷電の異物ほど通過しやすい
		制限拡散		水溶性の異物が水で充満した細孔を通過する
		溶媒牽引		静水圧差による細孔内水流を駆動力として通過する
	促進拡散			生理的基質と類似構造の水溶性異物が競合する
能動輸送	一次性能動輸送		ATP エネルギー	担体輸送なので飽和現象や競合阻害がある P-糖タンパク質は異物を腸管腔内に排出する
	二次性能動輸送	共輸送	細胞内外のイオン濃度差や電位差	異物は駆動力となるイオンと同方向に輸送される
		交換輸送		異物は駆動力となるイオンと逆方向に輸送される
膜動輸送		飲食作用	細胞膜と小胞間の形態変化	膜が小胞となって異物を吸収（食作用と飲作用）する
		開口分泌		小胞が膜と融合して細胞外に放出する

表 14-2　異物の細胞膜輸送に関わるトランスポーター

分類		輸送される主な基質	主要発現部位
一次性	P-糖タンパク質ファミリー	中性〜塩基性で高脂溶性の異物	肝, 腎, 小腸, 脳, 胎盤
	MRP ファミリー	有機アニオン系異物（抱合体も）	肝, 腎, 小腸, 脳, 肺
	BCRP	中性〜酸性異物（抱合体も）	肝, 小腸, 脳, 胎盤
二次性	オリゴペプチドトランスポーター	ペプチド結合を有する異物	小腸, 肝, 腎
	モノカルボン酸トランスポーター	モノカルボン酸系の異物	心, 腎, 肝, 小腸, 脳
	有機アニオントランスポーター	有機アニオン系異物（抱合体も）	肝, 腎, 脳, 胎盤
	有機カチオントランスポーター	有機カチオン系異物	腎, 肝, 胎盤, 脳, 小腸

MRP：多剤耐性関連タンパク質 multidrug resistance-associated protein.
BCRP：乳がん耐性タンパク質 breast cancer resistance protein.

動輸送機構 active transport および膜動輸送機構 membrane-mobile transport（あるいは cytosis）に大別され，受動輸送機構はさらに単純拡散 passive diffusion とトランスポーターと呼ばれる輸送担体を必要とする促進拡散 facilitated diffusion に分類される．

　受動輸送機構のうち，単純拡散は脂溶性異物の主要な輸送機構であり，分子量が小さく電荷を持たない物質ほど脂質二重層への拡散が速いため，通過しやすい．水溶性異物の輸送機構である制限拡散では，膜貫通型タンパク質の細孔よりも大きな分子は通過できない．

　促進拡散はトランスポーターが介在する担体輸送機構の一つであり，物質輸送においてミカエリス・メンテン型の飽和現象や化学構造が類似する物質同士での競合現象を示すことが知られている．一方，能動輸送機構はいずれもトランスポーター介在の担体輸送であり，そのため促進拡散と同様に飽和現象や競合がみられる．

　トランスポーター介在の能動輸送機構のもう一つの特徴は，輸送される異物の化学構造および物理化学的性質が本来の輸送基質と類似していることである．逆に，促進拡散と異なる点はATP のエネルギー（一次性能動輸送）あるいはそれによって形成されたイオンの電気化学ポテンシャル勾配（二次性能動輸送）を駆動力としていることである．二次性能動輸送は，異物と勾配形成イオンが逆方向に輸送される交換輸送と，同一方向に輸送される共輸送に分類される．これまで述べた輸送機構で膜を通過する異物の大きさは分子量 1,000 程度までであるが，さらに分子量が大きいタンパク毒素や石綿などの巨大分子は膜動輸送で取り込まれる．細胞外から細胞内への膜動輸送をエンドサイトーシス endocytosis（飲作用 pinocytosis と食作用 phagocytosis に細分類される），逆に細胞外への膜動輸送をエキソサイトーシス exocytosis という．

　栄養素などの内因性成分の促進輸送に関与しているトランスポーターは，一般的に基質特異性が高いが，表 14-2 に示す異物の細胞膜輸送に関わるトランスポーターの基質特異性は広い．種々の組織に分布し，本来の輸送基質以外に多くの異物の吸収のみならず分布および排泄にも関与している．

b. 油-水分配係数　oil-water partition coefficient

　前述したように，能動輸送機構では異物の化学構造および物理化学的性質は，本来の輸送基質との類似性が要求される．一方，単純拡散による受動輸送機構には異物の脂溶性，すなわち，膜の脂質二重層との親和性が大きく影響する．一般に，脂溶性が高い異物は膜に対する親和性

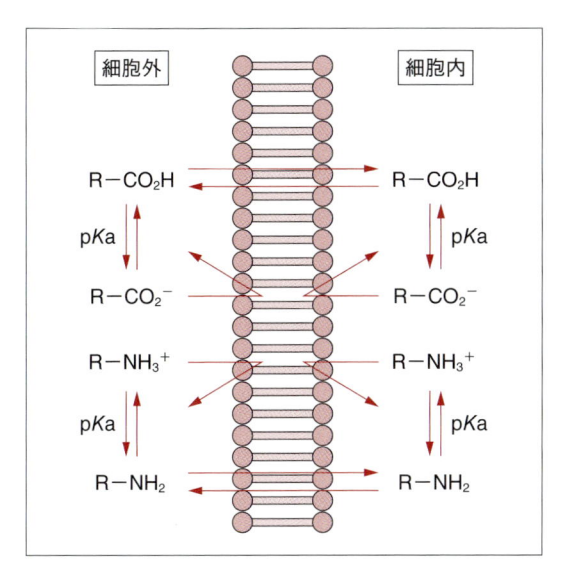

図14-3　pH-分配仮説

が高いので膜を通過しやすい．異物の分子量が大きくなると拡散速度が小さくなるので，膜通過速度は遅くなる．したがって，脂溶性で低分子量の非電解質性異物（電荷を持たない）の細胞内への通過に対して，細胞膜は無防備であるといえる．

　受動輸送機構による異物の膜通過速度は，フィックの拡散速度式に示されるように，膜内外の濃度勾配，膜の表面積，膜内の異物拡散係数，および異物の脂溶性尺度である**油-水分配係数（K）**に比例する．通常，Kは分配平衡時の異物の油相中濃度（C_{oil}）と水中濃度（C_{water}）の比，すなわち，C_{oil}/C_{water}で表すので，脂溶性の高い異物ほどK値は大きくなる．

c. pH-分配仮説　pH-partition hypothesis

　一般に，異物が安息香酸やアニリンなどの弱電解質の場合，受動輸送機構による膜通過はpH依存性を示す．これは異物の分子型（非イオン型）とイオン型の膜通過速度が大きく異なることと，弱電解質異物の分子型とイオン型の存在比率はHenderson-Hasselbalchの式で示されるようにpH依存性であることによる．弱電解質異物の膜通過がpH依存性を示す現象を説明するものとして**pH-分配仮説**が登場した．この仮説は図14-3に示すように，イオン型の異物は水溶性が高いため受動輸送機構による膜通過は起こらないとして，より脂溶性が高く電荷を持たない分子型の異物は受動輸送機構で膜を通過すると考えるものである．分配平衡時における細胞内外の分子型の異物濃度は等しいので，細胞外のpH条件では分子型の比率が高く，細胞内のpH条件ではイオン型の比率が高くなるような弱電解質性の異物ほど膜を通過して細胞内濃度が高くなる．弱酸性異物と弱塩基性異物（酸解離定数をpKaとする）について，細胞内外のpHをpHiおよびpHo，分配平衡時の細胞内外の異物濃度をCiおよびCoとすると，濃度比Ci/Coは以下のように表せる．

$$\text{カルボン酸などの弱酸性異物}: \frac{1+10^{\text{pH}i-\text{p}Ka}}{1+10^{\text{pH}o-\text{p}Ka}}$$

$$\text{アミンなどの弱塩基性異物}: \frac{1+10^{\text{p}Ka-\text{pH}i}}{1+10^{\text{p}Ka-\text{pH}o}}$$

この仮説を小腸上皮細胞の刷子縁膜における弱電解質性異物の受動輸送に当てはめてみる．微絨毛周辺は細胞膜のNa^+/H^+交換輸送により細胞外にH^+が放出されているため，上皮細胞内よりも酸性側の環境（pH6～7）であるので，$pHi>pHo$である．したがって，弱酸性異物の場合は$Ci>Co$，弱塩基性異物の場合は$Co>Ci$となり，弱酸性異物のほうが上皮細胞内に移行しやすいことになる．また，細胞内のpHは血液のpHよりも酸性のため，上皮細胞の基底膜から血液への受動輸送においても同様に，弱酸性異物のほうが弱塩基性異物よりも血液に移行しやすい．

また，油-水分配係数Kがほぼ同じ弱電解質性異物を仮定した場合，小腸からの膜通過速度は刷子縁膜周辺のpHにおける分子型異物の比率に依存する．したがって，膜透過速度は弱酸性異物ではpKaが大きいほど，弱塩基性異物ではpKaが小さいほど高くなる．

実際の異物の膜通過は受動輸送機構のほかに能動輸送機構も関与する複雑な過程である場合があり，促進拡散や能動輸送機構による膜通過の寄与も考慮する必要がある．

2. 分布　distribution

吸収された異物が体循環系によって各組織に移行する過程を分布という．異物の毒作用発現量は作用部位におけるヒトの感受性と毒作用本体の当該部位における濃度に依存するので，異物の体内分布は異物の毒性に関連する重要な要因の一つである．経口吸収の場合は門脈経由で肝臓に入り，全身循環に先立って肝臓での代謝（初回通過効果）を受けるので，他の吸入，あるいは医薬品などの投与経路である経皮吸収とは分布にいたる経路が異なる．異物の分布過程にも細胞膜通過が関与しており，各組織への異物の分布量は各組織の容積や血流量，発現している膜輸送機構，組織と異物との親和性などに影響を受ける．肝臓，腎臓，脳，筋肉などの循環血流量が多い組織は一般に分布平衡に到達するのが速いが，脂肪組織は循環血液量が少ないので分布平衡に要する時間が長い．異物の分子量や化学構造，物理化学的性質も異物の組織分布に影響する．その他の要因とその特徴を列記する．

a. タンパク結合

循環血流中では，アルブミンなどの血漿タンパク質と可逆的に結合する異物があり，非結合型異物（遊離型異物）のみが細胞膜を通過して分布後の動態に関与する．結合型異物は細胞膜を通過して各組織に分布することはできないが，非結合型異物との間には平衡関係が成立しているので，最終的には非結合型異物として動態過程に入る．組織の細胞内にも異物と結合するタンパク質が知られており，組織の異物分布量を規定する要因の一つである．タンパク結合には静電引力や疎水結合などが関与するので，タンパク結合率には異物の化学構造，脂溶性，荷電状態が大きく影響する．

b. 組織-血液間分配係数

分布平衡状態における異物の血中濃度と組織中濃度の比（一般に血中濃度を分母にする）で表される．脂肪組織は脂肪量が多いため，脂溶性の高い異物は脂肪組織に高い分配係数を示す．また，組織内と血液内におけるタンパク結合率やpHの差なども各組織での分配係数に影響する．血液のpHは7.35～7.45であるが，ヒトの分泌乳はpH6.6～6.9，胆汁はpH7.4～8.5，

尿は pH4.8～7.5 とかなりの変動幅のあることが知られている．したがって，これらの pH に近い pKa を有する弱電解質異物は pH のわずかな変動によって分子型比率が大きく変動するため，組織や体液の pH は当該異物の吸収，分布および排泄過程に大きな影響を与える．

c. 組織関門

血液-脳関門は毛細血管の内皮細胞が密着結合した構造体であり，血液-脳脊髄液関門と血液-胎盤関門は上皮細胞で構成されている．血液-脳関門や血液-脳脊髄液関門は脳を，血液-胎盤関門は胎児を異物の毒作用から防護するための関所である．脳組織と脳脊髄液間には関門はないが，血液-脳関門の表面積が脳-脳脊髄液関門のそれよりも広いため，脳への異物の移行は血液-脳関門を介するのが主である．一般に，脂溶性が高く低分子量の異物は受動輸送機構により上記の関門を通過しやすい．表 14-2 に示したように，脳および胎盤での膜輸送に関与しているトランスポーターも知られている．

3. 代謝　metabolism

吸収されて各組織に分布した異物は，各組織で酵素による化学変化を受ける．この過程を代謝といい，一般に，異物の脂溶性の減弱と水溶性の増大によって体外排泄に適した構造を有する代謝物に変換される．

その意味で代謝は異物の解毒反応といえるが，逆に代謝されることで毒性が増強する場合もあり，後者の現象を代謝活性化という．異物代謝酵素は生体内物質の合成や分解反応あるいは体内で不要となった物質を排泄型代謝物に変換する反応に関与しており，異物専用の代謝酵素として存在しているのではない．

肝臓は一連の異物代謝酵素を有しており，異物代謝の主要臓器であるが，排泄器官の一つである腎臓や異物吸収部位である消化管，肺，皮膚，あるいは血液中における異物代謝も知られており，異物の吸収や分布過程においても代謝が進行している．異物がどの組織でどのような代謝を受けるかは，当該異物の体内分布（酵素の Km 値との関連）と化学構造（酵素の基質結合部位との関連）に依存している．

これまでに知られている主な異物代謝機構を表 14-3 にまとめた．第 I 相反応 phase I reaction は酸化，還元，加水分解反応を指す．一般に異物はこの反応によって極性官能基が導入されるので，官能基導入反応 functionalization reaction とも呼ばれる．第 II 相反応 phase II reaction は抱合反応 conjugation reaction とも呼ばれ，メチル抱合，アシル抱合およびチオシアネート化以外の抱合反応では，異物は水溶性の高い内因性成分と結合して排泄型の水溶性代謝物に変換される．代謝に関与する各酵素は，細胞内小器官である小胞体 endoplasmic reticulum に由来するミクロソーム microsomes 画分（Ms；小胞体がホモジネートの際に機械的に断片化されたもの），可溶性画分（S10.5），リソゾーム画分（Lys），あるいはミトコンドリア画分（Mt）のいずれかに局在あるいは複数の画分に存在している．小胞体はタンパク質合成の場であるリボソーム ribosome が付着した粗面 rough 小胞体と付着していない滑面 smooth 小胞体があるが，異物代謝酵素活性は後者のほうが高い．

微生物叢反応とは腸内微生物による代謝であり，主に加水分解と還元反応に関与している．胆汁中に排泄された異物の抱合型代謝物の一部は，腸内微生物の加水分解酵素によって加水分

表 14-3 異物代謝の分類

反応形式		基質となる異物(化学変化)	関与酵素名(主局在部位)
第Ⅰ相反応 (官能基導入反応)	酸化	アルカン酸(水酸化)	シトクロム P450　(Ms)
		アルケン類(エポキシ化)	シトクロム P450　(Ms)
		(酸化的脱アルキル化)	シトクロム P450　(Ms)
		(N,S 原子の変化)	シトクロム P450　(Ms)
		アルコール類	シトクロム P450　(Ms) アルコール脱水素酵素　(S10.5)
		アルデヒド類	シトクロム P450　(Ms) アルデヒド脱水素酵素　(Ms, S10.5)
		(酸化的脱アミノ化)	MAO, DAO
	還元	アゾ, アゾキシ化合物 ニトロ, ニトロソ化合物	シトクロム P450　(Ms) NADPH-P450 還元酵素　(Ms) NAD(P)H キノン酸化還元酵素　(S10.5)
		アルデヒド ケトン	カルボニル還元酵素　(S10.5) アルコール脱水素酵素　(S10.5)
	加水分解	エステル, アミド	エステラーゼ　(Ms, S10.5)
		エポキシド	エポキシド加水分解酵素　(Ms, S10.5)
		グルタチオン抱合体	ペプチダーゼ　(S10.5)
		硫酸エステル	スルファターゼ　(Lys, Ms, 腸内細菌)
		グルクロニド	β-グルクロニダーゼ　(Lys, 腸内細菌)
第Ⅱ相反応 (抱合反応)		グルクロン酸抱合	UDP-グルクロン酸転移酵素　(Ms)
		グルコース抱合	UDP-グルコース転移酵素　(Ms)
		硫酸抱合	硫酸転移酵素　(Ms)
		グリシン抱合	グリシン N-アシル転移酵素　(Mt)
		グルタチオン抱合	グルタチオン S-転移酵素　(Ms, S10.5)
		メチル抱合	メチル転移酵素　(Ms, S10.5)
		チオシアネート化	ロダネーゼ　(Mt)
微生物叢反応		加水分解(含.脱抱合)反応, 還元反応	

解を受けて親水性の抱合基(グルクロン酸, 硫酸, グルタチオン)が外れ(脱抱合), その際に再び脂溶性を回復した異物が腸管内に放出される. この異物は腸から再吸収されて門脈経由で肝臓に入り, 再び抱合反応を受けることになる. このように肝臓と腸管を往来するサイクルを**腸肝循環** enterohepatic circulation と呼んでいる.

4. 排泄　excretion

排泄は, 浸透圧調節など生体の恒常性維持のために, 水分, 電解質あるいは種々の代謝産物を体外に排出する過程である. 体内に吸収された異物の水溶性が高い場合は主に未変化体として排泄されるが, 脂溶性の高い異物は代謝過程で第Ⅰ相あるいは第Ⅱ相反応を受けて水溶性の代謝物に変換された後で排泄される. 腎臓は主要な排泄器官であり, 水溶性で低分子量の物質の尿中排出を担っている. 腎臓以外の排泄経路としては腸管(胆汁), 肺(呼気), 汗腺(汗), 乳

腺(乳汁), 唾液腺(唾液), 皮膚・爪, 毛髪などがある. なお, 糞中には小腸で吸収されなかった異物および胆汁排泄された代謝物が排出される.

a. 尿中排泄

尿中排泄を担うのはネフロンと呼ばれる微小単位であり, 糸球体ろ過, 尿細管分泌および尿細管再吸収を行っている. 糸球体ろ過では毛細血管の小孔から血中のほとんどの低分子量成分が非選択的にろ過されて原尿となる. 主に近位尿細管で行われる尿細管分泌には種々のトランスポーターが存在し, 異物のグルクロン酸抱合体などのphase II 代謝物が排泄される. 尿細管での再吸収にもトランスポーターが関与しており, グルコース, アミノ酸, ミネラルなどが再吸収される.

b. 胆汁排泄

胆汁は肝実質細胞で生成し, 毛細胆管に分泌されて胆のうに移行して濃縮・蓄積された後, 総胆管から十二指腸に分泌される. 構成成分である胆汁酸は小腸での脂肪の消化・吸収を助ける界面活性剤として機能する. 胆汁排泄される異物の代謝物は分子量が500以上で, グルクロン酸抱合体, 硫酸抱合体, グルタチオン抱合体などである. このような代謝物の胆管への輸送に関与するトランスポーターには, 一次性トランスポーターが知られている.

c. その他の排泄経路

肺は揮発性の高い異物およびその代謝物の排泄経路である. 唾液中および乳汁中への排泄には, 単純拡散やトランスポーター関与の担体輸送が知られている. 唾液および乳汁はいずれも弱酸性であるので, 単純拡散ではpH分配仮説が作用する. メチル水銀や無機金属塩などの異物では, 毛髪や爪のタンパク質と結合して排泄される機構が知られている.

なお, 乳汁排泄では有機塩素系環境汚染物質や有機鉛金属類などの脂溶性の高い異物を乳汁中に蓄積することになるので, 乳児に対する毒作用発現について留意する必要がある.

B. 異物の代謝機構

異物代謝は異物の水溶性を増大させて体外への排泄に有利な代謝物に変換する酵素反応であり, 第 I 相反応と第 II 相反応に大別される異物代謝酵素が知られている(表14-3). たとえば, 脂溶性が高く極性基を保持していない異物であるベンゼンは第 I 相反応の酵素であるシトクロムP450によって主にフェノールに代謝され, 次に第 II 相反応酵素であるグルクロン酸転移酵素により抱合体となって排泄される(図14-4の➡). 吸収された異物がフェノールであった場合は, すでに極性基(水酸基)を保持しているので, 第 I 相反応を受けずに抱合反応を受けて排泄される(図14-4 ⇒). 場合によっては, 第 II 相反応で生成した抱合体が第 I 相反応に戻って再び極性基導入を受けたり, また, 第 I 相反応の代謝物が十分に水溶性である場合は, 第 II 相反応を受けずにそのまま排泄される例もある(図14-4 ➡). いずれの場合でも, 異物代謝は個々の代謝酵素が異物を基質と認識して初めて進行するので, 異物(あるいはその一次代謝物)がどの代謝酵素の基質となり, どのような代謝物を生成するかは, 当該異物あるいはその一次

代謝物の脂溶性や化学構造などの物理化学的性質に大きく依存する．異物が一つの代謝酵素によって複数の代謝物に変換される場合や，異物の化学構造のわずかな相違が代謝速度や代謝物の生成比率に影響を与える場合があることも知られている．

前述したように，代謝によって異物が解毒されるか，あるいは代謝活性されるかは，代謝に関与する酵素そのものの機能に依存するものではなく，生成する代謝物の化学的性質によるも

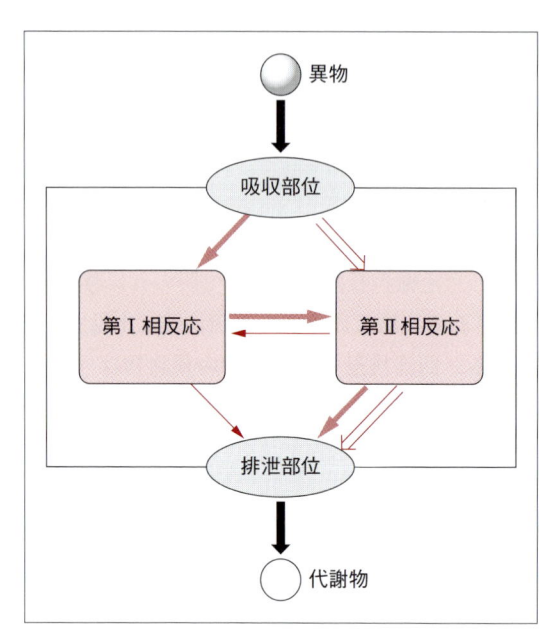

図14-4　異物代謝機構の概略図

最近話題になった食品中の発がん物質と代謝活性化

食品中の発がん物質には，①食品そのもの自体が含有するもの(サイカシンやプタキロシドなど)，②食品の食べ合わせによりヒト胃内で生成するもの(ニトロソアミン類)，③食品の加熱調理過程で生成するもの(多環芳香族炭化水素やヘテロサイクリックアミンなど)，④過去に食品添加物として使用されていたもの(ズルチン，チクロ，AF-2など)，⑤食品に混入した微生物が産生するもの(アフラトキシンやステリグマトシスチンなど)，が知られている．

最近話題になった食品中の発がん物質を幾つか紹介する．一つはポテトチップスやフライドポテトなどから検出された神経毒であり発がん物質でもあるアクリルアミドで，アスパラギンと炭水化物を多く含むジャガイモなどの食品を高温で加熱することで生成する．

二つ目は清涼飲料水から検出された発がん物質ベンゼンで，当該食品に食品添加物として使用された安息香酸とアスコルビン酸がある条件で反応して生成する．IARC(国際がん研究機関)によると，アクリルアミドは「ヒトに対しておそらく発がん性がある」(2A)，ベンゼンは「ヒトに対して発がん性がある」(1)に分類されている．三つ目は特定保健用食品のある食用油に含まれるグリシドール脂肪酸エステルで，体内で発がん物質グリシドールを生成する可能性がある．グリシドールもIARCの分類では2Aに属しており，アルケンオキシドの一種である．上記したアクリルアミドやベンゼンの発がん性においても，対応するアルケンオキシド体やアレーンオキシド体への代謝活性化が関与している可能性がある．

> **遺伝子多型 genetic polymorphism**
>
> 遺伝子的要因は，薬物感受性，薬物間相互作用あるいは異物代謝などに見られる種差，性差および個体差の要因の一つである．具体的には，代謝に関与する酵素活性の発現量の相違，発現している受容体や輸送担体あるいは酵素の一次構造の相違として現れる．ヒトという同一種であっても，個体ごとのゲノムの塩基配列には 0.1% 程度の相違があり，全ゲノム中には 300〜1000 万箇所の一塩基多型 SNPs が存在すると言われている．遺伝子変異には表現型 phenotype と遺伝型 genotype があり，表現型は代謝酵素活性の変動や欠損につながる．表現型に影響を与える頻度が人口の 1% 以上で存在する遺伝子の変異を遺伝子多型 genetic polymorphism という．異物代謝能を正常に有する個体を extensive metabolizer(EM)といい，持たないか低い個体を poor metabolizer(PM)という．CYP や N-アセチル転移酵素などの異物代謝酵素やトランスポーターで遺伝子多型が明らかとなっている．

のである．

1. 第 I 相反応（官能基導入反応）

a. 酸化　oxidation
1) ミクロソーム酵素 CYP と FMO による酸化

　肝ミクロソーム画分にはヘム鉄系のシトクロム P450(CYP)と非ヘム鉄系のフラビン含有一原子酸素添加酵素 flavin-containing monooxygenase(FMO)の 2 種類の一原子酸素添加酵素系が存在する．これら両酵素による異物 RH の酸化反応は下式に示すように分子状の酸素が関与し，一つの酸素原子は異物分子に添加され（一原子酸素添加），もう一つの酸素原子は還元されて水となる（酸化）．反応に必要な電子は NADH あるいは NADPH から供給される．

$$RH + O_2 + 2e^- + 2H^+ \rightarrow ROH + H_2O$$

　CYP は分子量約 5 万の酵素で，活性部位にプロトヘムを有し，第 5 配位座にシステイン残基が，第 6 配位座に水分子あるいはアミノ酸由来の酸素原子が配位している．P450 という名称は，このヘムタンパク質の還元型と一酸化炭素の結合物が 450nm 付近に極大吸収を示すことに由来する．CYP は微生物から高等動植物まで広く存在し，動物では赤血球と精子を除いてほとんどの臓器（主要発現臓器は肝臓）に分布している．細胞内小器官分布では，ミトコンドリアの CYP は主に内在性物質の生合成に関与しており，小胞体の CYP は主に異物代謝に関与している．後述するように多くの分子種が知られており，アミノ酸配列の相同性に基づいた分類がなされている．

　FMO は分子量約 6.5 万で補欠分子族として分子内に FAD を有し，肝臓，肺，腎臓，小腸などに発現している．アミノ酸配列の相同性に基づいて 5 分類されており，それぞれ発現部位および発現量が異なっている．ヒトでは FMO1 は胎児肝，成人腎および小腸に，FMO2 は肺に，FMO3 は肝臓で主に発現している．

　図 14-5 に CYP および FMO による異物の酸化機構を示す．

　CYP による酸化機構は，酸化型 P450(図の Fe^{3+})のヘムに近い脂溶性の基質結合部位に基質 RH が疎水結合し，NADPH から fp_2 を介した 1 電子還元を受けて還元型(Fe^{2+})となる．次

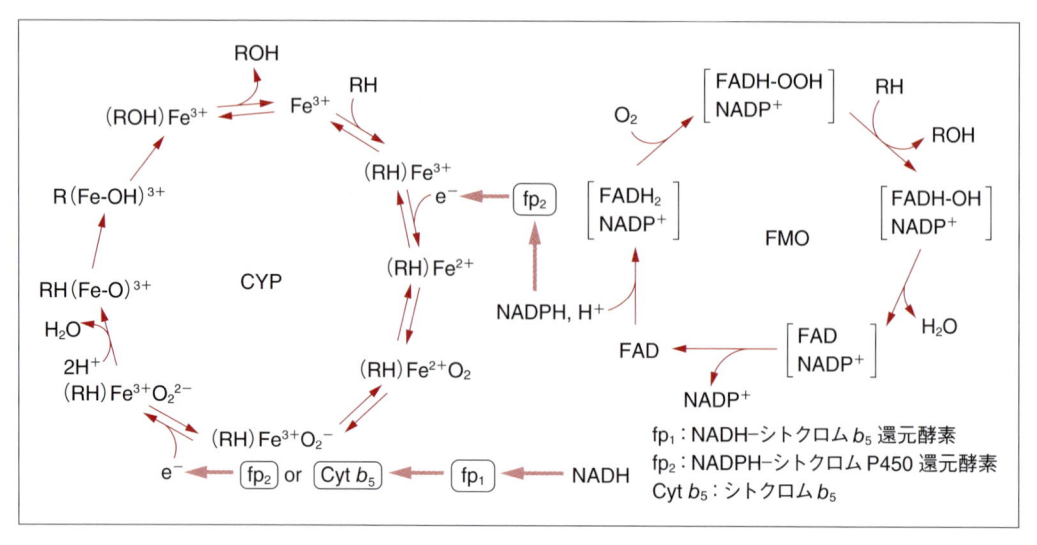

図 14-5 ミクロソーム酸化酵素 CYP と FMO による異物の酸化機構

に O_2 との複合体の形成後に 2 電子目が供給され，反応性の高い複合体を経由して酸化生成物 ROH と H_2O が生成し，もとの酸化型 P450 に戻る．CO は基質・還元型 P450 が O_2 と結合する際に競合し，ヘム鉄と CO の親和性は O_2 のそれよりも数百倍強いため，P450 の酸化反応は阻害される．また，O_2 分圧が低い肝臓の中心小葉などの部位では，$(RH)Fe^{2+}$ から電子が基質に渡ってニトロ基やカルボニル基の還元反応も進行する．

　FMO による酸化機構は，NADPH が FMO に結合して $FADH_2/NADP^+$ 複合体を形成した後で O_2 が結合し，FADH–OOH 複合体となる．この複合体に基質が結合して，酸化生成物 ROH となる．

　CYP と FMO はともに各種異物の一原子酸素添加反応に関与している．しかし，塩基性や求核性の高い N あるいは S 原子を有する異物は，CYP のヘム鉄に直接配位する傾向が強く酸素分子の結合を阻害するため，そのような原子の CYP による酸化反応効率は低い．一方，FMO はヘム鉄を持たないため，そのような原子の酸化反応を補完的に触媒する．

　前述したように CYP には多くの分子種があり，それぞれ基質特異性や酸化部位の位置選択性を有している．一般に，異物代謝に関与する CYP 分子種の基質特異性は広いので，ある CYP 分子種が複数の異物を基質とする場合もあり，競合的代謝による医薬品相互作用の要因となっている．CYP の分類および命名法では CYP(cytochrome P450 の下線部の略)に続く○□△で表記する．○部分には群 family を表すアラビア数字，□部分には亜群 subfamily を示すアルファベットの大文字，△部分には分子種 gene を示すアラビア数字が入る．アミノ酸配列の相同性が 40% を超える分子種は群，その中でさらに相同性が 55% を超える分子種は亜群とされる．表 14-4 には，ほ乳動物の異物代謝型 CYP である 1～3 群の中で，ヒトの主な P450 分子種別に発現部位，基質となる異物および特徴をまとめた．

　ヒト肝ミクロソームで最も多く発現してい P450 は CYP3A4 で全体の約 30% を占めている．次いで CYP2C 亜群，CYP1A2 および CYP2E1 の発現量も多い．CYP3A4 は肝以外に小腸でも発現しており，経口投与された医薬品の初回通過効果への寄与が指摘されている．異物代謝における寄与率は CYP3A4 が最も高く，次いで CYP2D6，CYP2C 亜群，CYP1A2 の順である．

表 14-4　異物代謝に関与するヒトの主な CYP 分子種の特徴

P450 名	主な発現部位	基質となる主な異物	その他の特徴
CYP1A1	肺, 腎, 小腸	多環芳香族炭化水素	通常は肝では発現していないが, 喫煙や多環芳香族炭化水素で誘導される. 遺伝子多型あり
CYP1A2	肝	芳香族および異項環アミン 多くの医薬品	エストロゲン代謝に関与. N-水酸化やアフラトキシン類の水酸化に関与. 遺伝子多型あり
CYP1B1	肝以外の組織	多環芳香族炭化水素 芳香族および異項環アミン	ダイオキシンで誘導され, 発がん物質の代謝活性化に関与
CYP2A6	肝, 肺, 鼻粘膜	アルキルニトロソアミン アフラトキシン B_1	ニコチン代謝に関与. 遺伝子多型あり フェノバルビタールなどで誘導
CYP2B6	肝, 小腸, 肺	7-エトキシクマリン シクロホスファミド	テストステロン代謝に関与. 遺伝子多型あり フェノバルビタールなどで誘導
CYP2C8	肝, 小腸, 肺	リドカイン, トルブタミド などの医薬品	レチノイン酸代謝に関与 フェノバルビタールなどで誘導
CYP2C9	肝, 小腸, 肺	ジクロフェナクなど多くの医薬品	脂溶性で酸性の低分子量の異物代謝に関与. 遺伝子多型あり. フェノバルビタールなどで誘導
CYP2C19	肝, 小腸, 肺	オメプラゾールなど多くの医薬品	テストステロン代謝に関与. 遺伝子多型あり 日本人の PM 出現頻度約 20%
CYP2D6	肝, 腎, 小腸	コデイン, イミプラミンなど多くの医薬品	多くの薬物代謝に関与. 酵素誘導は知られていない. 遺伝子多型あり
CYP2E1	肝, 肺, 胎盤	エタノール, ジメチルニトロソアミン, トルエン	低分子量で比較的水溶性の異物代謝に関与. エタノールで誘導. 遺伝子多型あり
CYP3A4	肝, 肺, 小腸, 腎, 胎盤	アフラトキシン B_1 他, 多くの医薬品	ステロイド類の代謝に関与. 遺伝子多型あり セイヨウオトギリソウなどで誘導
CYP3A5	腎, 消化管	多くの医薬品	3A4 と基質特異性類似. 遺伝子多型あり
CYP3A7	肝(胎児)	アフラトキシン B_1	胎児肝の主分子種(50% 以上). 出生後減少

一般に, CYP の各分子種は基質特異性が低く, 一つの分子種が複数の異物の代謝に関与する例や, ある異物の代謝に複数の CYP 分子種が関与する例も知られている. また, 多くの CYP 分子種で遺伝子多型が認められており, 異物の代謝能力における個人差の一要因となっている. 代表的な発がん物質の代謝活性化の例として, CYP1A1 はベンゾ[a]ピレンなどの多環芳香族炭化水素, 1A2 は β-ナフチルアミンや Trp-P-1 などの芳香族および異項環アミン, 2E1 は塩化ビニルモノマーやジメチルニトロソアミン, 3A4 はアフラトキシン B_1, が知られている. 前述したように, CYP の各分子種は基質特異性が広く, 一つの異物が複数の CYP 分子種で代謝を受けるので, たとえばアフラトキシン B_1 では他に CYP3A5, 3A7 および 1A2 が酸化的代謝に関与している.

　CYP の中には基質によって酵素誘導を受けるものが知られており, CYP1A1, 1A2 および 1B1 はベンゾ[a]ピレンや 3-メチルコラントレンなどの多環芳香族炭化水素 polycyclic aromatic hydrocarbon(PAH)や喫煙(煙中の成分), PCB あるいはダイオキシンなどで誘導される. 1A1 は肝以外の臓器に発現しており, 喫煙者では肺での発現量が多くなる. 他にフェノバルビタールは CYP2 群を, エタノール(飲酒)は CYP2E1 を, セントジョーンズワート(セイヨウオトギリソウ)は CYP3A4 を誘導することが知られている. また, グレープフルーツジュースの成分(フラノクマリン類)が CYP3A4 を阻害する結果, CYP3A4 の基質となる医薬品を服

用した場合に，小腸で代謝を受けずに吸収されるため血中濃度が上昇することが知られている．イミダゾール環を有するシメチジンやトリアゾール環を有するイトラコナゾールなどの医薬品はその求核性の高いN原子がヘム鉄に配位して酸素の結合を阻害するため，種々のCYP分子種を阻害する．殺虫剤ピレトリンの昆虫体内での代謝を阻害するピペロニルブトキシドもCYP阻害作用を有しており，農薬として使用されていたが現在は失効している．CYPの代謝生成物がCYPを阻害する例も知られており，たとえばCYP2E1によるハロタンの代謝で生成する反応性の高い代謝物は2E1と結合してその活性を阻害する．

-i. アルキル鎖の水酸化

アルカン類のsp^3炭素は主にCYPによる一原子酸素添加反応によって水酸化される．アルキル鎖の水酸化は末端であるω位酸化とその一つ手前のω-1位酸化が起こりやすく，また，ベンジル位やアリル位などのα位酸化も起こりやすい．後述する酸化的脱アルキル化は，ヘテロ原子に直結したアルキル基のα位酸化によって進行する．

-ii. アリール基の酸化

酸化位置および酸化の受けやすさはアリール基上の置換基の電子的および立体的影響を受けるが，主な酸化生成物は対応するアレーンオキシド体（一種のエポキシド体）および水酸化体（フェノール誘導体）である．一般に，アレーンオキシドは親電子反応性が高く，細胞内のDNAなどの求核部位と共有結合物を形成することが知られている．アレーンオキシドは発がん物質ベンゾ[a]ピレンの代謝活性化（p 188）で生成する．また，アレーンオキシドは求核性の高いグルタチオンとの反応（p 330のグルタチオン抱合反応参照）やエポキシド加水分解酵素によるジヒドロジオール体への加水分解反応（p 329）が知られている．いずれの反応もアレーンオキシドの親電子活性を消失させるので，両反応は解毒反応といえる．

アレーンオキシドからジヒドロジオール体への加水分解は非酵素的にも進行し，続く脱水反応によって水酸化体が生成する．水酸化体の生成機構として，アルキル基の水酸化と同様に，アリール基が直接水酸化される経路も提唱されている．

-iii. アルケニル基の酸化

アルケニル基の二重結合部の酸化は，アリール基の酸化と同様に，対応するアルケンオキシド体を生成する．アルケンオキシドはアレーンオキシドと同様に，DNAなどの求核部位との反応性が高い．最も簡単なアルケンオキシドであるオキシラン（エチレンオキシド）には発がん性が知られている．アルケンオキシドはほかに発がん物質である塩化ビニルモノマー，アフラトキシンB_1（p 195）およびベンゾ[a]ピレン（p 188）などの代謝活性化に関与している．アルケンオキシドはアレーンオキシドと類似した性質を有しており，グルタチオン抱合反応やエポキシド加水分解反応はアルケンオキシドの解毒反応といえる．また，アルケンオキシドは酵素的あるいは非酵素的な加水分解反応によって対応するジヒドロジオール体を生成し，続く脱水反応によってもとのアルケニル基に対応するエノール体を与える．

-iv. N-およびO-アルキル鎖のα位酸化

NおよびOなどのヘテロ原子に直結したアルキル置換基を有する異物は，CYPによるα位酸化を受けやすい．生成する不安定な酸化中間体（対応するカルビノールアミノ体およびヘミアセタール体）は，非酵素的に分解してもとのアルキル基に由来するカルボニル化合物（アルデヒドまたはケトン）と対応する脱アルキル化体を与える．それゆえ，この種のα位酸化を酸化的脱アルキル化という．そのよい例に発がん物質ジメチルニトロソアミンの代謝活性化（p

189)があり，主に CYP2E1 が酸化的 N-脱メチル化に関与している．

$$R-(NH, O, S)-CH_2-R' \xrightarrow{CYP} [R-(NH, O, S)-CH-R' \cdots O-H] \longrightarrow R-(NH_2, OH, SH) + R'-CH=O$$

■-v. N，S 原子の酸化

前述したように，N および S 原子の酸化は CYP と FMO が補完的に触媒している．CYP は塩基性が弱い芳香族アミンや脂肪族第一級アミンの N 原子，求核性が低い S 原子の酸化を触媒する．FMO は比較的塩基性が強い第二級および三級アミンや求核性が高い S 含有化合物の酸化を触媒する．中等度の N および S 原子の酸化は CYP と競合する．

N 原子の酸化は，β-ナフチルアミンなどの発がん性芳香族アミンおよび Trp-P-1 などの異項環アミン（ヘテロサイクリックアミン）の代謝活性化(p 188)に関与している．フェナセチンによる肝障害や 2-アセチルアミノフルオレン（2AAF）などの発がん性芳香族アミド化合物の代謝活性化にも N-水酸化が関与している．2AAF の N-水酸化体は後述の硫酸抱合を受けて硫酸エステル体あるいは分子内 N, O-アシル転位によってアセトキシアミノ体となる．これら代謝物は図中の破線部でヘテロ解裂を起こしやすく，生成するニトレニウムイオンと DNA の求核部位との結合物生成が発がんのイニシエーションになると考えられている．

また，発がん性とは別に，第一級アミンの N-水酸化体であるヒドロキシルアミノ体はチアノーゼの原因となる**メトヘモグロビン血症**を起こす．オキシヘモグロビン $Hb(Fe^{2+})O_2$ がメトヘモグロビン $MHb(Fe^{3+})$ となる際に生成するニトロソ体は赤血球内の NAD(P)H によって非酵素的にもとのヒドロキシルアミノ体に還元されるので，メトヘモグロビン生成は連鎖的に進行する．なお，ニトロ化合物は後述する還元的代謝反応によってニトロソおよびヒドロキシルアミノ体を生成するので，同様にメトヘモグロビン血症の原因となる．

S原子の酸化は有機リン剤のチオノ体からオクソン体への代謝活性化にも関与している．フェニトロチオンを例にすると，CYPによるS原子の酸化的脱硫によってオクソン体となって殺虫効果を発揮するが，酸化的脱メチル化や加水分解を受けると効果を失う．

■-vi. 酸化的脱ハロゲン化

CYPの中で主に2E1はハロタンやクロロホルムなどのハロゲン化アルキルのα位酸化，塩化ビニルモノマーやテトラクロロエチレンなどのエポキシ化を触媒する．ハロタンの親電子活性代謝物は2E1をアシル化して酵素活性を失活させる．クロロホルムからはホスゲンが生成し，鼻，喉，気管支などの粘膜を刺激し，炎症を起こす．テトラクロロエチレンのエポキシド体は塩化ビニルモノマーのエポキシド体と同様に，発がん性に関与する親電子活性体と考えられている．これら酸化成績体は化学的に不安定で，分解物としてハロゲン化アシルおよび対応するカルボン酸や二酸化炭素，一酸化炭素，ハロゲン化水素酸などを生成する．

2) 非ミクロソーム酵素が関与する酸化
-i. 酸化的脱アミノ化

　脂肪族第一級および二級アミンはCYPによるα位酸化あるいはN原子の酸化の二経路によって酸化的脱アミノ化を受ける．アンモニアとともに第一級アミンからはアルデヒド(R'＝H)が，第二級アミンからはケトン体が生成する．

　CYP以外では，FADを補酵素とするフラビン酵素でミトコンドリア外膜に局在するモノアミン酸化酵素(MAO)が第一級～三級アミンの酸化を触媒する．生成物はCYPの場合と同様である．

-ii. アルコールの酸化

　飲酒により摂取されたアルコールの90％以上は肝臓で代謝を受け，アセトアルデヒドを経て酢酸，さらにアセチルCoAとなってTCA回路に入る．アセトアルデヒドへの酸化は下記の三経路が知られているが，式(2)が主要経路である．

　式(1)はエタノールで誘導されるCYP2E1が触媒するα位酸化である．ミクロソーム系酵素による酸化なので，MEOS(microsomal ethanol oxidizing system)とも呼ばれる．飲酒習慣のないヒトでは，MEOS経路がアルコール代謝全体に占める比率は小さい．

　式(2)は細胞可溶性画分に局在するアルコール脱水素酵素 alcohol dehydrogenase が触媒する酸化で，NAD^+を電子受容体とする．本反応は可逆反応であり，エタノール代謝の律速段階である．この酵素には幅広い基質特異性と活性の異なる数種の分子種が知られ，ほとんどの日本人は活性の高い分子種を有している．

　式(3)はペルオキシゾームに局在するカタラーゼ catalase が触媒する酸化である．この系は主にメタノールの酸化に機能している．

$$RCH_2OH + O_2 + 2H^+ + 2e^- \rightarrow RCHO + 2H_2O \tag{1}$$

$$RCH_2OH + NAD^+ \rightarrow RCHO + NADH + H^+ \tag{2}$$

$$RCH_2OH + H_2O_2 \rightarrow RCHO + 2H_2O \tag{3}$$

-iii. アルデヒドの酸化

　アルコール酸化の第二段階はアルデヒドのカルボン酸への不可逆的な酸化である．

式(4)はミトコンドリア，ミクロソームおよび可溶性画分に存在するアルデヒド脱水素酵素aldehyde dehydrogenase が触媒する反応で，NAD(P)$^+$を補酵素とする．いくつかの分子種が存在し，それぞれの基質特異性は低い．東洋人はアセトアルデヒド代謝の主要な分子種を欠損している割合が高いため，少量のアルコール摂取でも血中アセトアルデヒド濃度が高くなり，顔面紅潮や二日酔いの症状が起こる．日本人の約半数はこの酵素を欠損している．

式(5)は肝可溶性画分に存在するアルデヒド酸化酵素 aldehyde oxidase およびキサンチン酸化酵素 xanthine oxidase によるものである．O_2 は電子受容体となり，過酸化水素となる．後者の酵素はプリン塩基の尿酸への代謝に関与している．

式(6)は CYP2C 亜群が関与するミクロソーム系の酸化反応で，MALDO(microsomal aldehyde oxygenase)とも呼ばれる．

$$RCHO + NAD(P)^+ + H_2O \rightarrow RCOOH + NAD(P)H + H^+ \quad (4)$$

$$RCHO + H_2O + O_2 \rightarrow RCOOH + H_2O_2 \quad (5)$$

$$RCHO + O_2 + 2H^+ + 2e^- \rightarrow RCOOH + H_2O \quad (6)$$

b. 還元　reduction

1) アゾ，アゾキシ，ヒドラゾおよびニトロ，ニトロソ，ヒドロキシルアミノ類の還元

この還元には図 14-5 に示したミクロソーム系酵素である CYP および NADPH-シトクロム P450 還元酵素と可溶性画分に存在する NAD(P)H-キノン還元酵素(別名，DT-ジアホラーゼ)の三経路と，腸内細菌の還元酵素が関与している．CYP による還元は還元型 P450 によるものであり，肝中心小葉部位などの O_2 分圧の低い部位に限定される．ニトロ基の還元で生成するニトロソおよびヒドロキシルアミノ体はメトヘモグロビン血症の原因物質であり，ヒドロキシルアミノ体は発がん性芳香族および異項環アミンの代謝活性化(p 188)に関わる重要な代謝物である．アゾキシ化合物もアゾ，ヒドラゾ体を経由してアミノ体に還元される．

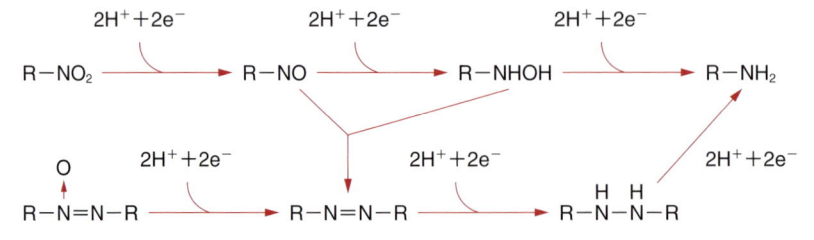

$$R-NO_2 \xrightarrow{2H^++2e^-} R-NO \xrightarrow{2H^++2e^-} R-NHOH \xrightarrow{2H^++2e^-} R-NH_2$$

$$R-\overset{O}{N}=N-R \xrightarrow{2H^++2e^-} R-N=N-R \xrightarrow{2H^++2e^-} R-\overset{H}{N}-\overset{H}{N}-R \xrightarrow{2H^++2e^-}$$

2) アルデヒド，ケトン，キノン類の還元

カルボニル還元酵素は肝臓や腎臓の可溶性画分に存在しており，アルデヒドを主に還元するアルデヒド還元酵素とアルデヒドとケトンの両方を還元するケトン還元酵素に分類されている．NADPH を主な電子供与体とし，一般にケトンでは酸化還元平衡は還元体であるアルコール生成側に片寄っている．アルコール脱水素酵素も NADH 依存性のカルボニル還元活性を示し，平衡は還元方向に片寄っている．

3) 還元的脱ハロゲン化

吸入麻酔薬ハロタンや四塩化炭素は，ミクロソーム系の電子伝達系および還元型 P450 が関与するラジカル反応機構によって還元的に脱ハロゲン化される．

c. 加水分解　hydrolysis

1) エステル，アミドの加水分解

　加水分解反応を触媒する酵素の基質は主にカルボン酸エステルとカルボン酸アミドであるが，ほかにカルボン酸のチオエステルやヒドラジド，カルバミン酸エステルがあり，さらにリン酸エステルおよびリン酸アミドなどがある．カルボン酸エステルおよびカルボン酸アミドの加水分解は主にカルボキシルエステラーゼ carboxylesterase が触媒し，この酵素は肝臓，腎臓，小腸および血漿などで活性が高く，ミクロソーム画分に存在する．基質特異性は一般に低い．数種の分子種が知られているが，活性中心は Ser, Glu, His 残基である．

2) エポキシドの加水分解

　エポキシド加水分解酵素 epoxide hydratase or epoxide hydrolase は肝臓で最も活性が高く，他に腎臓や肺などに発現している．主にミクロソーム画分に存在し，活性中心は Asp 残基である．前述した芳香族炭化水素やアルケン類の酸化で生成したエポキシド体は，加水分解されるとより極性が高い 1, 2-ジオール体を生成する．出現した水酸基は，グルクロン酸抱合や硫酸抱合を受ける極性基としても機能する．

3) 各種抱合体の加水分解

　胆汁経由で腸管腔に排泄された場合は腸内細菌の各種加水分解酵素によって抱合体が加水分解され，抱合を受ける前の異物(あるいはその代謝物)が再生し，一部は腸肝循環に入る．腸内細菌の主な加水分解酵素は β-グルクロニダーゼ，スルファターゼ，β-グルコシダーゼ，カルボキシルエステラーゼなどである．

　一方，グルタチオン抱合体が尿中排泄される場合には，肝臓および腎臓でペプチダーゼによる加水分解で Glu 次いで Gly が除去され，最終的にメルカプツール酸として排泄される．

2. 第Ⅱ相反応(抱合反応)

a. グルクロン酸抱合

　グルクロン酸抱合は抱合反応の代表的なものであり，体内で供給が容易なグルコースから生合成される UDP-α-グルクロン酸(UDPGA)をグルクロン酸供与体とする．グルコースからの UDPGA 供給は 1 mol 当たり ATP 3 mol に相当するエネルギー産生経路である．この抱合反応はミクロソーム画分に局在する **UDP-グルクロン酸転移酵素** UDP-glucuronosyltransferase(**UGT**)が触媒し，UDPGA のグルクロン酸残基を異物や内在性基質(ビリルビン，ステロイド，胆汁酸など)の極性官能基(水酸基，アミノ基，カルボキシル基，チオール基など)に転移する．肝臓が主な発現臓器であるが，腎臓，消化管，肺など多くの臓器・組織で発現している．UGT は P450 と同様に遺伝子多型およびフェノバルビタールや 3-メチルコラントレンによる酵素誘導も知られている．UGT は UGT1 と UGT2 の 2 群に分類され，ヒトでは計 17 分子種が知られている．たとえば UGT1A1 は肝臓や小腸などに発現している分子種で，内在性物質であるビリルビンのほかに α-ナフトールなどの異物のグルクロン酸抱合を触媒する．

S_N2 機構で進行するため，生成するグルクロニドは β 配位となる．グルクロン酸残基のカルボキシル基の pKa は約 3.5 であり，生理的条件下の pH ではほぼ 100％がイオン型で存在するので，水溶性の高い抱合体である．

b. グルコース抱合

ヒトを含むほ乳動物ではグルクロン酸抱合が主であるが，植物や昆虫ではグルコース抱合が主な抱合形式である．グルコース抱合では UDPGA の前駆体である UDP-α-グルコース (UDPG) がグルコース供与体であり，触媒する酵素はミクロソーム画分に局在する **UDP-グルコース転移酵素** UDP-glucosyltransferase である．

c. 硫酸抱合

硫酸抱合を受ける極性官能基は主に水酸基であるので，ある種の異物では硫酸抱合体とグルクロン酸抱合体の両方が生成することもある．内在性基質にはステロイドホルモンや甲状腺ホルモンなどがある．硫酸抱合を触媒する酵素は可溶性画分に存在する **硫酸転移酵素** sulfotransferase (**SULT**) で，分子種 (SULT1 および 2 群) が知られている．肝臓が最も活性が高いが，小腸など多くの臓器・組織で発現しており，遺伝子多型も知られている．

硫酸供与体は ATP と無機硫酸から生合成される 3′-ホスホアデノシン 5′-ホスホ硫酸 3′-phosphoadenosine 5′-phosphosulfate (PAPS) で，活性硫酸とも呼ばれている．生成する硫酸抱合体はモノエステルであるので，硫酸抱合体は生体内のどの pH 領域でもイオン化している強電解質である．

含硫アミノ酸から供給される無機硫酸が活性硫酸供給の律速となるため，硫酸抱合がグルクロン酸抱合に比較して優位である異物でも，曝露量の増大や長期間にわたる曝露では相対的にグルクロン酸抱合体の割合が増大する．

異物では主にフェノール類およびアルコール類が抱合される．その他の異物では，前述したように，N-水酸化体であるヒドロキシルアミノ体およびその N-アセチル化体 (アセトヒドロキサム酸体) の O-硫酸抱合体は発がん性との関連が指摘されている (p 325)．硫酸抱合体の N-O 結合はヘテロ解裂しやすく，その結果，親電子活性種であるニトレニウムイオンが生成しやすくなると考えられている．

d. グルタチオン抱合とメルカプツール酸

グルタチオン (GSH) は γ-Glu-Cys-Gly で表記されるトリペプチドである．求核性の高いチオール基 (pKa 9.1) を有しており，細胞内では内在性成分の酸化還元反応や活性酸素などのラジカル種の消去などに関与している．また，GSH は親電子性の高い異物あるいは代謝物と反応するので，生体を防御する解毒的な役割を担った内在性求核剤といえる．たとえば，ベンゾ[a]ピレンの究極発がん体 (7 章) や芳香族アミンあるいはヘテロサイクリックアミン (異項環アミン) の究極発がん体 (7 章) などの親電子活性体に対して GSH は非酵素的に反応して DNA 塩基の化学修飾を防御している．このように，異物が GSH と S 原子を介して反応する形式をグルタチオン抱合という．

GSH は親電子性が高い異物とは非酵素的に反応するが，この反応を触媒する酵素が主に可溶性画分に存在しており，グルタチオン S-転移酵素 gluthatione S-transferase (GST) と呼ば

れている．可溶性画分には5種のGST分子種が，ミクロソーム画分には少なくとも3種の分子種が知られている．各分子種の基質特異性はかなり重複している．

　グルタチオン抱合は主に肝臓および腎臓で行われ，分子量の大きい異物のグルタチオン抱合体は胆汁中にそのまま排泄されるが，前述のように尿中排泄ではメルカプツール酸（N-アセチルシステイン抱合体の別名）となって排泄される．N-アセチル化されることで双性イオン構造を脱し，有機アニオン性化合物となるため，メルカプツール酸は水溶性が増大し，排泄に適した構造となる．

e. アセチル抱合

　アセチルCoAをアセチル供与体とする抱合反応で，N-アセチル転移酵素 N-acetyltransferase（NAT）が触媒する．異物では主に脂肪族アミン，芳香族アミン，ヒドラジン類およびスルホンアミド類がアセチル化される．NATは可溶性画分酵素で，ヒトでは基質特異性が異なる二つの分子種，NAT1およびNAT2があり，遺伝子多型も知られている．

f. アミノ酸抱合

　内因性成分である胆汁酸はグリシンあるいはタウリンと結合してアミノ酸抱合体となり排泄される．同様にカルボン酸系異物もミトコンドリア内でアミノ酸抱合体に代謝される．アシルCoA合成酵素とアシルCoA：アミノ酸 N-アシル転移酵素が触媒し，いずれの酵素も主にミトコンドリアのマトリックスに局在している．グルタミン抱合を受けるカルボン酸はフェニル酢酸などの酢酸誘導体であるが，グリシン抱合は安息香酸やフェニル酢酸など広い範囲のカルボン酸の抱合に関与する．

g. メチル抱合

　ATPとMetから生合成される S-アデノシルメチオニン S-adenosylmethionine（SAM）をメチル供与体とする抱合反応である．カテコール O-メチル転移酵素 catechol O-methyltransferase（COMT）はカテコールアミン類などの水酸基へのメチル基転移を，N-メチル転移酵素 N-methyltransferase（NMT）はカテコールアミン類やヒスタミン，アニリン，アンフェタミンなどのアミノ基へのメチル基転移を触媒する．S-メチル化にはチオプリンやチオピリミジンなどを基質とする酵素と広くチオール類を基質とする酵素が知られている．

h. チオシアネート化

　青酸配糖体（p 168）由来あるいはタバコの煙などに含まれる青酸の一部は，ロダネーゼ rhodanese（チオ硫酸イオウ酸転移酵素）が触媒するチオ硫酸との反応でチオシアネート SCN^- に解毒される．

3. 腸内細菌による異物代謝

　ヒトの腸内は嫌気的な環境となっており，腸の下部にいくほどその傾向が強い．異物代謝の主役をなす腸内細菌は嫌気性細菌である．腸内細菌の主な異物代謝機構は，前述したように加水分解反応および還元反応である．

4. 異物代謝に対する食品成分の影響

　異物代謝は異物に対する生体側の作用であるので，生体が恒常的に有している異物代謝能が何らかの要因による影響で誘導的あるいは衰退的に変動する場合は，代謝生成物の量比が変動することになる．酵素発現量や酵素活性の変動だけでなく，代謝における異物間相互作用（医薬品では臨床上の問題となっている）や生成する活性代謝物による酵素失活（反応機構に基づく阻害 mechanism-based inhibition）なども影響している．ヒトの異物代謝酵素活性の変動要因には人種差，個人差，性差など主に遺伝的な要因，食事，住環境，嗜好品摂取など生活習慣や環境的な要因，疾病や加齢など両者にまたがる複合的な要因，に大別できる．

　異物代謝に対する食品成分の影響としては，前述したようにエタノール（飲酒）による CYP2E1 誘導，喫煙による CYP1A1, 1A2, 1B1, 2A6 の誘導，セントジョーンズワートによる CYP3A4 の誘導，グレープフルーツジュースによる小腸での CYP3A4 阻害が知られている．その他，緑茶成分であるエピガロカテキンガレートによる CYP1A1 活性の抑制，ウコン中のクルクミンによる CYP1A1 および 1B 亜群の活性抑制も知られている．

　第II相酵素誘導作用が知られている食品成分には，ケルセチンやカテキンなどのフラボノイド，ブロッコリーやワサビに含まれる含硫化合物イソチオシアネート類が知られている．

参考図書と関連ホームページ

■第1章
1) 清水潮：食品微生物の科学，幸書房，2001
2) 厚生労働省中毒・食品監視関連情報：http://www.mhlw.go.jp/topics/syokuchu/index.html
    食中毒発生状況などの最新統計資料が収載されている．
3) 厚生労働省輸入食品監視業務：http://www.mhlw.go.jp/topics/yunyu/tp0130-1.html
    食品の輸入手続や検査，輸入量などが具体例をもとに紹介されている．
4) 厚生労働省内分泌かく乱物質：http://www.nihs.go.jp/edc/edc.html
    内分泌撹乱物質の基礎から最新の研究報告までが紹介されている．
5) 農林水産省農薬コーナー：http://www.maff.go.jp/j/nouyaku/top.htm
    承認された農薬と作物の一覧など，農薬に関する行政関係の資料が収載されている．
6) JETRO（Japan External Trade Organization 日本貿易振興会）：
    http://www.jetro.go.jp/index.html
    世界各国のマーケティングに関係する幅広い情報が集められている．
7) CDC（Centers for Disease Control and Prevention 米国厚生省疾病管理・予防センター）：
    http://www.cdc.gov
    感染症に関する総合的な内容．食中毒などの食品を介した感染症については，
    http://www.cdc.gov/ncidod/dbmd/diseaseinfo/foodborneinfections_g.htm，
    海外の衛生情報については http://www.cdc.gov/travel/ に詳しい．
8) WHO：http://www.who.int/en/
    食品のリスク分析などについても，詳しく紹介されている．
9) FDA/CFSAN（Food and Drug Administration 食品医薬品局 / Center for Food Safety and Applied Nutrition 食品安全・応用栄養センター）：http://www.cfsan.fda.gov/
    食品に関わる幅広い分野の詳細な情報が収載されている．

■第2章
1) 上代淑人(監訳)，Robert K. Murray，Daryl K. Granner，Victor W. Rodwell(著)：イラストレイテッド ハーパー・生化学 原書27版，丸善，2007
2) 武藤泰敏：消化・吸収，第一出版，2002
3) (社)日本栄養・食糧学会(編)：栄養・食糧学データハンドブック，同文書院，2006
4) 栄養機能化学研究会(編)：栄養機能化学(第2版)，朝倉書店，2005
5) 井村伸正，渡部烈(編)：衛生薬学(健康と環境)第4版，丸善，2008
6) 厚生労働省指定，日本人の食事摂取基準(2010年版)，第一出版，2010
7) 厚生労働省：http://www.mhlw.go.jp
8) (独)国立健康・栄養研究所：http://www.nih.go.jp/eiken/
9) 厚生統計協会(編)：国民衛生の動向，各年版，厚生統計協会
10) 厚生統計協会(編)：図説 国民衛生の動向，各年版，厚生統計協会
11) 日本肥満学会：http://www.congre.co.jp/himan30/
12) 日本高血圧学会：高血圧治療ガイドライン2009：
    http://www.jhf.or.jp/a&s_info/guideline/kouketuatu.html
13) 日本糖尿病学会：http://www.jds.or.jp/
14) 動脈硬化性疾患予防ガイドライン2007年版：http://jas.umin.ac.jp/pdf/guideline_summary.pdf
15) 国際がん研究機関：http://monographs.iarc.fr/ENG/Preamble/index.php
16) WHO/FAO/UNU. Protein and amino acid requirements in human nutrition (WHO Technical Report Series 935), Geneva, 2007
17) 独立行政法人 国立健康・栄養研究所(編)：食品アドバイザリースタッフ・テキストブック，第

6 版，第一出版　2008
18) 消費者庁表示課：http://www.caa.go.jp/foods/index.html
19) (独)国立健康・栄養研究所「健康食品」の安全性・有効性情報：http://hfnet.nih.go.jp/
20) 厚生労働省ホームページ「無承認無許可医薬品情報」：
http://www.mhlw.go.jp/kinkyu/diet/musyounin.html

■第3章

1) 厚生統計協会(編)：国民衛生の動向，各年版，厚生統計協会
2) 厚生統計協会(編)：図説 国民衛生の動向，各年版，厚生統計協会
3) 福田英臣ほか(編)：毒性試験講座1 安全性評価の基礎と実際，地人書館，1990
4) 三瀬勝利，井上富士男(編)：食品中の微生物検査法解説書，講談社サイエンティフィク，1996
5) 藤原邦達：食品被害を防ぐ事典，農山漁村文化協会，2001
6) 山田康之，佐野浩(編著)：遺伝子組換え植物の光と影，学会出版センター，1999
7) 厚生労働省：http:// www.mhlw.go.jp
8) 厚生労働省食品安全情報：http://www.mhlw.go.jp/topics/bukyoku/iyaku/syoku-anzen/index.html
9) 食品安全委員会：http://www8.cao.go.jp/shokuhin/
10) 日本食品衛生協会：http://www.n-shokuei.jp/

■第4章

1) 日本食品保全研究会(編)，春田三佐夫(監修)：HACCPにおける微生物危害と対策，中央法規出版，2000
2) 細貝祐太郎，松本昌雄(監修)：食中毒，中央法規出版，2001
3) 日本食品保全研究会(編)，河端俊治，春田三佐夫(監修)：食品微生物制御技術の進歩，中央法規出版，1998
4) 総務庁行政監察局(編)：食品の安全・衛生の確保を目指して，財務省印刷局，2001
5) 吉川昌之介，笹川千尋(編)：医科細菌学 改訂第3版，南江堂，2001
6) 菅野三郎，福井昭三(監修)：考える衛生薬学 第2版，廣川書店，2002
7) 池澤宏郎(編)：21世紀の考える薬学微生物学，廣川書店，2002
8) 山内一也，小野寺節：プリオン病，近代出版，1996
9) 池田正行：食のリスクを問いなおす—BSEパニックの真実—，ちくま新書(筑摩書店)，2002
10) 天野富美夫(編著)：微生物と環境の相互作用—環境微生物と病原微生物の接点—，学会出版センター，1999
11) 倉田毅，天野富美夫(編著)：LIP—潜伏・持続感染微生物と宿主の反応—，菜根出版，1995
12) 厚生労働省医薬局食品保健部監視安全課：平成13年 食中毒発生状況，食品衛生研究，52巻，9号，pp 118-191，2002
13) 厚生労働省医薬局食品保健部監視安全課：平成11年 食中毒発生状況，食品衛生研究，50巻，9号，pp 118-183，2000
14) 厚生省大臣官房統計情報部：平成10年・11年(1～3月) 伝染病統計，厚生省大臣官房統計情報部，2000
15) 厚生労働科学研究費補助金，食品・化学物質安全総合研究事業「食品由来のリステリア菌の健康被害に関する研究」班：平成14年度報告書，五十君静信，2003
16) 感染症情報センター(国立感染症研究所)：http://idsc.nih.go.jp/index-j.html
17) 病原微生物検出情報(月報) (国立感染症研究所)：http://idsc.nih.go.jp/iasr/index-j.html
18) 厚生統計協会(編)：国民衛生の動向，2002～2010，厚生統計協会

■第5章

1) 小山次郎，大沢利昭(編)：免疫学，南江堂，1984
2) 大沢利昭(編)：免疫化学，南江堂，1983
3) 岸本忠三ほか(編)：免疫学4巻 細胞性免疫・アレルギー，中山書店，1982

4) 多田富雄，螺良英郎（編）：免疫学入門，医薬の門社，1983
5) T.Ishizaki, K.Ishizaka：Biology of Immunoglobulin E, Allergy, 19：60, 1975
6) 小林節雄，野村茂（編）：生活とアレルギー——医療と保健活動の指標，医歯薬出版，1981
7) 上野川修一：食料・栄養・健康，医歯薬出版，1985
8) 中村晋，飯倉洋治（編著）：最新食物アレルギー，永井書店，2002

■第6章

1) 厚生労働省：http://www.mhlw.go.jp/
2) 厚生労働省食品安全情報：
    http://www.mhlw.go.jp/topics/bukyoku/iyaku/syoku-anzen/index.html
3) 食品安全委員会：http://www.fsc.go.jp/
4) 農林水産省：http://www.maff.go.jp/
5) 厚生統計協会（編）：国民衛生の動向，各年度版，厚生統計協会
6) 渡邉治雄（編）：食中毒予防必携，第2版，日本食品衛生協会，2007
7) 五十嵐脩，小林彰夫，田村真八郎（編）：丸善食品総合辞典，丸善，1998
8) 日本薬学会（編）：衛生試験法・注解2005，金原出版，2005
9) 吉村誠一郎ほか（編）：急性中毒情報ファイル，第3版，廣川書店，1996
10) 井上哲男，河村太朗，義平邦利（編）：食品衛生辞典，廣川書店，2000
11) 小野宏，小島康平，斎藤行生，林裕造（監修）：食品安全性辞典，共立出版，1998

■第7章

1) 黒田行昭（編）：抗変異原・抗発がん物質とその検索法，講談社サイエンティフィク，1995
2) 松原聡：がんの生物学，裳華房，1992
3) 横田淳（編）：癌化のメカニズムを解く，羊土社，1998
4) 大澤俊彦，大東肇，吉川敏一（編）：がん予防食品——フードファクターの予防医学への応用，CMC，1999
5) 谷口直之ら（訳），Ian F.Tannock, Richard P.Hill ら（編）：がんのベーシックサイエンス 第2版，メディカル・サイエンス・インターナショナル，2000
6) Minako Nagao, Takashi Sugimura：Food Borne Carcinogens：Heterocyclic Amines（Current Toxicology Series），John Wiley & Sons Inc, 2000
7) 木苗直秀，増田修一：抗変異原に関する研究，変異原研究，24：129-144, 2002

■第8章

1) 日本薬学会（編）：衛生試験法・注解2000，金原出版，2000
2) 川城巖（著），菅家祐輔（改編）：食品衛生学 第3版，光生館，1998
3) 児島昭次，山本郁男（編）：新衛生薬学，廣川書店，2001
4) 五十嵐脩，小林彰夫，田村真八郎（編集代表）：丸善食品総合辞典，丸善，1998
5) 中澤泰男，濱田昭，菊川清見（編）：衛生薬学マニュアル，南山堂，2000
6) 総合食品安全事典編集委員会（編）：総合食品安全事典，産業調査会事典出版センター，1994

■第9章

1) 荒木峻ほか：環境科学辞典，東京科学同人，1985
2) 酒井伸一，平井康宏，高月紘：ヘキサクロロベンゼン（HCB）の環境排出とその発生源，廃棄物学会誌，12：349-362, 2001
3) 環境省：平成13年度版化学物質と環境，2002
4) 総合食品安全事典編集委員会（編）：総合食品安全事典，産業調査会事典出版センター，1994
5) 食品製造・流通データ集編集委員会：食品製造・流通データ集，産業調査会辞典出版センター，1998
6) 酒井伸一：有機臭素系のダイオキシン類縁化合物——難燃材料における存在と制御方策を中心に——，

廃棄物学会誌，11：210-222，2000
7) 太田荘一：有機臭素系化合物の環境影響―わが国の PBDEs の環境汚染実態を中心にして―，廃棄物学会誌，12：363-375，2001
8) G.D. Clayton，F.E. Clayton(編)：化学物質毒性ハンドブック，丸善，2000
9) 厚生省生活衛生局：「平成 11 年度ダイオキシン等緊急対策調査事業」その 1　臭素化ダイオキシン類の実態調査，2000
10) 厚生労働省：「鯨由来食品の PCB・水銀の汚染実態調査結果」について，平成 15 年 1 月発表資料
11) 池辺克彦ら：陰膳方式による 15 金属元素の季節変動並びに年齢別一日摂取量，食品衛生学雑誌，29：440-444，1988
12) 池辺克彦ら：陰膳方式による 15 金属元素の一日摂取量の地域差の検討，食品衛生学雑誌，30：444-446，1989
13) 池辺克彦ら：モデル献立における 15 金属元素の一日摂取量，食品衛生学雑誌，31：280-284，1990
14) 豊田正武ら：日本における環境汚染物の 1 日摂取量の推定およびその由来の解析，食品研究，48：45-65，1998
15) 桑原克義ら：19 年間(1977 年～1995 年)におけるトータルダイエットスタディー法による大阪在住成人の PCB 及び有機塩素系農薬の 1 日摂取量の推移，食品衛生学雑誌，38：286-295，1997
16) 山崎和男：天然の内分泌かく乱化学物質について，食品衛生学雑誌，40：J433-439，1999
17) 松井三郎ほか：環境ホルモンの最前線，有斐閣選書，2002
18) シーア・コルボーンほか：よくわかる環境ホルモン学，環境新聞社，1998
19) 科学工業日報社：内分泌かく乱化学物質の現状と今後の問題点：内分泌かく乱化学物質の健康影響に関する検討会中間報告追補，化学工業日報社，2002
20) 環境省：内分泌撹乱化学物質問題への環境庁の対応方針について―環境ホルモン戦略計画 SPEED'98―2000 年 11 月版，2000
21) 『化学』編集部：環境ホルモン&ダイオキシン―話題の化学物質を正しく理解する―，化学同人，1999
22) 化学物質安全情報提供システム：http://www.k-erc.pref.kanagawa.jp/kisnet/

■第 10 章
1) 杉本達芳：残留農薬のここが知りたい Q & A，日本食品衛生協会，1995
2) 食品・食品添加物等規格基準(抄)，食品衛生学雑誌，43(1)：J25-155，2002
3) 渡部烈，菊川清見(編)：最新衛生薬学 第 2 版，廣川書店，2001
4) 井上圭三，小栗一太，山添康(編)：衛生薬学新論，南山堂，2001
5) 増尾清：食品表示の見方・生かし方，農山漁村文化協会，2002
6) 厚生統計協会(編)：国民衛生の動向，各年版，厚生統計協会
7) 澤村良二ほか(編)：食品衛生学 改訂第 2 版，南江堂，1992
8) 中澤裕之，堀江正一(編著)：食品に残留する動物用医薬品の新知識，食品化学新聞社，1998
9) (独)肥飼料検査所資料：http://www.ffis.go.jp/sub8/sub3.htm

■第 11 章
1) 厚生省(編)：食品添加物公定書 第 8 版，日本食品添加物協会，2007
2) 日本薬学会(編)：衛生試験法・注解 2005，金原出版，2005
3) 食品添加物表示問題連絡会，日本食品添加物協会(共編)：新食品添加物表示の実務，日本食品添加物協会，1999
4) 食品衛生研究会(編)：食品衛生小六法 平成 22 年版，新日本法規出版，2009
5) 天明英之：食品の表示について，食品衛生学雑誌，44(4)：J189-292，2003
6) 厚生労働省(監修)：食品衛生検査指針 2003 食品添加物編，日本食品衛生協会，2003
7) 谷村顕雄ほか(監修)：食品中の食品添加物分析法解説書，講談社，1992

8) 厚生労働省食品安全情報：
   http://www.mhlw.go.jp/topics/bukyoku/iyaku/syoku-anzen/index.html
9) 厚生省生活衛生局食品化学課(監修)：食品添加物の指定及び使用基準改正に関する指針，日本食品添加物協会，2006
10) 日本食品衛生学会(編)：食品安全の事典，朝倉書店，2009
11) 日本食品化学学会(編)：食品添加物活用ハンドブックⅠ，Ⅱ，産業調査会事典出版センター，2009

■第12章
1) 厚生労働省医薬食品局食品安全部基準審査課(監修)，河村葉子著：器具・容器包装の規格基準とその試験法，中央法規出版，2006
2) 厚生労働省ホームページ「器具・容器包装，おもちゃ，洗浄剤に関する情報」：
   http://www.mhlw.go.jp/topics/bukyoku/iyaku/kigu/
3) 独立行政法人 製品評価技術基盤機構化学物質管理センター「身のまわりの製品に含まれる化学物質シリーズ　洗剤」：http://www.safe.nite.go.jp/shiryo/product/pdf/detergent.pdf
4) 環境省ホームページ「容器包装リサイクル法」：http://www.env.go.jp/recycle/yoki/

■第13章
1) 村田幸作，清水誠(編著)：遺伝子組み換え食品がわかる本，法研，2000
2) 日本農芸化学会(編)，大澤勝次，田中宥司(責任編集)：遺伝子組換え食品(新しい食材の科学)，学会出版センター，2000
3) 三瀬勝利：遺伝子組換え食品の「リスク」，日本放送出版協会，2001
4) 豊田正武：バイオテクノロジー応用食品の現状と安全性評価—主に組換え作物について，食品衛生学雑誌，37：247-259，1996
5) 厚生労働省医薬食品局食品安全部：http://www.mhlw.go.jp/topics/idenshi/index.html
   わが国の安全性審査が終了した遺伝子組換え食品や，検査法などの遺伝子組換え食品についての最新情報をみることができる．
6) 組換え農作物はやわかりQ&A：http://www.s.affrc.go.jp/docs/sentan/pa/Q-A-MAIN.htm
   遺伝子組換え食品全般について，消費者のよくある質問に関してわかりやすく紹介されている．

■第14章
1) 加藤隆一，鎌滝哲也(編)：薬物代謝学　医療薬学・毒性学の基礎として，第2版，東京化学同人，2000
2) 堀江透，横井毅(編)：臨床薬物代謝化学，廣川書店，2003
3) 辻彰(編)：新薬剤学，第2版，南江堂，2007
4) 加藤隆一：臨床薬物動態学　臨床薬理学・薬物療法の基礎として，第4版，南江堂，2009

索引

和文索引

■あ

アウトブレーク　20
亜鉛　43
赤潮　166
亜急性毒性試験　87
悪性新生物　59
アグマチン　159
アクリルアミド　191
アグロバクテリウム法　298
アクロメリン酸　173
アコニチン　171
アサリ毒　167
アシッドレッド　275
亜硝酸ナトリウム　276
アシル CoA　331
アシル抱合　317
アスコルビン酸　40
L-アスコルビン酸　272, 273
L-アスコルビン酸ステアリン酸エステル　273
L-アスコルビン酸ナトリウム塩　272, 273
L-アスコルビン酸パルミチン酸エステル　273
アスパラギン酸　278
アスパルテーム　278
アセスルファムカリウム　278
アセチルコリンエステラーゼ　254
N-アセチル転移酵素　331
アセチル抱合　331
新しい微生物制御に向けた対策　140
S-アデノシルメチオニン　331
アトウォーター係数　46
アトピー性皮膚炎　158
アトロピン　171
アナフィラキシー性反応　148
アニサキス症　110
アニーリング　306
亜ヒ酸　235
油-水分配係数　314
アブラソコムツ　165
アフラトキシン　177, 195
アフラトキシン B_1　323
アマトキシン　173
アマドリ転移　220
アマニチン　173

アマランス　275
アミグダリン　168
アミノ基転移反応　28
アミノ酸　26, 280
アミノ酸 N-アシル転移酵素　331
アミノ酸価　27
アミノ酸スコア　27
アミノ酸抱合　330
δ-アミノレブリン酸　240
アメーバ赤痢　102, 108
アラキドン酸　151
アルカロイド　170
アルキルベンゼンスルホン酸塩　295
アルケンオキシド　324
アルコール脱水素酵素　327
アルコールの酸化　327
アルコキシラジカル　222
アルサス反応　149
アルセノシュガー　235
アルセノベタイン　235
アルデヒド脱水素酵素　328
アルミニウムレーキ　274
アルラレッド AC　275
アレルギー　147, 152
アレルギー様食中毒　159, 217
アレルゲン　147
アレーンオキシド　324
安全係数　89
安息香酸　269
安息香酸ナトリウム　269
アンチセンス法　301
アントシアニン　278

■い

胃がん　60
閾値　266
イシナギ　165
イスランジア黄変米　179
イスランジトキシン　179
依存性試験　87
イタイイタイ病　236
一原子酸素添加酵素　321
一次性能動輸送　314
1日許容摂取量　89, 252, 267
胃腸炎　107, 127
イチョウ葉　75

一価不飽和脂肪酸　29
一般毒性試験　87
遺伝子組換え食品　84, 297
遺伝子多型　332
イニシエーション　183
イノシトール三リン酸　150
5′-イノシン酸二ナトリウム　280
異物の代謝機構　319
異物の体内動態　311
イベント　304
イマザリル　271
イルージン S　175
いわゆる健康食品　73
飲作用　314
インジゴイド系着色料　275
インジゴカルミン　275
咽頭がん　59
インドール　218
インポセックス　244

■う

ウイルス性経口感染症　106
ウイルス性食中毒　127
ウエルシュ菌　122
牛海綿状脳症　2, 85
奪われし未来　241, 249

■え

栄養機能食品　19, 70
栄養強化剤　280
栄養表示基準制度　95
疫学　20
エキソサイトーシス　314
エキノコックス　110
エキノコックス症　109
疫痢　105
エストロゲン　242
エタノール　323
エチジウムブロマイド　305
エチニルエストラジオール　75
エチレンジアミン四酢酸カルシウムニナトリウム塩　272, 273
エチレンジアミン四酢酸二ナトリウム塩　272, 273
エトキシキン　263
5-エノール-ピルビン酸-3-リン酸　300

エポキシ樹脂　291
エポキシド加水分解酵素　329
エリスロシン　275
エリソルビン酸　272, 273
エリソルビン酸ナトリウム塩　272, 273
エルゴタミン　180
エルシニア・エンテロコリチカ　123
エレクトロポレーション法　298
塩化ビニルモノマー　323
塩基対置換型　200
えん下困難者用食品　64
塩素系殺菌料　272
塩素処理　138
エンテロトキシン　124
エンドサイトーシス　314
エンドペルオキシド　222

■お

黄色ブドウ球菌　124, 138
黄変米毒素　179
オカダ酸　166
オーガニック農作物　253
オクラトキシン　177
オーシスト　108
オステオカルシン　38
汚染防止　134
オボアルブミン　155
オボトランスフェリン　155
オボムコイド　155
オルトフェニルフェノール　271
オルトフェニルフェノールナトリウム　271
温度感覚異常　164

■か

開始反応　183
害虫抵抗性農作物　301
解糖　24
貝毒　165
界面活性剤　293
解離型分子　269
化学的合成品　265
化学伝達物質　148, 151
化学物質の審査及び製造等の規制に関する法律　228, 244
カキシメジ　172
確定的影響　246
確率的影響　246
掛け合わせ品種　302
加工食品　97, 267
加工助剤　268
過酸化水素　274

過酸化物価　224
過剰ビタミンA　165
化審法　228, 244
加水分解　329
ガス壊疽　122
カゼイン　155
カダベリン　159
活性酸素　222
活性硫酸　330
褐変現象　219
カテコール O-メチル転移酵素　331
カドミウム　236
神奈川現象　118
カネミ油症事件　227
カビ毒　176
過敏症　148
渦鞭毛藻　164
芽胞　122, 125, 126, 128, 134, 138
紙製容器包装　292
可溶性画分　317
ガラス製品　287
カリウム　44
カルシウム　40
カルシフェロール　35
カルバメート系殺虫剤　257
カルバリル　257
カルボキシルエステラーゼ　329
カルボニル価　225
カロテノイド　35
$β$-カロテン　274
がん　59, 183
感覚試験　215
環境要因　93
還元　328
還元剤　272
還元的脱ハロゲン化　328
還元漂白剤　274
干渉作用　302
間接変異原　207
感染型食中毒　115
感染症指定医療機関　100
感染症情報センター　111
感染症の予防及び感染症の患者に対する医療に関する法律（感染症法）　6, 99, 100
感染性胃腸炎　107, 127
感染毒素型食中毒　116
甘草エキス　278
肝臓がん　61
缶詰食品　291
官能基導入反応　317, 321
カンピロバクター　6, 119
甘味料　278
がん予防のための15ヵ条　210

■き

記憶喪失性貝毒　166
危害分析　129
規格基準型特定保健用食品　68, 69
器具　285
キサンテン系着色料　275
キシリトール　278
D-キシロース　278
寄生虫感染症　109
基礎代謝　47
基礎代謝基準値　47
既存添加物　266
機能性食品　64
キノコ　172
揮発性塩基窒素　216
キャリーオーバー　268
究極発がん物質　206
吸収　311
急性ウイルス性肝炎　107
急性灰白髄炎　107
急性冠症候群　58
急性毒性試験　87
吸入抗原　148
狂牛病　85, 141
狭心症　58
強心配糖体　172
行政検査　15
共抑制　302
許可証票　65
局所刺激試験　88
虚血性心疾患　58
魚類による中毒　162
ギラン・バレー症候群　119
キレート剤　273
近位尿細管　237
菌血症　105, 115, 118
金属応答配列　241
金属缶　291
金属封鎖作用　222
ギンナン　171

■く

5′-グアニル酸二ナトリウム　280
グアヤク脂　271
クエン酸イソプロピル　272, 273
クサウラベニタケ　172
くも膜下出血　59
グラヤノトキシン　172
グリアジン　156
グリコーゲン合成　24
グリシン抱合　331
グリセオフルビン　180
グリセミック・インデックス

25
グリセロ脂質　33
グリセロリン脂質　33
グリチルリチン酸二ナトリウム　278
クリプトスポリジウム　108
クリプトスポリジウム症　108
グリホサート　300
β-グルクロニダーゼ　329
グルクロン酸抱合　329
β-グルコシダーゼ　329
グルコシノレート　171
グルコース-アラニン回路　25, 28
グルコース抱合　330
グルタチオン S-転移酵素　330
グルタチオン抱合　330
グルタミン酸アゴニスト　173
L-グルタミン酸ナトリウム　279
グルタミン抱合　331
グルテニン　156
グルホシネート　300
グレープフルーツジュース　323
クロイツフェルト・ヤコブ病　77, 141
クロム　44
クロレラ　75, 167
クロロフィル分解物　167

■け

経口感染症　99, 106
痙攣発作　172
劇症肝炎　107
血液-脳関門　317
結合水　214
ケトン体　33
下痢起因性大腸菌　120
下痢症　107
下痢性貝毒　166
検疫所　15
幻覚性キノコ　175
健康食品　64, 73
健康日本21　211
原材料表示　97
原産地　9, 98
原虫性経口感染症　108
減農薬栽培　253
原料モノマー　290

■こ

高栄養価農作物　302
抗HAV抗体　108
高LDL血症　55
好塩性　118

高オレイン酸大豆　303
高含量脂質　164
抗菌スペクトル　269
口腔がん　59
高血圧　53
抗原　147
抗原性試験　88
高コレステロール血症　55
抗酸化因子　44
高脂血症　55
合成樹脂　288
合成洗剤　294
合成着色料　274
抗生物質耐性菌　84
抗生物質に耐性を示す食中毒原因菌　142
厚生労働省検疫所　15
酵素的褐変現象　219
酵素誘導　323
抗体　147
喉頭がん　59
高度サラシ粉　274
抗変異原作用　204
香料　282
香料事件　268
高齢化社会　51
小型巻貝の毒　167
呼吸商　48
国民健康・栄養調査　51
国立感染症研究所感染症情報センター　111
国連食糧農業機関　13
コ・サプレッション　302
ゴシポール　171
骨粗しょう症　62, 70
骨軟化症　237
コーデックス(CODEX)委員会　10, 13, 83, 131, 141
ゴニオトキシン　166
コハク酸一ナトリウム　279
コプラナーPCB　229
コプリン　174
ゴム製の器具　290
コメットアッセイ　203
米ぬか油　227
米のとぎ汁様の水様性下痢　105
コリ回路　25, 28
コリンエステラーゼ阻害作用　170
コールドチェーン　138
コレラ　6, 105
コレラエンテロトキシン　105

■さ

サイカシン　186

催奇形性作用　230
細菌性経口感染症　102
細菌性食中毒　111, 114
細菌性赤痢　102
サイクラミン酸ナトリウム　279
再興感染症　141
最小作用(影響)量　89
細胞内寄生菌　105
サキシトキシン　166
サッカリン　278
サッカリンナトリウム　278
殺菌　134
殺菌剤　249, 258
殺菌作用　139
殺菌料　272
雑種強勢品種　304
殺虫剤　249
サラシ粉　274
サルモネラ　116, 131
サルモネラ DT-101　142
酸化　321
酸価　223
酸型保存料　269
酸化的脱アミノ化　327
酸化的脱アルキル化　324
酸化的脱ハロゲン化　326
酸化漂白剤　274
酸化防止剤　271
サンセットイエローFCF　275
酸素系殺菌料　272
三二酸化鉄　274
酸敗　213
散発性下痢　119
酸味料　280
残留基準　84
残留性有機汚染物質　233
残留性有機汚染物質に関するストックホルム条約　228
残留農薬　249

■し

次亜塩素酸ナトリウム　274
ジアシルグリセロール　150
シガテラ毒　164
志賀毒素　102, 106
ジカルボニル化合物　197
ジギタリス　172
ジギトキシン　172
子宮止血剤　180
シクロオキシゲナーゼ　152
シクロクロロチン　179
シクロピアゾン酸　180
シクロヘキシルアミン　278
ジクワット　259
ジケトピペラジン　278

試験法指針　94
脂質　28
脂質異常症　55
自然毒食中毒患者数　161
自然毒食中毒事件数　161
自然毒食中毒死者数　161
自然毒食中毒発生状況　161
持続感染　105
七面鳥X病　177
実験動物種　92
実質安全量　267
湿疹　158
疾病リスクの低減表示　67, 70
指定制度　265
自動酸化　222
シトクロムcオキシダーゼ　168
シトクロムP450　177
シトリナム黄変米　179
シトリニン　179
シニグリン　171
ジノフィシストキシン　166
自発呼吸停止　164
ジフェニル　271
ジブチルスズ化合物　290
ジブチルヒドロキシトルエン　271, 273
脂肪酸　29
脂肪酸系洗浄剤　295
ジメチルアルシン酸　235
ジメチルニトロソアミン　323
ジャガイモ毒　170
収穫後農薬　249, 261, 267
収穫前農薬　249
収去　5
重金属　240
自由水　214
集団食中毒　122
重点管理　129
終末回腸炎　123
終末糖化産物　221
受動輸送機構　313
純石けん　293
小核試験　201
条件付き特定保健用食品　68, 69
硝酸カリウム　275
硝酸第一鉄　275
硝酸ナトリム　275
醸造用剤　282
消費エネルギー　46
消費者庁　65
消変異原　205
小胞体　317
初回通過効果　312
除去試験　158
食作用　314
食事試験　158

食事性アレルギー　152
食事性抗原　148
食事性光過敏症　167
食事摂取基準　48
食中毒　99, 111, 127
食中毒原因菌　116, 142
食中毒原因微生物の統御　134
食中毒処理要領　143
食中毒対策　111
食中毒統計　101, 113
食中毒発生状況　7, 111
食道がん　59
食品安全委員会　2, 3, 80
食品安全基本法　3, 78
食品衛生監視員　4, 15
食品衛生管理者　266
食品衛生法　2, 4, 99, 111, 250, 265
食品汚染　77
食品規格委員会　267
食品健康影響評価　80
食品中のエネルギー　46
食品添加物　9, 265
食品添加物公定書　235, 266
食品添加物の摂取量　282
食品添加物表示　267
食品に起因する健康障害　6
食品表示　94
食品表示の基準　95
食品表示方法　96
植物性自然毒食中毒　168
食物繊維　45
食物連鎖　162
食用黄色4号　275
食用黄色5号　275
食用青色1号　275
食用青色2号　275
食用赤色2号　275
食用赤色3号　275
食用赤色40号　275
食用赤色102号　275
食用赤色104号　275
食用赤色105号　275
食用赤色106号　275
食用緑色3号　275
食料自給率　12
助剤　294
女性ホルモン　62, 257
除草剤　249, 259
除草剤耐性農作物　300
使用基準　266
脂溶性ビタミン　35
消費期限表示　97
賞味期限表示　97
飼料添加物　262
シロシビン　173

シロシン　173
新規食品　19
心筋梗塞　58
真菌中毒症　180
神経管閉鎖障害　70
神経性貝毒　166
新興感染症　141
人工甘味料　278
人工放射性核種　245
人獣共通感染症　80
腎障害　237
迅速検査法　11
人畜共通感染症　140
じん麻疹　157

■す

水銀　237
推奨量　49
膵臓がん　62
推定エネルギー必要量　50
推定平均必要量　49
水道水の水質基準　139
水分活性　138, 214
睡眠代謝　47
水溶性アナトー　274
水様性下痢　105, 107, 122
水溶性ビタミン　38
スカトール　218
スクラロース　278
スコポラミン　171
スタック品種　302
ステビオサイド　278
ステリグマトシスチン　177
ステロール　29
ストックホルム条約　228
スーパー抗原　125
ズルチン　278
スルファターゼ　329

■せ

ゼアラレノン　180
生活習慣病　51
静菌作用　139, 268
制限酵素　298
青酸配糖体　168
生殖毒性試験　87
生鮮食品　9, 95
製造基準　266
製品検査　266, 274
生物価　27
生物的抗変異原　205
成分規格　266
世界貿易機構　13
世界保健機関　1

和文索引

赤痢　6, 102
接合子嚢　108
摂取エネルギー　46
接触抗原　148
セレウス菌　126
セレウリド　126
セレン　44
洗剤　293
セントジョーンズワート　75, 323
潜伏期間　102

■そ

総合衛生管理製造過程　81
総合衛生管理製造過程の承認制度　131
総合栄養食品　64
創傷感染症　122
増殖反応　183
即時型過敏症　148
促進拡散　314
促進反応　183
組織関門　317
組織-血液間分配係数　316
ソラニジン　170
α-ソラニン　170
D-ソルビトール　278
ソルビン酸　269
ソルビン酸カリウム　269

■た

第一種特定化学物質　257
第Ⅰ相反応　317, 321
ダイエット食品　76
耐塩性　124
ダイオキシン　229
ダイオキシン類対策特別措置法　92, 229
タイ国黄変米　179
胎児性水俣病　238
代謝　311, 317
代謝活性化　201
代替食品　159
大腸がん　60
台所用洗剤　293
体内動態　311
第Ⅱ相反応　317, 329
第二水俣病　238
耐熱性　176
耐熱性溶血性毒素　118
耐熱性毒素　138
耐容1日摂取量　92
耐容上限量　49
台湾黄変米　179

多価不飽和脂肪酸　29
多環芳香族炭化水素　188
脱アミノ化反応　215
脱水症状　105
脱炭酸反応　218
多糖類　24
タートラジン　275
多包条虫　109
タマゴテングタケ　172
タール系色素　274
胆汁排泄　319
単純拡散　314
単純脂質　28
炭水化物　45
担体輸送機構　313, 314
単糖類　23
単離　298
タンパク結合　316
タンパク質　26

■ち

チアベンダゾール　271
チアミン　38
チェルノブイリ事故　246
遅延型過敏症　148
チオシアネート化　331
チオ配糖体　171
チオバルビツール酸試験　225
畜水産用医薬品　263
チクトキシン　172
窒素係数　48
チフス症　105
着色料　274
α-チャコニン　170
中腸腺　166
腸炎ビブリオ　118
腸管感染症　102
腸管凝集付着性大腸菌　121
腸管出血性大腸菌　121
腸管出血性大腸菌感染症　106
腸肝循環　317
腸管組織侵入性大腸菌　120
腸管毒素原性大腸菌　120
腸管病原性大腸菌　120
チョウセンアサガオ　171
腸チフス　105
腸内細菌　331
調味料　279
直接変異原　205
沈黙の春　241, 249

■つ

通性細胞内寄生性　123
ツキヨタケ　172

■て

L-テアニン　279
低アレルゲン米　309
低温細菌　138
低温増殖性　123
適正製造規範　74
デザイナーフーズ・プログラム　210
鉄　43
鉄クロロフィリンナトリウム　274
2,3,7,8-テトラクロロジベンゾ-p-ジオキシン　230
テトラミン　167
テトロドトキシン　162
デヒドロ酢酸ナトリウム　269
添加物　9
伝染性海綿状脳症　85
伝染性下痢症　107
天然香料　266
天然添加物　265
天然放射性核種　245
電離放射線　245

■と

銅　43
銅クロロフィリンナトリウム　274
銅クロロフィル　274
糖原性アミノ酸　24
陶磁器製品　287
糖質　23
糖新生　25
糖尿病　56
動物実験　92
動物性自然毒食中毒　161
動物福祉　94
動物用医薬品　262
ドウモイ酸　166
登録検査機関　18
トキシカリウム黄変米　179
毒キノコ中毒　161, 168
特殊毒性試験　87
毒性試験　87
毒性等価係数　230
毒性等量　231
ドクゼリ　172
α毒素　122
毒素型食中毒　115, 116
特定危険部位　85
特定原材料　154
特定保健用食品　19, 66
特別用途食品　64
トクホ　66

トコフェロール　37
dl-α-トコフェロール　271, 273
届け出　111
ドライアイス・センセーション　164
トランスポーター　314
トリアシルグリセロール　29, 33
トリカブト　171
トリカブト毒　171
トリグリセリド　29
トリコテセン系マイコトキシン　180
トリフェニルスズ化合物　244
トリフェニルメタン系着色料　275
トリブチルスズ化合物　244
トリメチルアミン　216
ドーリン　168
ドリン剤　256
トロパン系アルカロイド　171

■な
ナイアシン　38
内分泌撹乱化学物質　241
ナグビブリオ菌　122
ナタマイシン　269
ナチュラルミネラルウォーター　15
納豆　75
ナトリウム　45
ナトリウムイオン　164
β-ナフチルアミン　323
鉛　238

■に
二環状ペプチド　173
二級アミン　277
二酸化チタン　274
二次汚染　119, 120, 128, 139
二次性能動輸送　314
二重盲検法　279
二糖類　24
ニトロソアミン　189, 277
ニトロソ化反応　207
ニトロソヘモグロビン　276
ニトロソヘモクロモーゲン　276
ニトロソミオグロビン　276
ニトロソミオクロモーゲン　276
ニバレノール　180
日本人の食事摂取基準　48
乳および乳製品の容器包装　292
乳化剤　282
乳がん　62
乳酸　28

乳酸回路　28
乳児ボツリヌス症　106, 126
乳汁排泄　319
乳清タンパク質　155
乳幼児用調整粉乳　64
ニューコクシン　275
尿素回路　28
尿中排泄　319
妊産婦・授乳婦用粉乳　64
ニンジン　75

■ね
ネオスルガトキシン　167
熱可塑性樹脂　288
熱硬化性樹脂　288
粘血便　102, 108, 120

■の
脳血管疾患　58
脳梗塞　59
脳出血　59
脳卒中　58
能動輸送機構　313
農薬　249
農薬安全使用基準　81
農薬残留基準　250
農薬登録制度　250
農薬取締法　250
農林物質の規格化及び品質表示に関する法律　2
ノニルフェノール　243
ノルジヒドログアヤレチック酸　271
ノロウイルス　77, 107, 127

■は
バイオテクノロジー技術　297
バイオテロ　125
肺がん　62
バイケイソウ　171
敗血症　124
バイ（小型巻貝）の毒　167
排泄　311, 318
麦角アルカロイド　180
曝露評価　86
発芽防止　171
発がん性試験　87, 204
発がん物質　186, 204
発酵　213
発色剤　275
発色助剤　276
パツリン　179
パーティクルガン法　298

ハナヒリノキ　172
パラオキシ安息香酸エステル　269
パラコート　259
バラ疹　105
パラチオン　254
パラチフス　105
パリトキシン　165
バンコマイシン耐性腸球菌　84
ハンター・ラッセル症候群　238
パントテン酸　40

■ひ
非意図的生成物　229
非医薬品リスト　73
ビオチン　39
非解離型分子　269
光過敏症皮膚炎　167
光増感作用　225
微好気性　119
非酵素的褐変現象　220
非脂肪酸系洗浄剤　295
ヒスタミン　148, 217, 218
ヒスタミン遊離試験　158
ヒスチジン　200
ビスフェノールA　242, 290
微生物学的試験　215
微生物叢反応　317
微生物モニタリング　11
ヒ素　235
ヒ素混入カレー事件　235
ヒ素ミルク中毒事件　235
ビタミン　35, 72, 280
ビタミンA　35
ビタミンB_1　38
ビタミンB_2　38
ビタミンB_6　39
ビタミンB_{12}　39
ビタミンC　40
ビタミンD　35, 236
ビタミンE　37
ビタミンK　37
非タンパク質呼吸商　48
日付表示　97
必須アミノ酸　26
必須脂肪酸　30
4-ヒドロキシアルケナール　223
4-ヒドロキシノネナール　223
ヒドロペルオキシド　222
皮膚試験　158
ピペロニルブトキシド　281
肥満　52
肥満細胞　148, 150
病原大腸菌　120
表示基準　266

病者用食品　64
漂白剤　274
日和見感染菌　124
2-ピリジンアルドキシムメチル　254
ピリドキサミン　39
ピリドキサール　39
ピリドキシン　39
ビルダー　294
ピレスロイド系殺虫剤　257
ピロフェオホルビド　167, 225
品質表示　98
品質保持期限　97
品質保持剤　282

■ふ

ファシキュロール　176
ファストグリーンFCF　275
ファゼオルナチン　170
ファロイジン　173
ファロトキシン　173
富栄養化　295
フェオホルビド　225
フェニトロチオン　254
フェニルアラニン　278
フェニルケトン尿症　278
フェノール樹脂　291
フェノール性連鎖停止剤　273
フォールアウト　246
負荷試験　158
不揮発性腐敗アミン　216
不許可農薬　256
複合脂質　28
フグ中毒　161
フグ毒　162
不顕性感染　105
フザレノン-X　180
プタキロシド　187
フタル酸エステル　243
フタル酸ジ-イソノニル　243
フタル酸ジ-2-エチルヘキシル　243
ブチルヒドロキシアニソール　271, 273
復帰突然変異体　200
腐敗　213
腐敗アミン　216
腐敗細菌　213, 217
不飽和脂肪酸　29
プラスチック　288
フラノクマリン　323
フラビン含有一原子酸素添加酵素　321
ブランチング　220
プリオン病　141

ブリリアントブルーFCF　275
ブルーコットン　200
プルナシン　168
フレームシフト型　200
フロキシン　275
プログレッション　183
プロスタグランジン　152
プロスルガトキシン　167
プロテインキナーゼC　150
プロピオン酸　269
プロピオン酸カルシウム　269
プロピオン酸ナトリウム　269
プロモーション　183
プロラミンタンパク質　156
糞口感染　106
分布　311, 316
分別生産流通管理　303

■へ

平均寿命　23
米国疾病対策センター　7, 141
ペクチン　225
ペットボトル　293
ヘテロサイクリックアミン　188, 226
ベニテングタケ　173
ベネフィット　86
ベネルピン　167
ヘモグロビン　276
ペルオキシラジカル　222, 271
ペルヒドロキシナゾリン骨格　162
ベロ毒素　106
変異型クロイツフェルト・ヤコブ病　85, 141
変異原性試験　88, 200
変異原物質　199
変質　213
偏性嫌気性菌　122, 125
ベンゾ[a]ピレン　188, 323
変敗　213

■ほ

防カビ　267
防カビ剤　271
芳香族炭化水素受容体　230, 233
抱合反応　317, 329
放射性降下物　246
放射性物質　245
放射線照射　171, 247
防虫剤　281
ホウロウ引き製品　287
飽和脂肪酸　29
保健機能食品　65

母子感染　145
ポジティブリスト制度　84, 250
ポストハーベスト農薬　261
ホスファチジルイノシトール 4,5-二リン酸　150
ホスファチジルコリン　151
3′-ホスホアデノシン 5′-ホスホ硫酸　330
ホスホリパーゼA_2　151
保存基準　266
保存料　268
ボツリヌス菌　125
ボツリヌス症　106
ボツリヌス毒素　125
ポリエーテル脂肪酸　166
ポリ塩化ジベンゾ-p-ジオキシン　229
ポリ塩化ジベンゾフラン　227
ポリ塩化ビフェニル　227
ポリオ　107
ポリオウイルス　107
ポリフェノールオキシダーゼ　219
ポリメラーゼ連鎖反応　304
ホルモン受容体　242

■ま

マイコトキシン　176, 195
マウスユニット　164
膜動輸送機構　314
マグネシウム　43
膜輸送機構　313
マクロライド系マイコトキシン　180
マーケットバスケット方式　91, 282
マジックマッシュルーム　175
麻痺性貝毒　166
マリアアザミ　75
マロンアルデヒド　222
マンガン　44
慢性毒性試験　87
慢性ヒ素中毒　235

■み

ミオグロビン　275
ミクロソーム画分　317
水の衛生管理　139
ミトコンドリア画分　317
水俣病　237
ミネラル　40, 72, 280
ミネラルウォーター　15

■む

無機水銀　238
無作用(影響)量　88
ムスカリジン　173
ムスカリン　173
無毒性量　89, 267
無農薬栽培　253
無有害作用(影響)量　89

■め

メイラード反応　207, 220
命令検査　15
メタノール　225
メタボリックシンドローム　53
メタミドホス混入事件　256
メタロチオネイン　240
メチシリン耐性黄色ブドウ球菌　84
メチルアルソン酸　235
メチル水銀化合物　237
N-メチル転移酵素　331
4′-O-メチルピリドキシン　171
メチル抱合　317, 331
メチルメルカプタン　219
メトヘモグロビン　276
メトヘモグロビン血症　325
メトミオグロビン　276
目安量　49
メラニン色素　219
メラノイジン　220
メルカプツール酸　329
免疫　147
綿実油　171
メンデルの法則　304

■も

没食子酸プロピル　271, 273
モニタリング検査　15
モノアゾ系着色料　275
森永ヒ素ミルク中毒事件　235
モリブデン　44

■や

薬剤耐性　142
薬事・食品衛生審議会　266
薬物抗原　148

■ゆ

有害性確認　86
有害性有機化合物　225
有機塩素系殺虫剤　254
有機塩素系農薬　234
有機酸　215
有機水銀　238
有機スズ化合物　244
有機農作物　253
有機ハロゲン化合物　227
有機リン系殺虫剤　254
有用性　86
油脂の変敗　271
輸入感染症　99
輸入食品　15, 83
輸入食品監視　5
輸入手続　16
輸入農作物　253

■よ

容器包装　285
容器包装詰加圧加熱殺菌食品　291
容器包装廃棄物　293
容器包装廃棄物の3R　296
容器包装リサイクル法　293
溶血性尿毒症症候群　106
溶血毒素 TRH　119
葉酸　39
ヨウ素　44
ヨウ素価　225
用量作用評価　86
用量-反応関係　88

■ら

ライスオイル　227
α-ラクトグロブリン　155
ラジカル　271
ラジカルスカベンジャー　271
ラジカル捕捉剤　222
ラテラルフロー法　305
ランプテロール　175

■り

リスクアセスメント　86
リスク管理　78
リスクコミュニケーション　78, 80
リスク判定　87
リスク評価　78, 80
リスク分析　3
リステリア菌　123
リステリオリジン　123
リソゾーム画分　317
リナマリン　170
リポキシゲナーゼ　151
リポタンパク質　33
リボフラビン　38
硫酸転移酵素　330
硫酸抱合　330
旅行者下痢症　85
リン　42
リン脂質　29
リンホカイン　149

■る

ルテオスカイリン　179
ルブラトキシン　179

■れ

レアギン性反応　148
レトルトパウチ食品　291

■ろ

ローズベンガル　275
ロイコトリエン　152

■わ

ワックス　29, 164

欧文索引

A

A 型肝炎　6, 107
A 型肝炎ウイルス(HAV)　107
absorption　311
Acceptable Daily Intake(ADI)　89, 252, 267
N-acetyltransferase(NAT)　330
AchE　254
acid value　224
aconitine　171
aconitum poison　171
acromelic acid　173
active transport　314
Advanced Glycation Endproduct (AGE)　221
aflatoxin　177, 195
alcohol dehydrogenase　327
aldehyde dehydrogenase　328
alkoxy radical　222
allergen　147
allergy　147
amadori rearrangement　220
Amanita muscaria　173
amanitatoxin　173
amanitin　173
amatoxin　173
Ames 試験　200
amnesic shellfish poison(ASP)　167
amygdalin　168
Anisakis physeteris　110
Anisakis simplex　110
antibody　147
antigen　147
Arthus reaction　149
arylhydrocarbon receptor (AhR)　230, 233
Aspergillus flavus　177
Association of Official Analytical Chemists(AOAC)　11
atropine　171
autoxidation　222

B

Bacillus cereus　127
base-pair change 型　200
benefit　86
BHA　271, 273
BHC　254
BHT　271, 273
bioantimutagen　205
blanching　220
body mass index(BMI)　52
bound water　214
Bovine Spongiform Encephalopathy(BSE)　2, 85, 141

C

Campylobacter　119
carbonyl value　225
carboxylesterase　328
catechol *O*-methyltransferase (COMT)　331
Centers for Disease Control and Prevention(CDC)　7, 141
chaconine　170
cicutoxin　172
ciguatera toxin　164
citrinin　179
CJD　141
C. jejuni　119
Clostridium botulinum　125
Clostridium perfringens　122
Codex Alimentarius Commission (CAC)　13
conjugation reaction　317
Co-PCB　229
coprine　175
cotton seed oil　172
Cry ⅢA タンパク質　301
Cryptosporidium parvum　108
Critical Control Point　129
cyanogenic(nitrile)glycosides　168
cycasin　187
cyclochlorotine　179
CYP　321

D

DDT　254
decomposites of chlorophyll　167
DEHP　243, 286
delayed hypersensitivity　148
desmuagen　205
deterioration　213
dhurrin　170
diarrhetic shellfish poison (DSP)　166
dinophysistoxin　166
diquat　259
distribution　311, 316
domoic acid　166
dose-response assessment　86
DP　271
dry-ice sensation　164

E

E 型肝炎　107
E 型肝炎ウイルス(HEV)　107
Echinococcus multilocularis　109
ELISA 法　305
endocytosis　314
endoperoxide　222
endoplasmic reticulum　317
Entamoeba　102
Entamoeba histolytica　108
Enteroaggregative *E. coli*　121
Enterohemorrhagic *E. coli* (EHEC)　106, 121
enterohepatic circulation　318
Enteroinvasive *E. coli*　120
Enteropathogenic *E. coli*　120
Enterotoxigenic *E. coli*　120
epoxide hydratase　328
epoxide hydrolase　328
Ergot alkaloid　180
ergotamine　180
event　304
excretion　311, 318
exocytosis　314
exposure assessment　86

F

F1 ハイブリッド　304
facilitated diffusion　314
FAO/WHO 食品規格委員会　267
fasciculol　176
fermentation　213
flavin-containing monooxygenase(FMO)　320
Food and Agriculture Organization(FAO)　13
frameshift 型　200
free water　214
functionalization reaction　317
fungicide　249
fusarenon-X　180
Fusarium 属のマイコトキシン　180

G

GABA 生成抑制　172
Gambierdiscus toxicus　164
general toxicity test　87
genetic polymorphism　321
Genitically Modified Organism (GMO)　297
GI　25
ginkgo seed　171
glucosinolate　171
glufosinate　300
gluthatione *S*-transferase (GST)　330
glyphosate　300
GM 作物　297
GM 食品　297
gonyautoxin (GTX)　166
Good Laboratory Practice (GLP)　94
Good Manufacturing Practice (GMP)　74
grayanotoxin　172
griseofulvin　180

H

HAV　108
Hazard Analysis　129
Hazard Analysis and Critical Control Point (HACCP)　10, 82, 128
hazard identification　86
Hemolitic Uremic Syndrome (HUS)　106
herbicide　249
heterocyclic amine　186
HEV　107
histamine　218
hydrolysis　328
hydroperoxide　222
4-hydroxynonenal　223

I

Identity Preserved (IP) ハンドリング　303
IgE 抗体　148
illudinn S　175
immediate hypersensitivity　148
immunity　147
IMZ　271
initiation　183
insecticide　249
iodine value　225
islanditoxin　179
ivory shell poison　167

J

Japanese Agricultural Standard (JAS) 法　2
JHFA 認定マーク　74

L

linamarin　170
listeriolysin　123
Listeria monocytogenes　123
Lowest-Observed-Effect Level (LOEL)　88, 89
lusteoskyrin　179
lymphokine　149

M

maillard reaction　220
melanoidin　220
membrane-mobile transport　314
MEP　254
metabolic activation　201
metabolism　311, 317
metal responsive element (MRE)　241
N-methyltransferase (NMT)　331
micronucleus test　201
microsomal aldehyde oxygenase (MALDO)　328
microsomal ethanol oxidizing system (MEOS)　327
microsome 画分　317
MRSA　84
muscarine　173
musucaridine　173
mycotoxin　176, 186, 195

N

NAG vibrio　122
neosurugatoxin　167
neurotoxic shellfish poison (NSP)　166
nivalenol　180
non-O1 *Vibrio cholerae*　122
Non-Observed-Adverse-Effect Level (NOAEL)　88, 89, 267
Non-Observed-Effect Level (NOEL)　88
nonprotein RQ (NPRQ)　48
Noro virus　107, 127

O

ochratoxin　177
oil-water partition coefficient　314
okadaic acid　166
Open Reading Frame (ORF)　298
OPP　271
OPP-Na　271
oxidation　321

P

palytoxin　165
paralytic shellfish poison (PSP)　166
paraquat　259
passive diffusion　314
passive transport　313
patulin　179
peroxide value　224
peroxy radical　222
persistent organic pollutants (POPs)　234
pH-分配仮説　315
phagocytosis　314
phalloidin　173
phallotoxin　173
phase Ⅰ reaction　317
phase Ⅱ reaction　317
phaseolunatin　170
pheophorbide　225
3′-phosphoadenosine 5′-phosphosulfate (PAPS)　330
pinocytosis　314
Polio virus　107
polychlorinated dibenzo-*p*-dioxin (PCDD)　229
polycyclic aromatic hydrocarbon　186
polymerase chain reaction (PCR)　304
polyphenol oxidase　219
POPs 条約　234
post-harvest pesticide　249
potato poison　170
pre-harvest pesticide　249
progression　183
promotion　183
prosurugatoxin　167
prunasin　168
Pseudoterranova decipiens　110
psilocybin　173

psilocyn 173
ptaquiloside 187
putrefaction 213
pyropheophorbide 225

R

radioallergosorbent test(RAST) 158
rancidity 213
reduction 328
respiratory quotient(RQ) 48
revertant 200
risk characterization 87

S

S-adenosylmethionine(SAM) 330
S. enteritidis(SE) 135
Safety factor 89
Salmonella 116
Salmonella paratyphi A 105
Salmonella typhi 105
saxitoxin(STX) 166
SCG アッセイ 203
scopolamine 171
Shigella 属 102
single cell gel electrophoresis 203
solanidine 170
solanine 170
specific toxicity test 87
spoilage 213
Staphylococcus aureus 124

sterigmatocystin 177
sulfotransferase(SULT) 330

T

T-2 toxin 180
TBT 244
TBZ 271
TCA サイクル 33
2,3,7,8,-TCDD 230
TDH-related Hemolysin 119
tetramin 167
tetrodotoxin(TTX) 162
Thermostable Direct Hemolysin (TDH) 118
thiobarbituric acid test 225
Tolerable Daily Intake(TDI) 90
toxic equivalency factor(TEF) 230
toxic equivalency quantity (TEQ) 231
toxic equivalent 92
TPT 244
Transmissible Spongiform Encephalopathies(TSE) 86
Traveler's diarrhea 85
Trp-P-1 323
Turkey X disease 177

U

UDP-グルクロン酸転移酵素 329
UDP-α-グルクロン酸(UDPGA)

329
UDP-グルコース転移酵素 330
UDP-glucosyltransferase 330
UDP-glucuronosyltransferase (UGT) 329
ultimate carcinogen 207

V

variant CJD(vCJD) 85, 141
venerupin poison 167
Veratrum grandiflorum 171
Vibrio cholerae 105
Vibrio parahaemolyticus 118
virtually safe dose(VSD) 267
volatile basic nitrogen 216
VRE 84

W

water activity(Aw) 214
World Health Organization (WHO) 1
World Trade Organization (WTO) 13

Y

yellowed rice toxin 179
Yersinia enterocolitica 123

Z

zearalenone 180
zoonosis 140

食品衛生学—「食の安全」の科学（改訂第2版）

2004年4月20日　第1版第1刷発行	編集者　那須正夫，和田啓爾
2010年2月20日　第1版第5刷発行	発行者　小立鉦彦
2011年4月20日　第2版第1刷発行	発行所　株式会社　南江堂
2020年2月20日　第2版第5刷発行	〒113-8410　東京都文京区本郷三丁目42番6号
	☎(出版)03-3811-7235　(営業)03-3811-7239
	ホームページ https://www.nankodo.co.jp/
	振替口座　00120-1-149
	印刷　三美印刷／製本　ブックアート

Food Hygienic Sciences
© Masao Nasu, Keiji Wada, 2011

定価は表紙に表示してあります．
落丁・乱丁の場合はお取り替えいたします．

Printed and Bound in Japan
ISBN978-4-524-40272-4

本書の無断複写を禁じます．
JCOPY 〈出版者著作権管理機構　委託出版物〉
本書の無断複写は，著作権法上での例外を除き，禁じられています．複写される場合は，そのつど事前に，出版者著作権管理機構（TEL 03-5244-5088, FAX 03-5244-5089, e-mail: info@jcopy.or.jp）の許諾を得てください．

本書をスキャン，デジタルデータ化するなどの複製を無許諾で行う行為は，著作権法上での限られた例外（「私的使用のための複製」など）を除き禁じられています．大学，病院，企業などにおいて，内部的に業務上使用する目的で上記の行為を行うことは私的使用には該当せず違法です．また私的使用のためであっても，代行業者等の第三者に依頼して上記の行為を行うことは違法です．